Que faire sans vétérinaire

Que faire sans vétérinaire

Bill Forse

avec la collaboration de Christian Meyer

CIRAD   CTA   Karthala

Traduction française de l'ouvrage *Where there is no vet*, 1999, Macmillan Press Ltd
ISBN 0-333-58899-1
© Texte : Bill Forse, 1999
Illustrations : Richard Barton
© Illustrations : Macmillan Education Ltd, 1999

Version française
Traduction : Danielle Blary, Anya Cockle-Betian, Christian Meyer
Révision : Emmanuel Albina, Emmanuel Camus, Dominique Cuisance, Joseph Domenech,
Bernard Faye, Pascal Hendriks, Cédric Le Bas, Jérôme Thonnat, Robert Vindrinet,
Guerrit Uilenberg

Couverture : Soin d'une blessure avec un onguent, Côte d'Ivoire (© CIRAD)
Douchage des bœufs, Rwanda (© N. Chabeuf/CIRAD)
Mare artificielle de Philidar, Sénégal (© G. Pocthier/CIRAD)

Illustrations p. 110 : © CIRAD, 2002

Centre de coopération internationale en recherche agronomique pour le développement

Le CIRAD, Centre de coopération internationale en recherche agronomique pour le développement, est un organisme scientifique spécialisé en agriculture des régions tropicales et subtropicales. Sous la forme d'un établissement public, il est né en 1984 de la fusion d'instituts de recherche en sciences agronomiques, vétérinaires, forestières et agroalimentaires des régions chaudes.
Sa mission : contribuer au développement de ces régions par des recherches, des réalisations expérimentales, la formation, l'information scientifique et technique.
Il emploie 1 800 personnes, dont 900 cadres, qui interviennent dans une cinquantaine de pays. Son budget s'élève à 152 millions d'euros, dont plus de la moitié provient de fonds publics.
CIRAD, avenue Agropolis, 34398 Montpellier Cedex 5, France

Centre technique de coopération agricole et rurale (ACP-UE)

Le Centre technique de coopération agricole et rurale (CTA) a été créé en 1983 dans le cadre de la Convention de Lomé entre les Etats du groupe ACP (Afrique, Caraïbes, Pacifique) et les pays membres de l'Union européenne.
Le CTA a pour mission de développer et de fournir des services qui améliorent l'accès des pays ACP à l'information pour le développement agricole et rural, et de renforcer les capacités de ces pays à produire, acquérir, échanger et exploiter l'information dans ce domaine.
Les programmes du CTA sont articulés sur quatre axes principaux : l'élaboration des stratégies de gestion de l'information et de partenariat nécessaires à la formulation et à la mise en œuvre des politiques, l'encouragement des contacts et des échanges d'expérience, la fourniture d'information sur demande aux partenaires ACP et le renforcement de leurs capacités en information et communication.
CTA, Postbus 380, 6700 AJ Wageningen, Pays-Bas

Karthala

22-24, boulevard Arago, 75013 Paris, France

Sommaire

Signes de maladies

Soigner ses animaux

1 Mode d'emploi de l'ouvrage

Cet ouvrage s'adresse aux éleveurs, mais aussi aux personnes chargées de les aider, de les conseiller ou de les former. Il doit leur permettre de maintenir leurs animaux en bonne santé et de conseiller d'autres éleveurs là où il n'existe ni personnels ni services vétérinaires.

Il est conçu pour que les éleveurs puissent détecter toute anomalie chez leurs animaux, y remédier ou, le cas échéant, collaborer avec un vétérinaire et un service de santé animale sur la base d'une meilleure connaissance de la maladie et des traitements.

Il fournit des réponses qui tiennent compte des conditions de l'élevage — en stabulation ou en plein air, sur un parcours ou sédentaire — et de sa localisation géographique — principalement l'Afrique et l'Asie. Les éleveurs auront ainsi les moyens d'adapter les recommandations à leur propre cas.

Les animaux

Ce livre traite des espèces animales importantes pour l'agriculteur et l'éleveur : les **bœufs** (qui comprennent les taurins et les zébus), les **buffles** (les buffles domestiques, et non des buffles sauvages d'Afrique), les **chameaux** et **dromadaires**, les **chevaux**, les **ânes**, les **mulets** (le mulet est l'hybride d'un âne et d'une jument, le bardot, celui d'un cheval et d'une ânesse), les **moutons**, les **chèvres** et les **porcs**. Il décrit aussi les principales maladies des **chiens** et des **lapins**.

Pour chacune des maladies, la description porte d'abord sur les signes communs à toutes les espèces, en prenant les bœufs comme exemple, puis sur les spécificités propres à chaque espèce.

L'ouvrage traite aussi des **volailles**, principalement des poules et des poulets. Les autres espèces (canards, oies, dindons, pintades, cailles et pigeons) souffrent de maladies semblables et sont généralement soignées avec les mêmes traitements ; quelques maladies importantes spécifiques à ces espèces sont cependant décrites.

Les plantes

Certaines plantes utiles ou vénéneuses sont mentionnées, mais, faute de place, elles ne sont pas toutes illustrées. Pour identifier de manière sûre une plante, vous devez avoir recours à une personne qualifiée ou vous reporter à un ouvrage illustré sur les plantes qui poussent dans votre région (p. 399). Une même plante peut changer d'aspect selon le lieu où elle se trouve, son nom scientifique vous permettra de l'identifier sans ambiguïté quelle que soit son apparence.

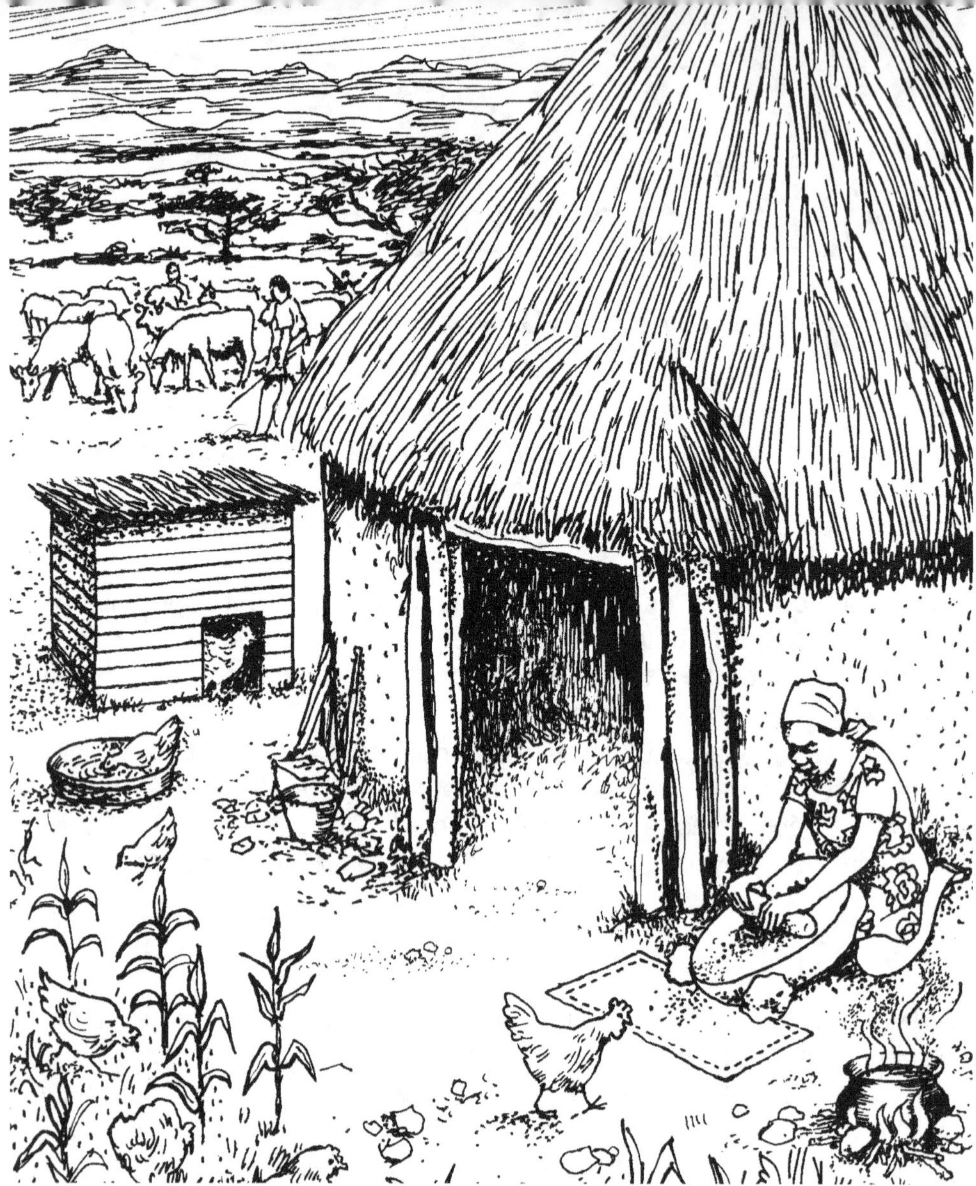

Comment protéger les plantes utiles ?

Certaines des plantes mentionnées dans l'ouvrage sont rares. Pour assurer leur survie :

• ne cueillez que la partie de la plante dont vous avez besoin, sans abîmer les autres ;

• laissez un nombre suffisant de plantes pour qu'elles produisent des graines et se renouvellent l'année suivante ;

• cultivez les plantes vous-même à partir des graines que vous ramasserez ou des boutures que vous prélèverez sur les plantes les plus intéressantes.

Les termes

L'ouvrage est rédigé dans un style simple, accessible à tous, même à ceux dont la langue maternelle n'est pas le français. Les termes importants, susceptibles de ne pas être compris, sont expliqués soit dans le lexique à la fin de l'ouvrage (p. 403), soit à la page indiquée entre parenthèse à leur suite : virus (p. 90). N'hésitez pas à vous reporter au lexique pour connaître précisément le sens d'un mot.

Nous avons employé des termes d'usage courant et évité, dans la mesure du possible, les termes scientifiques, qui ne sont utilisés que s'il n'existe pas d'équivalent dans le vocabulaire courant ou pour être plus précis. Les noms scientifiques des plantes et des microbes sont en italique.

Les noms de maladie et de plante ainsi que quelques termes sont suivis d'un espace....... qui vous permettra d'inscrire leur nom dans votre langue.

Le technicien expérimenté

Un « technicien expérimenté » est une personne qui possède des connaissances et des compétences dans un domaine particulier. Il peut s'agir d'un vétérinaire, mais aussi d'une personne qui a reçu une formation : un technicien d'élevage, un agent vétérinaire, un auxiliaire d'élevage. Si vous avez été formé à certaines tâches dans le domaine de l'élevage ou de la santé animale, **vous** êtes un technicien expérimenté dans ce domaine.

Cet ouvrage vous indique dans quel cas faire appel à une personne plus qualifiée pour vous aider et en quoi peut consister son aide. Le technicien expérimenté pourra, par exemple, utiliser des médicaments qui ne figurent pas dans l'ouvrage ou vous aider à mettre en œuvre un programme de traitement.

Ce livre vous explique comment reconnaître certaines maladies. Pour d'autres maladies, plus difficiles à reconnaître, nous vous conseillons de faire appel à un technicien expérimenté, qui pourra les identifier, par exemple, à partir d'un frottis sanguin examiné au microscope (nous supposons que vous ne disposez pas d'un microscope). Nous signalons également les tâches difficiles à réaliser, même pour un technicien expérimenté. Ces informations vous aideront à décider s'il est utile de faire appel à un technicien expérimenté.

Les différentes parties du livre

L'**introduction** vous explique comment rechercher un sujet dans l'ouvrage et vous donne des informations pratiques sur l'équipement dont vous avez besoin, la manière de contenir les animaux et les unités de mesure.

« **Partager ses connaissances** » vous indique comment transmettre vos connaissances aux autres.

« **Des animaux en bonne santé** » décrit les différentes étapes de la vie d'un animal : l'accouplement, la gestation, la naissance, le jeune animal.

« **Urgences et interventions simples** » vous indique les premiers soins à apporter et décrit quelques interventions simples.

« **Infections et parasites** » traite des causes et des traitements des maladies dues aux microbes et aux parasites et des mesures de prévention.

« **Signes de maladies** » décrit les signes anormaux que vous pouvez observer chez l'animal et vous aide à déterminer la maladie dont il souffre. Par exemple, lorsqu'un animal tousse ou respire bruyamment, reportez-vous au chapitre « Les signes liés à la respiration » (p. 139), dans lequel figure un récapitulatif des signes de maladies et de leurs significations, qui vous permettra d'identifier les problèmes et les maladies à l'origine de ces signes. Vous y trouverez les numéros de pages de la partie « Soigner ses animaux » à consulter pour plus de détails.

« **Soigner ses animaux** » reprend la présentation de la partie sur les signes de maladies. Chaque maladie y est décrite en détail, en précisant si elle est spécifique de certaines régions, ce qui vous permet de savoir si elle peut survenir dans votre région. Cette partie vous indique aussi quels animaux peuvent être affectés et quels sont les risques de transmission à l'homme. Elle décrit les signes des maladies, si possible, dans l'ordre suivant lequel vous les observez, comment elles se propagent, d'où elles proviennent et quelles en sont les causes. Elle vous indique comment éviter une maladie et ce qu'il faut faire si elle se produit. Il existe souvent plusieurs noms pour désigner une même maladie, y compris dans une même langue. Nous utilisons toujours le même terme pour désigner une même maladie, mais dans le cas où elle est connue sous d'autres noms, nous les indiquons aussi.

« **Médicaments et vaccins** » précise comment utiliser correctement les médicaments et les vaccins et fournit des détails sur de nombreux médicaments utiles et courants. Certains produits mentionnés ne seront peut-être pas disponibles, mais les médicaments décrits sont ceux que vous avez le plus de chance de trouver.

Les **annexes** proposent une liste de livres et d'organismes qui pourront vous aider ; un lexique qui donne la signification des termes importants, susceptibles de ne pas être compris, et qui ne sont pas suivis d'un numéro de page ; ainsi qu'un index.

Les traitements et les techniques

Vous trouverez dans cet ouvrage des médicaments et traitements efficaces. Certains de ces traitements, comme l'utilisation des antibiotiques (et les risques qui les accompagnent), reposent sur des bases scientifiques, d'autres, comme les pratiques locales, font appel à des connaissances traditionnelles. Les traitements traditionnels peuvent s'avérer utiles, et c'est pourquoi ils sont décrits ici au même titre que les traitements modernes.

Les avantages des traitements traditionnels

- Ils ne font pas appel à des médicaments ou des matériels importés, chers et difficiles d'accès. S'ils sont parfois moins efficaces que les traitements modernes, ils sont souvent actifs. Ceux qui sont présentés ici sont utiles et sans danger.

- Ils donnent satisfaction aux personnes qui les utilisent et pourraient être profitables à d'autres utilisateurs. Vous pouvez continuer d'utiliser les méthodes qui vous donnent satisfaction et à les améliorer.

- Les traitements traditionnels peuvent être utilisés en même temps que les traitements modernes.

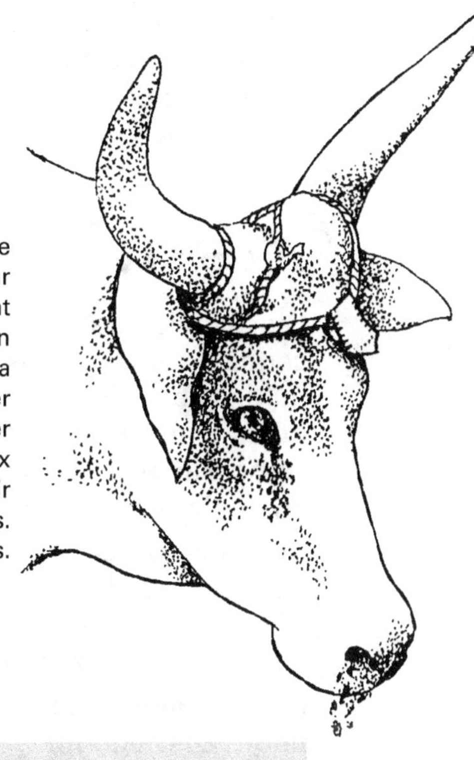

Le propriétaire d'un animal malade lui a donné un antibiotique pour soigner son infection. Il a également attaché à ses cornes une bourse en cuir à l'intérieur de laquelle il a placé un morceau de papier contenant une prière qui doit aider l'animal à guérir. Ces deux méthodes, qui visent à guérir l'animal, ne sont pas incompatibles. L'une et l'autre sont respectables.

Attention

Certaines croyances sont fausses et certains traitements sont inefficaces, voire dangereux ou pénibles pour les animaux. Nous nous sommes efforcés de ne pas y faire référence, sauf pour vous mettre en garde contre leur utilisation, comme dans le cas de la rage (p. 277).

Certains traitements traditionnels et les risques encourus en les utilisant ne sont pas bien connus. Nous ne sommes pas en mesure d'assurer leur efficacité et nous ne pouvons être tenus pour responsables des problèmes liés à leur application. Nous déclinons également toute responsabilité quant aux problèmes résultant de l'utilisation, correcte ou non, de tout médicament, vaccin ou méthode modernes décrits dans l'ouvrage.

Dans chaque pays, il existe une réglementation sur l'exercice de la médecine vétérinaire et sur l'utilisation des médicaments (voir p. 335). Vous devez vous y conformer pour ne pas vous trouver dans l'illégalité.

2 Les maladies transmises à l'homme par les animaux

Pour un complément d'informations sur les maladies transmises à l'homme par les animaux et leurs traitements, vous pouvez vous reporter à l'ouvrage « Là où il n'y a pas de docteur » (version française de « Where there is no doctor »), que vous pouvez vous procurer au même endroit que ce livre (p. 399).

Attention

Les animaux transmettent à l'homme de nombreuses maladies, dont certaines sont graves. Contactez un agent de santé si vous pensez qu'une personne malade a été contaminée par un animal. Indiquez-lui quels sont les animaux vivant auprès du malade, et ce qui vous semble anormal chez ces animaux, comme vous le feriez auprès d'un agent de santé animale (p. 47).

Certaines de ces maladies, telles que la rage (p. 277) et la tuber-cu-lose (p. 222), sont très graves : vous devez consulter un médecin. D'autres, comme la teigne (p. 195), sont moins graves : vous pouvez les traiter vous-même.

Pour certaines maladies, comme la teigne, les symptômes sont identiques chez l'homme et chez l'animal. Pour d'autres, en revanche, ils sont différents : c'est le cas pour la fièvre de la vallée du Rift (p. 308).

Les traitements sont souvent différents pour l'homme et l'animal. **Dans tous les cas, il est conseillé de faire appel à un médecin.**

Les personnes atteintes du sida

Les personnes atteintes du sida (syndrome immunodéficitaire acquis) sont plus sensibles aux maladies transmises par les animaux. Le vih (virus de l'immunodéficience humaine), responsable du sida, affaiblit leurs défenses immunitaires, ce qui les rend incapables de réagir aux infections (p.91).

Ces personnes sont plus exposées aux maladies transmises par les animaux que les autres. Elles peuvent contracter des maladies d'origine animale qui ne se transmettent presque jamais à l'homme, comme certaines formes de tuberculose (p. 222) qui n'affectent habituellement que le bétail ou les volailles.

Ces personnes doivent prendre des précautions :
– en se tenant à l'écart des animaux malades ;
– en protégeant leurs plaies ou leurs égratignures lorsqu'elles s'occupent des animaux ;
– en se lavant avec soin après avoir manipulé des animaux.

Les maladies transmises par le lait

Certaines maladies transmissibles à l'homme, telles que la brucellose (p. 257) et la tuberculose (p. 222), sont provoquées par des microbes (p. 90) contenus dans le lait de l'animal infecté. Le lait peut aussi être contaminé à partir de l'air, des mains du trayeur, de la peau d'un animal ou de la saleté du lieu de la traite. **Les microbes se développent très rapidement dans le lait chaud.**

Comment éviter la contamination par le lait ?

• Faites chauffer le lait en le maintenant proche de l'ébullition pendant 5 à 10 minutes. Laissez-le refroidir avant de le boire.

• Ne buvez pas le lait d'un animal malade.

• Nettoyez l'endroit où a lieu la traite.

• Maintenez le lait propre : placez-le uniquement dans des récipients propres. Lavez les récipients et renversez-les pour qu'ils puissent s'égoutter et sécher. Certains bergers nettoient les récipients en les fumant au-dessus d'un feu. La fumée détruit certains microbes.

• Couvrez le récipient contenant le lait.

• Placez le lait au froid, de préférence à moins de 4 °C, immédiatement après la traite, il se conservera plus longtemps.

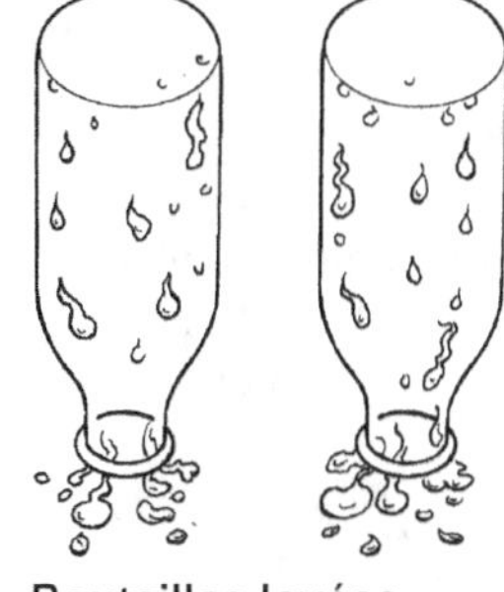

Bouteilles lavées séchant à l'envers.

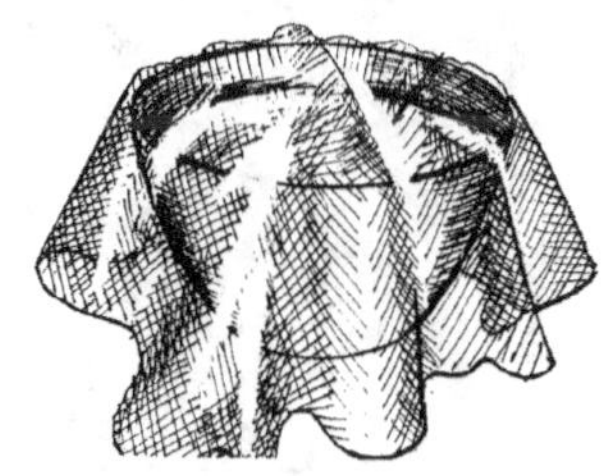

Récipient contenant du lait, recouvert d'un linge propre.

Les vers plats transmis à l'homme par les animaux

L'homme peut être contaminé par des vers plats transmis par les animaux et développer une maladie. Habituellement, les animaux qui sont porteurs de vers plats ne présentent aucun signe de maladie. Il existe plusieurs types de vers plats, et les troubles qu'ils provoquent ne sont pas identiques. Les deux formes les plus courantes sont la **maladie hydatique** et le **ténia**.

La maladie hydatique

La maladie hydatique se développe chez l'homme sous forme de kystes, parfois de grande taille, plus grands que la tête d'un homme. Ces kystes hydatiques peuvent infester toutes les parties du corps, même le cerveau, mais on les trouve généralement dans les poumons ou dans le foie. Ils apparaissent à la suite d'une contamination par les œufs d'un ver plat *(Echinococcus)*, dont la forme adulte vit dans l'intestin du chien. Chez l'homme, le développement de kystes hydatiques peut provoquer une maladie, voire la mort. Les animaux, en revanche, s'ils sont affaiblis par ces kystes, ne sont généralement pas malades et n'en meurent pas.

C'est en mangeant des aliments contaminés par des œufs de vers plats provenant d'excréments de chiens ou du sol humide autour des points d'eau que la maladie se transmet à l'homme et aux animaux.

Ces vers plats adultes mesurent environ 1 cm de long et vivent dans l'intestin du chien. Ils produisent des œufs qui sont expulsés dans les excréments au bout de 2 mois. Le chien est contaminé par les jeunes vers plats en mangeant de la viande crue de mouton contenant des kystes hydatiques, qui peuvent survivre 2 mois environ dans la viande morte.

Il n'existe pas de traitement efficace contre les kystes hydatiques. Chez l'homme, il est parfois possible de les retirer lors d'une opération (voir « Que faire pour combattre la maladie hydatique » p. 108).

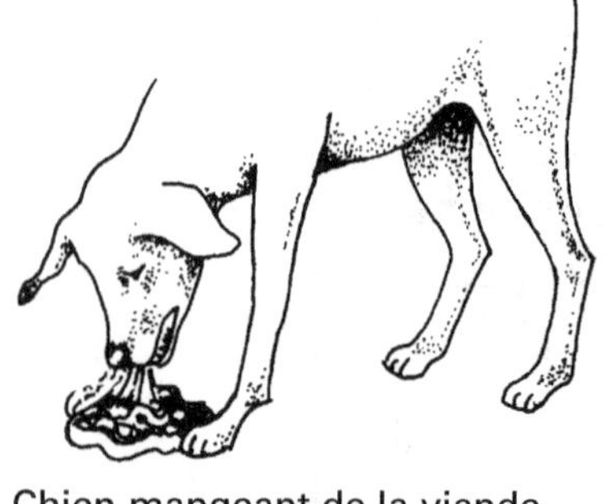

Chien mangeant de la viande de mouton infestée par des kystes hydatiques.

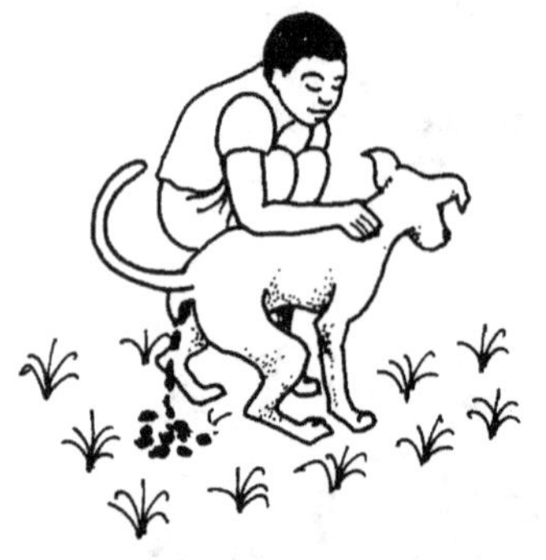

Enfant caressant un chien en train de déposer des excréments près de légumes.

Le ténia

L'homme est infesté par les kystes d'un ver plat commun *(Taenia solium)* des bœufs et par un autre *(Taenia saginata)* des porcs. C'est en consommant de la viande crue ou mal cuite contenant ces kystes que l'homme est contaminé.

• Prenez soin de ne jamais consommer de viande dans laquelle des kystes de ténia ont été trouvés.

• Faites cuire suffisamment la viande.

Les personnes contaminées par les vers plats rejettent des œufs dans leurs selles. Ces œufs peuvent infester les animaux (voir « Que faire pour combattre les ténias », p. 106), bœufs et porcs, qui vont développer des kystes dans leurs muscles et contaminer à nouveau d'autres consommateurs de viande insuffisamment cuite.

3 Les équipements et les médicaments

L'équipement de base

L'équipement de base de l'éleveur se compose des éléments suivants.

Bandages et linges propres

Pour nettoyer les plaies et les couvrir jusqu'à cicatrisation. Pour maintenir en place des pattes cassées.

Bandage.

Bouteille

Utilisez une bouteille pour donner des médicaments par voie orale, par exemple une bouteille de soda. Pour éviter que le goulot ne se casse, équipez-le d'un morceau de tuyau en caoutchouc.

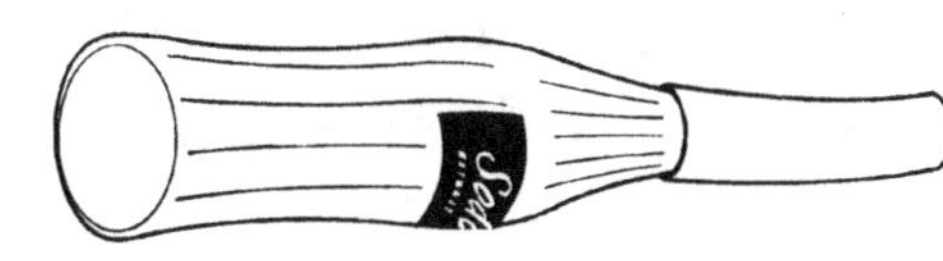

Bouteille dont le goulot a été équipé d'un tuyau en caoutchouc.

Récipient pour la stérilisation des équipements

Vous pouvez utiliser une marmite avec un couvercle.

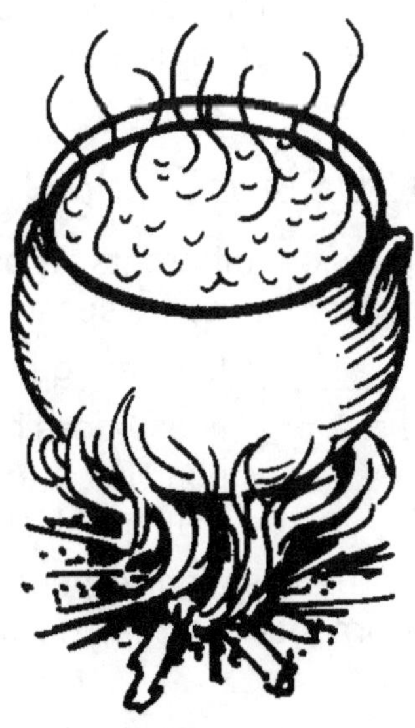

Récipient pour la stérilisation.

Lames

Un couteau tranchant ou une lame de rasoir convient pour les interventions simples. Un scalpel est toutefois préférable à un couteau : sa poignée est équipée d'une lame que vous pouvez changer. Les lames neuves sont stériles et très tranchantes. Un couteau solide est nécessaire pour parer les sabots des animaux (p. 87).

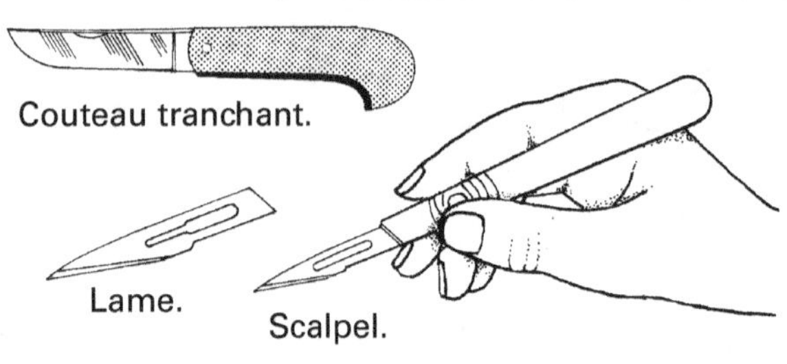

Couteau tranchant.

Lame.

Scalpel.

Papier et crayon

Pour enregistrer des informations.

Cordes

Une corde fine peut être utilisée pour attacher les animaux ou aider les femelles à mettre bas (p. 55). Il est facile d'en faire une sorte de licol (p. 15) pour tenir les animaux.

Un tord-nez (p. 20), fabriqué à partir d'un cordage et d'une baguette, permet de maîtriser les chevaux.

Une corde épaisse, d'au moins 10 m de long, est nécessaire pour contenir les grands animaux au sol (p. 17).

Savon en pain ou en paillettes

Pour nettoyer les mains et les bras, mais aussi pour faciliter les mises bas difficiles.

Thermomètre

Pour prendre la température des animaux (p. 117). Pour éviter de le casser, rangez-le dans un étui.

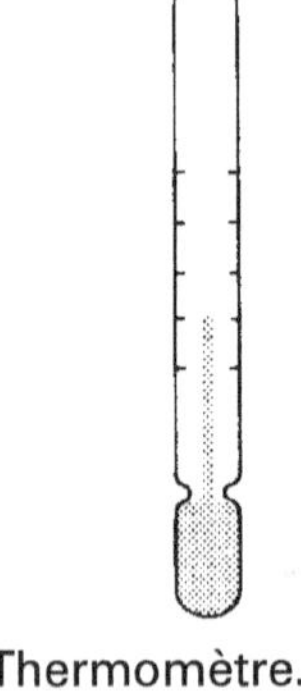

Thermomètre.

Seringues et aiguilles pour injections

Les seringues ont différents types d'embouts. Vérifiez que les aiguilles et les seringues dont vous disposez sont compatibles.

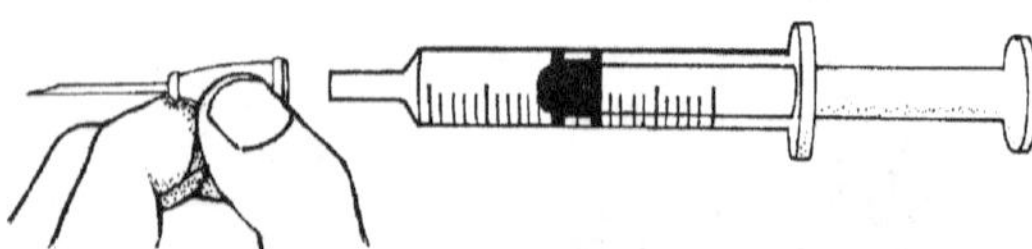

Les seringues de 10, 20, et 50 ml sont les plus utiles.

Il est possible de faire bouillir certaines seringues pour les stériliser et les réutiliser, mais d'autres, en matière plastique, ne peuvent pas bouillir.

Une seringue sans aiguille peut servir à mesurer les liquides, à donner des médicaments (p. 340) ou à nettoyer des blessures et des abcès (p. 201).

Pour les moutons et les petits animaux, il convient d'utiliser des aiguilles de 18 g x 3 cm (1,2 x 30 mm) et, pour les bœufs et les autres grands animaux, des aiguilles de 16 g x 4 cm (1,2 x 40 mm).

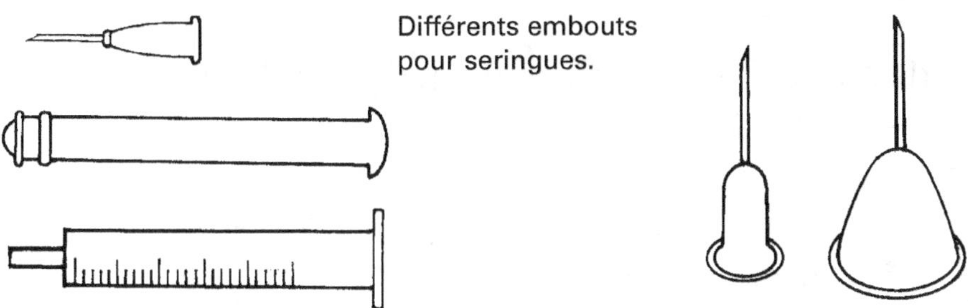

Différents embouts pour seringues.

L'équipement supplémentaire

Tous les instruments ci-dessous ne sont pas indispensables — de nombreuses opérations peuvent être réalisées simplement avec les mains ou à l'aide d'un couteau tranchant — mais ils vous faciliteront la tâche. Avec ces équipements supplémentaires, tout technicien expérimenté peut réaliser l'ensemble des interventions décrites dans l'ouvrage.

Matériels de castration

Grande pince à castrer de Burdizzo pour les bœufs (p. 80).

Petite pince à castrer de Burdizzo pour les moutons et les chèvres (p. 80).

Anneau en caoutchouc pour les moutons et les chèvres (p. 80).

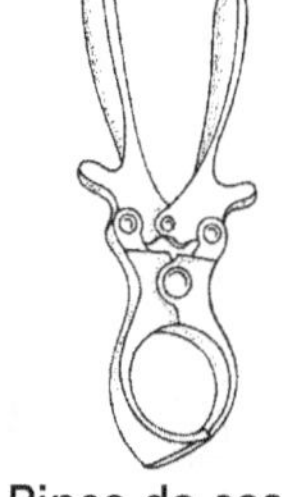

Pince de castration de Burdizzo.

Pinces

Elles servent à retenir la peau et la chair pour faire les sutures (p. 71), à tenir les aiguilles pour faire les points de suture dans la peau (p. 72) ou à clamper les vaisseaux sanguins pour arrêter une hémorragie (p. 68).

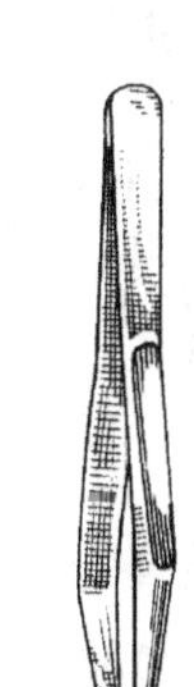

Pince.

Pas-d'âne ou ouvre-bouche

Pour maintenir la bouche des animaux ouverte (p. 24).

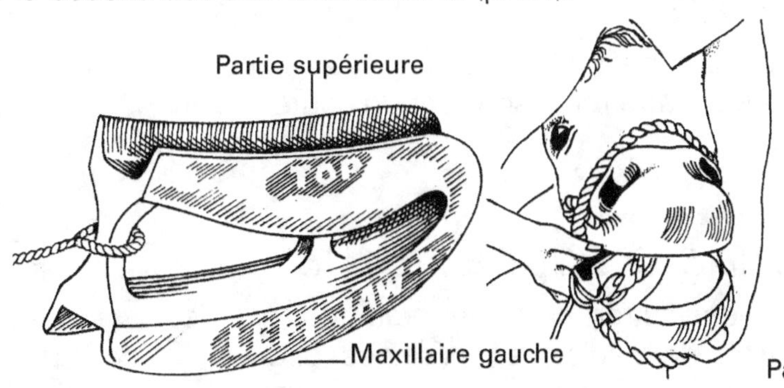

Pas-d'âne.

11

Lames de microscope en verre

Pour faire des frottis sanguins (p. 128).

Aiguilles pleines et fils pour suturer les plaies

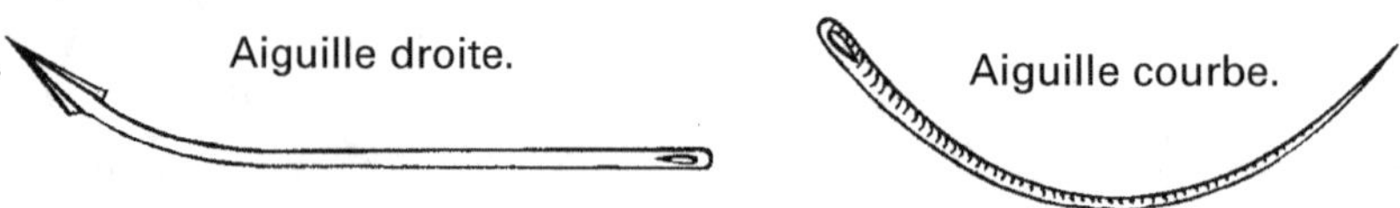

Utilisez, de préférence, des aiguilles droites pour la peau et des aiguilles courbes pour les muscles (p. 70).

Fil en nylon pour suturer la peau (p. 71).

Fil résorbable, parfois appelé catgut, pour suturer les plaies profondes. Ce fil se résorbe dans l'organisme au bout de 5 à 10 jours.

Tailles des fils de suture.

Taille	Type	Utilisation
00	fil extra fin	
0	fin	petits animaux et petites plaies
1	moyen	grands animaux et peau plus épaisse
2	épais	grands animaux à peau épaisse
3	très épais	grands animaux à peau très épaisse

Pinces ou coupe-ongles

Pour couper les dents ou les ongles. Ces opérations sont difficiles à réaliser sans ces instruments (p. 86).

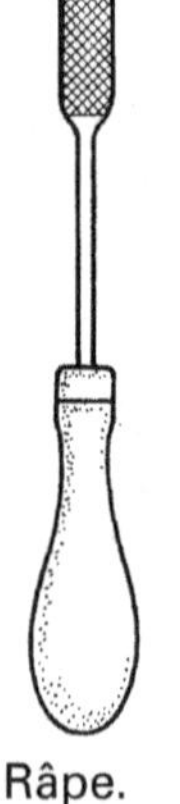

Râpe.

Râpe

Pour limer les dents des chevaux, opération difficile à réaliser sans cet instrument (p. 86).

Ciseaux

Les ciseaux sont très utiles, en cas de besoin, ils peuvent être remplacés par un couteau tranchant.

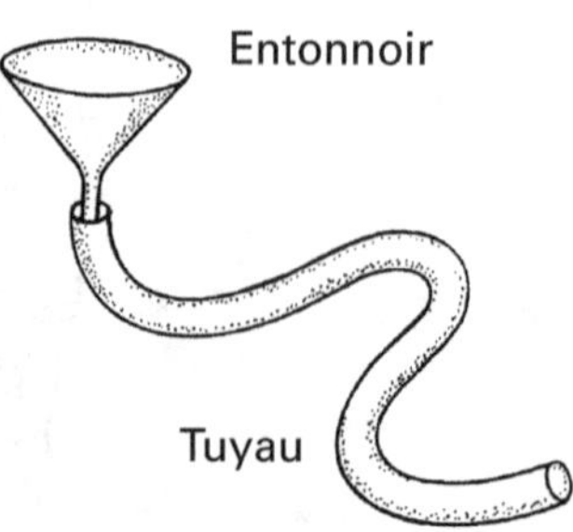

Sonde œsophagienne

Pour administrer par voie orale de grandes quantités de médicaments liquides (p. 343).

Mètre

Pour mesurer les animaux afin d'évaluer leur poids. Vous pouvez également utiliser une corde et reporter la partie correspondant à la mesure de l'animal sur la règle fournie à la fin de l'ouvrage.

Trocart et canule

Pour percer le rumen afin de ponctionner un animal souffrant de météorisme (p. 232), utilisez un trocart et une canule plutôt qu'un couteau tranchant, plus dangereux pour l'animal (p. 234).

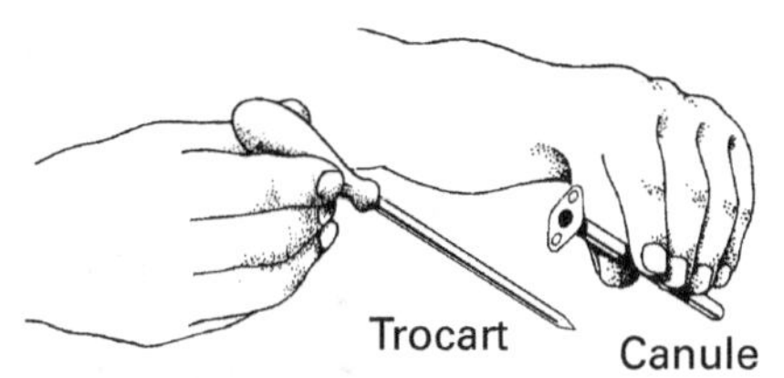

Les médicaments

Tous ces médicaments ne sont pas indispensables, mais ils vous permettront de réaliser les traitements décrits dans cet ouvrage. Il existe d'autres traitements, qui ne sont pas signalés ici (voir « Les médicaments », p. 335).

Les médicaments de base.

Médicament	Utilisation
Antibiotiques en pulvérisation ou en poudre	soin des plaies
Antibiotiques pour injection	traitement des infections
Antibiotiques par voie orale	traitement des infections
Antiseptiques	hygiène de la peau et soin des blessures
Médicament contre les ballonnements	traitement des ballonnements (p. 232)
Désinfectants	désinfection des lieux et objets
Glucose ou sucre	réhydratation
Insecticides en poudre ou aspersion	parasites (p. 109) externes
Sulfate de magnésium	constipation, empoisonnement
Sel	antiseptique et réhydratation
Vermifuges	traitement contre les vers (p. 97) et les douves (p. 103)

Les médicaments supplémentaires.

Médicament	Utilisation
Antibiotiques en pommade ou en gouttes	soins des yeux ou des oreilles
Antibiotiques pour l'utérus	traitement des infections
Antihistaminiques	traitement des allergies
Bicarbonate de soude	réhydratation
Vitamine B	traitement de l'anémie (p. 285), empoisonnement (p. 322)

Des médicaments et des vaccins spécifiques sont nécessaires pour lutter contre certaines maladies sévissant dans votre région, comme la trypanosomose (p. 365).

4 Contention des animaux

Les bœufs et les buffles

Comment déplacer et maintenir un bœuf

Plusieurs systèmes vous permettent de déplacer les bœufs ou de les maintenir en place sans danger lorsque vous devez les soigner.

• Utilisez un morceau de tissu résistant pour faire bouger les animaux. C'est aussi efficace qu'une baguette et moins dangereux pour les animaux.

• Pour attraper un animal, vous pouvez utiliser un nœud coulant à l'extrémité d'une corde placée sur un bâton.

• Un morceau de tissu sur une baguette permet d'empêcher des bœufs d'avancer.

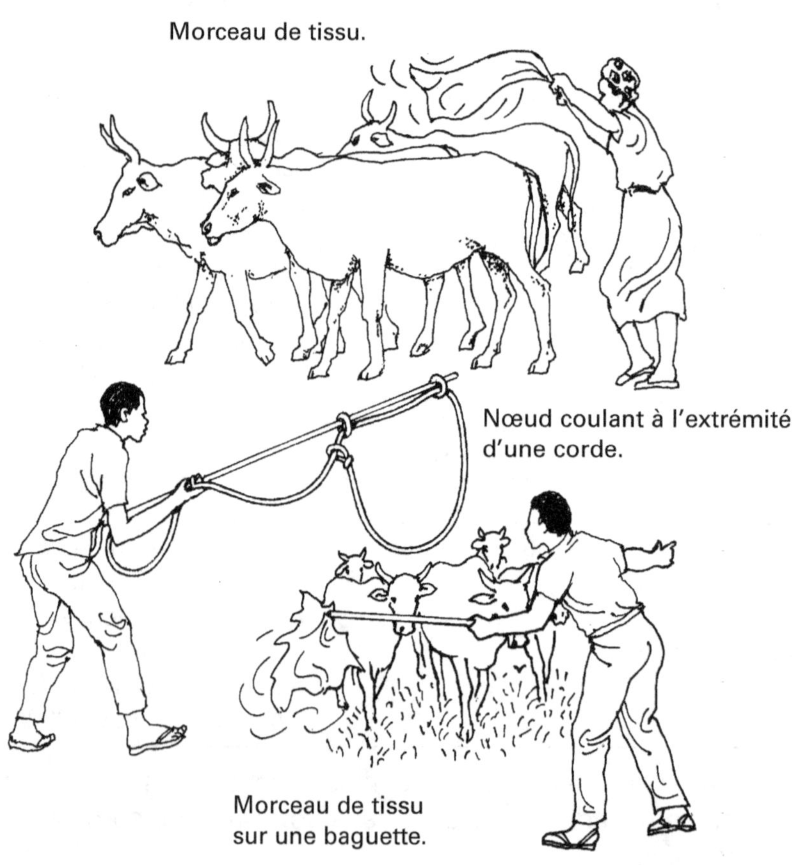

Morceau de tissu.

Nœud coulant à l'extrémité d'une corde.

Morceau de tissu sur une baguette.

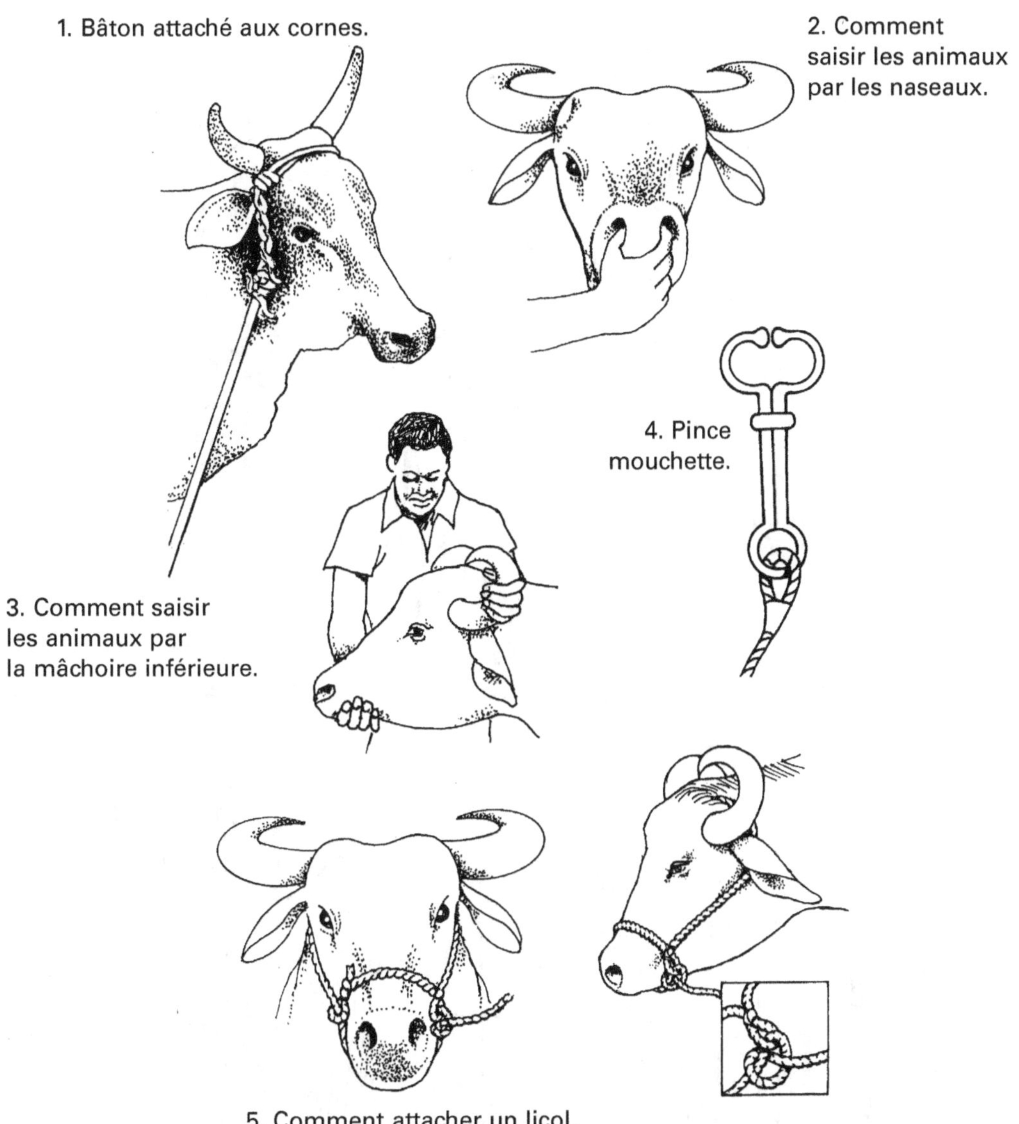

1. Bâton attaché aux cornes.

2. Comment saisir les animaux par les naseaux.

3. Comment saisir les animaux par la mâchoire inférieure.

4. Pince mouchette.

5. Comment attacher un licol.

• Au Burkina Faso, pour mener les vaches rétives, les bouviers les équipent d'un long bâton attaché à leurs cornes, ce qui leur permet d'attraper les animaux et de les manier à tout moment, sans danger (1).

• Saisissez les animaux dépourvus de cornes ou ceux qui n'acceptent pas d'être tenus par les cornes par les naseaux et tenez leur tête fermement contre vous (2).

• Vous pouvez également saisir ces animaux par la mâchoire inférieure (3).

• Avec les bœufs ou les buffles puissants, vous pouvez aussi utiliser un instrument comme la pince mouchette (4), elle est reliée à une longe qui permet de conduire l'animal.

• Vous pouvez également contenir un animal fermement ou l'attacher à l'aide d'une sorte de licol (5). Tenez le licol près de la tête de l'animal. Si l'animal est appelé à n'être utilisé qu'avec un licol, habituez-le à le porter dès son plus jeune âge.

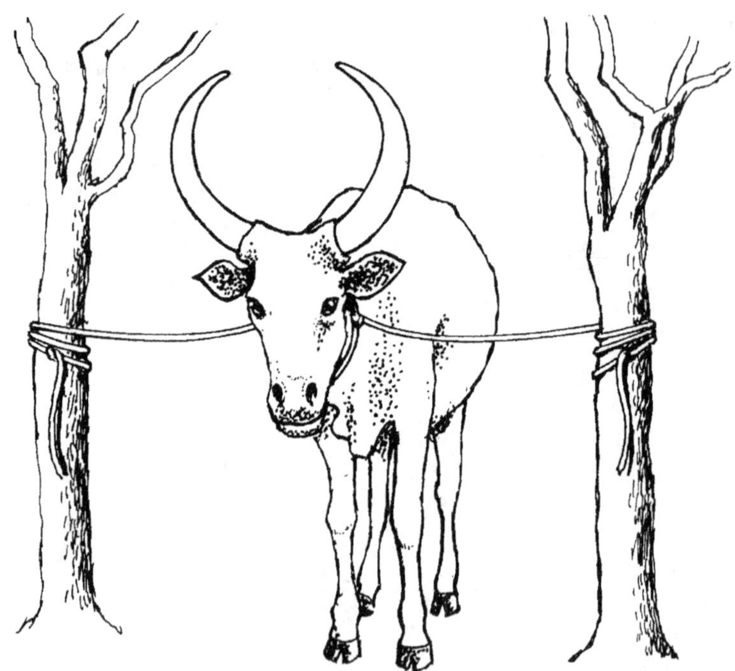

• Attachez un animal entre deux arbres (ce n'est pas la meilleure méthode).

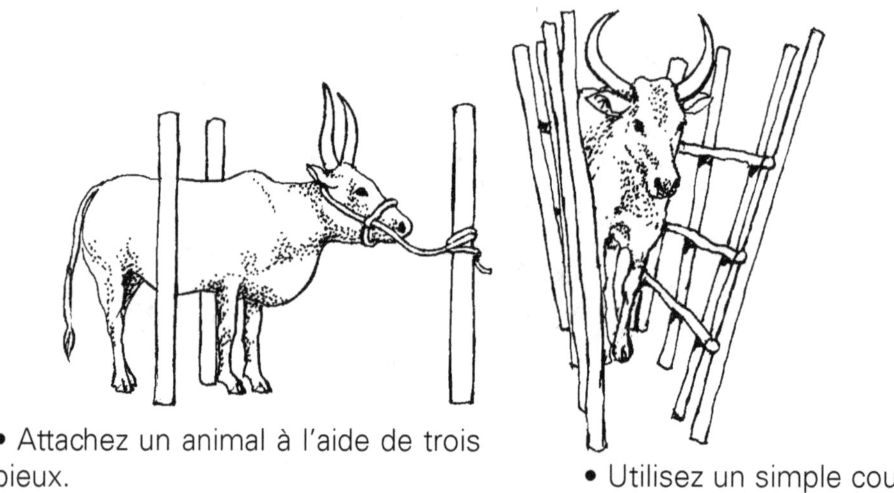

• Attachez un animal à l'aide de trois pieux.

• Utilisez un simple couloir.

Comment coucher un bœuf
à l'aide d'une corde

Assurez-vous de l'aide de trois ou quatre personnes fortes.

• Choisissez un endroit où le sol n'est pas trop dur.

• Attachez la tête de l'animal avec un licol ou une corde courte fixée en bas d'un tronc d'arbre.

• Formez une grande boucle à l'extrémité d'une grosse corde d'une quinzaine de mètres de long. Assurez-vous que le nœud fermant la boucle ne coulisse pas.

• Faites passer la boucle au-dessus de la tête de l'animal et tirez-la sur son dos, en formant un tour sur l'encolure, un autre sur le corps de l'animal juste derrière les pattes avant et un autre juste devant les pattes arrière (attention à ne pas blesser la mamelle).

• Aidé de deux ou trois personnes, tirez sur la corde.

• Dès que l'animal est au sol, il faut au moins une personne forte pour plaquer sa tête sur le sol et l'empêcher de se relever. Attachez-lui les pattes pour éviter les ruades.

• Ne maintenez l'animal au sol que le temps nécessaire au traitement. Les animaux maintenus longtemps sur le flanc peuvent être atteints de météorisme (p. 232).

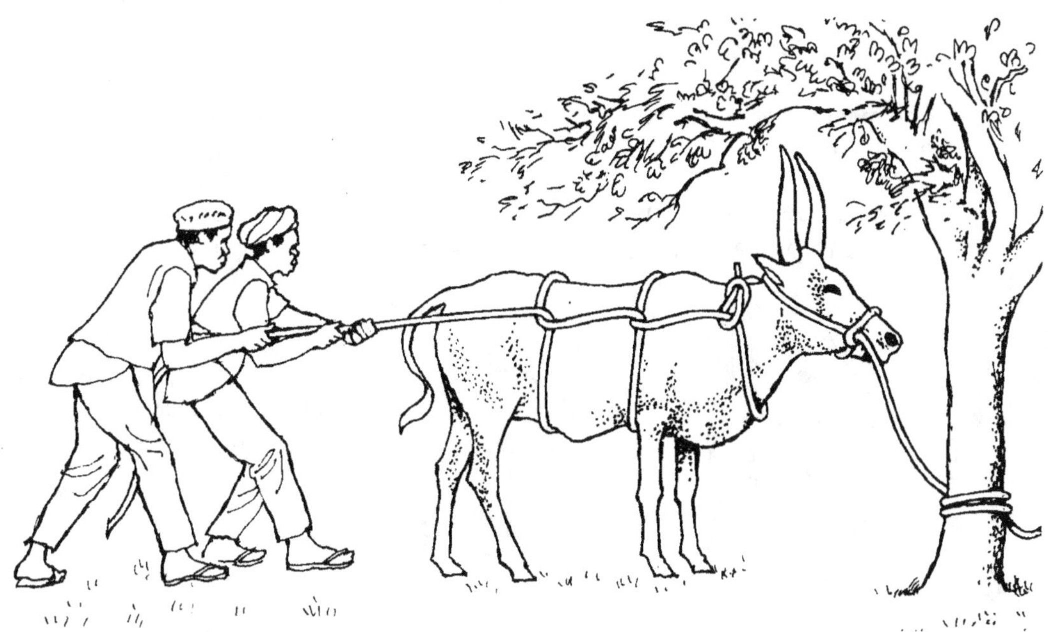

Les dromadaires
et les chameaux

Une seule personne peut contenir un dromadaire ou un chameau de petite taille, il suffit de le saisir par les lèvres supérieure et inférieure ou par la mâchoire inférieure et l'oreille.

Pour contenir des chameaux de grande taille, deux personnes sont nécessaires.

• Commencez par attacher une corde à la tête de l'animal, liez-lui les pattes et saisissez ses deux lèvres. Pour une contention plus forte, tirez sur la queue et tordez-la.

• Pour contenir un dromadaire pendant un court moment, attachez une corde à une patte arrière et faites-la passer par-dessus la bosse, du côté opposé à celui de la patte.

• Pour soigner les mamelles ou maîtriser une chamelle ne tolérant pas la traite, liez ensemble les deux pattes arrière au-dessus des jarrets.

Les moutons

• Serrez le mouton contre un mur (1). En l'absence de mur, contenez-le entre vos jambes (2).

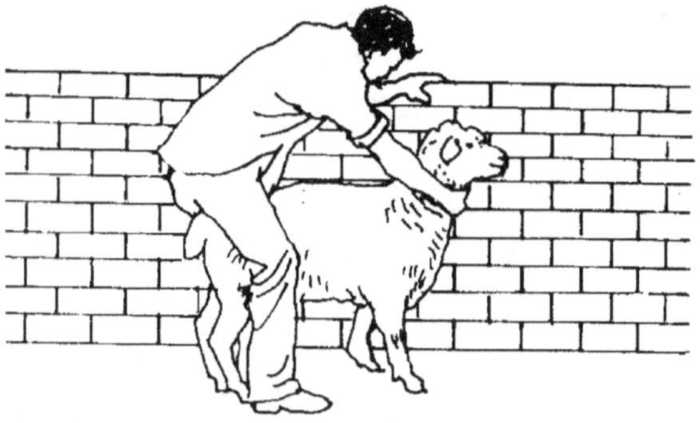

1. Comment serrer un mouton contre un mur.

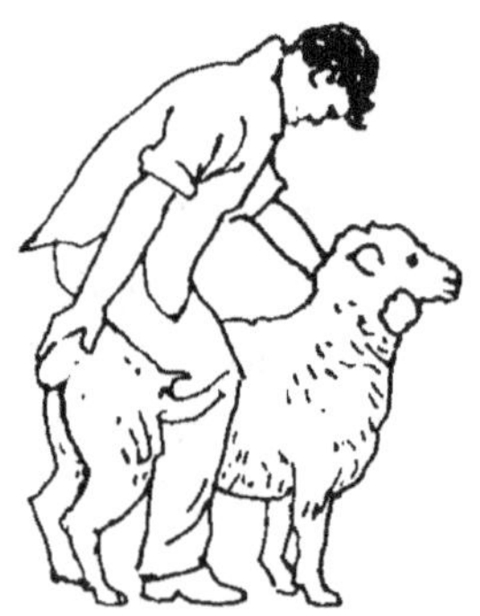

2. Comment contenir un mouton entre vos jambes.

• Attachez un mouton avec une simple corde formant une boucle (3) ou utilisez une pièce métallique recourbée pour le maintenir au sol (4).

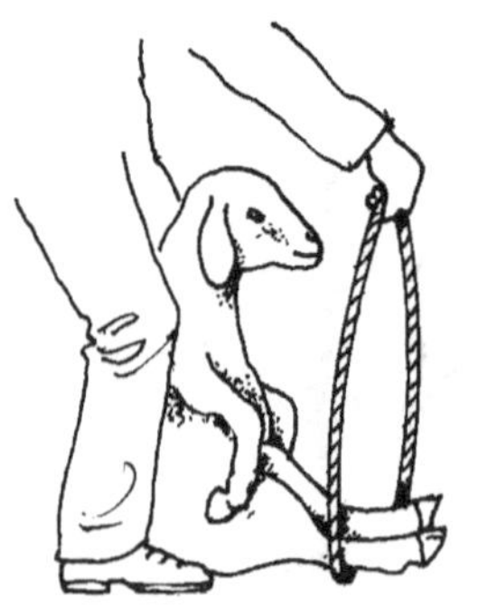 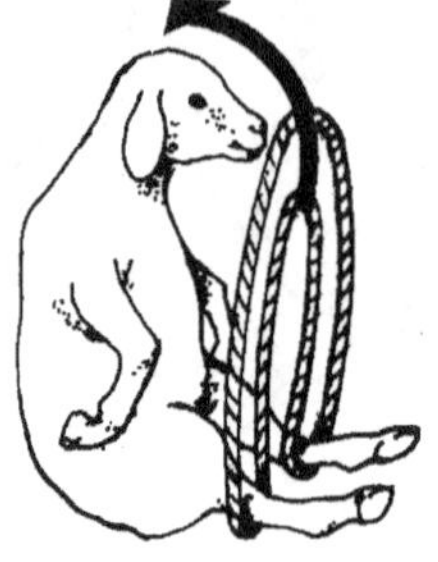 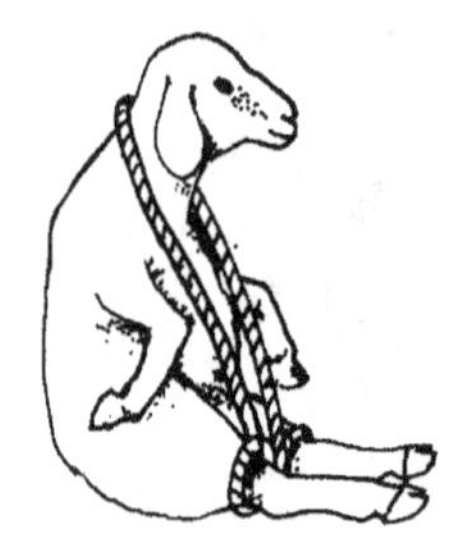

3. Comment attacher un mouton avec une corde formant une boucle.

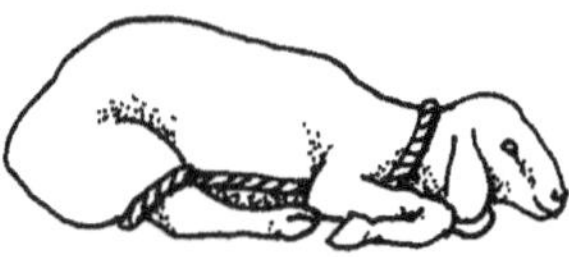 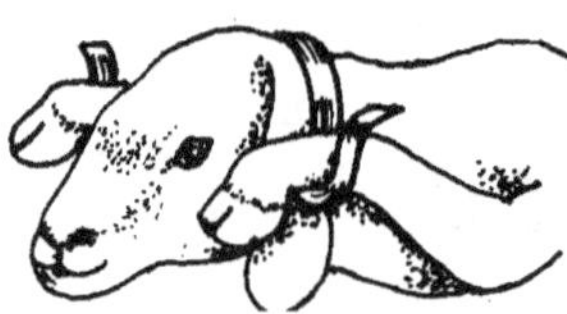

4. Comment maintenir un mouton au sol à l'aide d'une pièce métallique recourbée.

• Pour contenir un mouton pour l'examiner ou le soigner, placez-vous sur sa gauche et saisissez-le sous la tête avec votre main gauche. Empoignez la peau du mouton, au-dessus de sa patte arrière droite avec votre main droite (5). Soulevez le mouton, placez-le sur son train arrière et tenez-le comme le montre le dessin (6).

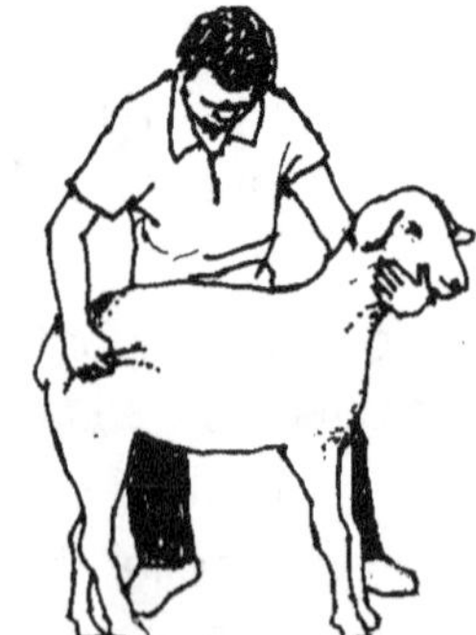

5. Empoignez la peau du mouton.

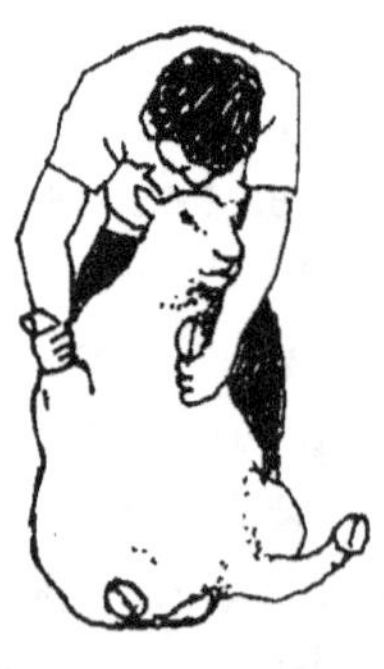

6. Posez-le sur le train arrière.

Les chèvres

• Pour contenir une chèvre, passez une corde autour de son cou ou utilisez un collier.

• Le parage des pieds d'une chèvre peut être effectué lorsque l'animal est debout. Attachez-le par la tête et relevez le pied à parer.

• Pour transporter des chèvres (ou des moutons) dans un camion, assurez-vous qu'ils remplissent le véhicule ou comblez l'espace vide de façon que les animaux soient serrés les uns contre les autres et ne puissent pas se renverser.

Les chevaux, les mulets et les ânes

Approchez l'animal calmement en progressant de face jusqu'au côté où il peut vous voir. Signalez votre présence en lui parlant pour ne pas le surprendre. Commencez par flatter l'animal en bas de l'encolure et sur le garrot.

• Vous pouvez utiliser un licol ou un collier pour contenir un cheval, un mulet ou un âne. Pour empêcher l'animal de ruer, relevez-lui une patte avant du côté où vous allez intervenir. Attention, c'est rare, mais il arrive, qu'un cheval ne reposant que sur deux pattes puisse encore ruer !

• **Lorsque vous soulevez la patte d'un animal, présentez-vous toujours de dos par rapport à sa tête.**

• Pour intervenir derrière un cheval, un mulet ou un âne, il est prudent d'interposer un élément, résistant mais souple, entre vous et l'animal.

• Pendant une injection, ou tout autre soin, distrayez l'animal en tortillant un morceau de la peau de l'encolure.

• Pour calmer un cheval, couvrez-lui la tête avec un morceau de tissu.

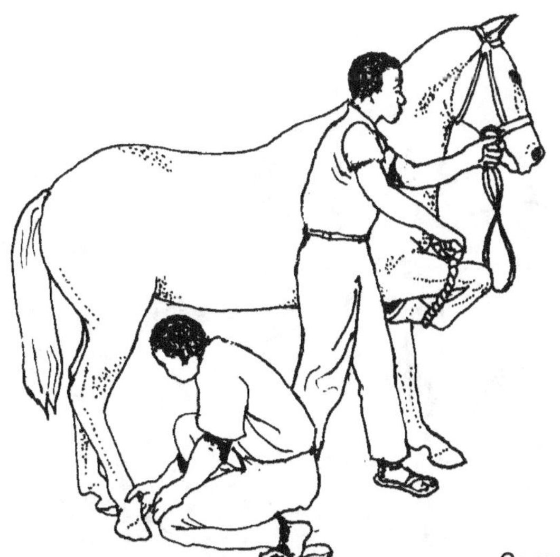

Comment contenir un cheval.

• Pour contenir un cheval, un mulet ou un âne, fabriquez un tord-nez (1) à l'aide d'une baguette à l'extrémité de laquelle un trou permet de passer une corde, d'une trentaine de centimètres, pour former une boucle. Enfilez la main dans la boucle et saisissez le bout du nez de l'animal (2). Faites glisser la boucle sur le nez et tordez la baguette pour serrer la boucle (3).

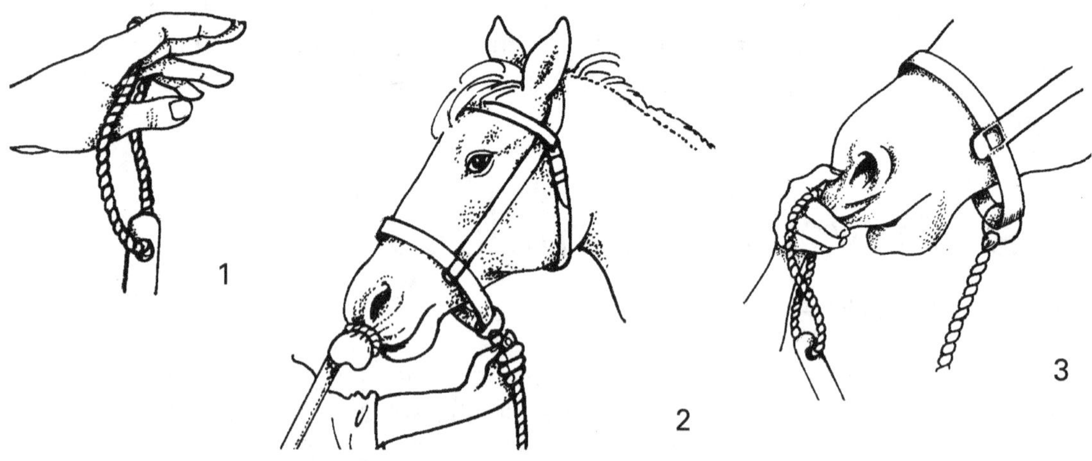

Comment utiliser un tord-nez.

• Pour mettre au sol un cheval, un mulet ou un âne avec une longue corde : attachez la tête de l'animal avec une corde courte ou un licol. Faites une grande boucle au milieu d'une corde épaisse d'une quinzaine de mètres de long : le nœud fermant la boucle ne doit pas pouvoir coulisser. Passez la tête de l'animal dans la boucle, tirez sur les deux extrémités de la corde en les faisant passer entre les pattes avant et arrière. Donnez-leur un tour autour des pattes arrière et reprenez-les vers l'avant pour les faire passer dans la boucle placée autour du cou. Ramenez-les derrière l'animal. Il faut alors une ou deux personnes assez fortes pour tirer sur les extrémités de la corde : les pattes arrière sont ramenées vers l'avant, ce qui fait tomber l'animal.

Mettre un cheval au sol à l'aide d'une corde.

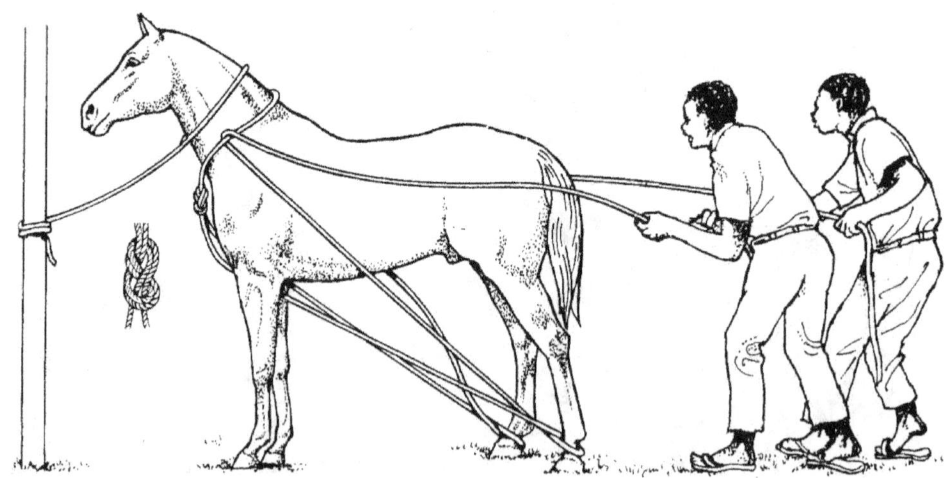

• Pour entraver l'animal, attachez les pattes avant ensemble et procédez de même pour les pattes arrière, en laissant une boucle libre à chaque patte. Faites passer une longue corde dans chacune de ces boucles et faites-la ressortir derrière l'animal. Tirez alors sur les extrémités de la corde : les pattes arrière sont ramenées vers l'avant, ce qui fait tomber l'animal. Dès que l'animal est tombé, il faut au moins une personne forte pour plaquer sa tête sur le sol et l'empêcher de se relever. Maintenez les pattes attachées pour éviter les ruades.

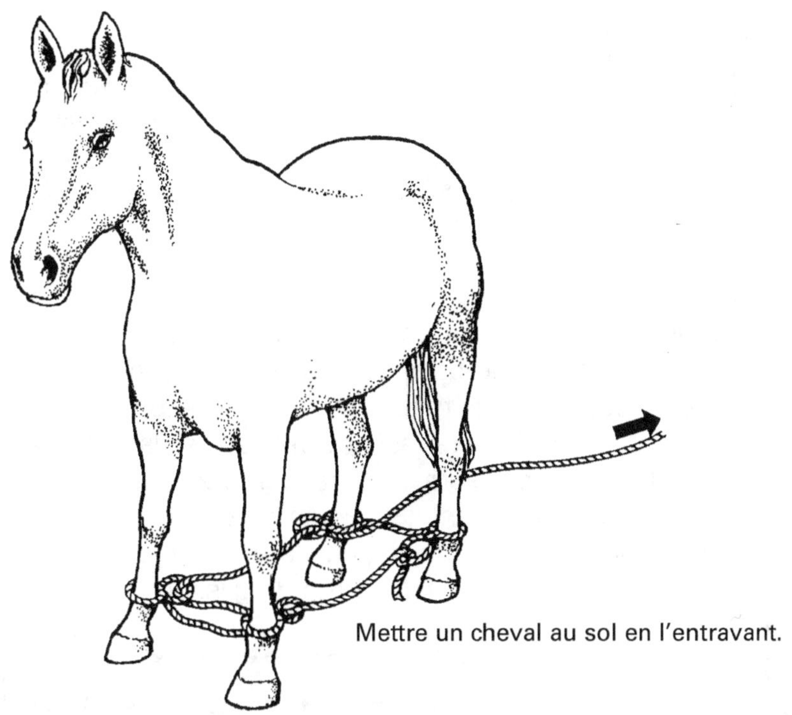

Mettre un cheval au sol en l'entravant.

Les **ânes** mâles vivent généralement par deux ou en petits groupes. Si vous devez soigner l'un d'entre eux, ne le séparez pas des autres.

• Vous pouvez contenir un âne en plaçant l'un de vos bras sous sa tête et l'autre sur l'encolure (1).

• Le pied de l'âne étant très sensible, ne le serrez pas trop fort au-dessus du sabot.

• Pour ouvrir la bouche d'un âne, saisissez d'une main sa mâchoire inférieure (2).

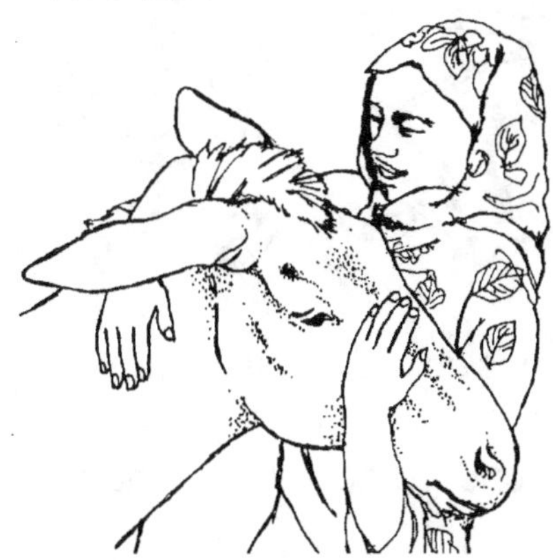

1. Contenir un âne en plaçant un bras sous sa tête.

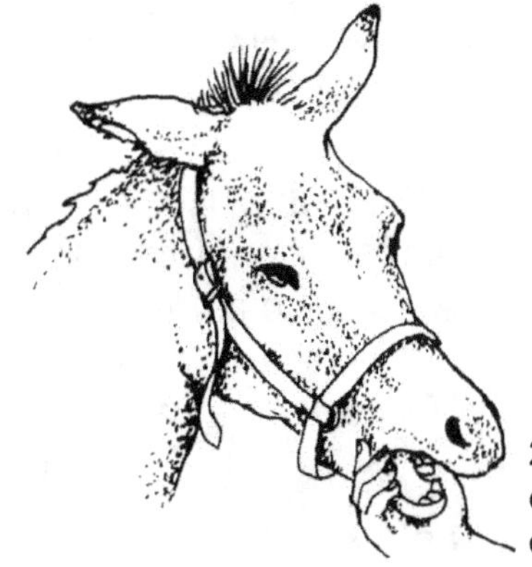

2. Comment ouvrir la bouche d'un âne.

21

Les porcs

• Avec les porcs très dangereux, utilisez une corde formant une boucle passant dans un tube rigide (1).

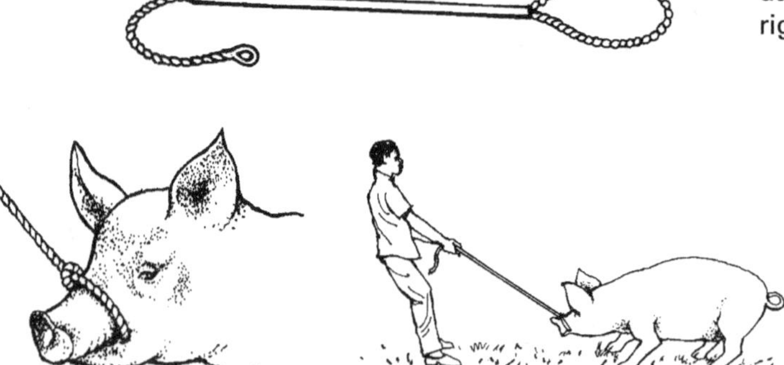

1. Corde passant dans un tube rigide.

2-3. Comment contenir un porc à l'aide d'une corde rigide.

• Attrapez et contenez les porcs de grande taille à l'aide d'une corde rigide ou d'un câble métallique formant une boucle. Placez-vous derrière l'animal et passez la boucle dans sa bouche de façon à enserrer le nez. Faites glisser la boucle sur la mâchoire supérieure jusqu'à ce qu'elle soit placée immédiatement derrière les incisives, serrez-la et soulevez légèrement (2). L'animal exerce alors une traction vers l'arrière, ce qui vous permet de le tenir fermement (3). Pour renforcer la contention, faites passer l'ensemble du groin dans une autre boucle, ce qui ferme les mâchoires et empêche la première corde de glisser.

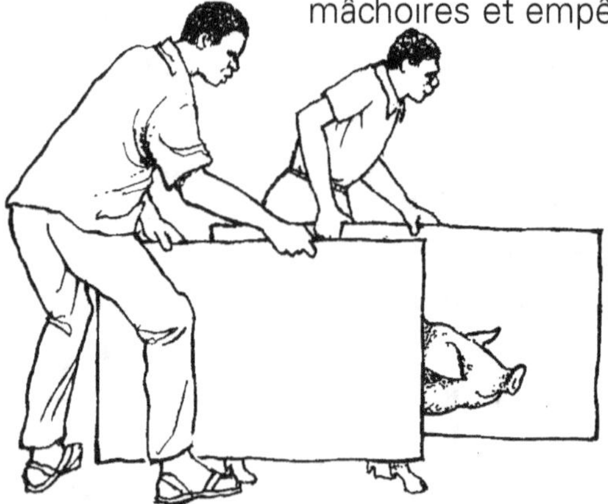

4. Comment faire avancer un porc à l'aide de planches.

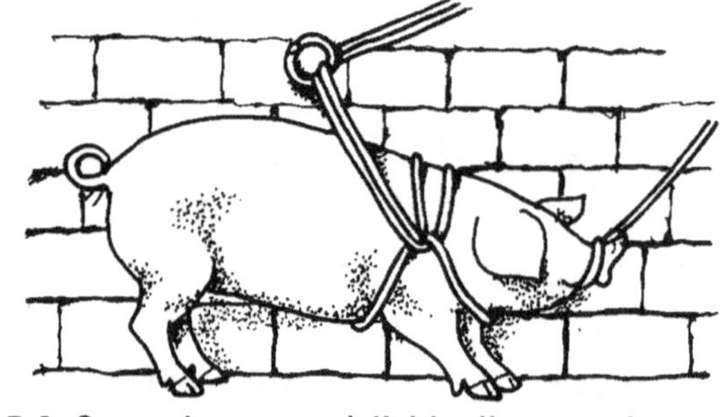

5-6. Contenir un porc à l'aide d'une corde ou d'un harnais.

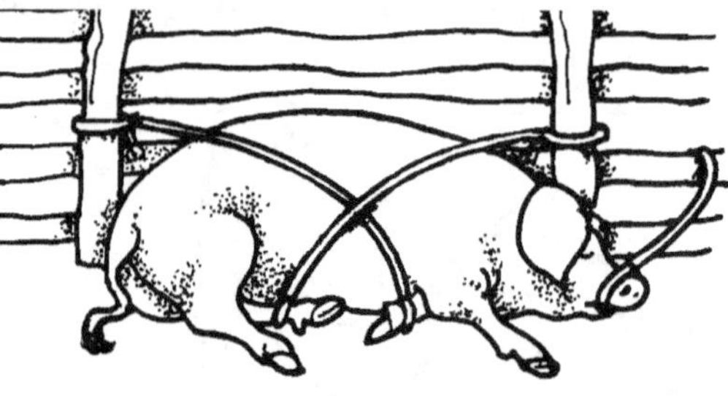

• Pour déplacer un porc de grande taille, placez une planche de part et d'autre de sa tête, ce qui l'incite à avancer (4). Il est également possible d'utiliser une seule planche et une baguette.

• Vous pouvez contenir un porc à l'aide d'une corde ou d'un harnais (5 et 6).

Les chiens

• Pour manier un chien très agressif ou dangereux, fabriquez l'instrument ci-dessous.

Instrument pour manier un chien. 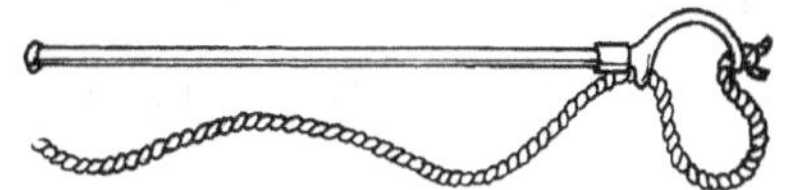

• Passez la boucle sur la tête de l'animal et tirez pour la serrer. Passez alors une seconde boucle sur la tête du chien et tirez dans la direction opposée.

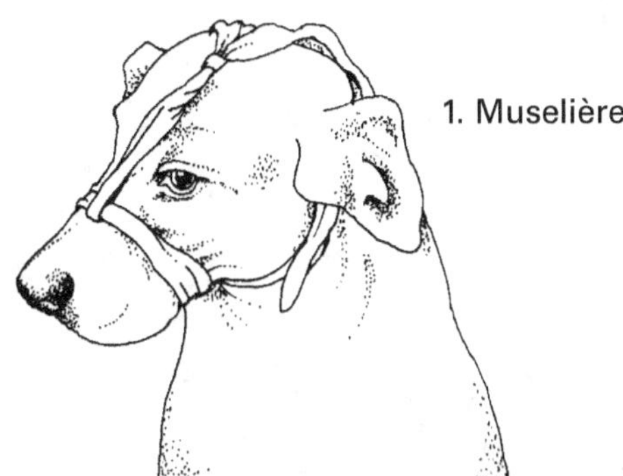

1. Muselière.

• Pour l'empêcher de mordre, utilisez une muselière (1) fabriquée à l'aide d'une cordelette ou de bandes de tissu.

• Pour contenir un chien malade qui se débat, passez-lui votre bras autour du cou et resserrez l'étreinte en le maintenant contre vous.

Les lapins

• Pour attraper un lapin, saisissez-le par la peau du cou, en lui tenant éventuellement les oreilles (1). **Ne saisissez jamais un lapin uniquement par les oreilles, vous risquez de le blesser.**

• Pour contenir un lapin, placez sa tête sous votre bras, ou tenez-le avec une main sous ses pattes arrière (2).

• Une personne seule peut contenir un lapin pour le soigner en l'enveloppant dans un morceau de tissu (3).

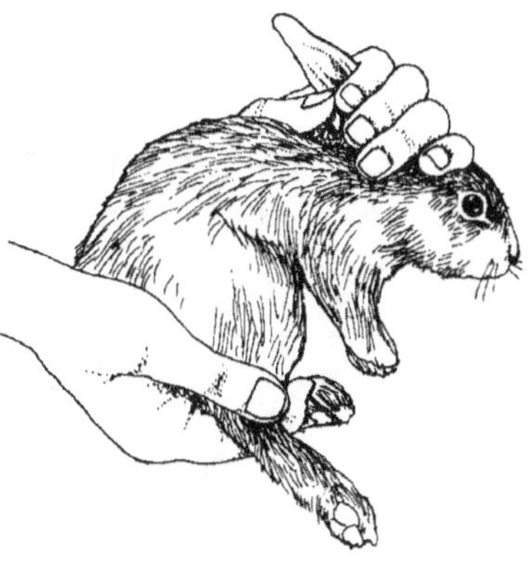

1. Comment attraper un lapin.

2. Comment contenir un lapin.

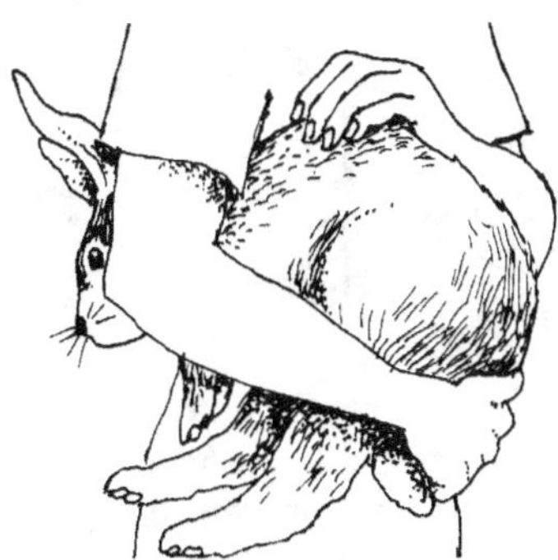

3. Comment maintenir un lapin pour le soigner.

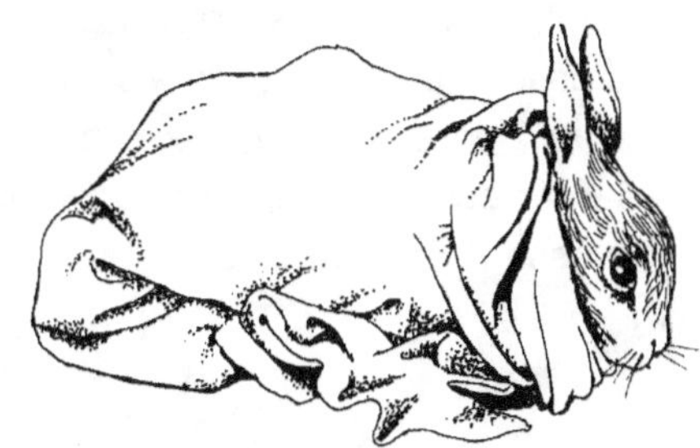

Les volailles

• Pour saisir une volaille de grande taille, comme le dindon, attrapez-le par une aile et une patte du côté opposé (1).

• Tenez les poules sous le thorax ou par les pattes (2 et 3).

• Attrapez les canards sous le thorax, puis saisissez leurs ailes pour les tenir (4).

• Avec les canards, prenez soin de ne pas manipuler trop brusquement la partie avant du cou : leur œsophage est très sensible, ils risquent alors de rejeter de la nourriture.

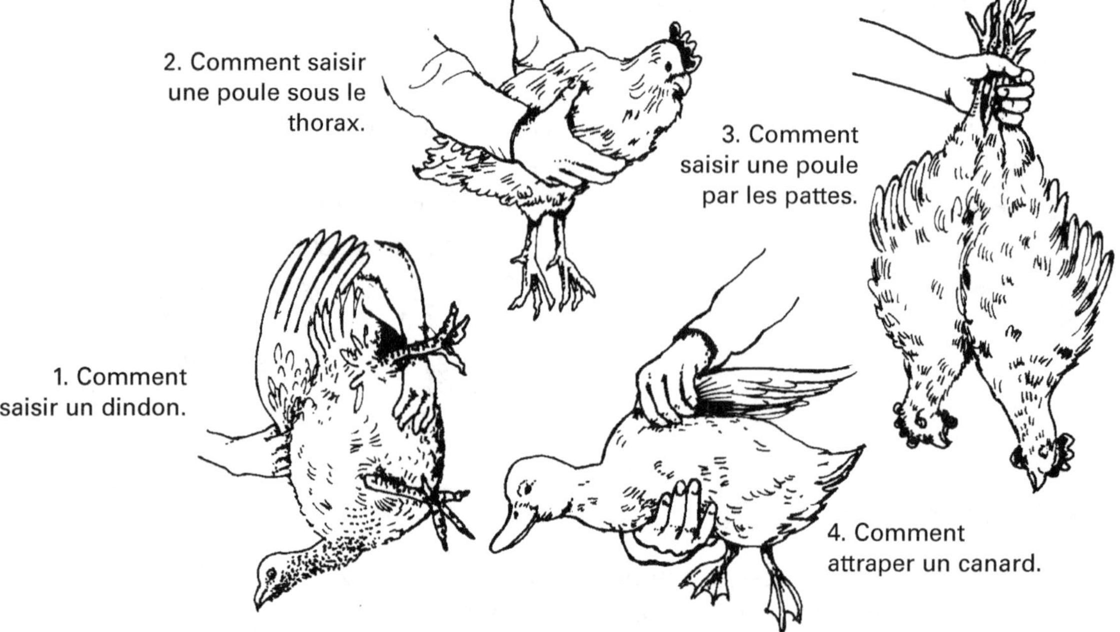

2. Comment saisir une poule sous le thorax.

3. Comment saisir une poule par les pattes.

1. Comment saisir un dindon.

4. Comment attraper un canard.

Comment utiliser un ouvre-bouche (ou pas-d'âne) ?

Il existe divers modèles d'ouvre-bouche adaptés aux différents animaux. L'un d'entre eux est représenté à la page 11.

• Pour les bœufs, utilisez un équipement qui se place sur le côté, à l'intérieur de la bouche. Fixez une ficelle qui permettra de le retirer.

• Pour les chevaux, il existe des modèles plus compliqués et plus chers. Vous pouvez, toutefois, en fabriquer un vous-même à l'aide de fil de fer et de quatre morceaux de bois. Enroulez le fil de fer en le serrant autour de chaque point d'assemblage des morceaux de bois. Prenez soin de rentrer les extrémités du fil de fer à l'intérieur de l'assemblage pour qu'elles ne blessent pas l'animal.

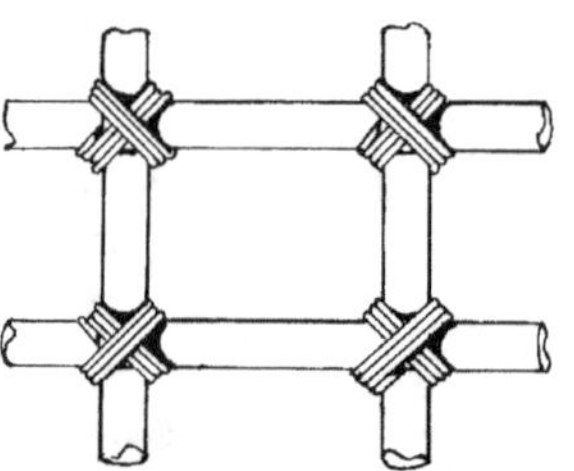

Enroulez le fil de fer en croix autour des deux morceaux de bois, rentrez le fil de fer à l'intérieur de l'assemblage.

Comment ouvrir la bouche d'un animal ?

• Placez la main à l'intérieur de la bouche, sur le côté, derrière les dents de devant, saisissez la langue fermement et sortez-la de la bouche sur le côté. Cette opération est difficile à réaliser avec certains animaux. Elle est assez facile à faire avec un cheval, en raison de la forme de sa langue. Pour tenir la langue, qui est glissante, vous pouvez vous aider d'un morceau de tissu (voir aussi p. 341).

Comment attacher un animal ?

Il existe plusieurs types de nœuds pour attacher les animaux. Les trois nœuds ci-dessous correspondent à ceux qui conviennent le mieux pour attacher les animaux.

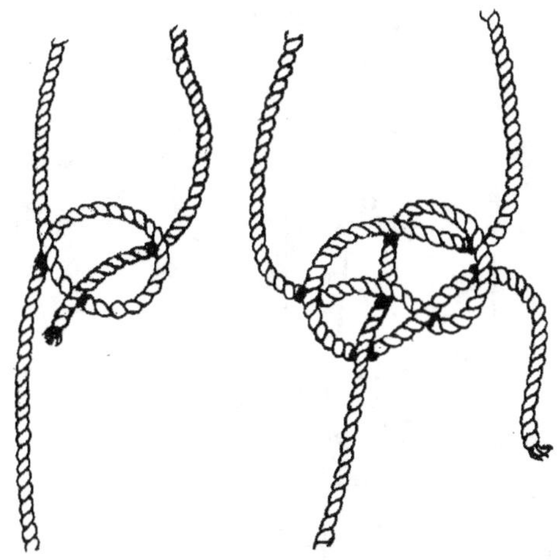

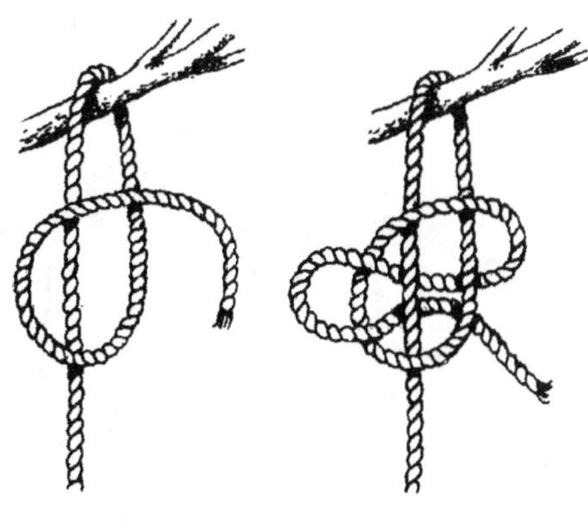

Nœuds solides ne coulissant pas, pour attacher un animal avec une corde au cou.

Lorsque vous attachez une femelle pour la traire, utilisez un nœud facile à défaire si vous souhaitez que l'animal puisse se libérer facilement en cas de chute, ou s'il se débat. C'est également un nœud qui est bien adapté à la ligature des pattes pour la mise au sol d'un animal : il vous permet de libérer rapidement les pattes lorsque vous voulez que l'animal se relève.

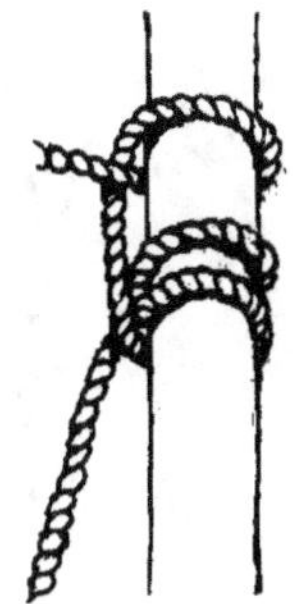

Voici un bon nœud pour attacher une corde à un arbre ou une perche. Il ne glissera pas.

5 Mesurer les liquides et les solides

Votre main est un bon outil de mesure. Lorsque ce livre mentionne des mesures telles qu'une « poignée » ou une « pincée », il se réfère à des quantités tenues dans une main comme celle représentée ci-dessous. La largeur de l'ongle du petit doigt est de 1 cm, et la longueur de l'index est de 10 cm. Si votre main est beaucoup plus grande ou plus petite, procédez aux ajustements nécessaires en ce qui concerne les mesures « pratiques » mentionnées ci-dessus.

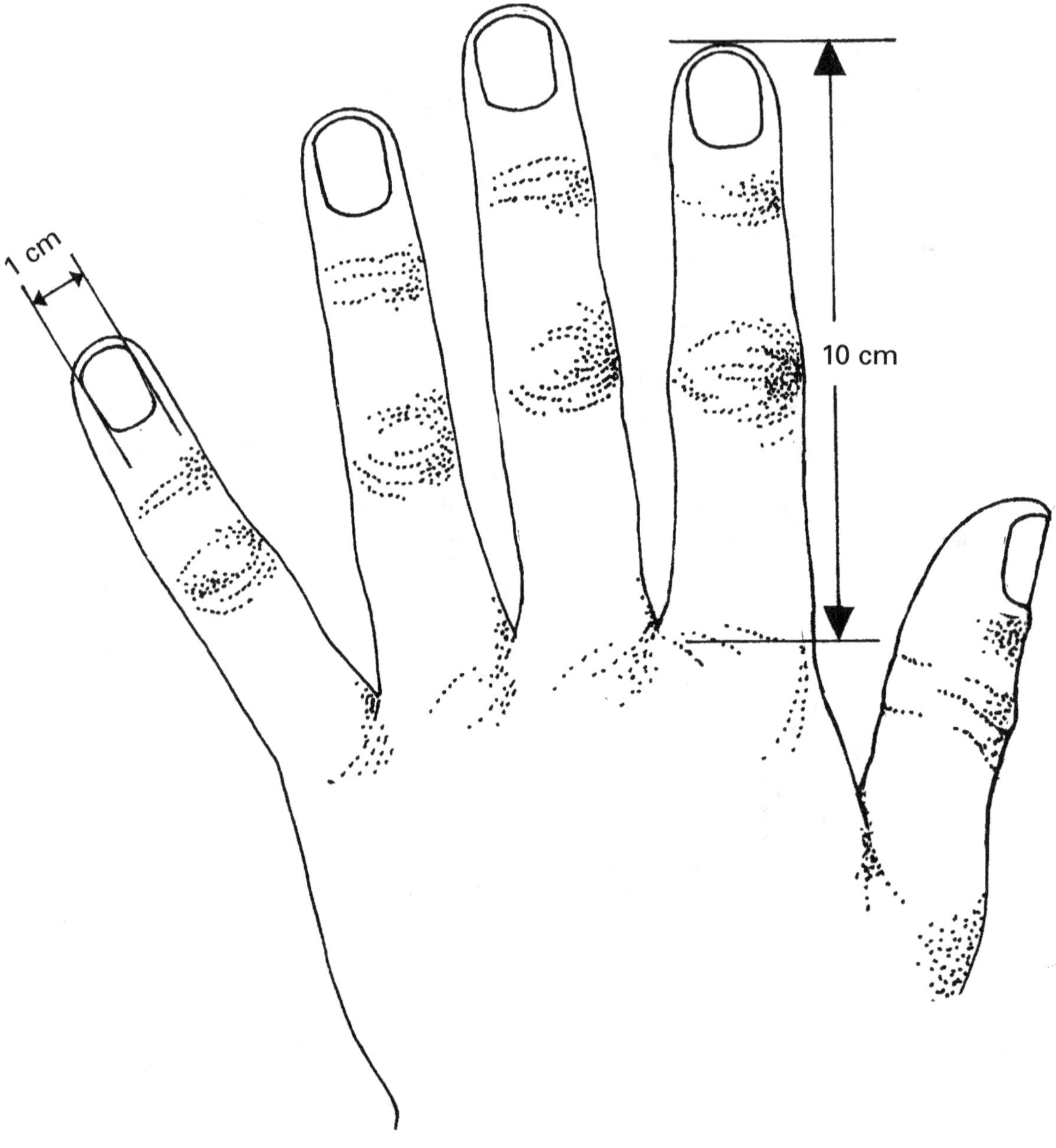

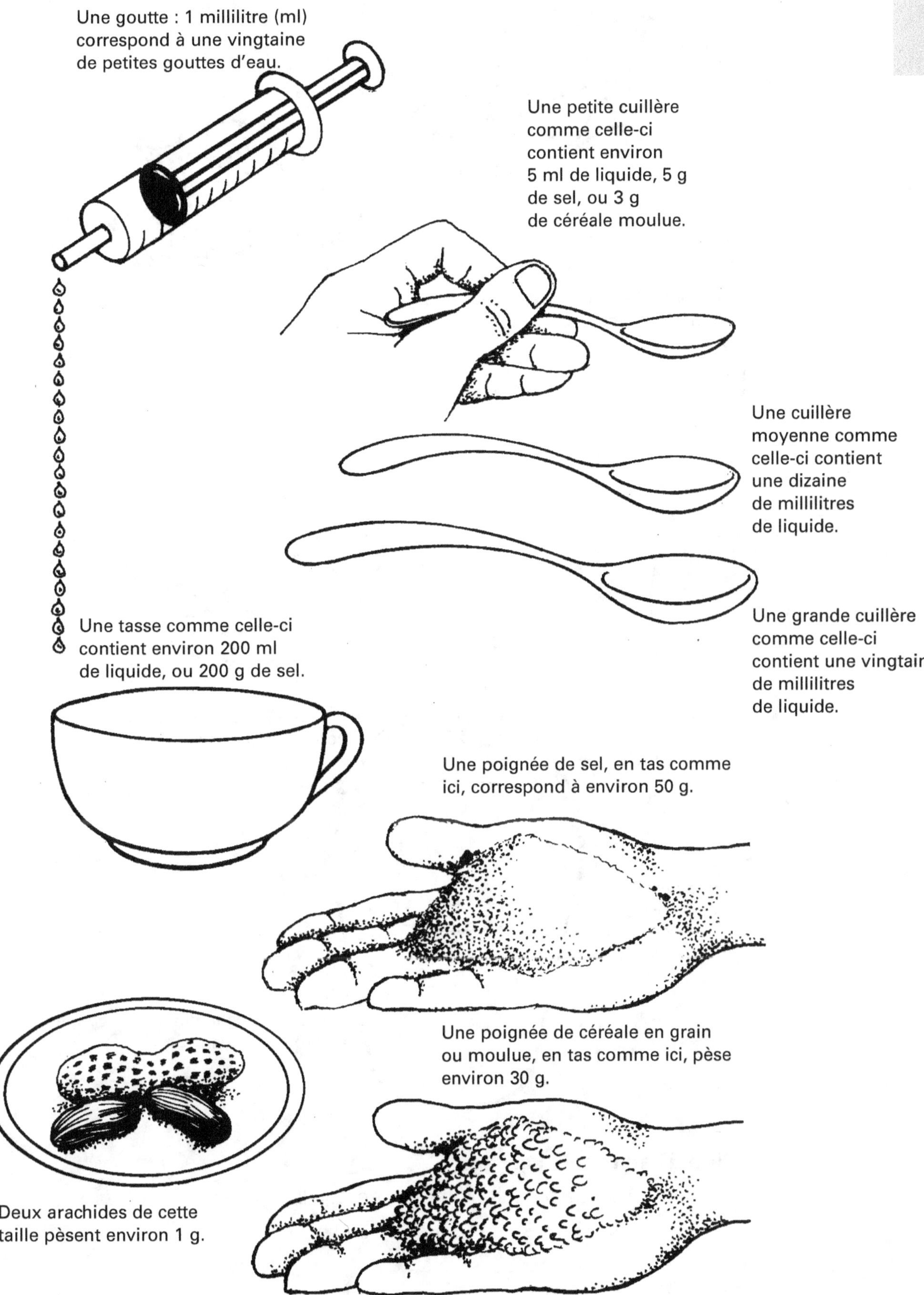

Une goutte : 1 millilitre (ml) correspond à une vingtaine de petites gouttes d'eau.
Une petite cuillère comme celle-ci contient environ 5 ml de liquide, 5 g de sel, ou 3 g de céréale moulue.
Une cuillère moyenne comme celle-ci contient une dizaine de millilitres de liquide.
Une grande cuillère comme celle-ci contient une vingtaine de millilitres de liquide.
Une tasse comme celle-ci contient environ 200 ml de liquide, ou 200 g de sel.
Une poignée de sel, en tas comme ici, correspond à environ 50 g.
Une poignée de céréale en grain ou moulue, en tas comme ici, pèse environ 30 g.
Deux arachides de cette taille pèsent environ 1 g.

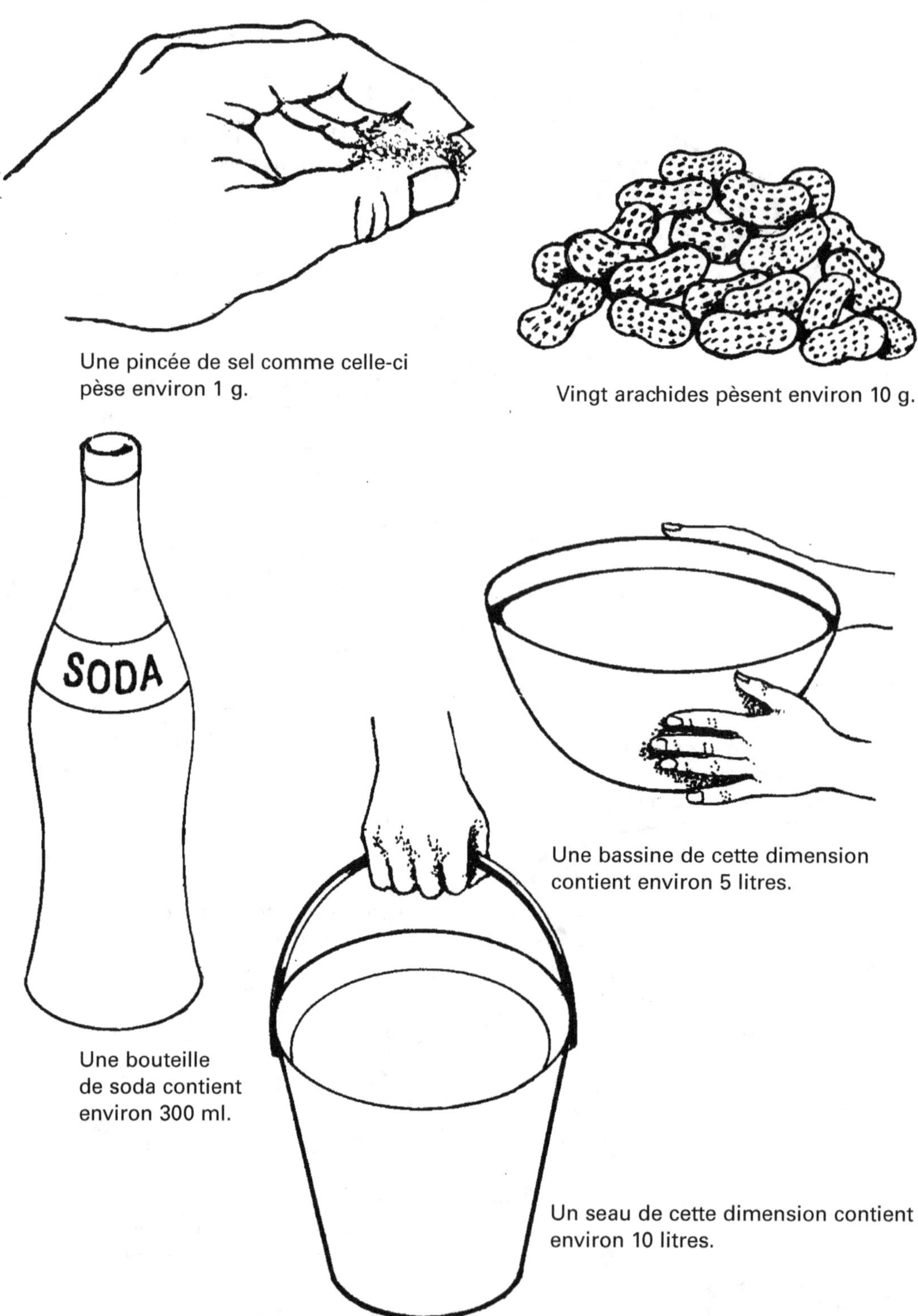

Une pincée de sel comme celle-ci
pèse environ 1 g.

Vingt arachides pèsent environ 10 g.

Une bouteille
de soda contient
environ 300 ml.

Une bassine de cette dimension
contient environ 5 litres.

Un seau de cette dimension contient
environ 10 litres.

1 litre d'eau pèse 1 kg.

Pour peser 1 kg de produit, le mettre en équilibre avec 1 litre d'eau.

6 Transmettre ses connaissances à l'aide de ce livre

C'est en partageant vos connaissances avec les autres que vous les aiderez à maintenir leurs animaux en bonne santé. Ils pourront alors collaborer avec vous pour lutter contre les maladies. Vous pouvez utiliser ce livre pour leur apprendre à mieux connaître leurs animaux, à empêcher que ceux-ci soient souvent malades, à reconnaître les signes anormaux et à les soigner.

Généralement, ceux qui possèdent des animaux les connaissent déjà assez bien. Néanmoins, même pour les éleveurs confirmés, il faut toujours apprendre à reconnaître une maladie jusque là inconnue et à la soigner. Il faut aussi acquérir des connaissances en ce qui concerne les nouveaux médicaments et les méthodes qui permettent de traiter les animaux et de prévenir les maladies.

Une bonne formation doit donner confiance aux éleveurs. Elle les aide à évaluer leurs connaissances et à les mettre à profit. L'organisation de sessions de formation permet de partager ses connaissances avec les autres.

Programmer une session de formation

• Choisissez le sujet de la formation. Réfléchissez à ce que devront savoir faire les stagiaires à la fin de cette formation. Par exemple : « Les stagiaires devront être capables d'effectuer des injections dans les muscles » ou « Les stagiaires devront être capables de diagnostiquer la peste bovine chez un animal ».

• Déterminez la durée de la session pour qu'elle soit raisonnable et compatible avec la disponibilité de ceux que vous allez former.

• Prévoyez un endroit adapté à la formation.

• Munissez-vous des « outils » de formation nécessaires :
   – un tableau ou un chevalet de conférence avec des craies ou des crayons épais ;
   – les dessins dont vous aurez besoin. Vous pouvez utiliser ceux de ce livre ;
   – des carnets de notes et des stylos à l'usage des stagiaires ;
   – du matériel tel que des seringues et des médicaments ;
   – des animaux.

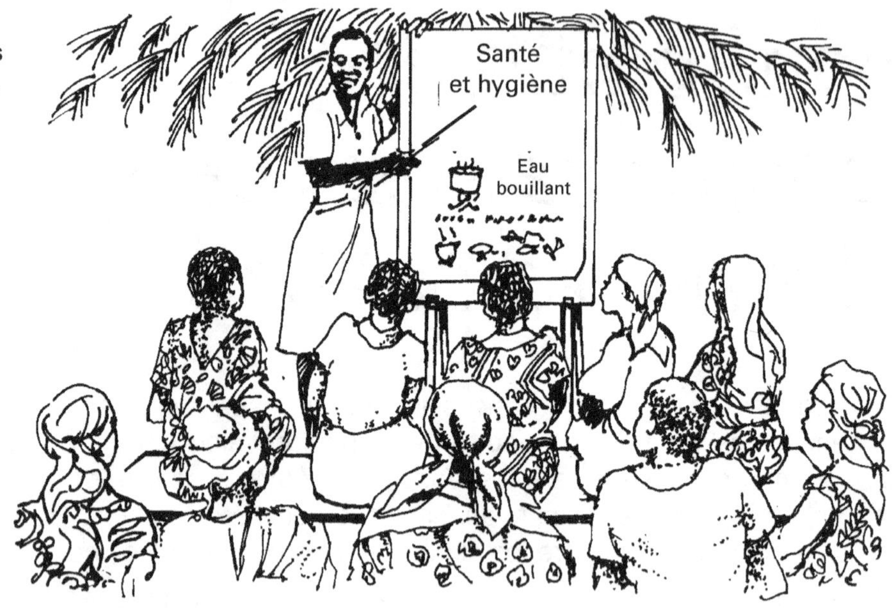

Tableau
à feuilles
mobiles.

Réaliser une session de formation

L'introduction de la session

• Faites prendre aux stagiaires une part active au stage. **On apprend beaucoup en effectuant soi-même un travail, peu en regardant comment il se fait, et encore moins en écoutant sa description.**

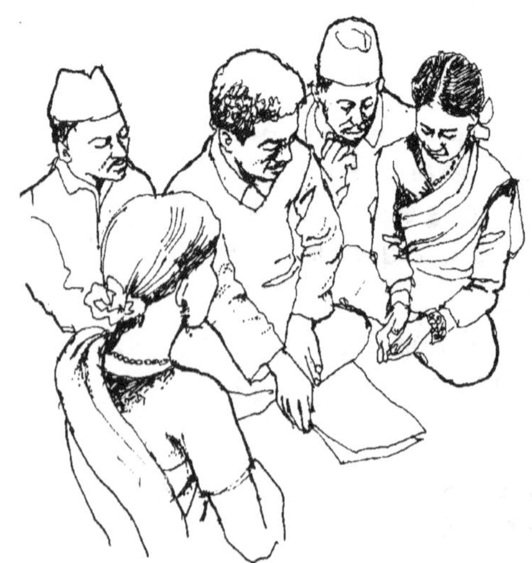

• Commencez par vous présenter aux stagiaires et demandez à chacun d'entre eux de se présenter aux autres.

• Expliquez clairement aux stagiaires ce qu'ils vont apprendre et ce qu'ils sont sensés savoir faire à la fin de la formation. Par exemple : « à la fin de cette formation, vous devrez être capables d'utiliser une aiguille et une seringue pour faire une injection dans un muscle. Vous devrez être capables de doser correctement un médicament et de procéder à une injection sans danger ».

• Pendant la session, utilisez un langage simple, compris de tous, en évitant les termes techniques difficiles. N'apprenez aux stagiaires que les choses importantes et indispensables. Ne donnez pas trop d'informations car elles risquent d'être confuses et difficiles à retenir. Posez-leur des questions et laissez-les réfléchir aux réponses — que la réponse soit inexacte n'est pas important, vous pouvez rectifier : ils apprendront mieux de cette façon qu'en se limitant à vous écouter.

Les activités

• Posez des questions et inscrivez rapidement les réponses des stagiaires sur un tableau, qu'elles soient exactes ou non. Organisez les réponses, corrigez en ajoutant les informations qui ont été oubliées. Puis lancez le débat à partir des réponses.

• Utilisez les schémas figurant dans le livre pour aider les stagiaires à mieux comprendre. Il est recommandé de copier ces dessins en les agrandissant pour que tous les stagiaires puissent les voir.

• Demandez aux stagiaires s'il existe des noms locaux pour certaines choses telles que les maladies. Inscrivez-les éventuellement dans les espaces laissés à cet effet dans ce livre.

• Si vous voulez leur apprendre à réaliser un geste pratique, une opération, une intervention :

 – montrez-leur rapidement son déroulement, sans faire de commentaires, de façon qu'ils voient ce que vous allez leur apprendre ;

 – montrez-leur de nouveau, en leur expliquant chacune des étapes, par exemple la pose d'une aiguille sur une seringue ;

 – demandez à chaque stagiaire d'exécuter l'action, en décrivant comment il procède, notamment pour les étapes difficiles à réaliser ;

 – veillez à ce que chaque stagiaire effectue au moins une fois l'action.

• Vérifiez que tous les stagiaires ont effectivement eu l'occasion de mettre en pratique ce qu'ils ont appris et qu'ils sont bien capables de le faire.

A la fin de la session, posez des questions qui vous permettront de vérifier que les stagiaires ont acquis les compétences qui étaient prévues. S'ils n'ont pas compris certains points, vous pouvez être amené à les réexpliquer. Vous pourrez également modifier votre programme en conséquence pour d'autres sessions. Demandez aux stagiaires s'ils souhaitent un complément de formation et, dans ce cas, établissez-en le programme avec eux. Dites-leur que vous viendrez les voir plus tard, pour connaître leur sentiment sur ce que vous leur avez appris, et éventuellement les aider en répondant à leurs questions.

Les illustrations pédagogiques

Nous vous proposons, ci-après, quelques dessins et commentaires correspondant à différents sujets que vous pouvez utiliser pour illustrer les sessions de formation que vous organisez.

La locomotion

Les os

Les os sont essentiellement constitués de minéraux : du calcium et du phosphore.

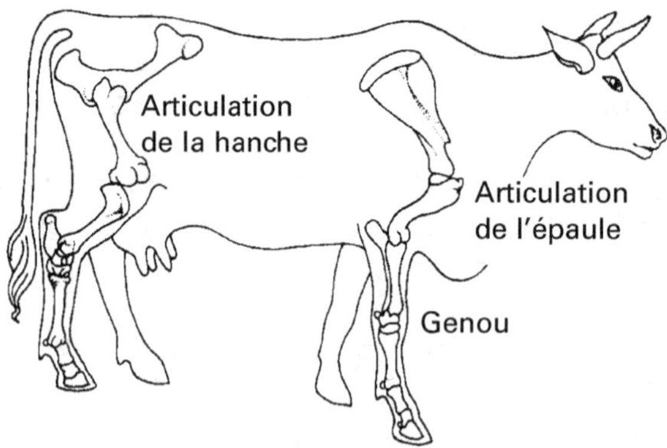

Os et articulations chez la vache.

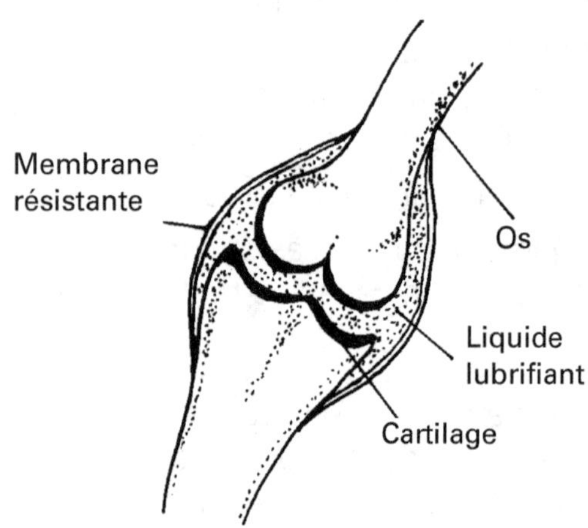

Articulation de deux os.

L'extrémité d'un os, à l'endroit où il s'articule avec un autre, est plus lisse et brillante que le reste de l'os. L'articulation, c'est-à-dire la région de contact entre deux os, est enveloppée d'une membrane résistante. L'articulation contient un liquide lubrifiant (la synovie) qui facilite le glissement entre les deux extrémités osseuses et contribue à éviter leur usure.

L'intérieur de la plupart des os est généralement rouge ou gris : c'est là que sont produites les cellules sanguines.

Les muscles

Ce sont les muscles qui constituent la chair rouge du corps. La plupart

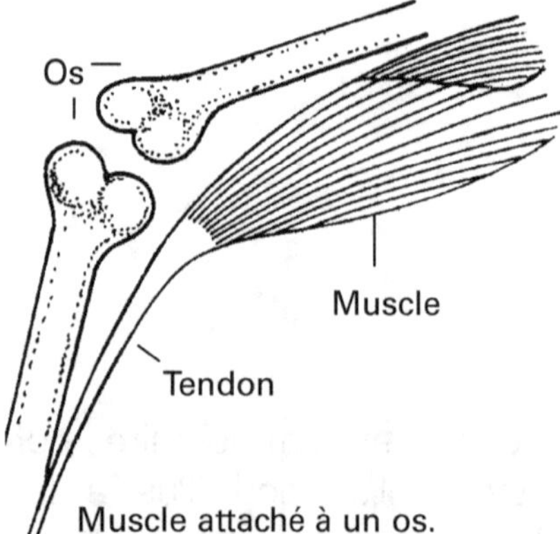

Muscle attaché à un os.

des muscles sont attachés à un os, à chaque extrémité, certains par l'intermédiaire d'un tendon.

Les muscles agissent en se contractant et en se raccourcissant, tirant ainsi les os. Vous pouvez sentir les muscles de votre bras se contracter lorsque vous le remuez. C'est de cette façon que les animaux se déplacent. Certains muscles, ceux des pattes arrière par exemple, sont de très grande taille.

L'alimentation et la digestion

La bouche et les dents

La partie antérieure de la mâchoire supérieure des ruminants est dépourvue de dents, un bourrelet dur les remplace. Lorsqu'ils pâturent, ils mordent les plantes entre ce bourrelet et les dents de la mâchoire inférieure.

Les volailles n'ont pas de dents : elles saisissent leur nourriture entière à l'aide d'un bec et l'avalent.

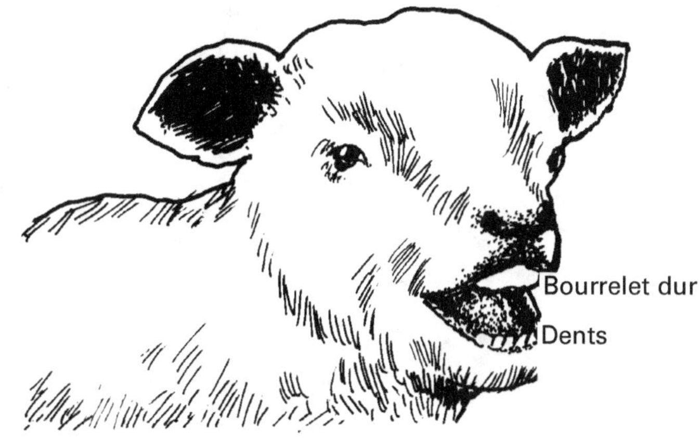

Mâchoire des ruminants.

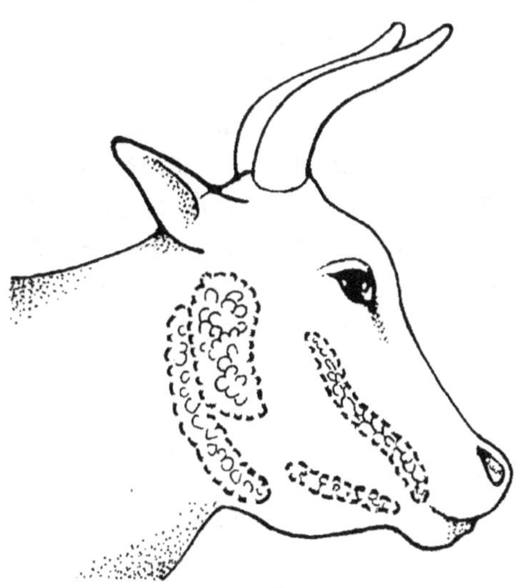

Glandes sécrétant de la salive.

La salive

Des glandes spécifiques, disposées autour de la bouche, sécrètent la salive. Les ruminants en produisent de grandes quantités, pouvant dépasser 50 litres par jour pour les boeufs de grande taille. La salive contient des substances chimiques particulières qui commencent la digestion des aliments.

L'œsophage

Il s'agit d'un tube allant de la bouche à l'estomac. La paroi de l'œsophage est tapissée de muscles qui se contractent pour pousser les aliments dans l'estomac.

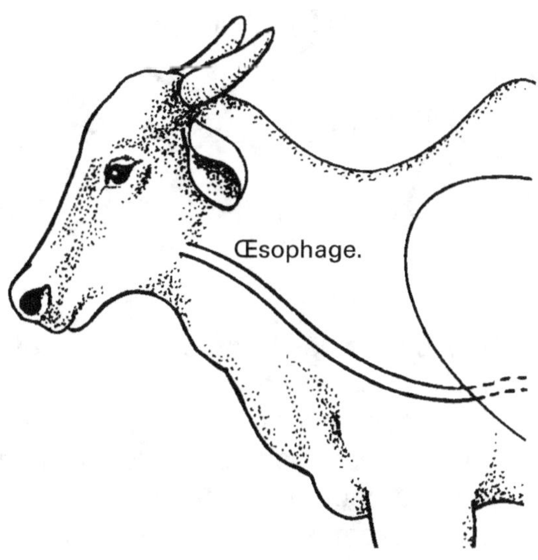

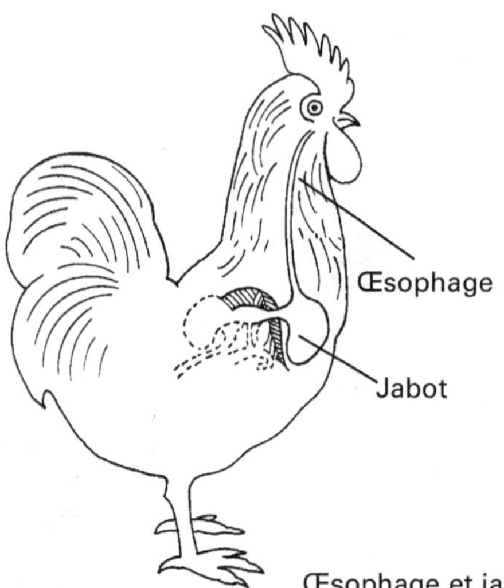

Œsophage et jabot d'un coq.

Chez la plupart des **volailles**, les aliments arrivent dans le jabot. C'est une poche particulière située dans la partie inférieure de l'œsophage, dans laquelle peuvent s'accumuler les aliments. Lorsqu'une volaille vient de se nourrir, vous pouvez sentir son jabot en palpant son cou. Les aliments s'y mélangent à la salive, qui commence à les digérer. Les canards sont dépourvus de jabot.

L'estomac

Les animaux qui se nourrissent principalement de viande, tels que les chiens, les chats et les lions, et ceux qui acceptent une alimentation variée, tels que les porcs et l'homme, possèdent un estomac composé d'une seule poche (ce sont des monogastriques). Ceux qui se nourrissent principalement de végétaux possèdent un estomac composé de plusieurs poches ou présentent dans l'intestin une partie spéciale qui leur permet de digérer les fibres des végétaux (le cæcum). L'estomac sécrète des substances chimiques qui se mélangent aux aliments avalés. Elles permettent leur dégradation en nutriments qui sont absorbés par l'animal dans l'intestin.

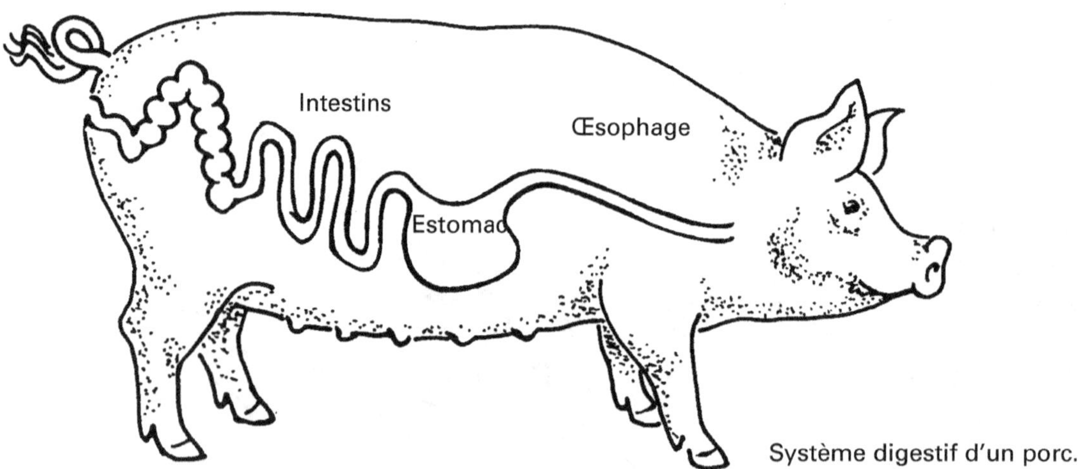

Système digestif d'un porc.

Les **bœufs**, les **buffles**, les **moutons** et les **chèvres** sont des ruminants. Leur estomac se compose de quatre poches : le rumen, le réseau, le feuillet et la caillette. (Seule la quatrième poche, la caillette, est comparable à l'estomac des autres animaux. Les ruminants utilisent les autres poches pour la digestion des plantes.) Lors de l'ingestion, les aliments sont déversés dans le réseau et le rumen. Lorsque ces poches sont remplies, les animaux ruminent : le rumen se contracte et mélange les aliments qu'il contient. Les animaux ne peuvent ruminer correctement que s'ils sont au calme. Il est fréquent qu'ils se couchent pour ruminer.

Lorsqu'un animal rumine, une partie des aliments brassés avec les liquides dans le rumen est régurgitée dans l'œsophage et expulsée dans la bouche où elle se mélange à la salive. L'animal la mastique longuement et l'avale à nouveau. Dans le rumen et le réseau, les aliments sont décomposés sous l'action de microbes utiles. Ce processus produit de grandes quantités de gaz que l'animal élimine régulièrement par la bouche, à raison d'une fois par minute, environ. Les aliments transitent ensuite du rumen dans le feuillet où se fait l'absorption de l'eau. Le bol alimentaire est enfin acheminé jusqu'à la caillette, qui contient des substances chimiques permettant la digestion.

Chez les jeunes ruminants, seule la caillette, qui sert à digérer le lait, est développée. Ils ne peuvent donc pas digérer les plantes. Au fur et à mesure de leur croissance, ils commencent à consommer des aliments fibreux, ce qui stimule le développement du rumen et entraîne la rumination.

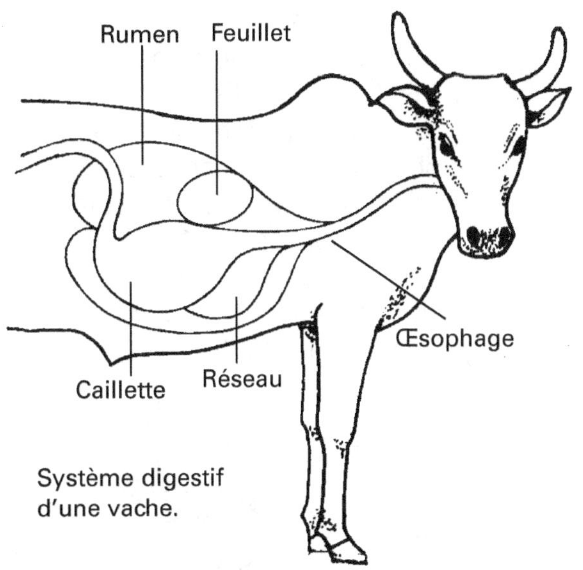

Système digestif d'une vache.

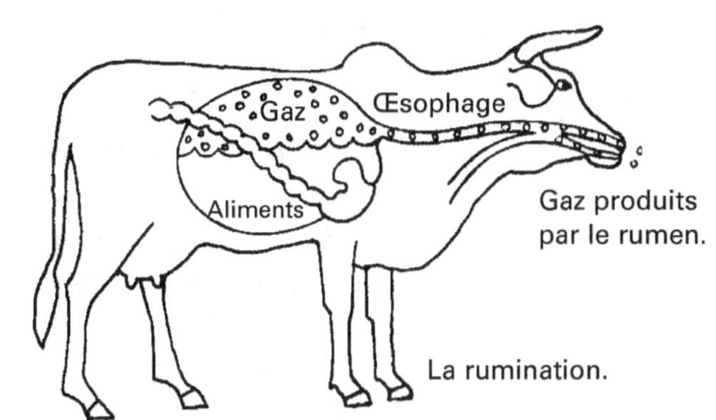

La rumination.

L'estomac des **chevaux**, des **mulets**, des **ânes**, des **porcs**, des **chiens** et des **lapins** se compose d'une seule poche.

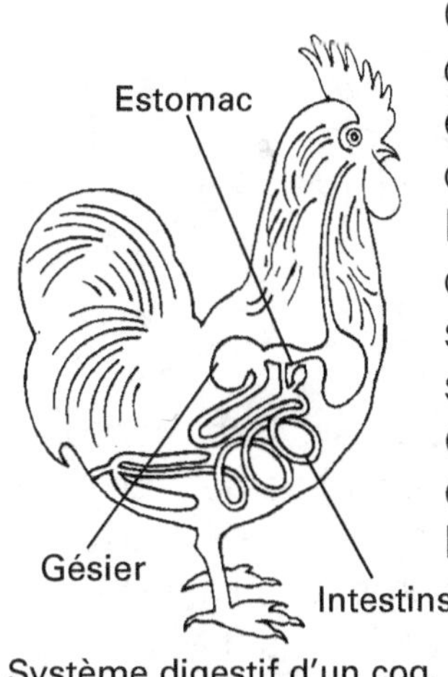

Système digestif d'un coq.

Chez les **volailles**, les aliments passent du jabot dans le gésier. Cet organe possède des parois épaisses composées de muscles puissants. Il contient des petits cailloux ingérés par les volailles. Le gésier se contracte à intervalles réguliers et les cailloux permettent le broyage des aliments solides. La présence de ces cailloux est indispensable si les volailles consomment des grains entiers mais ne l'est pas si elles ne se nourrissent que d'aliments mous. Les aliments finement broyés se déversent ensuite dans les intestins.

La rate

La rate est un organe rempli de cellules sanguines. Elle fabrique des cellules qui détruisent les microbes véhiculés par le sang lorsqu'un animal est atteint d'une infection grave. Ces cellules produisent des anticorps qui permettent à l'animal de lutter contre la maladie.

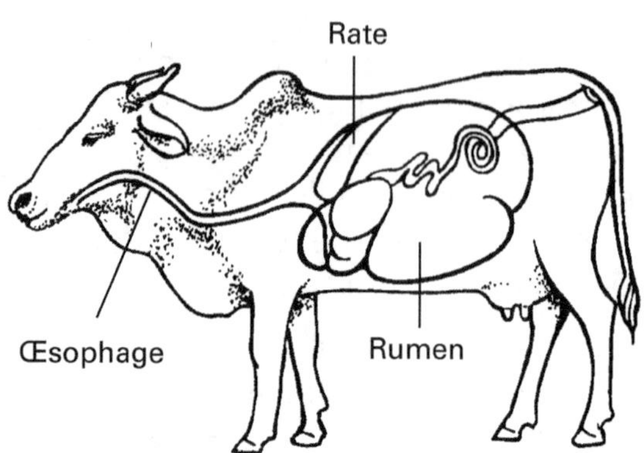

La rate d'un zébu.

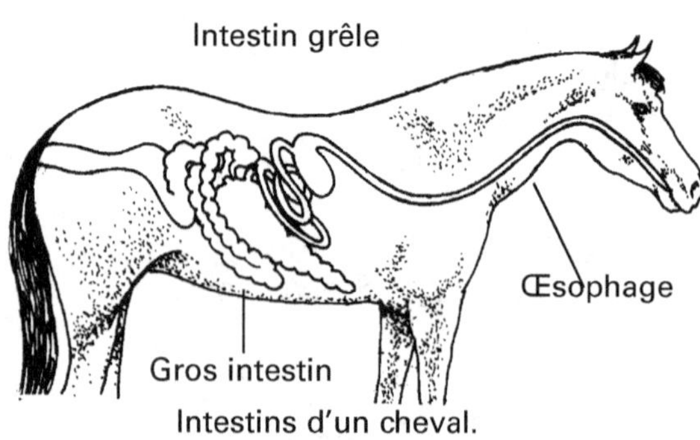

Intestins d'un cheval.

Les intestins

C'est dans l'intestin grêle que les aliments sont décomposés en nutriments. Les nutriments passent dans le sang, qui les véhicule jusqu'au foie.

Le gros intestin assure le passage de l'eau des aliments dans le sang.

Après l'absorption des nutriments et de l'eau des aliments, le résidu progresse jusqu'au rectum d'où il est expulsé à travers l'anus sous forme d'excréments.

Chez les **chevaux**, les **mulets**, les **ânes**, les **porcs** et les **lapins**, le gros intestin comprend le cæcum, qui leur permet de digérer l'herbe et des plantes fibreuses.

Le foie

Le foie produit la bile et stocke les nutriments absorbés à partir des aliments consommés par l'animal. Il transforme ces nutriments en sucre et en substances chimiques nécessaires à d'autres organes. Il neutralise également certains éléments toxiques.

La vésicule biliaire

La vésicule biliaire stocke la bile produite par le foie avant le passage de celle-ci dans les intestins. La bile est un liquide vert foncé à jaune qui se mélange aux aliments dans l'intestin et qui aide à digérer les graisses.

La respiration

Les animaux respirent pour absorber l'oxygène de l'air. Dans les poumons, cet oxygène est dissous dans le sang. L'air expiré par les animaux contient beaucoup moins d'oxygène que l'air atmosphérique. L'expiration permet également aux animaux de refroidir leur corps. Les chiens étant dépourvus de glandes sudoripares, c'est souvent en inspirant et en expirant rapidement qu'ils refroidissent leur corps.

La trachée et les bronches

Les larges anneaux de la trachée (voir schéma) l'empêchent de s'aplatir, ce qui permet à l'air de circuler vers les poumons. La trachée se termine en deux bronches. Chaque bronche est reliée à un poumon vers lequel elle assure le passage de l'air. Les bronches se ramifient en une multitude de branches de plus en plus petites, comme celles d'un buisson, jusqu'à devenir invisibles à l'œil nu. Chacune des ramifications les plus fines se termine par une alvéole minuscule qui se remplit d'air lorsque l'animal inspire. Ces alvéoles sont entourées de vaisseaux sanguins très fins. Le sang qui passe autour de ces sacs absorbe l'oxygène de l'air.

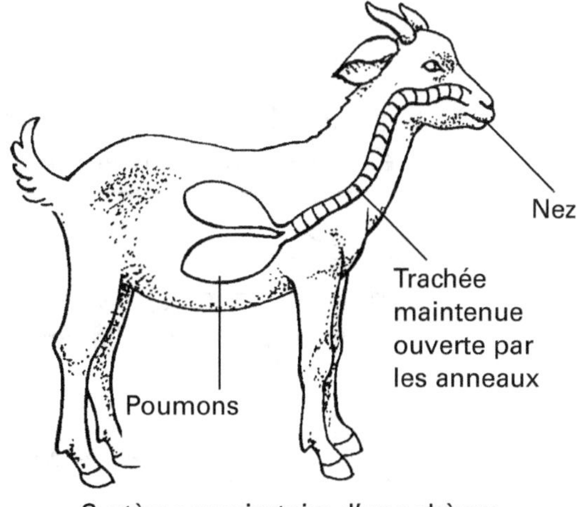

Système respiratoire d'une chèvre.

Les poumons

Les poumons forment un organe mou parce qu'ils sont constitués par les ramifications des bronches se terminant par les alvéoles remplies d'air. Si vous soufflez de l'air dans la trachée, vous constaterez que les poumons se gonflent. La coupe d'un poumon vous permettra de voir que les ramifications des bronches deviennent de plus en plus fines.

Le diaphragme

Le diaphragme est une épaisse cloison musculaire située en arrière des poumons. Lorsqu'il se contracte, le thorax se gonfle et l'air pénètre dans les poumons.

Le système urinaire

Les reins

Les reins filtrent les substances toxiques du sang. Ce sont des substances chimiques qui proviennent souvent de la dégradation des aliments digérés. L'urée provient de la digestion des protéines. Ces substances, additionnées d'eau et filtrées, constituent l'urine qui est acheminée par un canal (l'uretère) jusqu'à la vessie.

L'urine

L'urine, en plus de l'urée, contient des substances chimiques, comme le sel. Chez les animaux, les reins servent aussi à maintenir la quantité d'eau nécessaire à l'organisme. Lorsque cette quantité d'eau est élevée, l'animal émet beaucoup d'urine de couleur pâle. Lorsqu'elle est très faible et que l'animal n'a pas suffisamment d'eau à boire, l'urine est souvent de couleur sombre et le volume émis est très réduit.

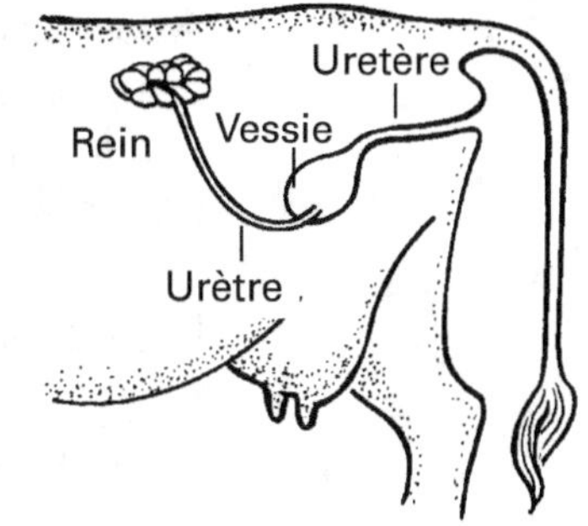

Système urinaire d'une vache.

Les **volailles** n'émettent pas d'urine. L'urine sécrétée par les reins est mélangée à la fiente et émise en même temps que celle-ci.

La vessie

L'urine est conduite des reins dans la vessie à l'intérieur de laquelle elle reste jusqu'à ce que l'animal urine.

Les organes reproducteurs

La vulve et le vagin

La vulve et le vagin protègent l'utérus, dont le col ne s'ouvre que lorsque la femelle est en chaleur, ou quand elle va mettre bas.

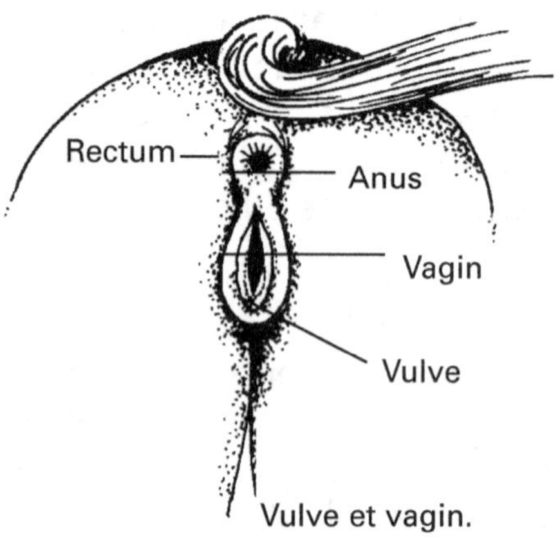

Vulve et vagin.

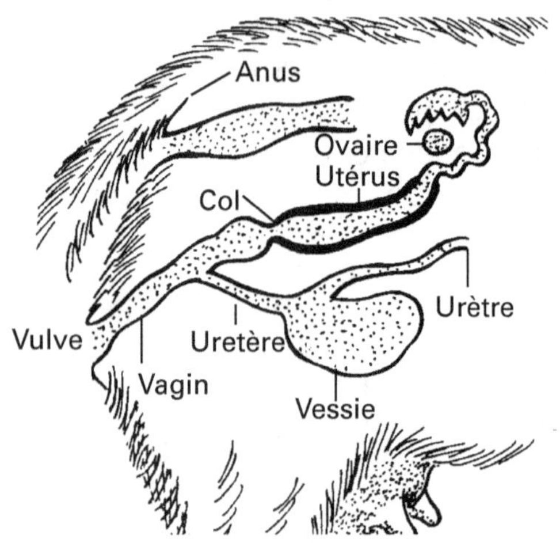

Organes reproducteurs femelles.

L'utérus

L'utérus a des parois épaisses composées de muscles qui se détendent considérablement pour contenir l'embryon puis le fœtus pendant la gestation.

Les ovaires

Les ovaires sont reliés à l'utérus par des conduits. Ils sécrètent l'œstrogène et la progestérone, hormones sexuelles femelles qui déclenchent la période de chaleurs (œstrus) destinée à l'accouplement. Ces hormones préparent également l'utérus à la gestation et assurent sa poursuite après la saillie.

A la naissance des femelles, les ovaires contiennent une multitude de petits ovules. Les hormones femelles favorisent la croissance d'un ou de plusieurs de ces ovules et leur passage de l'ovaire dans un conduit le(s) déversant dans l'utérus. Pendant sa progression dans ce conduit, l'ovule peut être fécondé par un spermatozoïde. L'ovule se fixe alors à la paroi de l'utérus et le placenta se développe tout autour.

Les petits œufs contenus dans les ovaires des **volailles** commencent à grossir lorsque l'animal atteint sa maturité sexuelle. Le jaune de l'œuf se développe pendant 7 à 10 jours dans l'ovaire puis pénètre dans le conduit reliant les ovaires à l'utérus. L'œuf reste dans la première partie du conduit pendant 20 minutes, puis est fécondé par le sperme si l'animal s'est accouplé. Il reste dans la deuxième partie pendant environ 3 heures et le blanc de l'œuf commence à se former. L'œuf s'introduit dans une partie rétrécie du conduit, en avant de l'utérus, et il y reste pendant 1 ou 2 heures, période pendant laquelle se forme une mince pellicule autour du blanc de l'œuf. Puis l'œuf pénètre dans l'utérus où il grossit (prenant pratiquement sa taille finale) et où la coquille se forme. L'œuf reste dans l'utérus pendant environ 18 heures.

Le placenta

Le sang du fœtus circule dans le placenta par les vaisseaux sanguins du cordon ombilical passant par l'ombilic. Dans le placenta, le sang du fœtus récupère les nutriments véhiculés par le sang de la mère.

Il peut être intéressant d'accompagner les stagiaires dans un endroit où sont abattus des animaux pour leur montrer l'utérus, le placenta et le fœtus de femelles abattues à différents stades de la gestation.

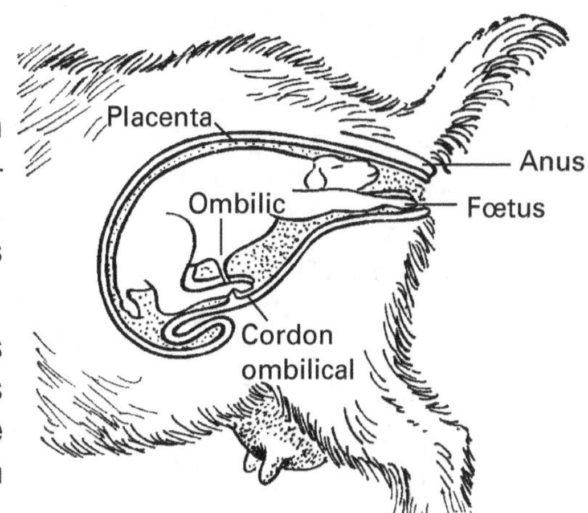

Placenta et fœtus.

La mamelle

Les parties spongieuses et souples de la mamelle correspondent aux glandes sécrétant du lait. La mamelle se divise en plusieurs parties et l'une d'entre elles peut être atteinte d'une infection sans que les autres soient touchées. Les parties postérieures sont plus importantes que les autres et produisent plus de la moitié du lait sécrété par la mamelle. Un petit volume de lait s'accumule dans le trayon. Le lait ne s'écoule à l'extérieur que lorsque le trayon est stimulé par la succion du jeune animal lors des tétées, ou par la traite. Lorsque les animaux sont effrayés et perturbés, la lactation s'interrompt. La sécrétion de lait se poursuit tant que la pression augmente à l'intérieur de la mamelle. Si le lait n'est pas extrait, par arrêt des tétées ou de la traite, la production de lait s'arrête, mais elle reprend dès que l'extraction du lait recommence.

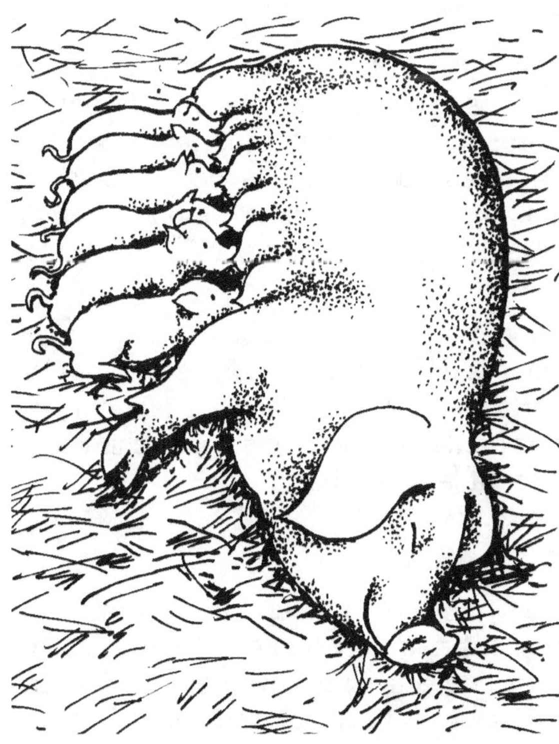

Truie allaitant ses petits.

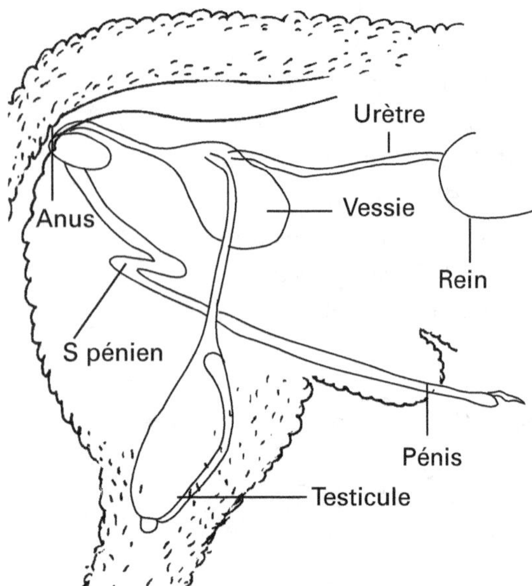

Organes reproducteurs mâles.

Les testicules

Les testicules se trouvent à l'intérieur d'une enveloppe de peau appelée scrotum. Ils fabriquent les spermatozoïdes. Les spermatozoïdes, mélangés à des fluides sécrétés par d'autres glandes, quittent le pénis lors de l'accouplement. Pendant l'accouplement, la vessie est fermée, de telle sorte que le sperme ne peut se mélanger à l'urine, ce qui risquerait de le dégrader. Les spermatozoïdes pénètrent, par le pénis, dans le vagin de la femelle. Ils traversent le col et vont dans l'utérus pour fertiliser les ovules libérés par la femelle.

Les testicules sécrètent également une hormone sexuelle mâle appelée la testostérone. C'est cette hormone qui détermine le développement des caractères mâles de l'animal, à savoir des muscles plus importants que ceux de la femelle ou des cornes plus fortes. Elle est à l'origine du désir d'accouplement et soutient la production des spermatozoïdes dans les testicules.

Les **volailles** sont dépourvues de scrotum. Leurs testicules sont à l'intérieur de leur corps.

Les organes et les systèmes liés au sang

Le sang

Le sang est constitué principalement d'eau et d'éléments chimiques tels que le sel, ainsi que de globules blancs et de globules rouges. Ce sont les globules rouges qui colorent le sang en rouge. Ils transportent l'oxygène à partir des poumons vers toutes les autres parties de l'organisme. Lorsqu'ils sont remplis d'oxygène, après avoir traversé les poumons, ils sont de couleur rouge vif. Lorsqu'ils ont cédé leur oxygène à l'organisme, ils sont de couleur rouge sombre.

Les globules blancs sont moins nombreux que les globules rouges mais ils jouent un rôle très important dans la défense de l'organisme contre les infections et les parasites. Certains globules blancs attaquent les microbes et les absorbent, d'autres produisent des substances chimiques spéciales, les anticorps, qui détruisent les microbes.

Le cœur

Comme on peut le voir sur le dessin (p. 41), le cœur est entouré d'une enveloppe qui le protège. En conditions normales, cette enveloppe est au contact du cœur. Chez un animal malade, atteint de cowdriose (p. 274) par exemple, cette enveloppe peut contenir beaucoup de liquide.

La coupe du cœur vous permet de voir par où pénètre le sang provenant des poumons. Vous remarquerez également l'épaisseur des muscles du compartiment gauche qui envoient le sang dans toutes les parties du corps par les artères. Après irrigation de l'organisme, le sang revient au cœur par les veines, puis il est envoyé aux poumons. Le compartiment droit du cœur est plus petit que le compartiment gauche parce que le travail à fournir pour envoyer le sang dans les poumons est moins important que celui à fournir pour l'envoyer dans tout l'organisme. A chaque battement de cœur, les muscles se détendent, ce qui permet le retour du sang dans le cœur. Puis les muscles se contractent de nouveau pour envoyer le sang dans toutes les parties du corps et le circuit reprend.

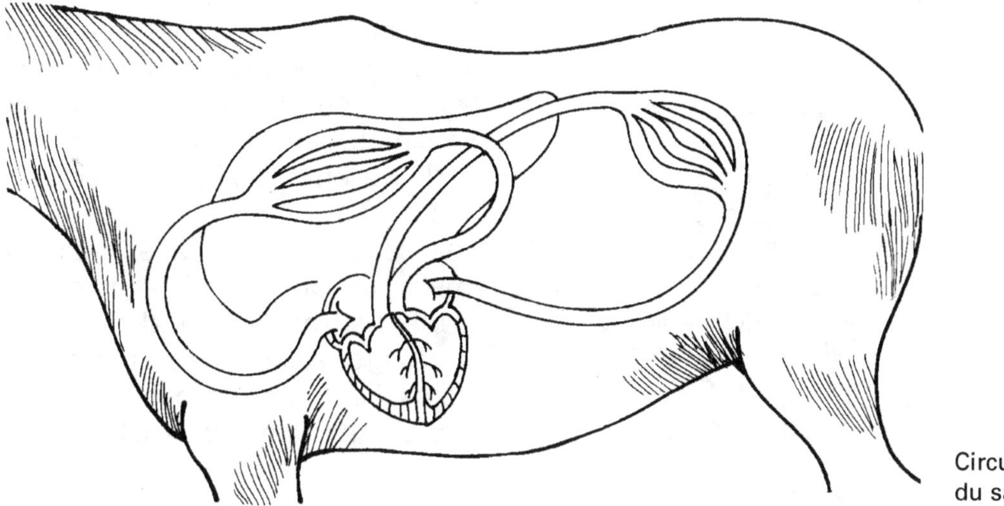

Circulation du sang.

Les ganglions lymphatiques

Les ganglions lymphatiques sont abondants dans l'organisme. Certains se trouvent immédiatement sous la peau. Lorsqu'un animal est en bonne santé, ces ganglions forment des boules de petite taille, de couleur grise ou blanche. En cas d'infection, ils peuvent grossir et durcir. Ils sont alors faciles à voir et à sentir au toucher. **Ils constituent un signe de maladie facile à reconnaître.** Il arrive que les ganglions infectés soient le siège d'abcès (p. 201). Chez un animal atteint d'une infection, les ganglions lymphatiques filtrent les microbes tués par les globules blancs.

La lymphe est un liquide clair ou jaune issu du sang — c'est la partie du sang contenant quelques globules blancs, mais pas de globules rouges. Elle provient des vaisseaux sanguins microscopiques qui irriguent tout l'organisme, et circule dans tout le corps. Elle est récupérée par tout un réseau de fins vaisseaux lymphatiques, peu visibles à l'œil nu. Ces vaisseaux acheminent la lymphe jusqu'aux ganglions lymphatiques, puis la transfèrent en retour dans les veines.

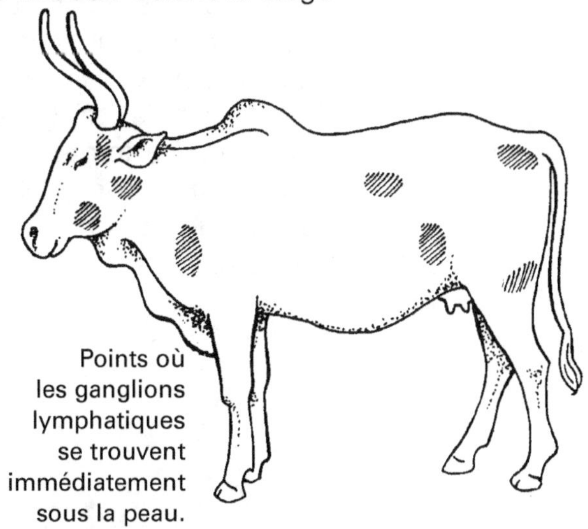

Points où les ganglions lymphatiques se trouvent immédiatement sous la peau.

Le comportement

le cerveau

Le cerveau se trouve à l'intérieur d'os résistants qui constituent le crâne et le protègent. Cet organe contrôle tout ce qui se produit dans l'organisme des animaux.

Les nerfs

Les nerfs ont un aspect blanchâtre. A partir du cerveau, les nerfs pénètrent à l'intérieur de la colonne vertébrale qu'ils traversent jusqu'à la queue. Partant du cerveau et de la colonne vertébrale, ils vont dans tout l'organisme. Ils transmettent les messages de tout le corps au cerveau et du cerveau à l'organisme. Des nerfs particuliers, de très grande taille, relient les yeux et les oreilles pour transmettre au cerveau les messages, qui permettent aux animaux de voir et d'entendre. Les nerfs transmettent également des messages aux différentes parties de l'organisme, déterminant ainsi l'action de chacune d'entre elles.

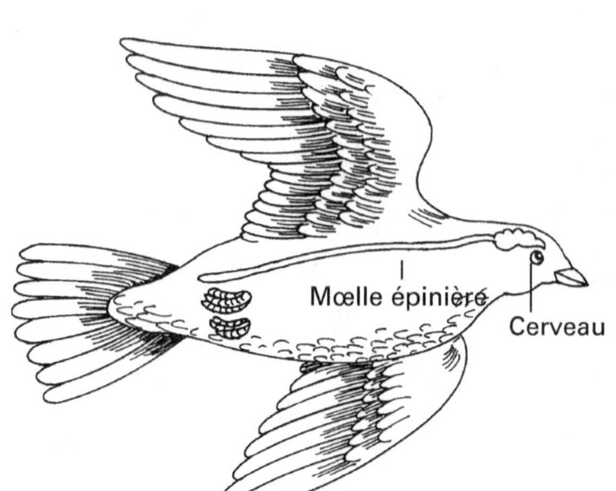

Système nerveux d'un pigeon.

Les yeux

L'œil et la face interne de la paupière sont couverts d'une fine membrane, la conjonctive, qui protège l'œil. A l'intérieur de l'œil, une lentille appelée cristallin fait converger la lumière sur la partie postérieure de l'œil. La rétine est sensible à la lumière et, par l'intermédiaire des nerfs, transmet des messages au cerveau, permettant ainsi à l'animal de voir. Dans le coin de l'œil (près du nez), la conjonctive forme un repli qui peut venir couvrir partiellement l'œil et que l'on appelle troisième paupière.

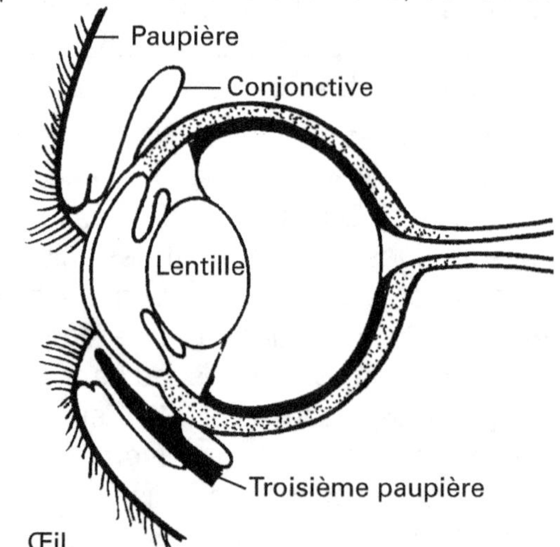

Œil.

Déterminer l'âge d'un animal

L'estimation visuelle de l'âge d'un animal est généralement suffisante pour le soigner correctement. L'examen de sa dentition permet une estimation plus précise. L'âge d'un jeune animal peut être évalué à 6 mois près en examinant ses dents (dents de lait) de devant.

Les jeunes animaux portent des dents de lait qui tombent au cours de leurs premières années et qui sont remplacées par les dents définitives. Les dents de lait sont généralement de petite taille et leur forme est différente de celle des dents définitives : les dents définitives sont généralement plus grandes et ont des côtés plus droits (voir schéma). Ce sont les dents du milieu qui sont remplacées les premières, suivies par les dents latérales, de chaque côté de la mâchoire, au fur et à mesure que l'animal prend de l'âge.

Les **dromadaires** et les **chameaux** âgés de 2-3 mois possèdent 6 dents de lait (3 paires), qui se chevauchent. A 2 ans, leurs dents se sont développées et ne se chevauchent plus.

La denture des **mulets** et des **ânes** est semblable à celle des **chevaux**. Le cheval mâle possède une dent de plus que la jument, la canine, de chaque côté de la mâchoire, entre les dents de devant et celles de derrière. Cette dent apparaît lorsque le cheval est âgé d'environ 4 ans.

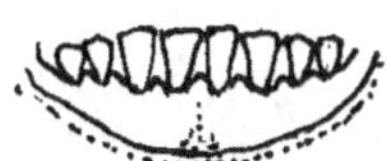

| Dents de lait uniquement, moins de 12 mois. | 1 paire de dents définitives, 15 mois environ. | 2 paires de dents définitives, 1 à 1 an et demi. | 3 paires de dents définitives, 2 ans et demi environ. | 4 paires de dents définitives, plus de 2 ans et demi. |

Age approximatif (en années) auquel les dents définitives remplacent les dents de lait.

	Bœufs	Buffles	Moutons et chèvres	Chevaux	Chameaux et dromadaires
1re paire	2	3	1	2,5	4,5
2e paire	2,5	3,5	2	3,5	5,5
3e paire	3	4,5	3	4,5	6,5
4e paire	3,5	5	3,5	—	—

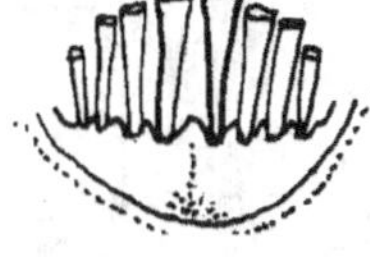

Pour les animaux plus âgés, il est impossible de déterminer l'âge avec précision. Le vieillissement entraînant l'usure des dents, vous pouvez en deviner l'âge approximativement mais l'usure dépend beaucoup de l'alimentation de l'animal. Chez le cheval, l'angle formé par les dents de devant des mâchoires supérieure et inférieure est d'autant plus aigu que l'animal est âgé (voir le dessin).

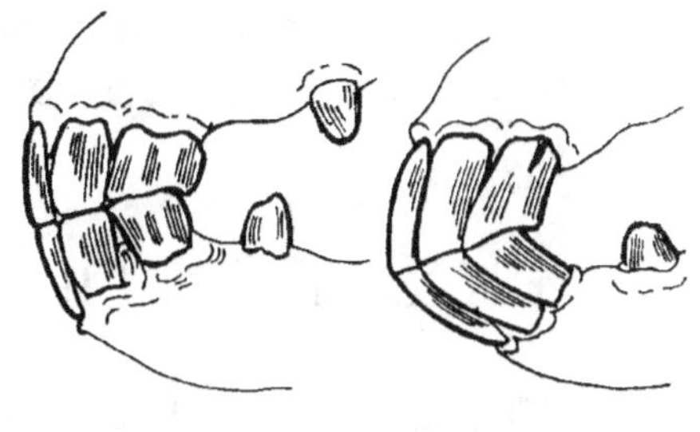

Cheval âgé d'environ 7 ans.　　Cheval âgé d'environ 13 ans.

7 Bien s'occuper de ses animaux

Il est fréquent que les animaux, notamment les volailles, ne fassent l'objet d'aucun soin particulier. Si vous améliorez leurs conditions de vie, leur alimentation et leur approvisionnement en eau, **vous tirerez facilement des bénéfices supérieurs aux frais que vous avez engagés.** Vous obtiendrez plus de lait, de viande, d'œufs, de petits ou de travail de vos animaux. Ils seront moins souvent malades et vivront plus longtemps.

Les animaux gardés dans des enclos ou des bâtiments sont protégés de nombreux prédateurs mais sont davantage exposés aux maladies. Si les soins nécessaires ne leur sont pas donnés, ils peuvent produire moins.

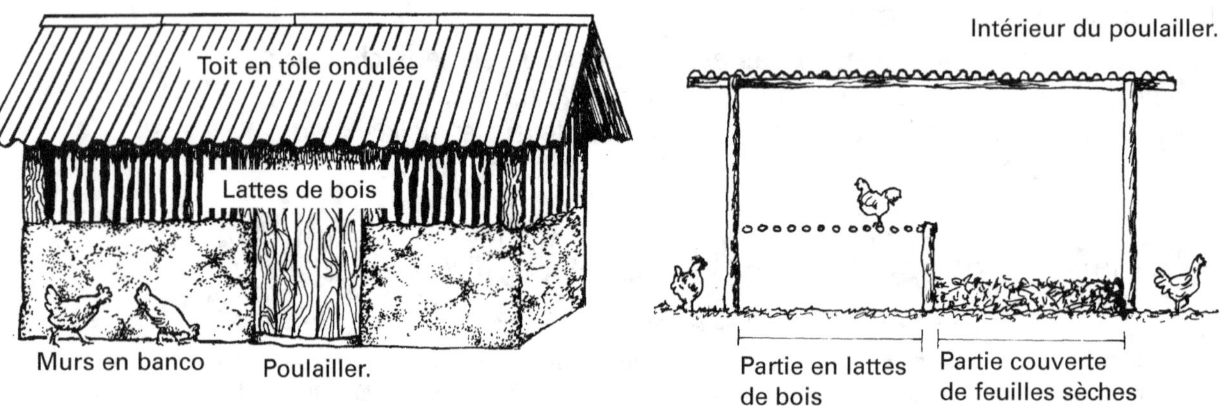

• Veillez à la propreté des bâtiments et évacuez souvent les excréments qui attirent les mouches (p. 172) et peuvent contenir des vers parasites (p. 236).

• Mettez les excréments recueillis, en tas, à l'extérieur. Vous pourrez les utiliser comme engrais pour vos cultures lorsqu'ils se seront décomposés.

• En se décomposant, les excréments dégagent de la chaleur qui tue les œufs de mouches, les parasites et certains microbes. Remuez le tas assez souvent et assurez-vous que toutes les parties sont décomposées.

• Evitez d'installer ce tas à proximité d'un point d'eau ou dans un endroit inondable pour ne pas contaminer l'eau.

Nourrir correctement ses animaux

• Assurez des apports d'aliments et d'eau à intervalles réguliers tout au long de la journée. Ne laissez pas les animaux souffrir de la soif, cela les conduirait à absorber un trop grand volume d'eau en une seule fois. Pensez à augmenter les apports d'eau auprès des femelles qui mettent bas ou produisent du lait.

• Procédez progressivement pour modifier l'alimentation d'un animal. Lorsque vous achetez un animal, cherchez à savoir comment il a été nourri et si vous changez son alimentation, faites-le progressivement.

• Mélangez les aliments soigneusement pour que les animaux ne puissent pas faire le tri en mangeant ce qu'ils préfèrent et en laissant le reste. Utilisez différentes sortes d'aliments pour les inciter à consommer davantage et pour améliorer les apports d'énergie, de croissance et de minéraux.

Les **aliments énergétiques** comprennent : le fourrage et les bonnes prairies, ainsi que les céréales, le maïs et le riz, notamment.

Les **aliments de croissance** comprennent : les herbes et d'autres plantes, en particulier quand elles peuvent être consommées en vert, les plantes à forte teneur en protéines telles que la luzerne ou le trèfle, les tourteaux d'oléagineux, de graines de coton, d'arachide ou de soja, ainsi que la farine de poisson.

• Fournissez des aliments de la meilleure qualité possible aux femelles en gestation et à celles produisant du lait, aux jeunes animaux en période de croissance, aux femelles utilisées pour la reproduction et aux animaux fournissant un travail.

• Abreuvez les chevaux **avant** de leur donner des aliments déshydratés, cela leur évitera d'être atteints de colique (p. 234).

• Prévoyez une période de repos lorsque les animaux, notamment les chevaux, ont accompli un travail lourd, et donnez-leur de l'eau **après** que leur organisme se sera refroidi.

• Vérifiez que les apports de sel et de minéraux sont suffisants. Les minéraux sont apportés par les plantes qui les absorbent à partir du sol. Si le sol est déficitaire en certains minéraux, les plantes le seront aussi et les animaux ne trouveront pas ce dont ils ont besoin en les consommant (p. 247). Il faut alors que vous leur en apportiez sous forme de complément, surtout pour les jeunes animaux dont la croissance est rapide, pour les femelles en gestation et pour celles qui produisent du lait.

Le phosphore, le calcium et le magnésium sont les principaux minéraux dont les animaux ont besoin. D'autres, tels que le fer, l'iode, le cobalt et le cuivre, sont également nécessaires, mais en quantités moindres. Les poules pondeuses ont des besoins importants en calcium. Commencez à leur fournir un complément de calcium quelques semaines avant la ponte. Au Niger, certains éleveurs de poules ramassent des coquillages dans la rivière et les utilisent comme apport de calcium et de gravier.

Quand acheter des minéraux

Il est inutile d'acheter des minéraux tant que l'alimentation de vos animaux ne sera pas suffisante en quantité et en qualité. N'oubliez pas que les commerçants ont souvent tendance à vous inciter à acheter des minéraux dont vous n'avez pas besoin. Les animaux supportent mal un déficit en minéraux (p. 247), mais **ils supportent beaucoup plus mal encore une alimentation insuffisante.**

Comment préparer du foin, ou d'autres fourrages, de bonne qualité

En Afrique de l'Ouest, on prépare du fourrage sec en mettant le foin en tas ou en bottes, qu'on abrite des rayons du soleil : c'est donc le vent qui sèche le fourrage, et non le soleil. Le fourrage séché au soleil peut, en effet, être trop desséché et fournir alors une nourriture de moins bonne qualité.

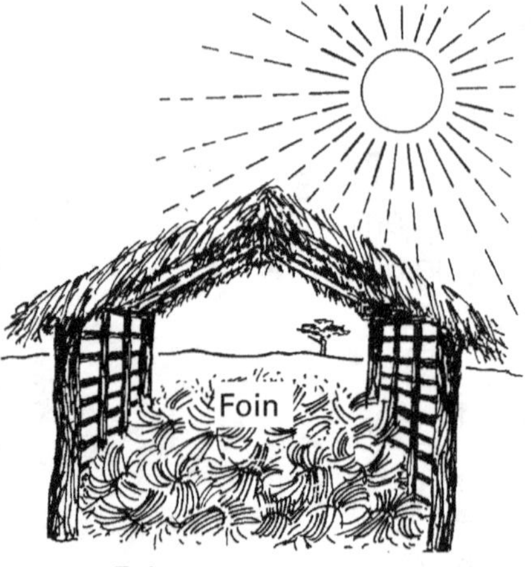

Foin en tas
abrité
du soleil.

• Utilisez des herbes au début de leur croissance, quand elles sont encore vertes. Après la floraison, les graminées et les autres plantes deviennent brunes, durcissent et sont plus difficiles à digérer pour les animaux. En fin de saison sèche, lorsqu'il ne reste plus beaucoup d'autres ressources que les arbres, vous pouvez en utiliser certains pour obtenir du fourrage.

• Utilisez du fourrage propre pour nourrir les animaux. Eliminez le fourrage sali par l'urine. **Ne ramassez pas du fourrage sale tombé par terre pour le placer sur le fourrage propre dans la mangeoire.**

Comment améliorer les aliments peu nutritifs

Les animaux tirent un meilleur profit des aliments de bonne qualité parce qu'ils peuvent les digérer facilement. Les aliments de faible valeur nutritive, comme les herbes sèches, fournissent peu d'énergie. Ils rassasient l'animal, qui arrête donc de s'alimenter sans avoir obtenu la quantité d'énergie dont il a besoin. La plus grande partie de ces fourrages grossiers est inutilisée et renvoyée dans les excréments.

• Vous pouvez améliorer, à faible coût, les aliments de faible qualité en produisant des cultures riches en protéines, telles que le trèfle et la luzerne. Il s'agit de plantes très digestibles et appréciées des animaux. **Vous pouvez améliorer sensiblement les aliments de faible qualité en les mélangeant avec seulement un dixième d'aliment de qualité.** Il suffit de mélanger une poignée de nourriture de bonne qualité, de trèfle ou de luzerne par exemple, à de la paille sèche pour l'améliorer. Les animaux consomment la paille tout en recherchant l'aliment qu'ils préfèrent. (Un fin hachage des aliments encourage les animaux à consommer davantage, sans pour autant modifier la qualité de l'aliment).

• Vous pouvez aussi demander à faire pâturer vos animaux sur les champs où les cultures ont été récoltées. Les animaux y consomment les résidus de récolte et déposent leurs excréments sur le sol.

• Il existe d'autres méthodes pour améliorer la qualité des aliments :
– en Syrie, on produit un aliment appelé *tibn* qui résulte du mélange de petites quantités de sel et de trèfle avec de la paille hachée ;
– en Ethiopie, c'est du petit-lait qui est mélangé à la paille ;
– au Sénégal, les bergers font tomber les gousses d'acacia *(Acacia tortilis)* à l'aide de bâtons et les ajoutent au fourrage. Cette pratique est courante dans de nombreux pays. Les gousses constituent un aliment à teneur élevée en protéines et les animaux les digèrent facilement. **En mélangeant ne serait-ce que quelques gousses d'acacia avec un aliment de faible qualité, on améliore la ration alimentaire.**
Les animaux ne digèrent que la cosse extrieure des gousses et rejettent les graines dans leurs excréments, permettant ainsi la repousse de nouveaux arbres.

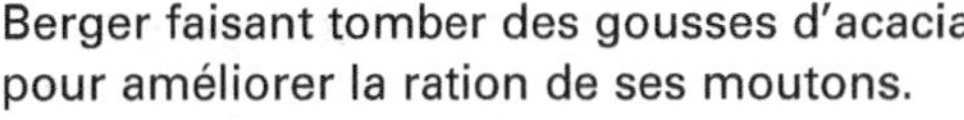

Berger faisant tomber des gousses d'acacia pour améliorer la ration de ses moutons.

Acheter des animaux en bonne santé

Evitez d'acheter des animaux provenant d'une zone très éloignée. Ils peuvent apporter des maladies et sont facilement atteints de maladies auxquelles les animaux locaux résistent. Ils sont parfois beaucoup plus productifs que les races locales, mais il est difficile de les maintenir en bonne santé. Demandez à un technicien expérimenté ou à un vétérinaire local de vous aider à examiner les animaux.

Fournir des renseignements aux techniciens expérimentés

Il est utile de noter certains renseignements, qui vous permettront, le cas échéant, d'informer le technicien expérimenté sur vos animaux.

Eléments d'identification d'un animal :

Nom/numéro/marquage/autres caractéristiques — Couleur

Date de naissance — Sexe : mâle/femelle

Suivi sanitaire de l'animal :

A-t-il été vacciné ? — Contre quelle infection et quand ?

Nature du vaccin utilisé — Numéro de lot du vaccin (inscrit sur le flacon)

Mode d'administration du vaccin — Dates des rappels de vaccination

A-t-il été traité contre les parasites par bain ou par pulvérisation ? — Avec quel produit et quand ?

A-t-il contracté des maladies ? Lesquelles et quand ? — A-t-il reçu des médicaments ? Lesquels et quand ?

S'est-il accouplé ? Avec quel animal et quand ? — A-t-il reproduit ? Combien de jeunes et quand ?

8 Des animaux en bonne santé à chaque étape de leur vie

Les chaleurs (œstrus)

Les chaleurs, ou périodes des chaleurs, marquent le moment où la femelle accepte d'être accouplée à un mâle, et celui où les femelles arrivées à maturité peuvent reproduire. Lorsqu'une femelle est en chaleur, ses ovaires libèrent des ovules dans l'utérus.

Age (mois) des premières chaleurs suivant les espèces.

Vaches (pays tempérés)	6-12
Vaches (élevage traditionnel tropical)	12-33
Bufflonnes	10-20
Chamelles	24-36
Juments	12-36
Anesses	10-15
Brebis	6-12
Chèvres	6-12
Truies	4-7
Lapines	3-7
Chiennes	7-9

La maturité sexuelle des mâles et des femelles survient sensiblement au même âge.

Comment reconnaître l'entrée en chaleur chez les femelles

Le moment le plus propice pour détecter la venue des chaleurs chez les femelles est le début de la matinée ou de l'après-midi : observez-les sans les déranger. Lorsque les femelles sont à l'attache, ou dans un bâtiment, il est plus difficile de déterminer si elles sont en chaleur. Sortez-les, si possible, au moins deux fois par jour, laissez-les avec d'autres animaux et observez-les. **Cette période de chaleur ne durant parfois que 12 heures, regardez toutes les 6 heures, au moins.**

♦ Les femelles en chaleur ont souvent un comportement nerveux, elles se tiennent à l'écart du troupeau et remuent la queue plus qu'en temps normal. Certaines, notamment les brebis, crient plus souvent qu'en temps normal.

♦ Leur production de lait dimi-nue souvent légèrement et elles mangent moins.

♦ Elles urinent plus souvent, notamment les chèvres. Les chamelles balaient de leur queue l'urine qu'elles émettent.

♦ La vulve est parfois rouge et enflée.

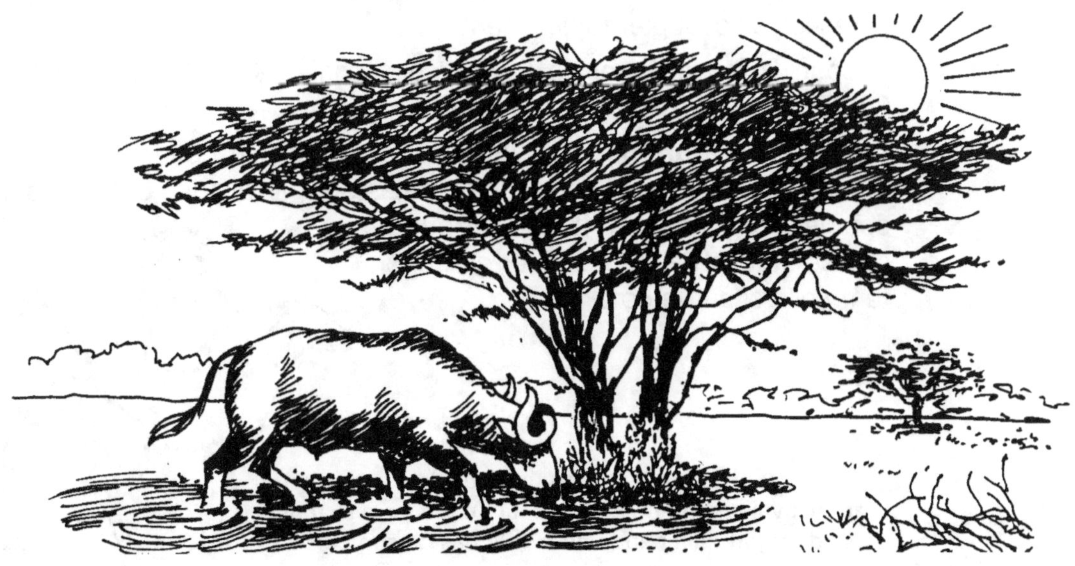

Les femelles ont souvent un comportement nerveux. Elles se tiennent à l'écart du troupeau et remuent la queue plus qu'en temps normal. Elles urinent plus souvent, notamment les chèvres.

♦ Le vagin peut sécréter un mucus épais et clair. Si ce mucus devient rouge, il est trop tard pour procéder à l'accouplement.

♦ Les femelles en chaleur restent immobiles et laissent le mâle les saillir.

Dès qu'une femelle est en chaleur, placez-la en présence du mâle par lequel vous souhaitez la faire saillir.

La venue des chaleurs chez les **bufflonnes** est moins évidente que chez les **vaches**, elle a généralement lieu la nuit.

Lorsqu'il fait très chaud, les signes indiquant les chaleurs sont peu nombreux : placez les femelles à l'ombre et veillez à ce qu'elles puissent se rafraîchir le plus souvent possible.

Il est parfois difficile de déterminer la venue des chaleurs chez les **brebis**. Si l'on maintient un bélier dans un troupeau, c'est lui qui détectera les femelles en chaleur.

Chez les **juments** et les **ânesses** (les mules se reproduisent très difficilement), les chaleurs se produisent souvent en début de saison humide.

Pour les **chamelles**, les saisons sexuelles varient selon les régions. L'ovulation des femelles ne se produit que lorsqu'elles sont stimulées par un mâle voulant les saillir.

Il est possible de déterminer si une **truie** est en chaleur en plaçant un verrat à proximité. Si elle est en chaleur, elle s'approche du mâle et souvent dresse les oreilles. Une autre méthode consiste à appuyer sur le dos

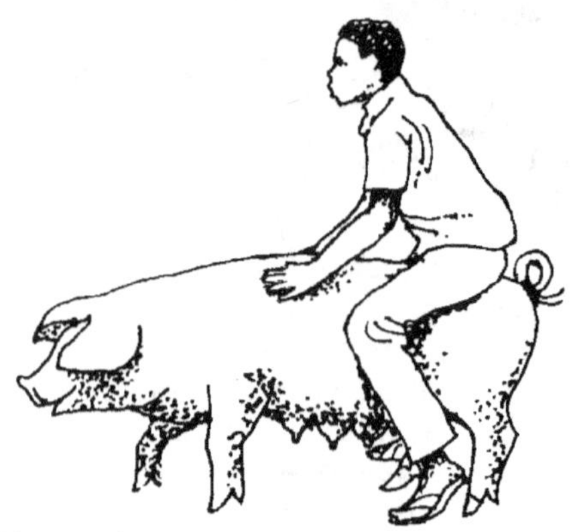

Chevauchez le dos de la truie pour détecter les chaleurs.

de la truie et à essayer de la chevaucher : si elle reste immobile, elle est en chaleur. Cette méthode est moins efficace avec des truies qui n'ont encore jamais eu de petits.

Il n'y a pas de périodes de chaleurs chez les **lapines**. Elles s'accouplent à tout moment et libèrent des ovules dans l'utérus après la saillie.

Durée et fréquence des chaleurs et délai du retour après la mise bas.

	Durée	Fréquence	Retour après mise bas
Vaches	18 (1-48) heures	21 (18-24) jours/toute l'année	30 (20-60) jours
Bufflonnes	2-24 heures	11-30 jours/toute l'année	40-60 jours
Chamelles	4 (3-6) jours	24 (20-28) jours/saisonnières	20 jours/saison suivante
Brebis	1,5 (1-3) jours	17 (12-19) jours/saisonnières	17 jours/saison suivante
Chèvres	1,5 (1-3) jours	21 (17-23) jours/saisonnières	saison suivante
Juments	6 (2-12) jours	21 (8-28) jours/saisonnières	5-15 jours
Anesses	4 (2-7) jours	21 (15-20) jours/saisonnières	5-15 jours
Truies	2,5 (1-3) jours	21 (14-35) jour/toute l'année	15-25 jours
Chiennes	18-25 jours	6 mois	6 mois

Chez certaines espèces, notamment les porcs, le retour des chaleurs est retardé lorsque la femelle allaite.

L'accouplement ou la saillie

Ne dérangez pas les animaux pendant l'accouplement. Attendez que le mâle soit suffisamment puissant et développé pour l'utiliser comme reproducteur. Il est intéressant de faire s'accoupler les animaux de façon que les femelles mettent bas pendant une saison humide, lorsque la nourriture est abondante.

Procédez à la saillie des **vaches** et des **bufflonnes** dans les 12 heures suivant les premiers signes de chaleur chez la femelle. Chez les zébus, les chaleurs durent parfois moins de 2 heures, observez les fréquemment et faites-les s'accoupler rapidement.

Accouplez les **chèvres** le 2e jour des chaleurs. Utilisez un mâle pour 20-25 chèvres par période de reproduction.

Faites saillir la **brebis** le 2e jour des chaleurs. Un bélier peut saillir une quarantaine de brebis. Les jeunes mâles ont parfois des difficultés à s'accoupler avec des femelles à queue grasse et il faut alors les aider en déportant celle-ci sur le côté.

Pour empêcher un bélier ou un bouc de s'accoupler au mauvais moment, attachez-lui un tablier résistant de façon qu'il pende devant le bas de son corps.

Chez les **chevaux** et les **ânes**, la femelle doit être saillie l'avant-dernier jour des chaleurs mais il est parfois difficile d'identifier à quelle date cela correspond. Comme les chaleurs durent généralement 5 jours, prévoyez la saillie dès la venue des chaleurs, et répétez l'opération 2 à 3 jours tard (pour l'ânesse, 1 ou 2 jours plus tard). Ne faites pas saillir une jument dès ses premières chaleurs. Au retour des chaleurs après la mise bas, ne faites saillir la jument que si la mise bas s'est bien déroulée et qu'il n'y a pas eu d'infection.

La période de reproduction des **chameaux** et **dromadaires** se situe généralement pendant la saison humide, lorsque les pâturages sont en bon état. Les mâles se livrent alors des combats et peuvent attaquer les hommes. Ils restent les jambes écartées et s'envoient de l'urine sur le dos en la balayant avec leur queue. Ils poussent souvent des cris et grognent. Les glandes situées derrière leurs oreilles produisent un écoulement plus abondant que d'habitude. Une poche rose ou rouge apparaît à l'extérieur de leur bouche : ce sac fait partie de la partie postérieure du palais que l'animal gonfle avec de l'air (seuls les dromadaires — chameaux à une bosse — présentent cette particularité). Certains dromadaires âgés présentent ce comportement en permanence, il est conseillé de les castrer. La saillie dure de 10 à 20 minutes et il faut habituellement aider les animaux à se séparer. Il faut également, parfois, aider les jeunes chameaux à s'accoupler. Le pénis est fixé à l'intérieur d'un fourreau dont il ne se dégage qu'à l'âge de 3 ans, environ, cet organe est dirigé vers l'avant lors de la saillie, mais vers l'arrière lorsque le chameau urine.

Dromadaire mâle en période de reproduction.

Conduisez la **truie** à la saillie en fin de journée, dès le début des chaleurs. Renouvelez l'opération le lendemain si la truie est encore en chaleur. N'utilisez pas plus d'une fois par semaine les mâles dont c'est la première saillie. Les mâles arrivés à maturité peuvent s'accoupler de 20 à 40 fois par mois. Pour les femelles de petite taille, et celles dont c'est le premier accouplement, utilisez des mâles de petite taille. Les mâles de plus de 3 ans sont généralement trop gros et trop agressifs pour être utilisés comme reproducteurs. Ne faites pas saillir une femelle dès ses premières chaleurs : elle maigrirait et sa descendance serait peu nombreuse et de petite taille.

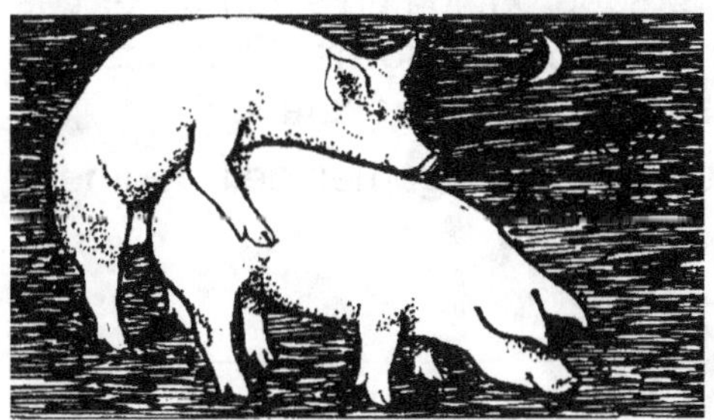

Les porcs s'accouplent la nuit.

Pour les **lapines**, le retour des chaleurs peut se produire quelques jours après la mise bas mais il est préférable d'attendre que les lapereaux soient âgés d'un mois pour une nouvelle saillie. Pour la saillie, amenez la femelle au mâle. On compte un mâle pour une quinzaine de femelles. Le mâle peut effectuer des saillies pendant 7 ans, environ.

Pour les **volailles**, un mâle peut être utilisé pour une dizaine de poulettes.

L'insémination artificielle

Certains éleveurs n'ont pas recours à la saillie naturelle pour la reproduction. Des techniciens recueillent le sperme des bons géniteurs. Ils le diluent et le conservent un certain temps (par congélation), puis le mettent en place dans l'utérus des femelles.

L'insémination artificielle permet de disposer de semence de mâles de meilleure qualité que les mâles locaux. La semence d'un excellent géniteur permet de féconder des milliers de femelles. L'insémination artificielle est un outil puissant de l'amélioration génétique, aussi bien en race pure, qu'en croisements.

La gestation

Les femelles qui sont en période de gestation n'ont généralement pas de chaleurs. Il est possible de détecter la gestation chez les femelles des grandes espèces en introduisant un bras dans le rectum et en sentant si un fœtus est présent à l'intérieur de l'utérus. Avec de l'entraînement, vous pourrez vérifier vous-même la présence du fœtus (notamment après 80 jours de gestation). Demandez à une personne expérimentée de vous montrer comment procéder.

Le ventre des **juments** et des **ânesses** se gonfle 3 mois environ avant la mise bas. A partir de ce moment, évitez de les utiliser comme animaux de travail.

D'après de nombreux chameliers, au bout d'une semaine environ de gestation, les **chamelles** lèvent la queue lorsque quelqu'un s'approche. Les femelles en gestation s'enfuient si un mâle les approche. Elles cessent de produire du lait de 1 à 3 mois après le début de la gestation.

Vous pouvez sentir les lapereaux à l'intérieur de l'abdomen de la **lapine** si elle est en gestation depuis plus de 2 semaines.

Durée de la gestation (en jours).

	Durée moyenne	Durée approximative
Vache	280 (276-290 selon la race)	270-300
Bufflonne	320	300-340
Dromadaire femelle (1 bosse)	390	340-410
Chamelle (2 bosses)	405	360-410
Brebis	150	140-160
Chèvre	150	145-160
Truie	114 (3 mois 3 sem. 3 j)	105-120
Jument	335	320-355
Anesse	365	350-380
Chienne	63	60-70
Lapine	31	29-31

Quelques semaines avant la mise bas, préparez la femelle.

• Arrêtez de la traire au moins 2 à 3 mois avant l'accouchement.

• Donnez-lui des aliments de bonne qualité et en quantités suffisantes. Ne la suralimentez pas au point de l'engraisser. Veillez à ce qu'elle puisse continuer à se déplacer.

• Evitez les stress. Certains vaccins sont à éviter pendant la gestation. Evitez les traitements médicaux sauf s'ils sont indispensables et ne peuvent pas être reportés.

• Isolez la femelle des autres animaux.

• Si elle est élevée dans un bâtiment, assurez-vous qu'il est propre et aménagez un endroit propre, isolé du reste du troupeau, pour la mise bas.

Comment déterminer l'arrivée de la mise bas

Il existe un certain nombre de signes indiquant qu'une femelle est sur le point de mettre bas.

♦ Quelques semaines auparavant, les mamelles commencent à gonfler.

♦ Quelques jours auparavant, il est fréquent que la femelle reste seule, à l'écart du troupeau.

♦ La mamelle et les trayons gonflent. La mamelle devient dure.

♦ Souvent, la vulve enfle, devient rouge et laisse parfois s'écouler un liquide clair, rouge ou brun.

♦ Un creux se développe de part et d'autre de la queue, à mesure que les muscles du bassin et le vagin se détendent.

♦ La femelle commence à montrer des signes d'inquiétude, regarde autour d'elle et, souvent, se couche puis se relève aussitôt.

Les **brebis** et les **chèvres** se couchent et étirent leur tête vers l'arrière lorsqu'elles sont sur le point de mettre bas. Une brebis qui met bas pour la première fois a souvent peur : placez une autre brebis à côté d'elle pour la tranquilliser. N'aidez une brebis ou une chèvre que lorsque cela fait plus de 2 heures que l'accouchement a commencé, ou si vous détectez une difficulté, par exemple quand une seule patte du petit est engagée.

La veille de la mise bas, il arrive que les trayons des **juments** et des **ânesses** sécrètent un peu de lait.

Deux semaines avant la mise bas, les mamelles et les trayons de la **truie** se gonflent. Chez les femelles dont c'est la première gestation, les mamelles se gonflent de 6 à 7 semaines avant la mise bas. La veille de l'accouchement, les mamelles deviennent très rouges. Si vous pressez les trayons, un lait riche en eau s'écoule.

Environ 1 heure avant la mise bas, un liquide épais coloré de sang s'écoule de la vulve.

La mise bas

Le déroulement normal

La mise bas se déroule en plusieurs étapes.

♦ La vulve s'ouvre et une poche remplie de liquide s'en dégage, c'est la poche des eaux.

♦ Le col de l'utérus, totalement obstrué par un épais mucus pendant la gestation, commence à s'ouvrir. Environ 1 heure après que l'animal a commencé à pousser, le col de l'utérus doit être complètement ouvert.

♦ L'utérus commence à se contracter, et les contractions s'intensifient.

♦ La poche des eaux se rompt et laisse s'écouler un liquide jaune.

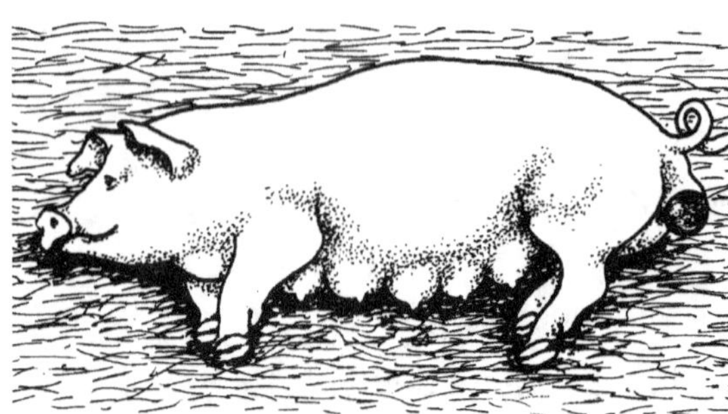

Vulve ouverte.

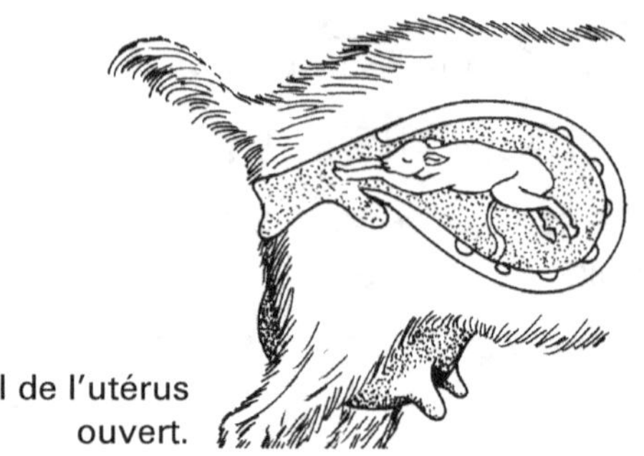

Col de l'utérus ouvert.

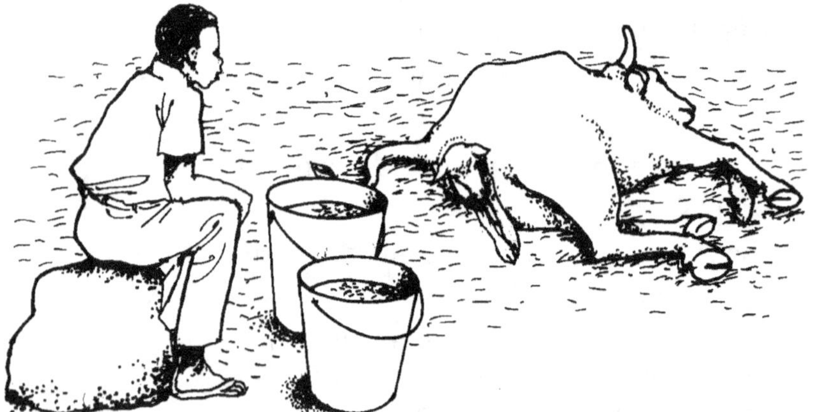

Les deux pattes avant et la tête du petit s'engagent en premier dans la vulve.

♦ Ce sont généralement les deux pattes avant et la tête du petit qui s'engagent en premier dans la vulve, mais il arrive également que ce soient les deux pattes arrière et la queue. Si le nouveau-né ne se présente pas dans l'une de ces deux positions, il faut aider la mère (p. 55).

♦ Il est préférable de laisser la mère terminer seule la mise bas. Mais, notamment avec les **juments**, lorsque la tête et les épaules ont été expulsées, vérifiez qu'il ne reste pas de membrane sur la bouche et le nez, ce qui empêcherait le nouveau-né de respirer.

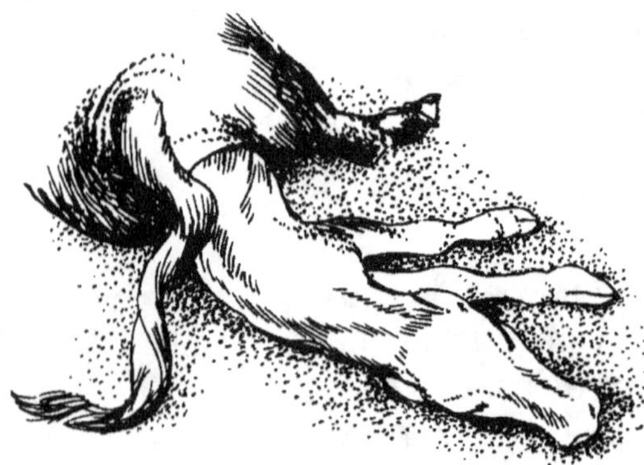

La tête et les épaules sont expulsées.

◆ Généralement, lorsque la tête et les épaules ont été expulsées, le reste du corps progresse sans difficultés à l'extérieur.

Chez les **truies**, un porcelet est expulsé en général toutes les 10 à 20 minutes, et la durée totale du travail est de 2 à 3 heures. On compte habituellement un porcelet mort-né sur vingt.

Quand intervenir en cas de mise bas difficile ?

Dans la majorité des cas, la mise bas se passe, la nuit, sans difficulté, et les mères n'ont besoin d'aucune aide. Il suffit donc de les laisser accomplir le travail seules, tout en les surveillant pour détecter tout signe anormal. **Ne tirez pas sur les pattes du petit animal dès qu'elles se présentent,** ce ne serait d'aucune aide et vous risquez de blesser le petit ou sa mère. N'intervenez que lorsque le travail dure depuis plus d'une heure. Examinez alors l'animal doucement pour déterminer quel est le problème.

Pour les **juments** et les **ânesses**, intervenez si la femelle a des contractions très rapprochées et semble essayer d'expulser le petit depuis une demi-heure, sans aucun résultat. Aidez-la également si elle a des contractions normales toutes les 20 minutes, mais semble épuisée et arrête de pousser.

Pour les **truies**, intervenez s'il s'écoule plus d'une heure après l'expulsion du dernier porcelet et que le suivant ne se présente pas.

Que faire en cas de mise bas difficile ?

Si votre intervention est nécessaire vous devez avoir à votre disposition :
– de l'eau propre ;
– du savon et une brosse pour vous nettoyer les mains ;
– du savon en paillettes ou tout autre lubrifiant ;
– des linges propres pour vous essuyer les mains ;
– des cordes.

Avant d'intervenir, assurez-vous que l'attache n'est pas trop serrée et que la mère peut se coucher sans difficulté. Comme vous allez devoir introduire vos mains dans le vagin, **lavez-vous les mains et les bras soigneusement, coupez vos ongles court,** et vérifiez qu'il ne reste pas de savon sous ceux-ci. Enduisez vos bras et vos mains de savon ou d'huile végétale pour en faciliter l'introduction dans le vagin.

• Levez la queue de la femelle et nettoyez la partie entourant la vulve avec de l'eau et si possible du savon.

• Introduisez le bras dans le vagin.

• Le col de l'utérus est-il ouvert ?

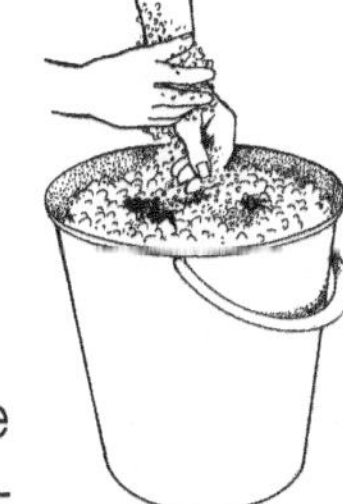
Lavez-vous les mains et les bras.

• La position du petit est-elle correcte ? Sinon, dans quelle position est-il ?

• Touchez les pattes : s'agit-il des pattes avant ou arrière ? Si la première articulation que vous sentez se plie dans le même sens que la suivante, il s'agit d'une patte avant. Si elle se plie en sens inverse, il s'agit d'une patte arrière. (Regardez la mère pour vous souvenir de la façon dont se plient les articulations.)

• Les deux pattes que vous avez pu toucher appartiennent-elles au même petit ? Il peut s'agir de jumeaux. Dans ce cas, ils ne peuvent pas être expulsés en même temps, mais l'un après l'autre.

• Le fœtus se présente parfois dans une position anormale et il est alors difficile, voire impossible, pour la mère de mettre bas. **Pour que le petit puisse être expulsé, vous devez le remettre dans la position permettant la mise bas.** Vous pouvez ensuite aider la mère en tirant doucement le petit par les pattes, éventuellement à l'aide d'une corde.

Lorsque vous remettez le petit en place prenez toujours soin de ne pas percer l'utérus en y repoussant trop fort ses dents ou ses pattes. **Si vous percez l'utérus de la femelle, son abdomen s'infectera, ce qui entraînera probablement sa mort.** Avant de remettre le fœtus en place, repoussez-le légèrement pour avoir plus de place pour le manipuler. Avec les **chamelles** pour lesquelles la mise bas est difficile, certains chameliers creusent un trou dans le sable pour abaisser les pattes avant. Ils peuvent ainsi repousser le petit vers l'avant et le remettre en place plus facilement.

Repoussez légèrement le fœtus.

Le col de l'utérus n'est pas ouvert

• Il est trop tôt pour la mise bas. Attendez une heure, et souvent, lorsque la mère commence à pousser, le col de l'utérus s'ouvre davantage.

• Il arrive également que le col de l'utérus s'ouvre davantage si vous introduisez doucement la main pour essayer d'écarter les parois.

Parfois, le col de l'utérus ne s'ouvre pas correctement ou s'ouvre et se referme immédiatement sans que le fœtus soit expulsé. Si cela se produit, c'est généralement que le fœtus est mort. Lorsque le fœtus ne peut pas s'engager normalement dans le col de l'utérus pour être expulsé, un technicien expérimenté peut opérer la mère (césarienne). Il pratique une incision sur le côté de l'abdomen pour atteindre l'utérus, ouvre l'utérus, en y pratiquant une autre incision, et sort le petit, puis il recoud les incisions.

• Si le col est suffisamment ouvert pour y passer votre bras : saisissez fermement le petit et essayez de le retourner, ou faites coucher la mère (p. 17), tout en tenant le fœtus, et faites-la rouler. Même si vous ne pouvez pas saisir le fœtus, le simple fait de faire rouler la mère permet parfois de libérer le petit.

Ecartez doucement le col de l'utérus avec votre main.

Les deux pattes avant sont engagées, mais pas la tête

- Repoussez légèrement le petit à l'intérieur.

- Attrapez le petit par le nez ou la bouche et tirez la tête vers vous. Vous pouvez utiliser une corde pour vous aider à tirer la mâchoire. Il est parfois efficace de passer une corde autour de sa tête, ce qui vous permet de tirer sur la tête pendant que le petit est expulsé. Faites une boucle avec un nœud coulant (p. 25), placez la corde derrière les oreilles du petit et laissez le nœud se serrer dans sa bouche.

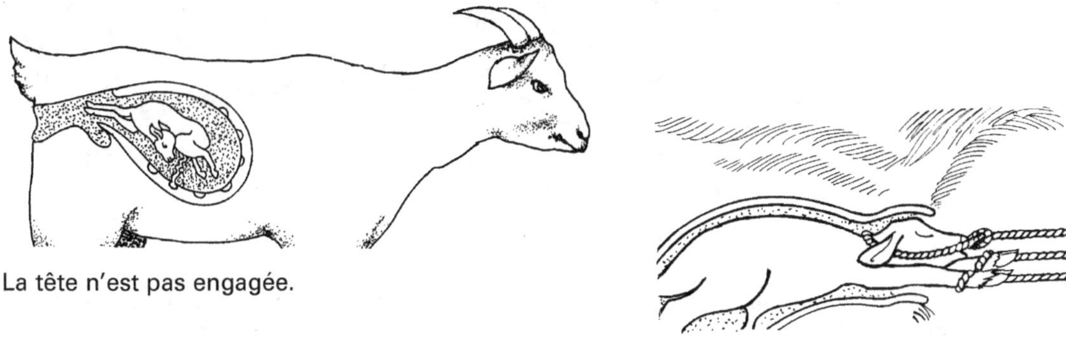

La tête n'est pas engagée.

Comment engager la tête du petit.

Ce sont les deux pattes arrière qui sont engagées

La plupart des femelles parviennent à mettre bas très facilement lorsque le petit est dans cette position. Mais vous devez surveiller soigneusement la mère. Si la mise bas dure trop longtemps ou s'il semble y avoir des difficultés vous devez intervenir.

- Tirez le petit par les pieds, ce qui permet de le dégager rapidement parce qu'il arrive que le cordon ombilical se rompe, or le petit doit respirer le plus rapidement possible.

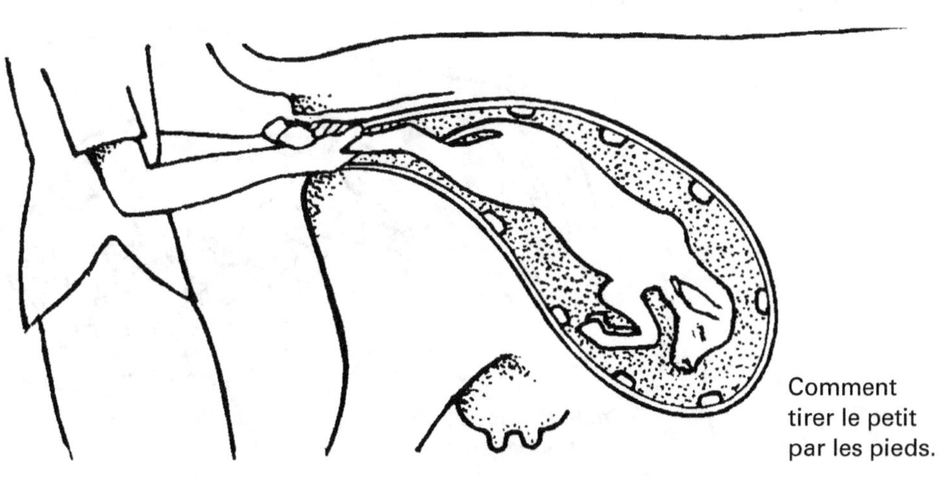

Comment tirer le petit par les pieds.

La tête est engagée mais une patte, ou les deux, ne se présente pas

• Introduisez votre bras et replacez doucement la, ou les, patte(s) dans leur position normale. Par prudence, placez votre main sous le pied pendant que vous redressez la patte pour éviter qu'il ne transperce l'utérus.

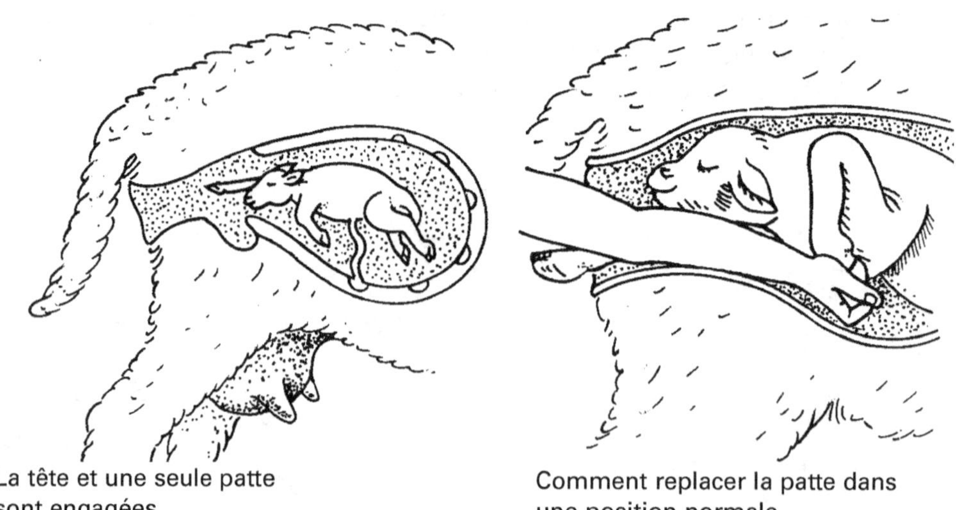

La tête et une seule patte sont engagées.

Comment replacer la patte dans une position normale.

Seule la queue se présente

• Repoussez légèrement le fœtus.

• Cherchez le genou d'une patte et tirez-le vers vous.

• Cherchez le pied et prenez-le dans le creux de votre main pour protéger l'utérus.

• Repoussez le pied dans le vagin. Si la mère pousse pendant que vous essayez d'effectuer cette manipulation, demandez à quelqu'un de retenir le fœtus.

• Dès que les deux pattes sont dans le vagin, attachez une corde à chacune d'elles et tirez fermement. Tirez en même temps que la mère pousse, puis attendez qu'elle pousse de nouveau. Tirez vers le bas en direction de la mamelle.

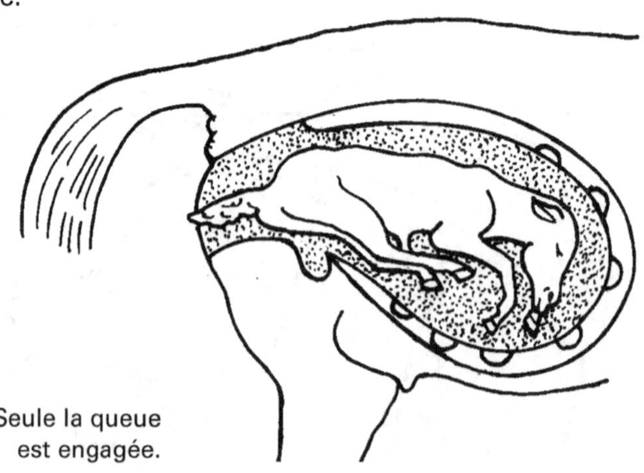

Seule la queue est engagée.

58

Le fœtus est mort et une forte odeur se dégage

Il arrive que le fœtus meure et se décompose à l'intérieur de l'utérus de la mère. Dans ce cas, la paroi de l'utérus devient fragile et se perce facilement. **Faites très attention.** Le fœtus peut également être complètement desséché parce que tous les liquides ont disparu.

• A l'aide d'un tuyau en caoutchouc ou d'une seringue de grande taille (sans aiguille), introduisez un grand volume d'eau savonneuse dans le vagin pour entraîner le fœtus mort à l'extérieur.

• Tirez sur le fœtus pour l'extraire, de même que vous le feriez avec un petit en vie. Si le fœtus est gonflé ou très rigide, un technicien qualifié peut le découper en morceaux à l'intérieur de l'utérus à l'aide d'un couteau : **il s'agit là d'une manipulation très dangereuse que vous ne pouvez effectuer vous-même.**

• Mettez des antibiotiques dans l'utérus (p. 391). Nettoyez-vous soigneusement.

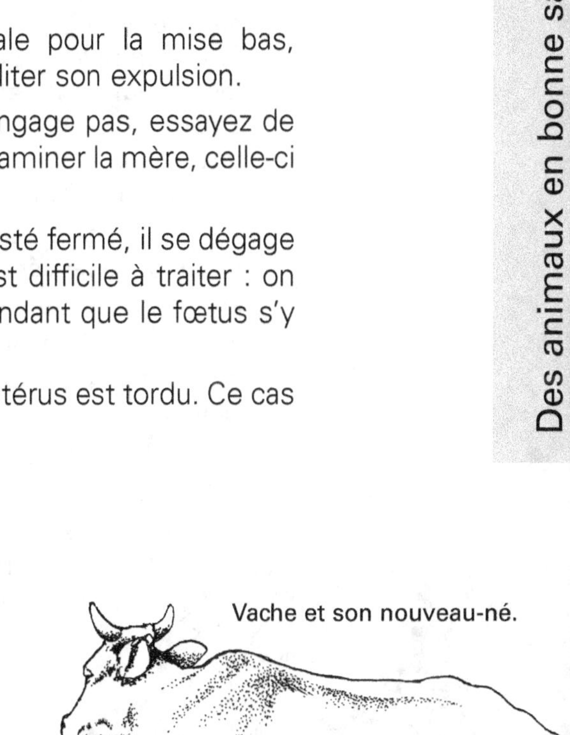

Comment introduire de l'eau savonneuse dans l'utérus.

Lorsque le petit a retrouvé une position normale pour la mise bas, remettez du savon ou de l'huile végétale pour faciliter son expulsion.

Chez les **truies**, si vous sentez qu'un petit ne s'engage pas, essayez de l'extraire. Lorsque vous introduisez la main pour examiner la mère, celle-ci pousse parfois plus fort et expulse un petit.

• Si le petit est mort et que le col de l'utérus est resté fermé, il se dégage généralement une odeur nauséabonde. Ce cas est difficile à traiter : on peut introduire des antibiotiques dans le vagin pendant que le fœtus s'y décompose puis finit par être libéré.

Le col de l'utérus peut ne pas s'ouvrir parce que l'utérus est tordu. Ce cas est difficile à traiter.

Après la naissance

Que faire avec un animal qui vient de naître ?

• Dès que le jeune est né, assurez-vous qu'il respire.

• Enlever le mucus de sa bouche et de ses naseaux.

• Placez le nouveau-né près de sa mère pour qu'elle puisse le sécher en le léchant et disposez-le de façon qu'il se relève. (Les chamelles ne lèchent pas toujours leurs petits comme le font les vaches).

Vache et son nouveau-né.

• Ne touchez pas les **lapins** nouveau-nés pendant une journée au moins après la mise bas. Vérifiez qu'il n'y a pas de mort-nés. S'il y a des mort-nés, repoussez-les à l'aide d'un bâton. (Les lapereaux ne voient qu'au bout d'une vingtaine de jours.)

Le nouveau-né ne respire pas

Certains petits sont très faibles, notamment après une mise bas difficile. Leurs poumons sont souvent encombrés de beaucoup de liquide qui les empêche de respirer normalement.

• Si le jeune éprouve des difficultés à respirer, tenez-le la tête en bas. Frottez-lui le thorax pour l'aider à expulser par les naseaux les liquides encore présents dans ses poumons.

• Saisissez le petit par les pattes arrière et tenez-le la tête en bas pendant une minute environ pour aider les poumons à se dégager du mucus et des liquides. Vous pouvez tenir le jeune par les pattes arrière et le balancer pour faire sortir le mucus du nez.

• Placez le nouveau-né sur le dos de sa mère, tête en bas, pour aider les poumons à se dégager des liquides.

• Introduisez une herbe sèche dans le nez du nouveau-né pour le faire éternuer et ainsi déclencher la respiration.

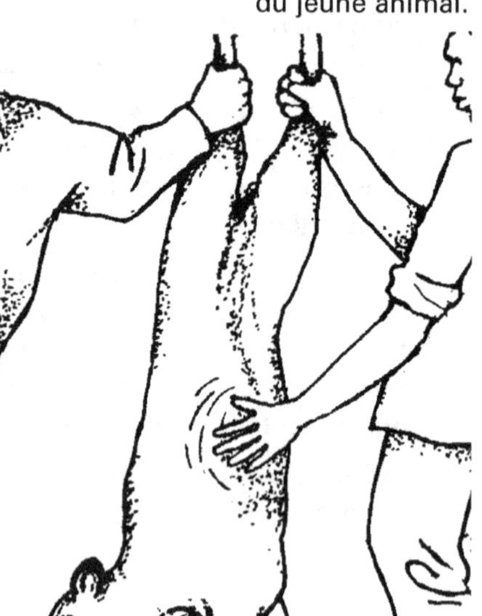

Frottez le thorax du jeune animal.

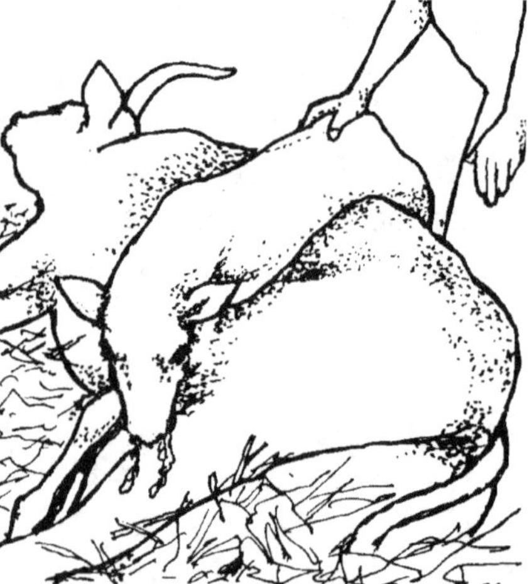

Placez le nouveau-né sur le dos de sa mère.

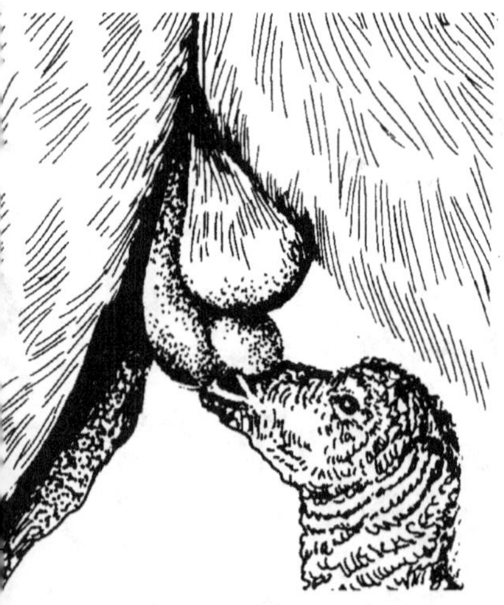

Chamelon nouveau-né tétant sa mère.

• Assurez-vous que le jeune tète sa mère le plus tôt possible après la naissance. Dès que le jeune commence à téter, le cerveau de la mère libère dans le sang une hormone, l'ocytocine, qui permet au lait de s'écouler de la mamelle, et favorise la contraction de l'utérus et l'expulsion du placenta.

Que faire après la naissance ?

• Abreuvez abondamment la mère.

• N'oubliez pas que les brebis et les chèvres peuvent donner naissance à plusieurs jeunes : vérifiez qu'il ne reste pas un autre petit à naître.

• Assurez-vous que chaque trayon produit du lait. Si les trayons ne sécrètent pas de lait ou si le nombre de trayons en produisant est inférieur au nombre de jeunes, vous devez stimuler une autre mère pour qu'elle accepte de nourrir un nouveau-né autre que le sien (p. 63).

Le placenta

Peu après la naissance, le placenta et les membranes (peaux très fines) qui enveloppaient le fœtus sont expulsés à l'extérieur de la vulve. Le placenta doit être expulsé dans l'heure, ou les deux heures, qui suit la mise bas.

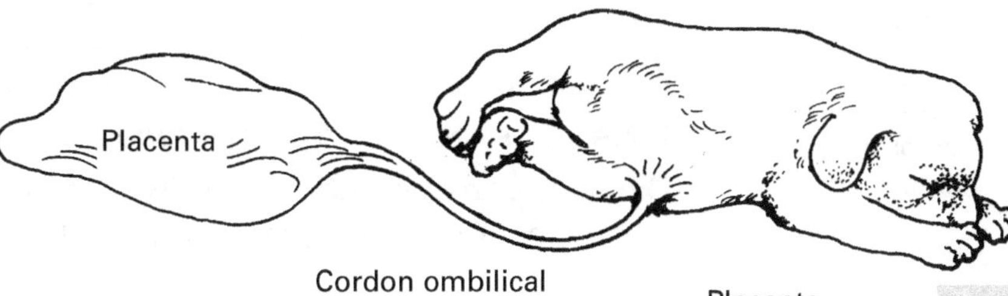

Placenta expulsé.

Le placenta et les membranes fœtales ne sont pas expulsés

Chez les femelles qui accouchent prématurément, qui donnent naissance à des jumeaux, qui ont des difficultés à la mise bas, qui sont mal nourries ou malades, le délai d'expulsion du placenta tend à être trop long (non-délivrance, p. 260). Si le placenta et les membranes fœtales n'ont pas été expulsés dans les 12 heures qui suivent la naissance, vous pouvez être amené à traiter l'animal (p. 260).

Chez les **juments** et les **ânesses,** si le placenta n'est pas expulsé dans les 24 heures suivant la mise bas c'est qu'il existe un problème grave. Faites une injection d'antibiotiques (p. 358), faites appel à un technicien expérimenté.

Chez les **truies,** le placenta est généralement expulsé 20 à 30 minutes après la mise bas. Il est fréquent que les truies mangent le placenta et les porcelets mort-nés. Il leur arrive aussi d'être agressives, de mordre ou de manger leurs petits. Eloignez les petits de la mère et tenez-les au chaud.

Le cordon ombilical

Habituellement, le cordon ombilical se rompt de lui-même, sans difficultés. Si un long cordon reste attaché au nouveau-né, faites une ligature à l'aide d'une ficelle stérile et sectionnez environ 3 cm plus bas.

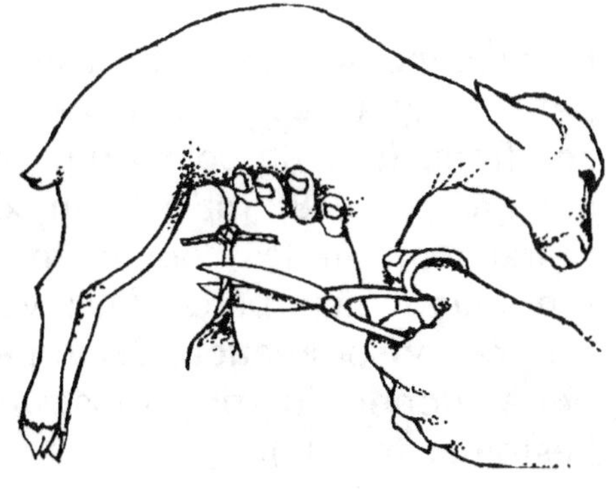

Comment ligaturez et sectionnez le cordon ombilical.

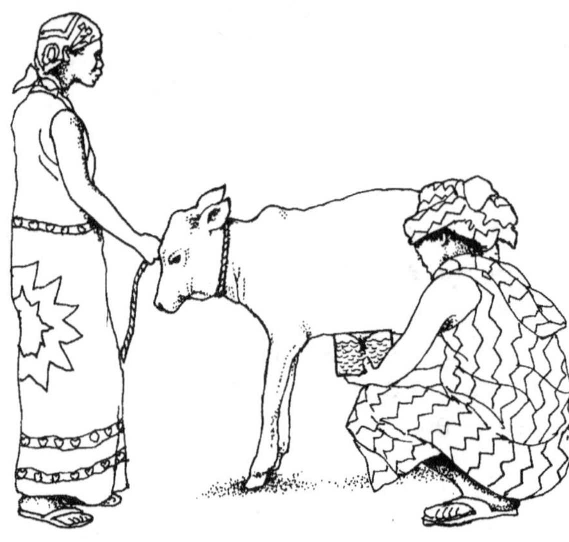

Baignez
l'ombilic dans
un produit
antiseptique.

Lorsque le cordon ombilical ne tombe pas de lui-même, il arrive que les **juments** et les **chiennes** le cassent et l'arrachent avec leurs dents.

L'ombilic

Veillez à l'hygiène de l'ombilic pour éviter qu'il s'infecte. Vous pouvez le saupoudrer avec des produits antiseptiques ou antibiotiques, qui éviteront l'infection (p. 350). Vous pouvez aussi le baigner dans un produit antiseptique, comme sur le dessin.

Certains éleveurs utilisent des cendres de bois propres comme antiseptique, pour sécher l'ombilic et repousser les mouches.

Dans les zones où de nombreux animaux souffrent d'infection de l'ombilic, il peut être utile de faire une injection d'antibiotique aux nouveau-nés (p. 357).

Le colostrum

Dans les 3-4 jours qui suivent la mise bas, la mère produit un lait particulier, appelé colostrum. C'est un aliment énergétique pour les petits. Il contient des anticorps qui aident les nouveau-nés à lutter contre les infections.

Un jeune ne peut utiliser les anticorps du colostrum que dans les 6 premières heures qui suivent sa naissance. A l'âge de 3 semaines environ, il commence à produire ses propres anticorps. **Dans les premières heures de sa vie, il est très important que le nouveau-né puisse se nourrir du colostrum de sa mère en quantités suffisantes.** Le colostrum est également apprécié par certaines personnes mais il ne faut pas prendre la totalité de celui produit par la mère : il faut en laisser pour le nouveau-né. Pendant plusieurs jours après la mise bas, de nombreux éleveurs ne prélèvent pas le lait de leurs vaches pour leur consommation, laissant ainsi aux petits de grandes quantités de colostrum.

Attention

Certains personnes privent les jeunes de colostrum parce qu'elles pensent qu'il leur est néfaste. C'est une erreur, et les petits en souffrent. Trop de colostrum peut donner des diarrhées aux nouveau-nés (p. 228), mais ils en consomment rarement trop. Ceux qui prétendent que les nouveau-nés disposent de trop de colostrum le font uniquement parce qu'ils veulent garder ce colostrum pour leur propre consommation. Si un petit n'est pas capable de téter ou de boire, donnez-lui du colostrum à l'aide d'une fine sonde dans l'estomac (p. 344).

Que faire avec un nouveau-né privé de mère ?

Il arrive que les mères ne survivent pas, ne produisent pas suffisamment de lait, aient trop de petits. Il faut alors qu'une autre femelle ayant perdu son petit accepte de nourrir ce nouveau-né qui n'est pas le sien. Il existe plusieurs moyens pour amener une femelle à accepter le petit né d'une autre mère.

• Attachez la mère adoptive pour qu'elle ne puisse pas ruer ou s'enfuir, empêchez les vaches et les buffles de ruer en leur attachant une corde autour de l'abdomen.

• Frottez le nouveau-né avec le placenta et les membranes fœtales d'une mère qui vient de mettre bas, immédiatement après, faites sentir à la mère le jeune qui ne lui appartient pas.

Corde pour empêcher la mère de donner des ruades au veau

Peau d'un veau mort-né

Comment faire accepter par une vache le petit né d'une autre mère.

• Dépecez un jeune mort-né et attachez la peau sur le nouveau-né ayant besoin d'une mère, puis introduisez-le auprès de la mère de celui qui est mort. Vous pouvez également remplir la peau d'un animal mort-né avec un peu d'herbe sèche et l'utiliser pour inciter la mère à sécréter du lait.

• Lorsqu'il s'agit d'un petit légèrement plus âgé, on peut lui attacher les deux pattes avant pour que son comportement se rapproche de celui d'un nouveau-né.

• Il est souvent inutile de chercher à faire adopter un jeune très malade ou très faible par une autre mère.

• Certains éleveurs frottent du tabac sur les naseaux de la mère pour qu'elle ne puisse pas reconnaître qu'il s'agit d'un nouveau-né qui lui est étranger.

• Nourrissez le nouveau-né de 4 à 6 fois par jour à l'aide d'une bouteille. Employez une bouteille propre et lavez-la après chaque utilisation. Il est prudent de placer un morceau de tuyau en caoutchouc à l'extrémité de la bouteille. Donnez du colostrum (p. 62) dès que possible. Ne le faites pas bouillir avant d'en nourrir le petit.

• Au Kenya, certains éleveurs incitent leurs vaches à adopter un nouveau-né en utilisant un fagot qu'ils confectionnent avec la partie blanche de l'écorce d'*Acacia tortilis*. Ils l'introduisent dans le vagin, l'attachent à la queue de la vache et la laissent en place pendant 24 heures pour que la vache, ayant l'impression qu'elle vient de mettre bas, accepte le nouveau-né.

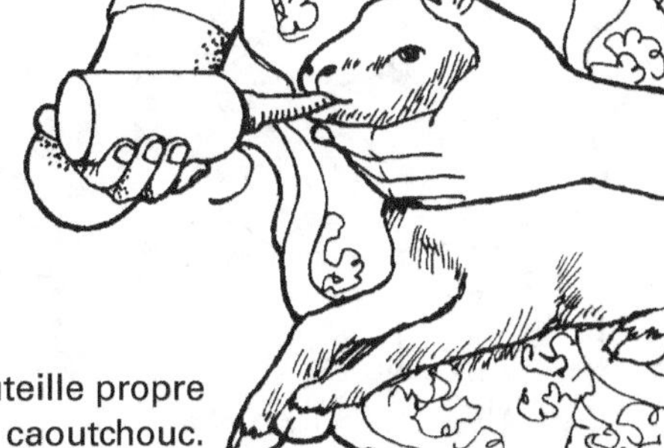

Comment faire téter un petit avec une bouteille propre dont le goulot a été équipé d'un tuyau en caoutchouc.

• Les **veaux** et **bufflons** âgés de quelques jours peuvent boire dans un récipient. Pour apprendre à boire à un jeune animal, trempez vos doigts dans le lait et donnez-les-lui à lécher.

• Pour nourrir un **poulain**, mélangez un demi-litre de lait de vache et un demi-litre d'eau. Ajoutez trois petites cuillerées de sucre. (Ajoutez également une petite cuillerée de céréales, telles que du maïs ou du riz, finement moulues et, si possible, une petite cuillerée de calcaire). Donnez-lui un demi-litre toutes les 4 heures pendant 4 jours. Ensuite, le poulain boit plus mais moins souvent. A 2 semaines, donnez-lui 2 litres toutes les 4 heures.

• Pour nourrir un **porcelet** privé de sa mère, mélangez un demi-litre de lait de chèvre et un demi-litre d'eau. Vous pouvez également mélanger un litre de lait de vache et un litre d'eau, en y ajoutant, si possible, de deux à quatre petites cuillerées de céréales finement moulues. La ration journalière est d'au moins un demi-litre de l'un de ces mélanges.

• Pour nourrir, jusqu'à 2 semaines, un **chiot** privé de sa mère, mélangez un litre de lait de vache et un demi-litre d'eau et ajoutez deux petites cuillerées de sucre. Pour un chiot âgé de plus de 2 semaines, mélangez un litre de lait de vache et un litre d'eau. Alimentez-le toutes les 3 heures jusqu'à ce qu'il s'arrête de boire.

Comment sevrer un animal

Le sevrage est le moment où le jeune animal arrête de boire du lait et commence à consommer d'autres aliments. C'est un moment très difficile pour lui. Pour se développer correctement, il a besoin de consommer des aliments solides en quantités suffisantes avant d'arrêter de boire du lait. Fournissez-lui des aliments de bonne qualité dès qu'il accepte d'en manger un peu, du foin par exemple. Les aliments solides stimulent le développement du rumen. Certains jeunes commencent à consommer des aliments solides rapidement, dès l'âge d'une semaine. Lorsque les animaux commencent à consommer des aliments solides, ils ont besoin de boire plus d'eau. Lorsque vous sevrez de jeunes animaux et souhaitez continuer à obtenir du lait de leur mère pour votre consommation, laissez les jeunes à côté d'elle pour stimuler sa lactation. Il existe de nombreuses façons d'empêcher les petits de téter leurs mères.

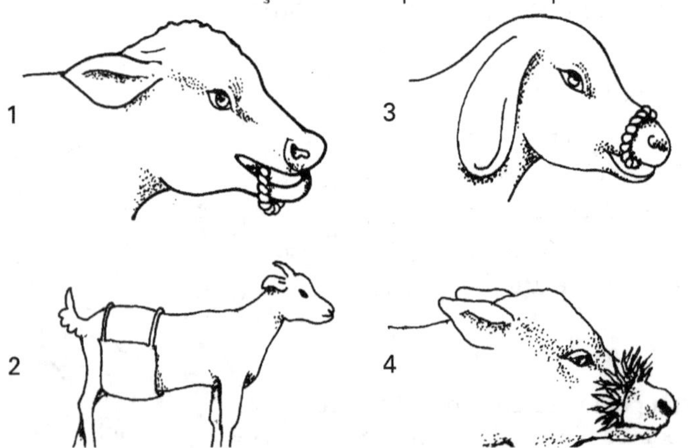

1. Au Mali, on place une corde épaisse autour de la mâchoire inférieure.

2. Pour empêcher le chevreau de téter, la mamelle de sa mère a été recouverte d'un tissu attaché sur son corps.

3. On peut aussi placer une corde autour de la mâchoire supérieure pour empêcher l'agneau de téter.

4. Dans le sud du Soudan, on place un anneau d'épines autour de la mâchoire supérieure du petit.

9 Les urgences et les premiers soins

Il se peut que vous ne puissiez pas obtenir rapidement l'intervention d'un technicien expérimenté mais demandez-la dès que possible. En cas d'urgence, donnez **immédiatement** le meilleur traitement à votre portée. Certaines de ces interventions, suturer une plaie importante par exemple, sont difficiles à exécuter correctement. Mais après que vous aurez fait face à l'urgence, un technicien expérimenté peut venir vérifier ce que vous avez fait et éventuellement vous aider à réaliser des soins plus délicats. **Vous devez intervenir immédiatement pour traiter les problèmes suivants.**

L'animal arrête de respirer

Si la respiration de l'animal s'arrête, intervenez immédiatement.

Traitement d'urgence

- Examinez l'intérieur de sa bouche. Retirez tout ce qui peut empêcher l'air d'y pénétrer.

- Redressez-lui le cou.

- Aidez-le à respirer en appuyant sur son thorax ou, pour les petits animaux, en insufflant de l'air dans sa bouche. Répétez ces gestes une dizaine de fois par minute.

Lorsqu'un animal est victime d'un accident grave, s'il est heurté par un camion par exemple, et qu'il est gravement blessé, la première chose à faire est de vérifier qu'il peut respirer.

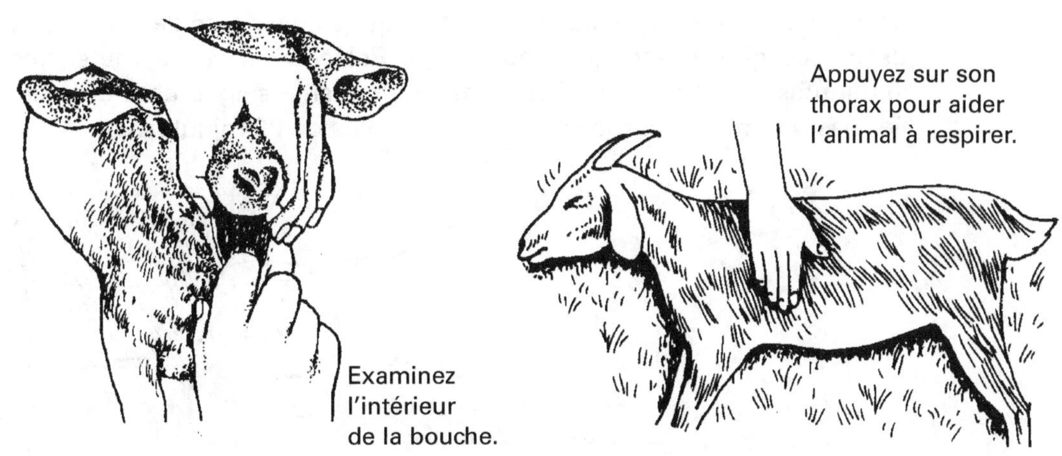

L'animal est victime d'une hémorragie

Les hémorragies externes

Arrêtez les saignements, ou hémorragies, abondants le plus rapidement possible. Les hémorragies peu abondantes ne sont pas très graves et l'écoulement du sang permet parfois d'éviter les infections. En revanche, si un animal continue à saigner au-delà de quelques minutes ou perd de grandes quantités de sang, un traitement d'urgence s'impose.

Traitement d'urgence

• Veillez à ce que l'animal reste le plus calme possible. Ne laissez pas courir un animal qui saigne. Maîtrisez-le et ne laissez ni d'autres personnes, ni d'autres animaux le déranger. Ces mesures, en réduisant la pression sanguine, facilitent l'arrêt du saignement.

• Versez de l'eau propre, froide, sur la plaie. Le froid bloque les réactions inflammatoires.

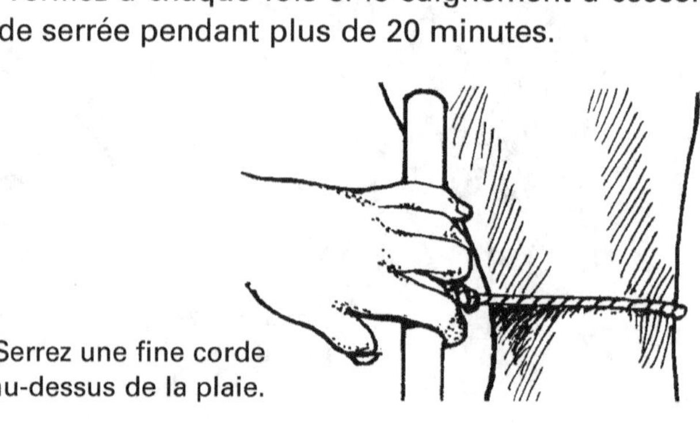

Pressez un tissu propre et humide sur la plaie.

Si l'hémorragie ne s'arrête pas.

• Appuyez un tissu propre humide ou votre main sur l'endroit qui saigne.

• Maintenez une forte pression pendant une minute environ.

• Appuyez sur la plaie ou entre la plaie et le cœur.

• Relâchez la pression et regardez si le saignement s'est arrêté. Dans la négative, appuyez de nouveau. Les saignements cessent généralement après quelques minutes.

• Il arrive, bien que rarement, que des hémorragies à la patte ou à la queue ne s'arrêtent pas. Dans ce cas, placez une fine corde au-dessus du saignement, serrez-la à l'aide d'un morceau de bois passé dans le nœud jusqu'à ce que le sang ne coule plus. Relâchez la corde toutes les 10 minutes, environ, et vérifiez à chaque fois si le saignement a cessé. Ne laissez jamais la corde serrée pendant plus de 20 minutes.

Serrez une fine corde au-dessus de la plaie.

Les hémorragies internes

Les parties internes, que vous ne voyez pas, peuvent aussi saigner. Les animaux sont victimes d'hémorragies internes à la suite de graves lésions ou lorsque l'utérus a souffert à l'occasion d'une mise bas difficile. Les animaux peuvent alors perdre beaucoup de sang et s'affaiblir.

Les signes

- ♦ L'animal respire très rapidement.
- ♦ Ses muqueuses sont blanches.
- ♦ L'animal peut mourir.

Traitement d'urgence

- Laissez l'animal se coucher dans un endroit tranquille, ne le dérangez pas.

- Faites-lui boire de l'eau, de préférence additionnée d'une petite poignée de sel.

- Si l'hémorragie provient du vagin ou de l'utérus, à la suite d'une mise bas difficile, introduisez dans le vagin un grand morceau de tissu propre préalablement trempé dans de l'eau froide et ne le retirez que de 1 à 2 jours plus tard.

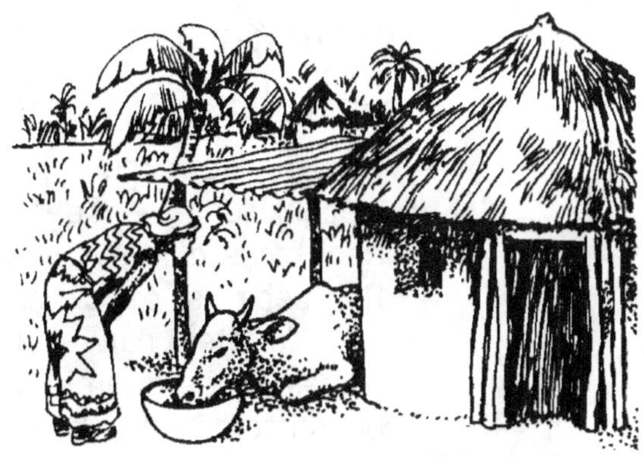

Faites boire de l'eau additionnée d'une petite poignée de sel.

Les hémorragies internes très importantes peuvent entraîner la mort de l'animal sans qu'il soit possible d'y remédier. Dans ce cas, sa viande reste consommable.

Les hémorragies nasales

Les hémorragies nasales se produisent à la suite d'une lésion grave mais elles peuvent également constituer un signe d'infection de la trachée ou des poumons (p. 140).

Traitement d'urgence

- Calmez l'animal.

- Mettez-lui de l'eau froide ou un tissu humide et froid sur le nez.

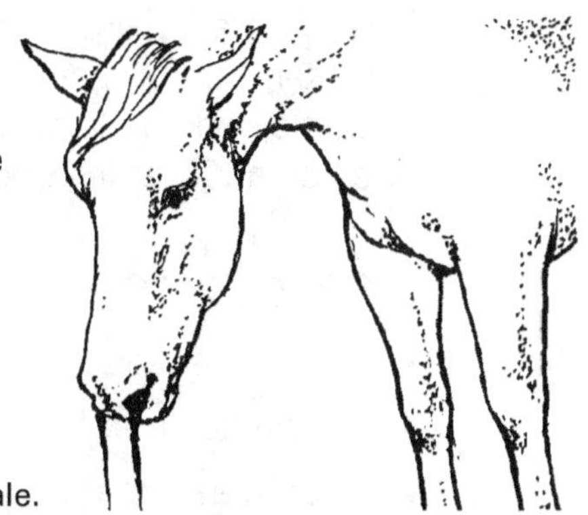

Hémorragie nasale.

Autres méthodes pour arrêter une hémorragie

Certains médicaments aident à arrêter les hémorragies. C'est ainsi que l'on utilise l'aloès (*Aloe* sp.), en plaçant des morceaux propres de feuille d'aloès à l'intérieur des plaies profondes : sous l'effet de la sève de cette plante, les veines et les artères se contractent. En Inde, on applique de la poudre d'écorce de manguier *(Mangifera indica)* sur les plaies pour en absorber le sang et arrêter l'hémorragie.

Il est aussi possible d'arrêter une hémorragie en brûlant la lésion au fer rouge. Les techniciens expérimentés peuvent éventuellement ligaturer ou clamper une hémorragie artérielle pour l'arrêter.

Complément d'information sur les hémorragies

Le sang qui circule dans les veines est rouge sombre ou noirâtre. Il s'écoule lentement des plaies et s'arrête facilement, même sans qu'il soit nécessaire d'intervenir. Le sang circulant dans les artères est rouge vif. Son débit est parfois rapide lorsqu'il s'écoule d'une plaie. Les hémorragies s'arrêtent naturellement lorsque le sang se coagule et parce que les veines et les artères se referment. Lorsqu'un animal perd de grandes quantités de sang, la pression sanguine s'affaiblit et l'hémorragie se tarit généralement. Les animaux peuvent perdre beaucoup de sang sans pour autant mourir.

La présence de sang dans le lait est habituellement le signe d'une infection de la mamelle (p. 262).

L'animal s'étouffe

Lorsqu'un élément se coince dans l'œsophage d'un animal, un **traitement d'urgence** est nécessaire : voir étouffement (p. 246).

L'animal est en état de choc

Lorsqu'un animal perd de grandes quantités de sang ou subit un stress important, un empoisonnement, une blessure grave ou des brûlures par exemple, il peut s'affaisser et devenir très faible ou inconscient : c'est ce que l'on appelle un choc, ou collapsus.

Les signes

♦ Les muqueuses d'un animal choqué sont habituellement blanches.

♦ Sa respiration et les battements de son cœur sont très rapides.

♦ La température de son corps est inférieure à la normale.

Traitement d'urgence

- Recherchez les signes d'hémorragies, externes ou internes, et traitez-les (p. 66).

- Mettez l'animal au calme et éloignez-le des personnes et des autres animaux.

- Abritez-le du soleil mais ne le laissez pas se refroidir.

Il s'agit là de signes très graves et les techniciens expérimentés les traitent par d'importantes injections intraveineuses de sérums qui permettent de sauver l'animal.

L'animal s'est empoisonné

Les empoisonnements peuvent être très graves et imposent un **traitement d'urgence**. Reportez-vous aux soins à apporter en cas d'empoisonnement (p. 322).

L'animal a une plaie

Comment soigner une plaie

- Arrêtez toute hémorragie (p. 66).

- Nettoyez la plaie pour qu'elle cicatrise. Une plaie infectée ne cicatrise pas. Tondez les poils ou la laine sur le pourtour de la plaie. Lavez abondamment la plaie avec de l'eau propre.

- Faites bouillir de l'eau et laissez-la refroidir. Il est conseillé d'additionner l'eau de sel ou d'un antiseptique léger (p. 350). Séchez la plaie avec un tissu propre.

- Recouvrez la plaie d'un pansement ou d'une poudre antiseptique (p. 350). Les plaies sont une porte ouverte aux infections qui peuvent rendre l'animal malade. Certaines maladies, notamment le tétanos (p. 280), se contractent par les plaies. Dans les zones infestées de mouches, utilisez des pansements qui repoussent les mouches ou tuent leurs œufs et leurs larves (p. 354).

- Favorisez le drainage des plaies et l'évacuation du pus. Le pus est constitué par les globules blancs du sang morts et qui ont tué les microbes. Le pus doit disparaître pour que l'animal guérisse.

Si une plaie ne cicatrise pas mais devient noire et sent mauvais, coupez les chairs mortifiées. Lavez la plaie avec un antiseptique et appliquez une poudre antiseptique.

Tondez les poils à partir du bord de la plaie.

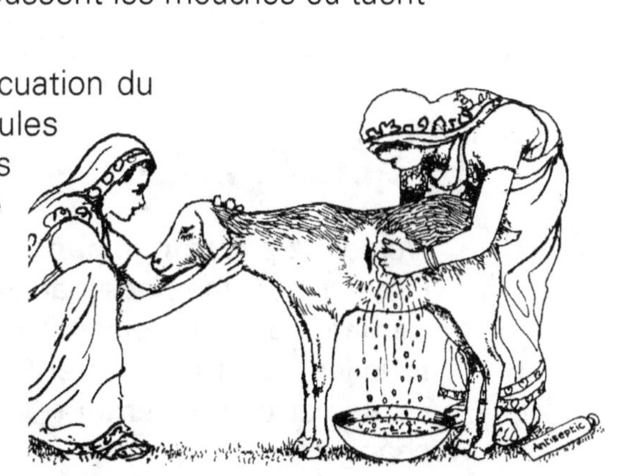

Lavez la plaie.

Comment panser une plaie

• Si la plaie est située dans un endroit qui ne risque pas d'être souillé, laissez-la à l'air, elle cicatrisera plus rapidement. Ne recouvrez les plaies d'un pansement que dans le cas où elles risquent d'être souillées.

• Placez un morceau de tissu propre directement sur la plaie.

• Pour préparer un morceau de tissu destiné à couvrir une plaie, faites-le bouillir puis mettez-le à sécher au soleil dans un endroit où il n'est pas exposé à la poussière.

Maintenez le morceau de tissu en place à l'aide de bandages ou de bandes de tissu.

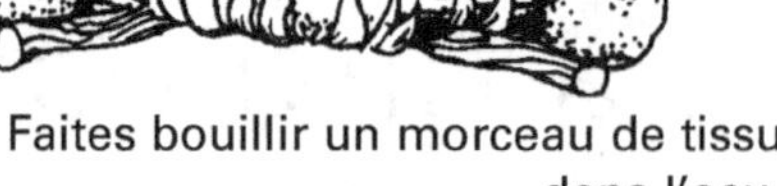

Faites bouillir un morceau de tissu dans l'eau.

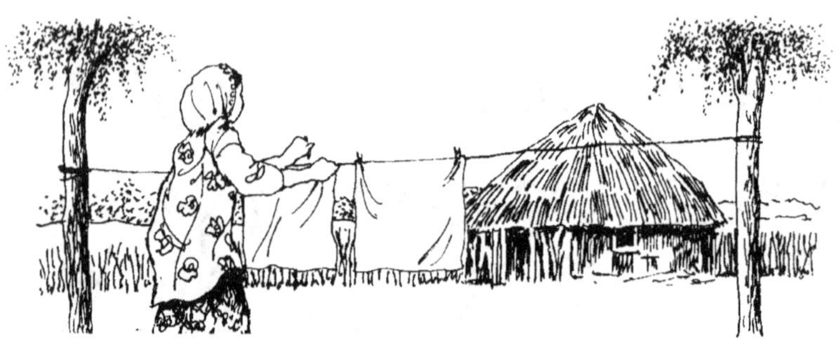

Faites sécher le morceau de tissu au soleil.

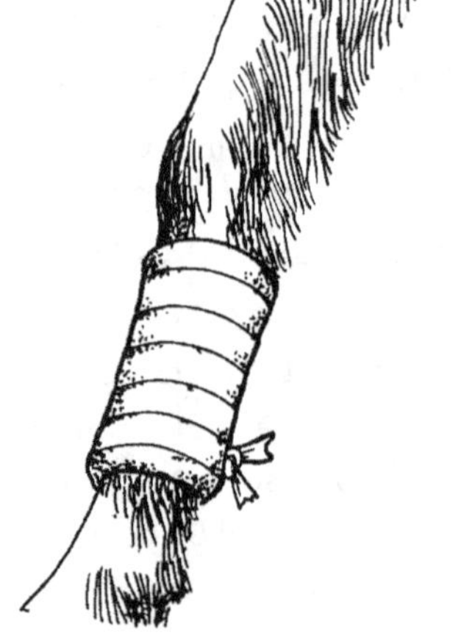

Placez le tissu sur la plaie et entourez-le d'un bandage.

Attention

Ne serrez pas trop le pansement afin de ne pas empêcher le sang de circuler, sur une patte par exemple. On ne doit pas observer de gonflement sous le pansement. Retirez le pansement tous les jours, ou tous les 2 jours, pour vérifier que la plaie ne s'infecte pas et remplacez-le par un pansement propre. Si le bandage est humide et souillé, changez-le.

Comment suturer une plaie

Vous pouvez être obligé de suturer une plaie très grande : si ses lèvres sont trop écartées ou si vous jugez qu'elles ne se rapprocheront pas naturellement à la cicatrisation. Sachez que l'animal va souffrir. Vous devrez le maintenir fermement avant de suturer la plaie. Les techniciens expérimentés utilisent souvent des anesthésiques locaux (p. 387).

• Ne suturez pas une plaie très grande, surtout si elle est infectée, même si les lèvres sont rapprochées : laissez la plaie ouverte pour que le pus et les liquides puissent s'écouler. Les plaies produites par la morsure d'animaux sont souvent profondes et infectées, ne les suturez pas.

Si vous décidez de suturer une plaie, intervenez dans les 12 heures qui suivent la blessure : les plaies fraîches se cicatrisent mieux. **Ne suturez jamais d'anciennes plaies infectées.**

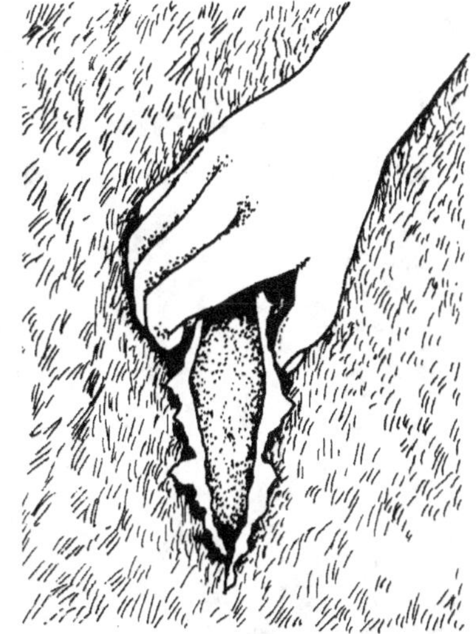

Essayez de rapprocher les lèvres de la plaie.

Si une plaie ancienne ne se cicatrise pas et que vous deviez la suturer, nettoyez-la préalablement. C'est une opération délicate pour laquelle vous pouvez avoir à demander l'aide d'un technicien expérimenté. Commencez par enlever, à la lame, toutes les croûtes et les chairs tuméfiées. La chair tuméfiée est généralement grise ou brune. Grattez jusqu'à ce qu'apparaisse la chair rose ou rouge marquée du suintement de sang rouge propre. Vous pouvez alors procéder à la suture.

• Il est préférable d'utiliser du fil de nylon spécial pour sutures. A défaut, utilisez un fil fin ou une ligne de pêche. Vérifiez que l'équipement et l'aiguille sont stérilisés. Pour la stérilisation, faites bouillir les objets pendant au moins 20 minutes et laissez-les refroidir, ou trempez-les dans un désinfectant puissant, de l'alcool par exemple, pendant 20 à 30 minutes (p. 351). Pour suturer à l'intérieur des chairs, il faut employer des matériaux spéciaux, du catgut par exemple, qui se résorbent dans les tissus et que vous n'avez pas à retirer.

• La plaie doit être propre. Rasez la laine ou les poils autour de la plaie. Lavez avec de l'eau propre ou un antiseptique (p. 350) pour éliminer les poils présents dans la plaie. Lavez-vous soigneusement les mains avec de l'eau et du savon.

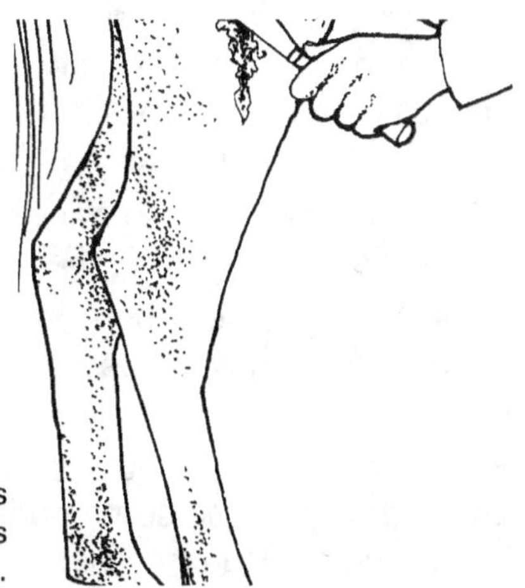

Enlevez, à la lame, les croûtes et les chairs mortifiées qui entourent la plaie.

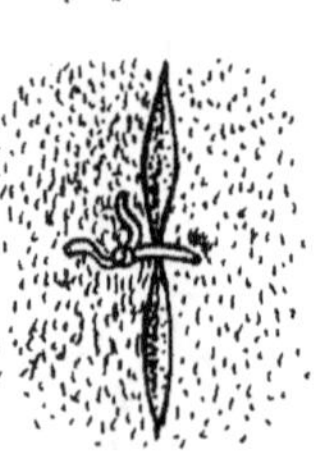

Point simple.

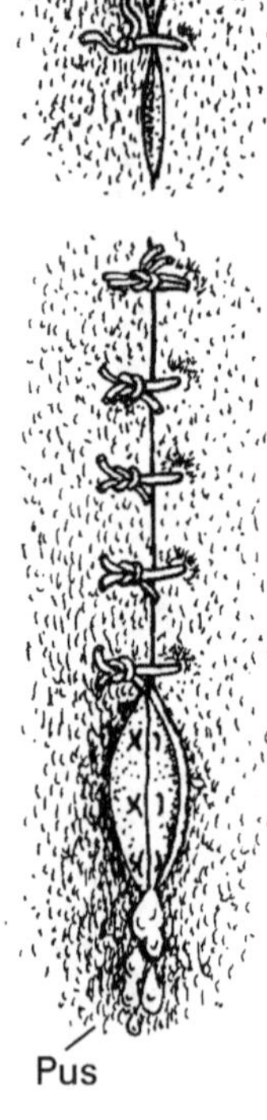

Pus

• Si la peau que vous allez coudre est très meurtrie et écrasée, elle peut ne pas cicatriser correctement. Coupez les parties trop abîmées et faites la suture dans la peau saine.

• Commencez par le milieu de la plaie, puis faites assez de points pour fermer toute la plaie, en laissant un petit passage à l'extrémité inférieure de la plaie pour que le pus puisse s'écouler si la plaie s'infectait pendant la cicatrisation.

• Cousez l'une contre l'autre les lèvres de la plaie à l'aide des points suivants.

– Point simple : évitez le point simple et préférez les points en U ou en X. Le réglage de la tension pour éviter la déchirure est délicat.

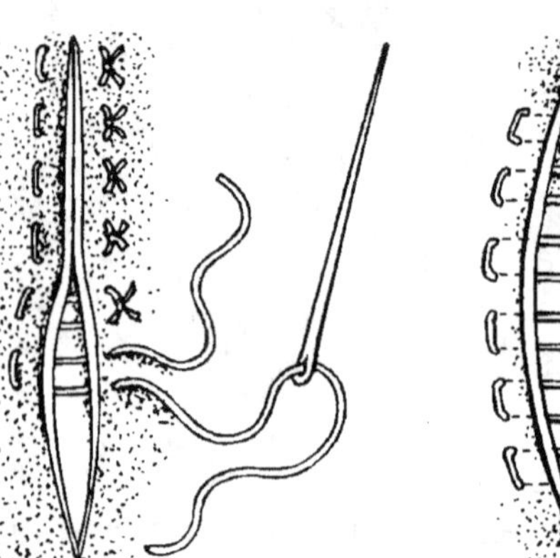

Points en U.

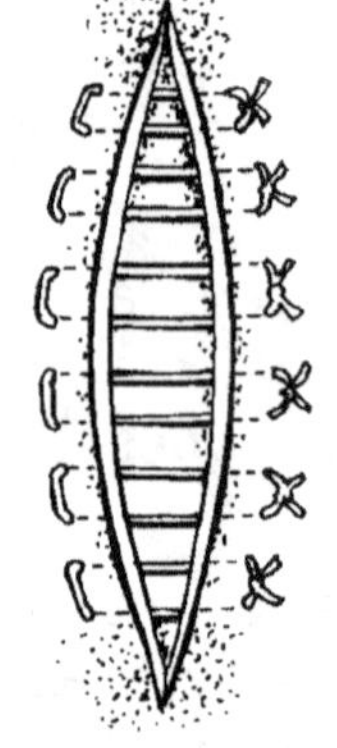

– Point en U : faites passer l'aiguille et le fil dans un sens à travers les deux lèvres de la plaie, puis passez de nouveau en sens inverse et faites un nœud sur le côté. Ces points sont très solides, bien adaptés aux animaux à peau épaisse ou à la suture de plaies importantes.

Comment faire un nœud de suture.

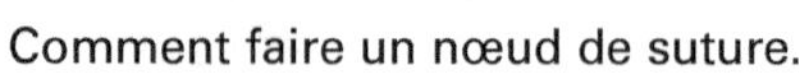

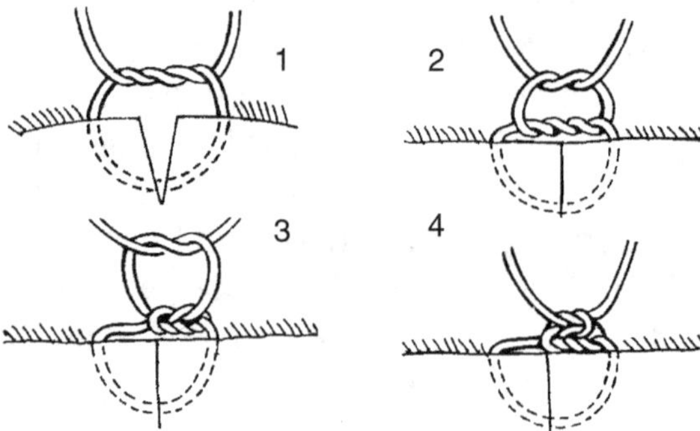

• Pour faire un nœud solide, procédez comme le montre l'illustration.

• Ne rapprochez pas trop les deux lèvres de la plaie : la peau enfle à la cicatrisation, ce qui resserre les points. Pour suturer une plaie chez des animaux à peau épaisse, il est préférable d'employer une pince ou un serre-fils pour tenir l'aiguille. Désinfectez toujours le matériel, notamment le fil et l'aiguille.

• Lorsque vous avez terminé la suture, nettoyez le sang et recouvrez-la d'un pansement (p. 350). Référez-vous au traitement des plaies (p. 69).

• Vérifiez tous les jours que la plaie se cicatrise. Si une infection importante se développe, retirez les fils, lavez la plaie et laissez-la à l'air libre.

• Retirez les fils au bout de 10 à 14 jours, lorsque vous pensez que les lèvres de la plaie se sont soudées. Coupez les points près des nœuds, à l'aide d'un couteau tranchant (ou de ciseaux) et tirez sur les nœuds.

L'animal s'est brûlé

• Si la brûlure est étendue : il vaut mieux abattre l'animal.

• Si sa surface est petite : lavez abondamment, le plus rapidement possible, la partie brûlée avec de l'eau propre et froide.

• Nettoyez avec un antiseptique léger (p. 350).

• Posez un pansement (p. 350) pour détruire les œufs de mouche et éviter les infections. Dans le cas de brûlures graves ou de grande taille, faites une injection d'antibiotique (p. 358) pour éviter qu'elles ne s'infectent.

• Examinez la brûlure tous les 2 à 3 jours. Maintenez propre la partie brûlée pour éviter toute infection. En présence d'une grande quantité de pus, lavez la brûlure et remettez un pansement.

L'animal s'est fracturé une patte

Il arrive qu'une patte semble cassée et éventuellement que l'os traverse la peau (fracture ouverte) mais il n'est pas toujours facile de déterminer si un os est cassé.

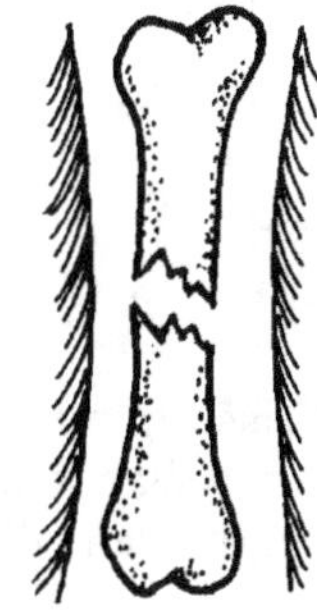

Os fracturé.

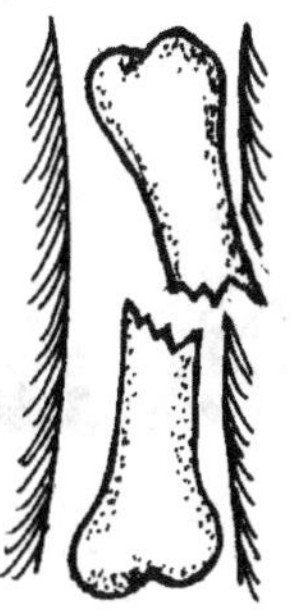

Os fracturé transperçant la peau.

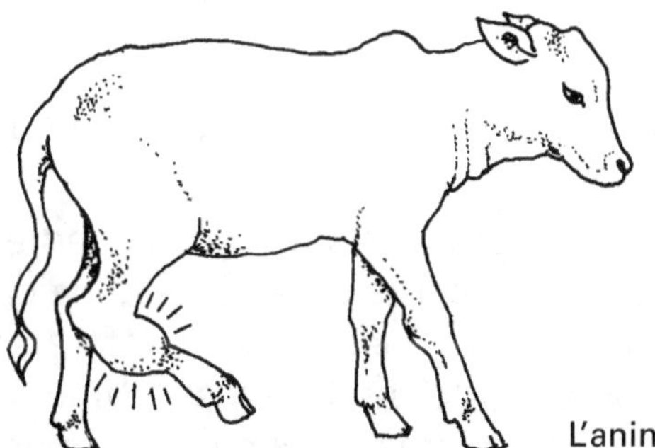

L'animal relève sa patte cassée.

Traitement d'urgence

Le traitement n'est envisageable que si aucune valorisation de l'animal n'est possible immédiatement. L'animal va maigrir pendant au moins 1 mois.

• Calmez l'animal et immobilisez-le.

• Arrêtez toute hémorragie (p. 66).

• Si un fragment d'os transperce la peau, nettoyez la plaie (p. 69) et faites une injection d'antibiotique (p. 358).

• Installez la patte de façon que les fragments de la fracture se rejoignent dans une position aussi proche de la normale que possible.

• Fixez un morceau de bois, une attelle, sur la patte de l'animal pour l'immobiliser.

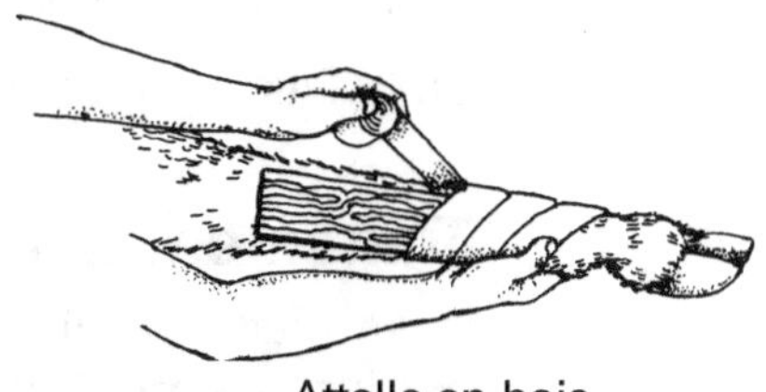

Attelle en bois.

Les signes

♦ L'animal se met brusquement à boiter. Généralement, il tient la patte fracturée relevée, sans lui faire supporter aucun poids.

♦ Un gonflement se développe autour de la fracture. Il est souvent possible de sentir les extrémités des deux fragments de l'os qui frottent l'une sur l'autre en crissant.

On utilise plusieurs méthodes pour immobiliser un os fracturé : au Pakistan, ce sont des bandes de tissu trempées dans un mélange de boue et de blanc d'œuf ; au Mali, c'est l'écorce d'un arbre dans laquelle on place le membre fracturé ; au Kenya, c'est de la peau de chèvre qui, en séchant, se rétracte, durcit et maintient ainsi les os fracturés en place.

Même si les os sont maintenus en place, vérifiez tous les jours que l'attelle n'est pas trop serrée. Tâtez la patte à cet endroit : si elle est froide ou enflée, desserrez l'attelle et refixez-la soigneusement mais **sans changer la position de la patte.**

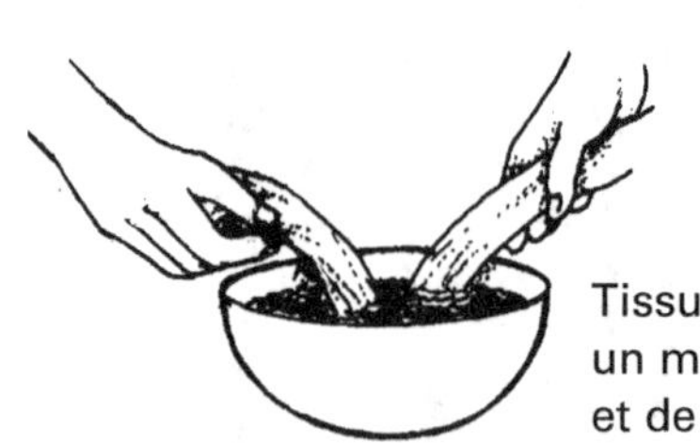

Tissu trempé dans un mélange de boue et de blanc d'œufs.

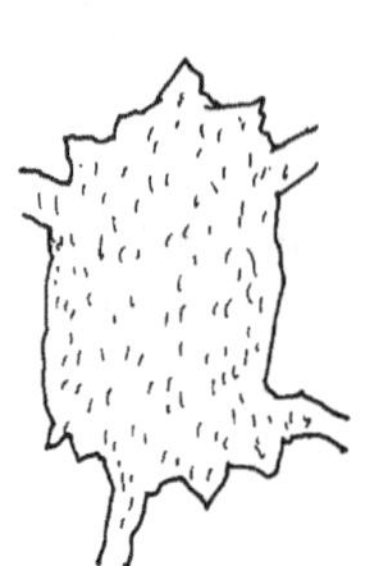

Peau brute de chèvre.

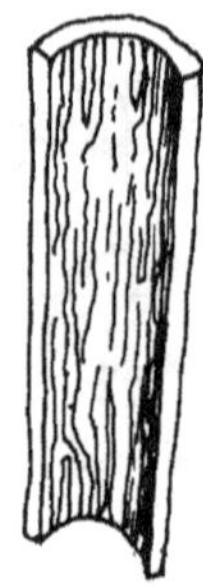

Ecorce.

Laissez l'attelle pendant 10 à 14 jours au moins, pour un jeune animal, et 3 à 4 semaines, pour un adulte.

On ne peut poser une attelle que sur une fracture de la partie inférieure de la patte. Pour une fracture dans la partie supérieure de la patte ou sur un os majeur d'un grand animal, il est généralement préférable d'abattre l'animal pour sa viande. Néanmoins, même ce type de fracture peut se soigner s'il vous est possible de maintenir l'animal au repos le temps nécessaire à sa guérison.

L'animal s'est luxé une articulation

Il arrive que les articulations entre les os soient endommagées. Même sans fracture, le point de contact normal entre les os se déplace.

La luxation est souvent sensible au toucher.

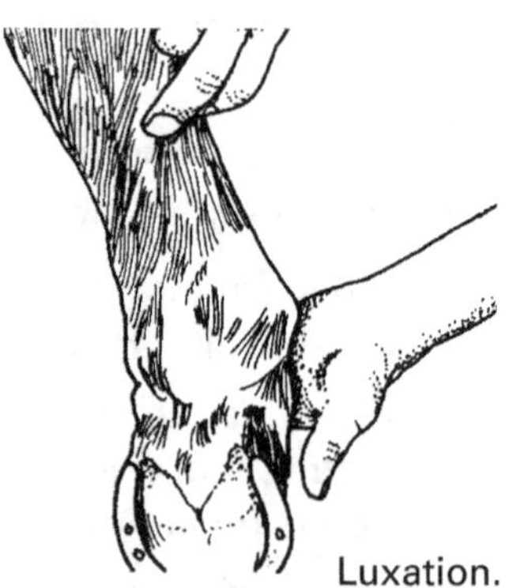

Luxation.

Traitement d'urgence

• Mettez l'animal au calme dans un enclos. Puis gardez-le au repos jusqu'à guérison.

L'animal s'est cassé une corne

Une corne cassée peut entraîner de graves hémorragies.

Traitement d'urgence

- Arrêtez l'hémorragie :
  - en attachant une corde à la base de la corne brisée, ou
  - en appuyant un tissu sur la lésion, ou
  - en appliquant un fer rougi au feu sur la lésion.

- Coupez la corne brisée en procédant de la même façon que pour éliminer une corne saine (p. 84).

- Si la corne est brisée à proximité de la pointe et que l'hémorragie est peu importante ou nulle, égalisez la partie écornée à l'aide d'une râpe ou d'un couteau.

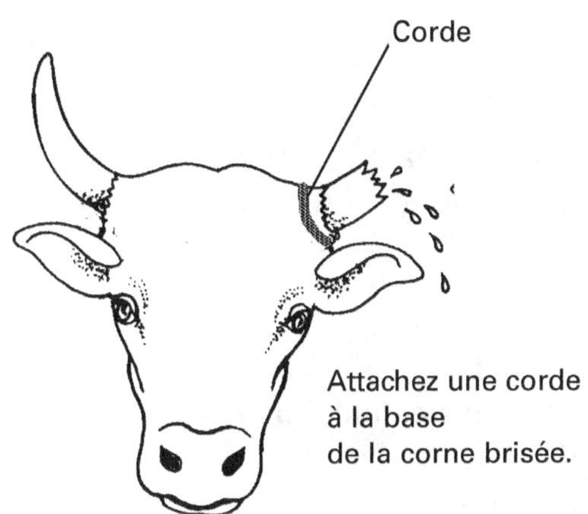

Attachez une corde
à la base
de la corne brisée.

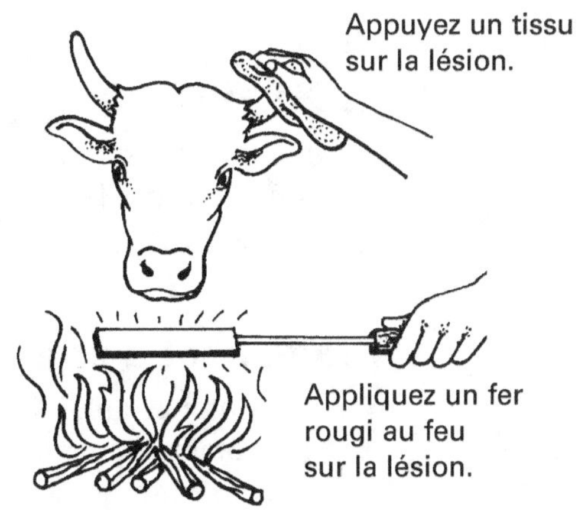

Appliquez un fer
rougi au feu
sur la lésion.

L'animal souffre de troubles graves de l'abdomen

Lorsqu'un animal souffre de troubles intestinaux graves (colique) un **traitement d'urgence** ou une surveillance immédiate s'impose (voir p. 234). Ces troubles sont fréquents chez les chevaux.

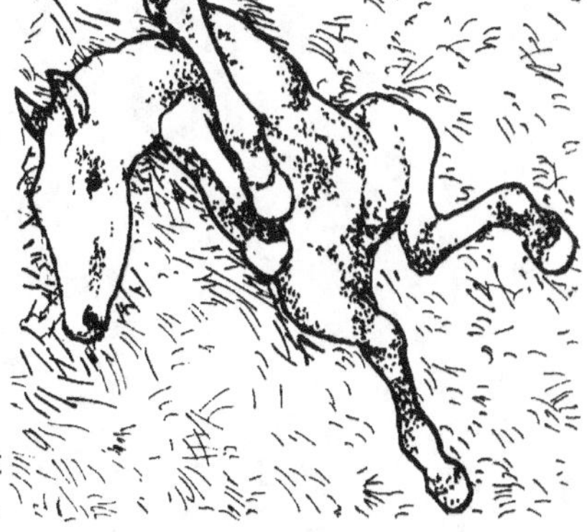

Poulain souffrant
de colique.

L'animal souffre de gonflements ou de grosseurs brusques

Ces signes peuvent parfois demander un **traitement d'urgence** ou une surveillance immédiate (voir p. 201).

L'utérus sort du vagin

L'utérus sort parfois complètement du vagin (prolapsus du vagin). **C'est une urgence. Intervenez immédiatement.**

C'est dangereux pour l'animal et difficile à remettre en place. Si possible, demandez l'aide d'un technicien expérimenté. Cet accident se produit chez les vaches, les bufflonnes, les brebis, les chèvres et, parfois, chez d'autres animaux, généralement chez les femelles âgées qui ont accouché de jeunes de grande taille ou chez les femelles qui ont subi une mise bas difficile.

Les signes

Quelques heures après la mise bas, une poche très importante, l'utérus, est expulsée par la vulve. Vous pouvez souvent apercevoir des morceaux de placenta collés à l'utérus.

Traitement d'urgence

- Maintenez l'animal pour l'empêcher de s'enfuir. Eloignez les chiens et les volailles. Faites-lui boire de l'eau propre.
- Lavez l'utérus avec de l'eau, du savon ou de l'eau additionnée d'un antiseptique. Maintenez l'utérus au-dessus du sol et humidifiez-le à l'aide d'un grand morceau de tissu humide.
- Retirez délicatement, si possible à la main, les morceaux de placenta collés à l'utérus.

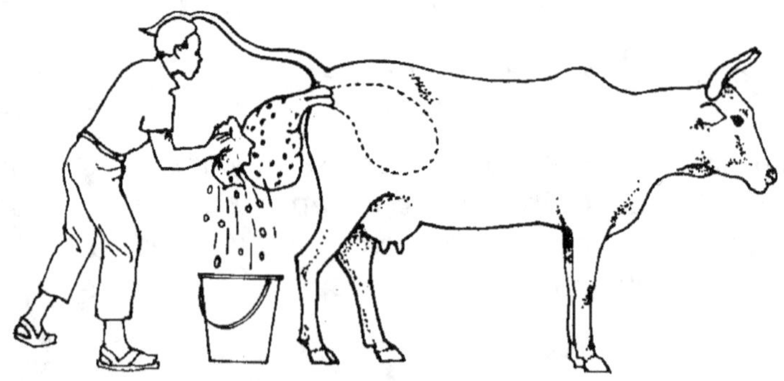

Lavez soigneusement l'utérus
avec du savon, de l'eau et un antiseptique.

- Vous pouvez mettre environ 1 kg de sucre ou de mélasse sur l'utérus pour qu'il se rétrécisse. Chez la vache ou la bufflonne, l'utérus est un organe de taille et de poids importants. Il est difficile de le remettre en place lorsque la vache est debout.

- Faites, si possible, coucher la vache sur le ventre, reposant sur le thorax, et allongez-lui les pattes arrière en arrière, ce qui facilite la remise en place de l'utérus. Demandez à quelqu'un de s'asseoir sur le dos de la vache et de lui tenir la queue relevée.

- Sinon, laissez-la debout, la tête plus bas que la queue, deux aides maintenant l'utérus sorti au moyen d'une planche couverte d'un linge. Enduisez l'utérus d'eau savonneuse pour faciliter son retour dans le vagin. Repoussez-le délicatement en commençant par les côtés.

C'est une opération pénible qui prend souvent plus d'une demi-heure. Lorsque vous avez repoussé l'utérus, vérifiez qu'il a repris sa position normale, en passant votre bras.

Si votre bras est trop court, prenez une bouteille propre par le goulot et déployez l'utérus avec.

- Mettez un peu d'antiseptique dans l'utérus (p. 391) ou donnez-le sous forme d'injection (p. 356).

- Si l'animal est couché, disposez ses pattes de façon qu'il puisse se relever et aidez-le à se remettre sur ses pattes.

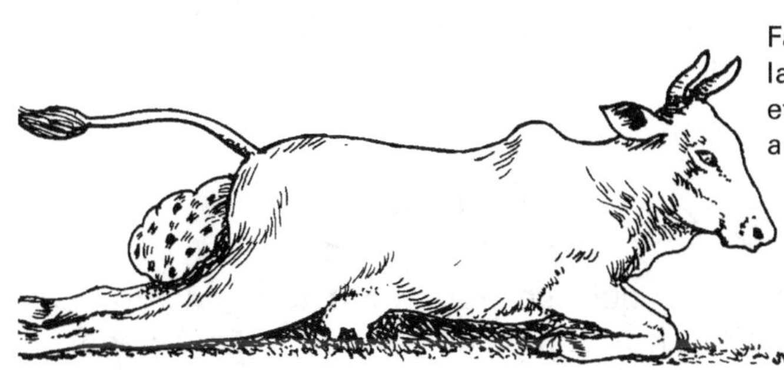

Faites, si possible, coucher la vache sur le ventre et allongez-lui les pattes arrière en arrière.

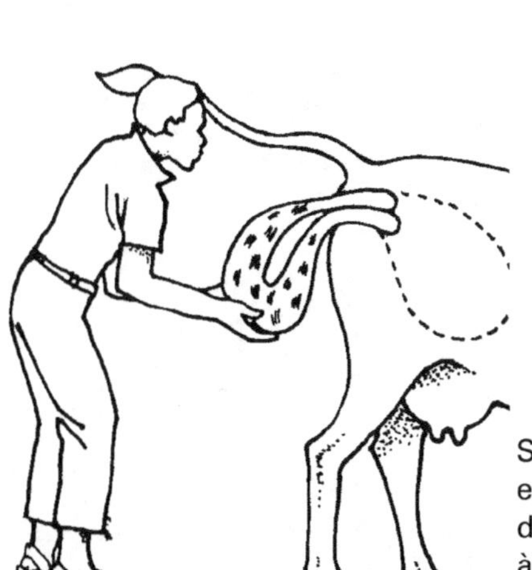

Soulevez l'utérus et repoussez-le délicatement à l'intérieur du vagin.

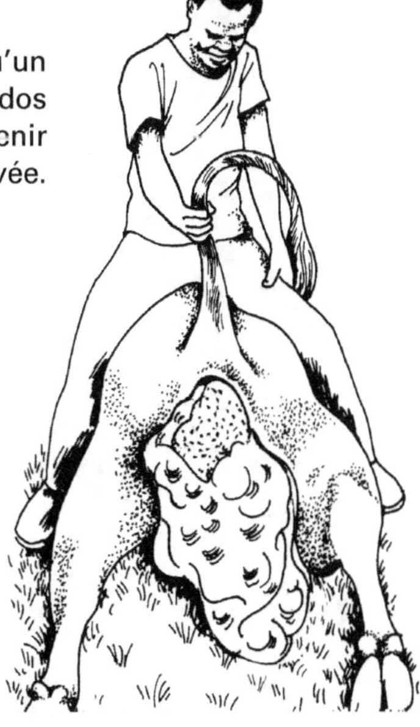

Demandez à quelqu'un de s'asseoir sur le dos de la femelle et de lui tenir la queue relevée.

• Incitez le nouveau-né à téter sa mère le plus rapidement possible, cela favorise chez la mère la sécrétion d'une hormone (appelée ocytocine) qui provoque les contractions utérines. Un technicien expérimenté peut faire des injections d'ocytocine pour que l'utérus se contracte.

• Certains éleveurs ferment la vulve en la cousant ou en la clampant, ce qui permet parfois d'éviter que se reproduise un prolapsus de l'utérus. Retirez les fils ou les agrafes au bout de 4 à 5 jours.

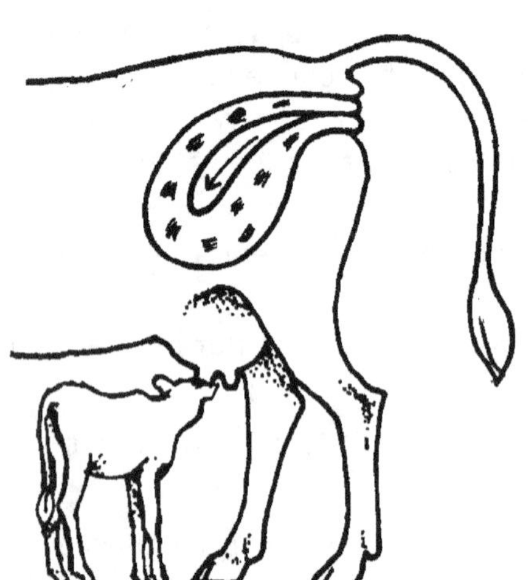

Vérifiez que la totalité de l'utérus a été repoussé et qu'il a repris sa position normale. Incitez le nouveau-né à téter sa mère le plus rapidement possible.

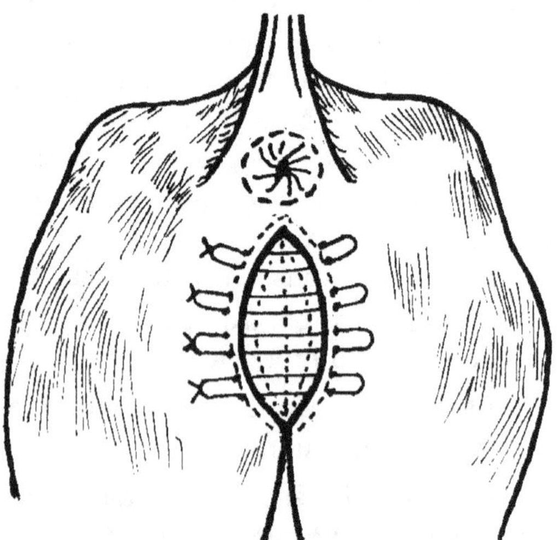

On peut fermer la vulve, par suture ou à l'aide de ficelles, pour éviter que l'utérus ne ressorte.

La mise bas est difficile

Vous pouvez être amené à pratiquer un **traitement d'urgence** ou une surveillance immédiate, voire à faire appel à un technicien expérimenté en cas de mise bas difficile (p. 55).

10 Les interventions simples

Plusieurs des interventions décrites ci-après sont difficiles à réaliser correctement. Avant de les entreprendre, essayez toujours d'obtenir l'aide d'un technicien expérimenté ou, éventuellement, un complément de formation.

Castrer un animal

Demandez toujours à un technicien expérimenté de vous montrer comment castrer un animal correctement. **Une castration mal réalisée est traumatisante et dangereuse pour l'animal.** C'est pour les rendre moins agressifs et pour éviter qu'ils se battent que l'on castre les animaux : ils sont alors plus faciles à manier. La castration évite la reproduction d'animaux aux qualités insuffisantes et l'accouplement des mâles avec des femelles encore immatures ou des femelles de parenté trop proche. La croissance des animaux castrés est plus rapide et leur viande est de meilleure qualité. La viande du verrat adulte sent parfois très fort mais elle est sans odeur si vous le castrez.

Il est généralement préférable de castrer les animaux lorsqu'ils ne sont âgés que de quelques jours, avant le sevrage. Les jeunes animaux se rétablissent rapidement. Néanmoins, la plupart des utilisateurs d'animaux de travail attendent que ces derniers soient plus âgés, qu'ils soient devenus plus puissants et aient développé les caractères mâles pour les castrer. Ainsi, il est fréquent que les bœufs de trait ne soient castrés qu'après avoir développé leur bosse.

Procédez à la castration de préférence pendant la saison sèche, lorsque les mouches ne sont pas trop abondantes.

Pour castrer des animaux âgés, faites appel à un technicien expérimenté bien formé. La castration d'animaux âgés est délicate et plus dangereuse pour les animaux.

Attention

N'écrasez pas le cordon spermatique ni les testicules avec un marteau ou des pierres. C'est douloureux et traumatisant pour l'animal et cela le fait beaucoup maigrir. Il existe des méthodes de castration moins dangereuses et mieux adaptées.

Comment castrer
à l'aide de pinces de Burdizzo

Cette méthode permet de castrer les animaux sans plaie. Effectuée correctement, elle est sans danger. Il existe des grandes pinces de Burdizzo pour les bœufs, et des petites pinces pour les boucs et les béliers. C'est un instrument qui ne doit pas être utilisé pour les chevaux, les ânes, les mulets et les chameaux.

Pour les **bœufs**, les **buffles**, les **boucs** et les **béliers**, utilisez une pince à castrer (p. 11) pour les jeunes âgés de 2 ou 3 mois.

• Maintenez l'animal pour qu'il reste tranquille.

• Pressez sur un testicule pour le faire descendre dans le fond du scrotum. Cherchez le cordon testiculaire avec la main et rapprochez-le de la peau.

• Placez les mâchoires de la pince à castrer sur le cordon, 2 cm au-dessus du testicule et refermez-les. Répétez l'opération 1 cm plus haut. Puis procédez de même pour l'autre testicule. N'écrasez pas le scrotum et **faites attention à ne pas écraser le pénis en même temps.**

• Au bout de 3 semaines, vérifiez que les testicules sont devenus plus petits.

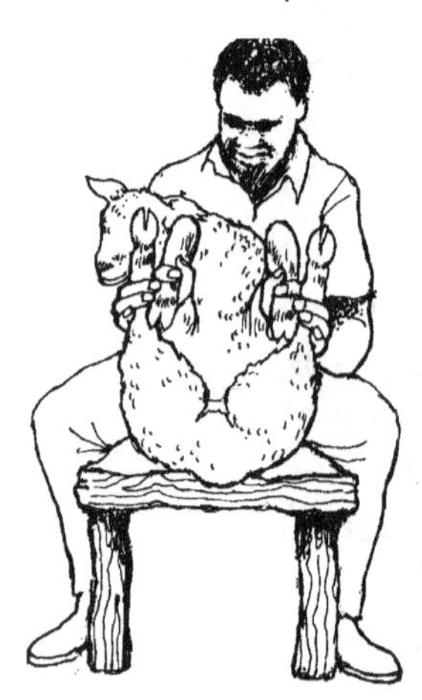

Maintenez l'animal pour qu'il reste tranquille.

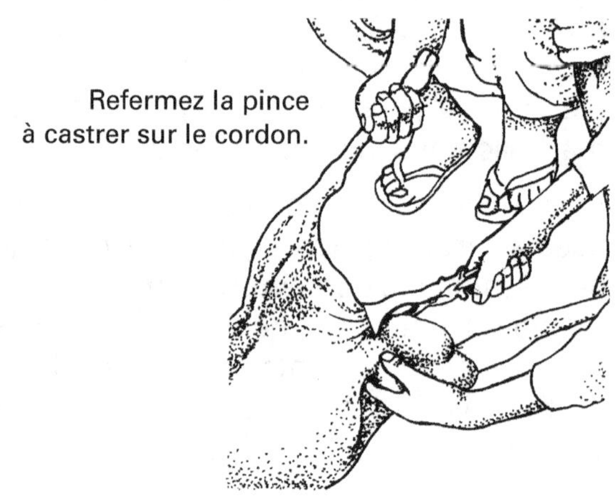

Refermez la pince à castrer sur le cordon.

Comment castrer
à l'aide d'anneaux en caoutchouc

Cette méthode est bien adaptée aux **boucs** et aux **béliers**. On l'adopte aussi parfois pour castrer les bœufs et les buffles mais pour ces animaux les autres méthodes sont préférables. Les anneaux en caoutchouc ne peuvent s'utiliser que pour castrer les animaux âgés de quelques jours seulement.

• Maintenez l'animal pour qu'il reste tranquille (p. 18).

• Pressez sur les deux testicules pour les faire descendre dans le fond du scrotum.

• Placez l'anneau en haut du scrotum à l'aide de l'instrument spécial. Relâchez la pince en laissant l'anneau en place. **Ne prenez pas le pénis dans l'anneau.** Le scrotum doit se détacher au bout de 2 semaines, environ.

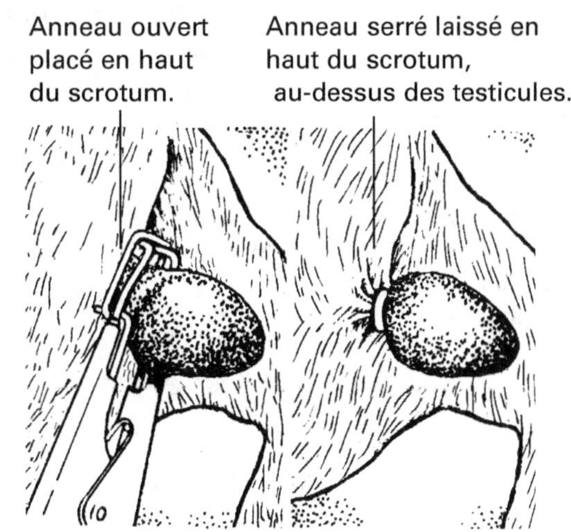

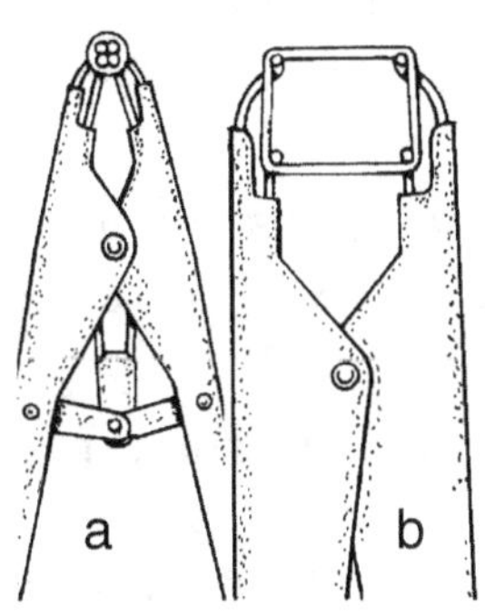

Instrument pour poser l'anneau de castration.
a) fermé
b) ouvert

Comment effectuer une castration sanglante

C'est une méthode permettant aux personnes correctement formées de castrer les animaux âgés. Vous avez besoin :
– d'un anesthésique local, d'une aiguille et d'une seringue (préférable pour les animaux âgés),
– d'un scalpel, d'un couteau tranchant ou d'une lame de rasoir,
– d'eau propre chaude, de préférence, et additionnée d'un désinfectant (p. 350),
– d'un antiseptique en poudre.

• Stérilisez tous les instruments dans l'eau bouillante ou à la flamme (p. 71).

• Demandez à quelqu'un de tenir l'animal (p. 14).

• Examinez le scrotum pour détecter tout gonflement anormal ou un risque de hernie (p. 204). Dans ce cas, **ne castrez pas l'animal.**

• Nettoyez vos mains et la surface externe du scrotum. Lavez le scrotum avec de l'eau et du savon ou un antiseptique (p. 350).

• Faites une injection d'anesthésique local (p. 387).

• Faites une incision à la base du scrotum, sur le côté.

• Pressez sur le testicule pour le faire sortir par l'incision ainsi pratiquée. Il existe plusieurs méthodes permettant d'extraire les testicules. Reportez-vous aux paragraphes consacrés aux différents animaux.

• Laissez les plaies ouvertes, mettez un antiseptique en poudre ou de la teinture d'iode.

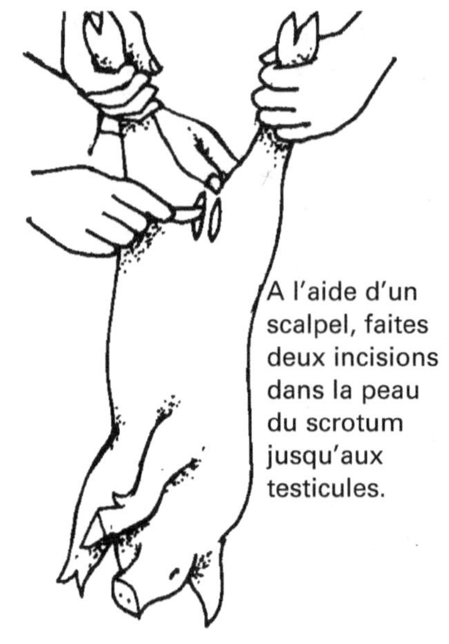

A l'aide d'un scalpel, faites deux incisions dans la peau du scrotum jusqu'aux testicules.

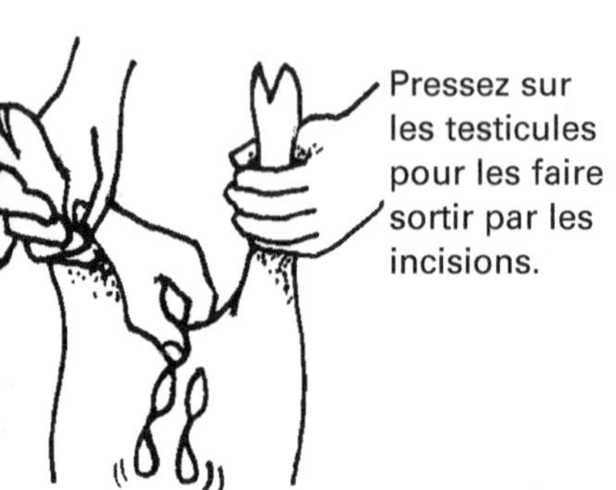

Pressez sur les testicules pour les faire sortir par les incisions.

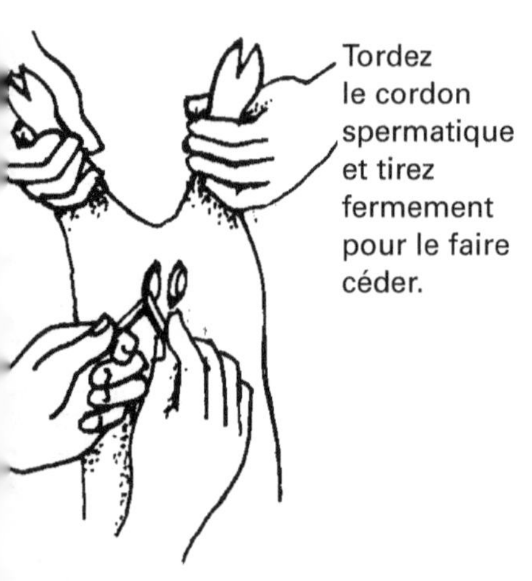

Tordez le cordon spermatique et tirez fermement pour le faire céder.

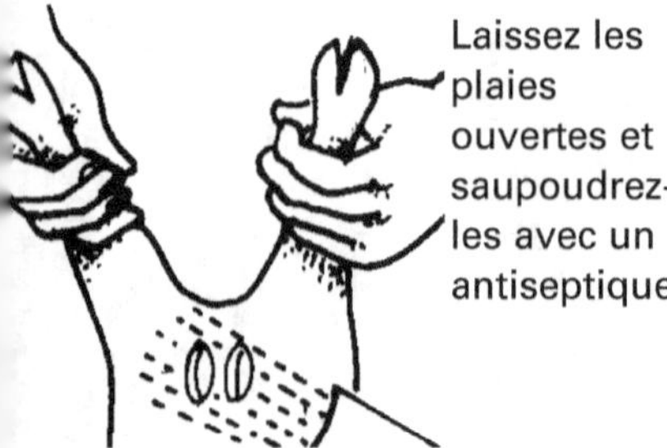

Laissez les plaies ouvertes et saupoudrez-les avec un antiseptique.

• Environ 1 heure après que l'animal a été castré, puis quotidiennement pendant quelques jours, vérifiez qu'il n'y a pas d'hémorragie au niveau du scrotum. Ne vous alarmez pas pour quelques gouttes de sang mais essayez d'arrêter les saignements importants (p. 66). Les plaies doivent rester ouvertes quelques jours pour que le pus et le sérum s'évacuent. Si les plaies se referment et dégagent une odeur forte, ouvrez-les de nouveau pour qu'elles se drainent. Si les plaies sont infectées et qu'il y a du pus, nettoyez-les et lavez-les comme vous le feriez pour un abcès (p. 201).

Pour les **béliers** et les **boucs**, tirez fermement sur le testicule jusqu'à la rupture du cordon. Puis faites de même avec l'autre testicule.

Pour les **bœufs** et les **buffles**, tirez fermement sur le testicule tout en le tordant. Continuez jusqu'à la rupture du cordon. Une dizaine de tours ou davantage sont souvent nécessaires. Vous pouvez faciliter la rupture du cordon en faisant une petite encoche avec le couteau. Pour les grands animaux et les animaux très âgés, les techniciens expérimentés tirent sur le cordon puis le clampent avec une pince et le suturent.

Les **chevaux**, les **mulets** et les **ânes** se castrent en sectionnant et en enlevant les testicules par castration sanglante. Les chevaux sont très sensibles au tétanos (p. 280). Castrez les chevaux lorsqu'ils sont âgés de 2 mois. On les castre souvent plus tard, mais il faut alors faire appel à un technicien expérimenté. Il est possible de castrer les chevaux jusqu'à l'âge de 2 ou 3 ans, au-delà, la castration est compliquée et difficile et seul un technicien très expérimenté peut la réaliser. Les mulets ne peuvent pas bien reproduire mais les hormones sexuelles mâles les rendent parfois agressifs, c'est pourquoi on les castre.

• Maintenez fermement le cheval, les techniciens expérimentés peuvent faire une injection pour calmer l'animal. Faites coucher l'animal et attachez-lui les pattes fermement. On castre parfois les chevaux debout.

• Donnez un anesthésique local (p. 387). Injectez environ 10 ml d'anesthésique de part et d'autre du scrotum, suivant une ligne passant juste sous la peau du scrotum où vous souhaitez pratiquer les incisions.

• Injectez l'anesthésique local à travers la peau dans le cordon, le plus loin possible de part et d'autre du testicule.

• Faites une incision de part et d'autre du point d'injection de l'anesthésique local. Incisez le testicule sans entamer la membrane blanche et brillante qui le recouvre.

• Faites sortir les testicules du scrotum tout en les conservant dans leur enveloppe blanche. Faites une incision dans cette enveloppe et libérez le testicule en tirant dessus délicatement.

• Ligaturez tout le cordon ainsi que l'enveloppe blanche du testicule, à l'aide de fil résorbable pour sutures (catgut). Ligaturez le cordon deux ou trois fois pour éviter tout risque d'hémorragie et sectionnez-le. Utilisez un fer rouge ou une pince spéciale pour écraser le cordon, puis sectionnez ce dernier avec un couteau.

• Procédez de la même façon pour le deuxième testicule.

Comment éviter le tétanos

• Lavez-vous et nettoyez soigneusement la peau autour des testicules. Utilisez un couteau préalablement stérilisé (p. 71).

• Vaccinez l'animal contre le tétanos un mois avant la castration et donnez-lui un rappel le jour de la castration.

• Faites à l'animal une injection d'antibiotique le jour de la castration (p. 356).

Castrez les **chameaux** de travail lorsqu'ils sont âgés de plus de 4 ans : faites appel à un technicien expérimenté, qui fait généralement une injection à l'animal pour le calmer avant de le castrer.

• Faites coucher le chameau sur son flanc droit. Cachez-lui l'œil droit. Attachez-lui les quatre pattes avec une corde. Injectez 20 ml d'anesthésique local dans le cordon et le testicule, de part et d'autre du scrotum comme pour les chevaux (voir ci-dessus).

• Incisez le long de la ligne entre les deux testicules et tirez sur le testicule pour le libérer.

• Ecrasez le cordon. Ligaturez-le avec du fil qui se résorbe pour sutures (catgut).

• En utilisant la même incision, sectionnez le second testicule et retirez-le de la même façon que le premier.

• Détachez l'animal en commençant par les pattes arrière, remttez-le sur le thorax pour qu'il puisse se relever. Suivant une coutume très répandue, les prières récitées pendant la castration sont réputées favoriser le rétablissement de l'animal.

Castrez les **porcs** lorsqu'ils sont âgés de 2 à 3 semaines. Faites-vous aider par une personne qui maintiendra l'animal fermement entre ses genoux, en lui faisant baisser la tête. Les porcs ont souvent des hernies du scrotum (p. 203).

• Pressez le testicule contre la peau et sectionnez-le en faisant une incision dans la peau du scrotum.

• Appuyez sur le testicule pour l'extraire par l'incision et tirez dessus, lentement mais fermement, pour faire céder le cordon.

• Procédez de même avec l'autre testicule.

• Avec les porcs plus âgés, suturez le cordon avec du fil qui se résorbe (catgut) comme vous le feriez lors de la castration d'un cheval.

Ecorner un animal

On écorne les animaux vivant en troupeau pour éviter qu'ils se blessent entre eux. Par ailleurs, en l'absence de cornes, les animaux ont besoin de moins de place pour accéder à la mangeoire.

Comment écorner un jeune animal

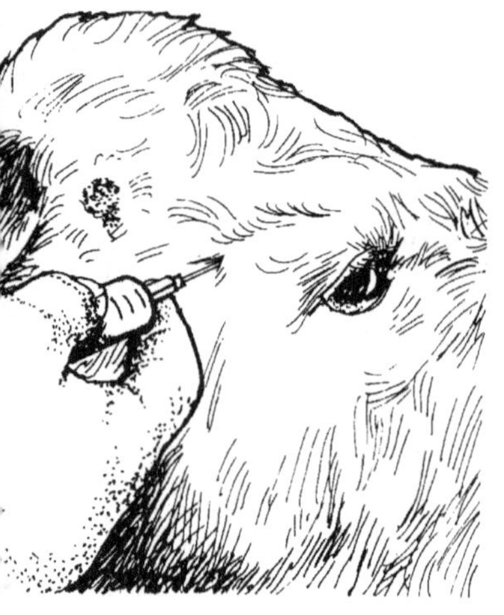

Injectez un anesthésique local sous le bord de l'os derrière l'œil.

- Retirez l'ébauche de cornillon lorsque le jeune est âgé d'une semaine, environ.

- Utilisez un fer creux rougi au feu dont la section correspond exactement à la surface du cornillon. Vous pouvez rougir le fer sur un feu mais il existe des fers chauffés au gaz. Si l'âge de l'animal est très supérieur à une semaine, faites-lui une injection d'anesthésique local (p. 387) à 1-2 cm de profondeur sous le bord du cornillon, juste à l'arrière de l'œil. Tirez le piston de la seringue avant de procéder à l'injection pour vérifier que l'aiguille ne pique pas une veine (sang dans la seringue) (p. 40).

- La température du fer doit être telle qu'il puisse imprimer facilement un cercle noir sur un morceau de bois.

- Demandez à quelqu'un de vous aider à tenir l'animal.

- Appuyez l'extrémité du fer rouge sur le cornillon.

- Tournez le fer sur le cornillon dans un mouvement circulaire, pendant une quinzaine de secondes jusqu'à ce que le cornillon se détache.

- Eliminez le cornillon en raclant.

- La chaleur doit cicatriser la plaie et empêcher toute hémorragie. En cas d'hémorragie, brûlez de nouveau avec le fer chaud pendant quelques secondes.

- Couvrez la plaie avec un pansement détruisant les œufs de mouches (p. 354).

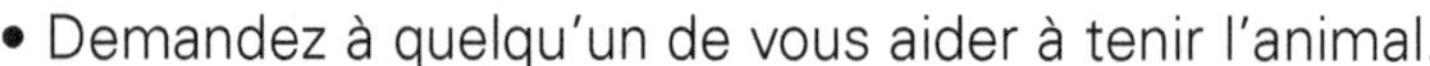

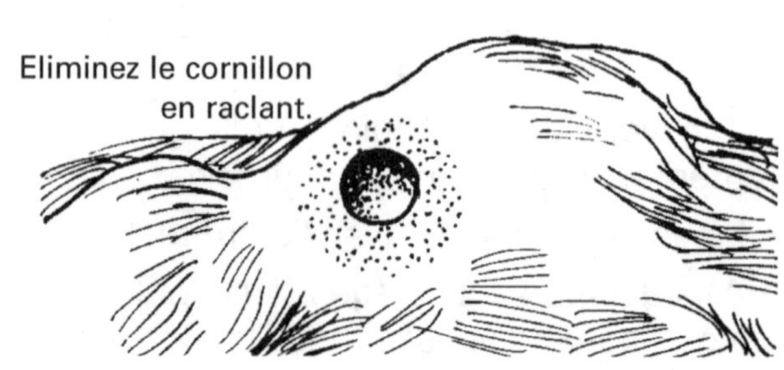

Tournez le fer sur le cornillon dans un mouvement de va-et-vient pour le détacher.

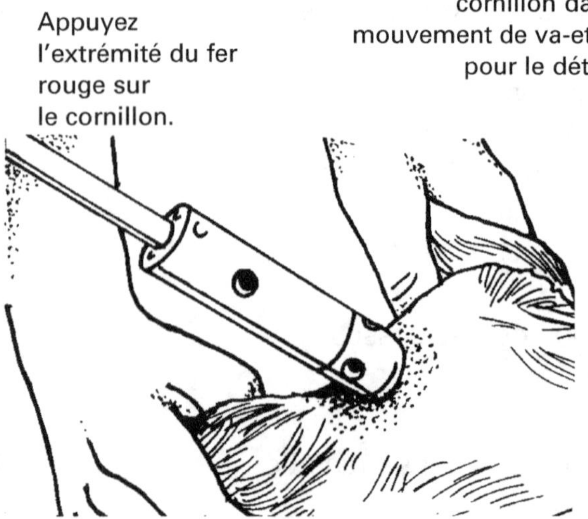

Appuyez l'extrémité du fer rouge sur le cornillon.

Eliminez le cornillon en raclant.

Comment écorner un animal adulte

• Attachez l'animal fermement.

• Injectez un anesthésique local sous la peau autour de la corne.

• Attachez un morceau de corde fine autour de la base des deux cornes et serrer à la base de chaque corne pour éviter les risques d'hémorragies et sectionnez la corne avec une scie à proximité de la peau. Lorsque vous retirez la corne, brûlez la surface sectionnée à l'aide d'un fer rouge pour éviter les hémorragies.

• Recouvrez d'un pansement détruisant les œufs de mouches (p. 354).

• Au bout d'un jour ou deux, détachez la corde si elle n'est pas tombée.

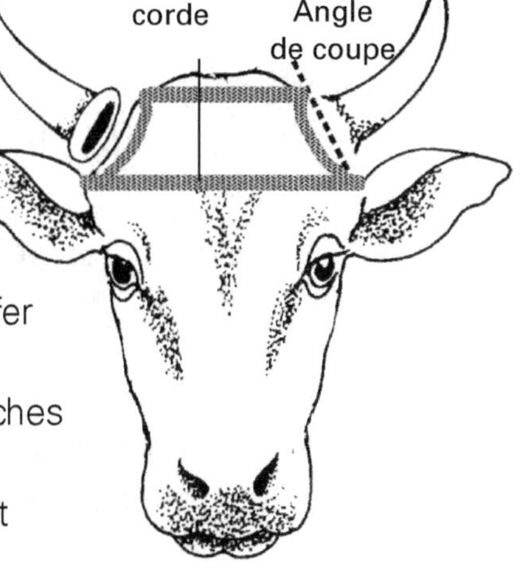

Eliminer un trayon supplémentaire

Les femelles naissent parfois avec un nombre de trayons supérieur à la normale. Examinez les femelles quand elles sont âgées de 1 ou 2 jours. Les trayons supplémentaires peuvent se mettre à sécréter du lait lorsque l'animal grandit et peuvent s'infecter. Il est donc recommandé de les éliminer. **Sachez reconnaître un trayon supplémentaire :** il est généralement plus petit que les autres et n'est pas aligné avec ceux-ci.

• Lorsque l'animal est âgé d'environ une semaine, tirez sur le trayon que vous voulez supprimer et coupez-le avec un couteau tranchant ou des ciseaux.

• Couvrez la plaie d'un pansement détruisant les mouches (p. 354).

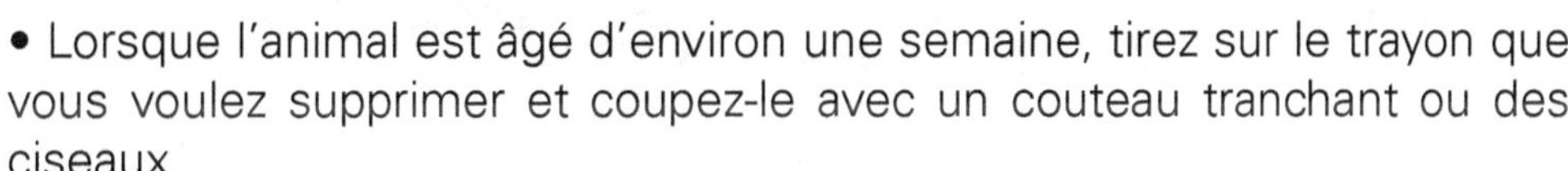

Coupez le trayon supplémentaire.

Déboucher un trayon obstrué

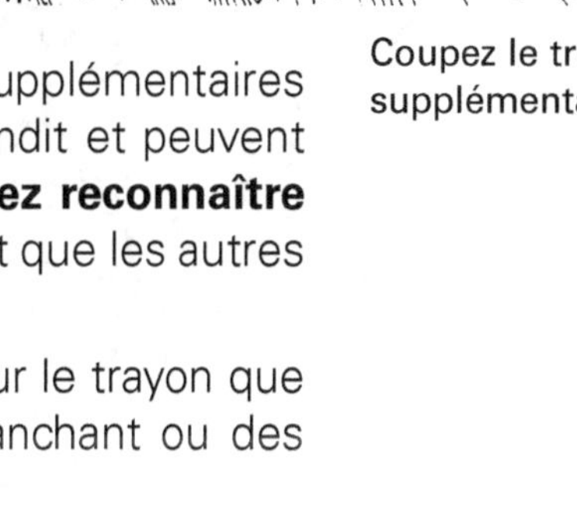

Introduisez dans le trayon un fin tuyau spécial, en métal ou en plastique.

Si un animal a du lait mais que l'un des trayons ne laisse pas le lait s'écouler, vous pouvez introduire un fin tuyau spécial, en métal ou en plastique, à l'extrémité du trayon pour drainer le lait.

• Nettoyez l'extrémité du trayon et le tuyau avec un antiseptique ou de l'alcool.

• Introduisez le tuyau dans le trayon.

• Lorsque le lait s'est écoulé ou que la mamelle se remet à fonctionner, retirez le tuyau. Certains laissent le tuyau en

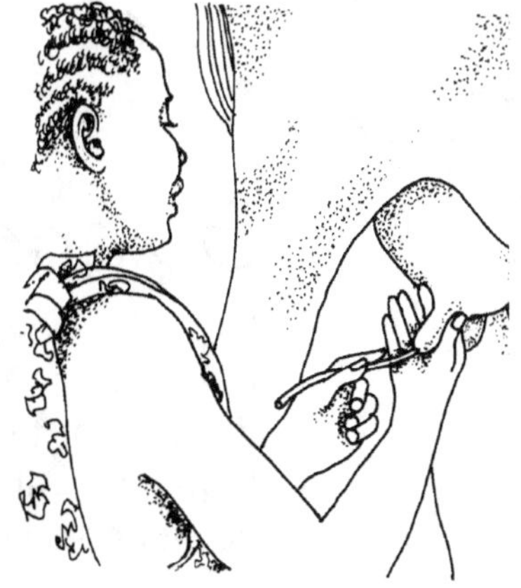

place pendant quelques jours. Utilisez le tuyau pour donner des antiseptiques si la mamelle est infectée. Evitez de boire le lait de cette vache pendant 2 jours après le traitement.

Soigner les dents

C'est en mangeant que les **chevaux**, les **mulets** et les **ânes** usent leurs dents. Il arrive que les dents postérieures présentent des aspérités, qui empêchent l'animal de manger normalement. Vous pouvez les réduire avec une lime. C'est une opération délicate à réaliser sans lime.

• Ouvrez la bouche du cheval et maintenez-la ouverte, de préférence avec un pas-d'âne (p. 24).

• Introduisez votre main pour sentir les aspérités, dirigez la lime en la faisant passer au-dessus des dents et éliminez les aspérités.

• Continuez à contrôler l'action de la lime avec votre main jusqu'à la fin de l'opération.

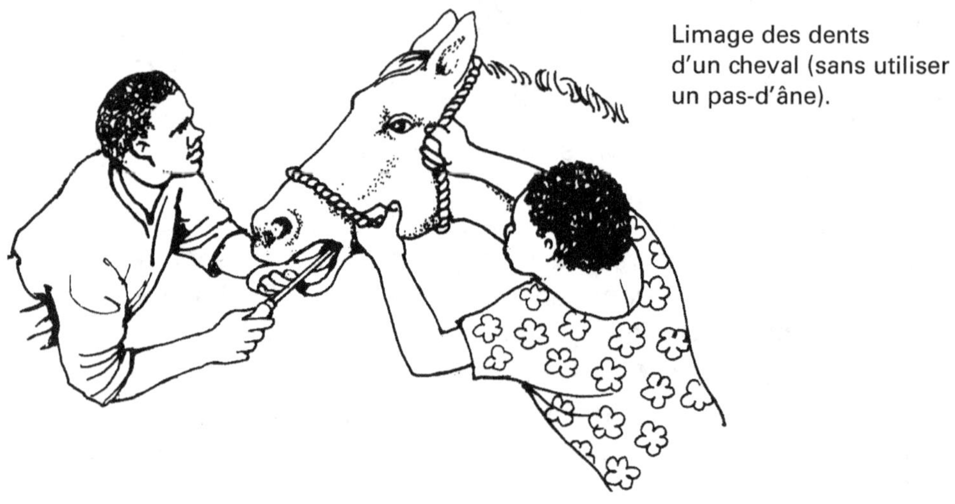

Limage des dents d'un cheval (sans utiliser un pas-d'âne).

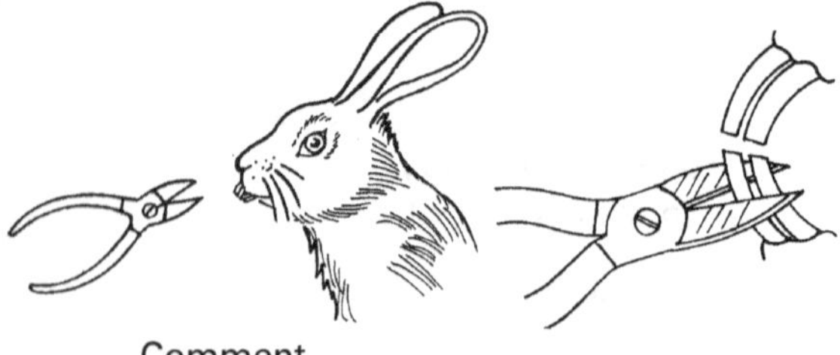

Comment sectionner les dents d'un lapin.

Chez le **lapin**, la mâchoire supérieure comprend 4 dents frontales et la mâchoire inférieure 2. Ces dents poussent en continu et, généralement, le lapin les use en mangeant, mais il arrive que l'usure soit insuffisante. Si les dents deviennent trop longues, il faut les sectionner avec une pince coupante ou une cisaille.

Soigner les pieds

Les sabots des animaux poussent en permanence et sont usés par le sol. En terrain tendre, les onglons s'usent moins vite qu'ils ne poussent et deviennent trop longs : faites marcher, de temps à autre, les animaux en terrain sec et dur. Si les onglons deviennent trop longs, les animaux ne peuvent plus marcher correctement et les pieds s'infectent facilement.

Comment parer les pieds des animaux

- Tenez l'animal de façon à pouvoir lui relever le pied (p. 14).

- Utilisez un couteau tranchant pour égaliser l'onglon jusqu'à lui redonner une forme normale.

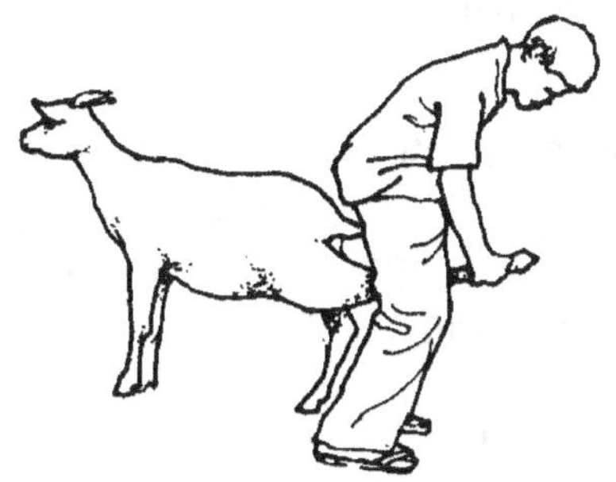

Tenez l'animal pour lui relever le pied.

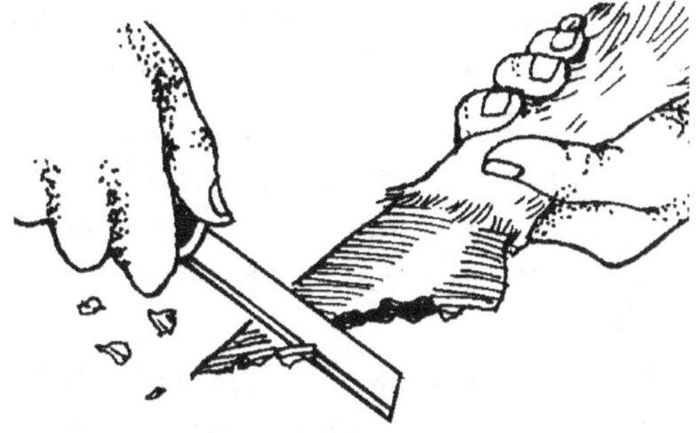

Utilisez un couteau tranchant pour égaliser l'onglon.

- Ce sont surtout les bords de l'onglon qui doivent être taillés. Ne taillez pas trop en profondeur, notamment au-dessus de la partie molle qui occupe le centre du pied.

- En cas de saignement, arrêtez de tailler et mettez un antiseptique (p. 350) sur le pied.

- Si le pied dégage une odeur, ou s'il est chaud et douloureux, il est probablement infecté ou il est le siège d'un abcès (p. 270).

Chez les **bœufs** et les **buffles**, les onglons qui sont devenus trop longs se présentent comme sur l'illustration (1). Taillez-les pour qu'ils se présentent comme ceci (2).

Chez les **moutons** et les **chèvres**, les onglons qui sont devenus trop longs se présentent comme sur l'illustration (3). Taillez-les pour qu'ils se présentent comme ceci (4).

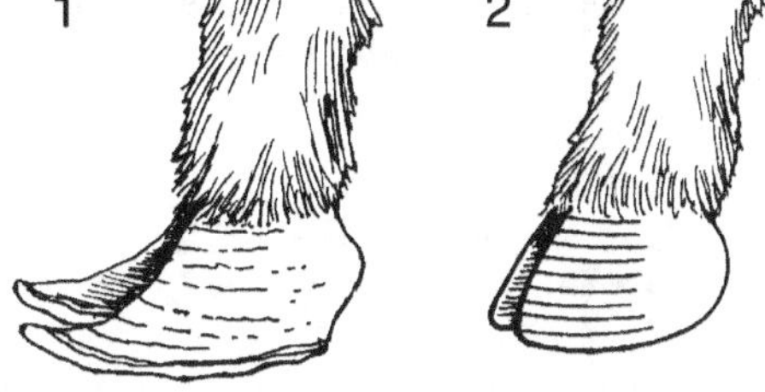

1. Onglon trop long d'une chèvre.
2. Onglon taillé d'une chèvre.

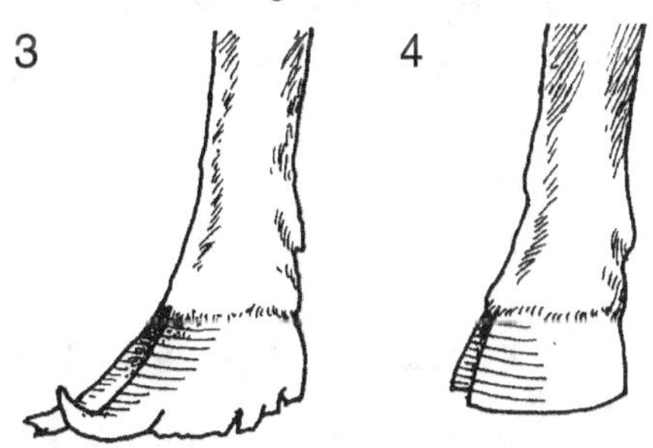

3. Onglon trop long d'un buffle.
4. Onglon taillé d'un buffle.

Le dessous du pied du **chameau** ou du **dromadaire** est mou et possède un coussinet gras à l'intérieur. Les onglons doivent être taillés de façon à être de niveau avec le coussinet. Nettoyez les plaies présentes sous les pieds et utilisez un antiseptique.

Pour les **chevaux**, les **mulets** et les **ânes**, la partie centrale du pied doit être au-dessus du sol, le pied reposant à plat sur ses parties extérieures.

Lorsque les animaux se déplacent souvent en terrain dur, les onglons s'usent plus vite qu'ils ne poussent et il est donc utile de les protéger avec un fer en métal. Pour fabriquer correctement un fer à cheval et le poser, faites appel à un spécialiste. Toutes les 6 semaines, retirez le fer, égalisez l'onglon et remettez le fer en place.

Onglons fendus

Si les onglons se dessèchent et se fendillent, sectionnez l'extrémité de la fente pour éviter qu'elle s'agrandisse.

Si la fente est profonde, nettoyez-la avec de l'eau salée et mettez un antiseptique (p. 350). Enduisez l'onglon d'huile ou de graisse pour l'hydrater et empêcher qu'il se fendille. Lorsqu'un animal est ferré, vérifiez que le fer est bien adapté et qu'il est changé assez souvent.

Coupez les ongles des **lapins** et des **chiens** à l'aide d'une pince coupante ou d'une cisaille pour éviter qu'ils deviennent trop longs. Ne les coupez pas trop courts pour éviter qu'ils saignent.

Brûler au fer rouge

On utilise le fer rouge :
– pour brûler les plaies afin qu'elles arrêtent de saigner (p. 68) ;
– pour empêcher la croissance des cornillons (p. 84) chez les jeunes animaux.

Attention

Brûler la peau pour traiter les maladies infectieuses ou les vers n'est pas une solution. Elle ne favorise pas le rétablissement de l'animal et le traumatise. Il existe des traitements mieux adaptés et plus favorables au rétablissement (p. 151).

Abattre un animal pour sa viande

De nombreux principes religieux régissent la façon d'abattre les animaux dont la viande est destinée à l'alimentation humaine. Il est fréquent que seules les personnes spécialement formées à cette tâche soient autorisées à l'accomplir. **Respectez les traditions.**

• Lorsque vous abattez un animal pour en consommer la viande, coupez-le à la gorge de façon à sectionner les gros vaisseaux sanguins pour que le sang s'écoule. Suspendez l'animal par les pattes arrière pour favoriser l'écoulement du sang.

Comment égorger un animal.

• Séparez l'endroit où vous abattez les animaux de celui où vous les gardez. Installez une clôture autour de cet endroit pour tenir les personnes, les chiens et les autres animaux à l'écart.

• Protégez la viande des mouches.

• Lavez-vous les mains avant d'abattre les animaux et après.

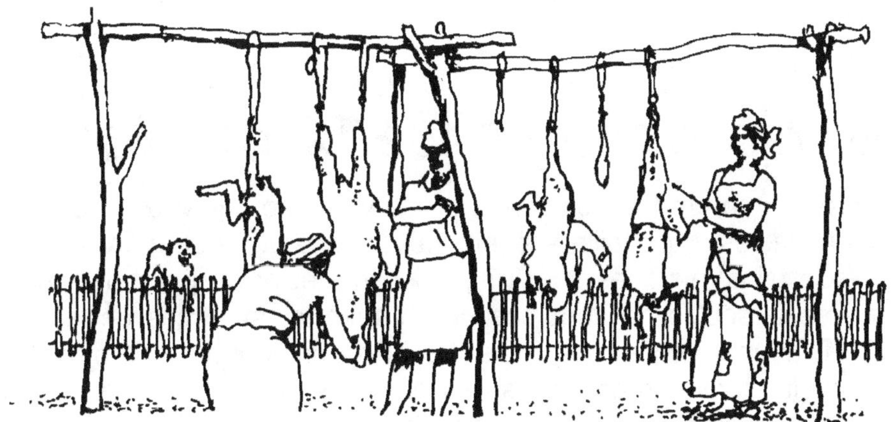

Suspendez les animaux à l'écart.

11 Les infections

Ce sont les microbes ou les parasites qui provoquent chez les animaux des maladies qui se développent à l'intérieur de leur organisme ou sur leur peau.

Les microbes et les parasites

Les microbes, comme les bactéries et les virus, sont la cause de nombreuses maladies. Leur taille est tellement petite qu'ils sont invisibles à l'œil nu. Certains microbes sont très puissants et provoquent des maladies même lorsqu'ils ne sont pas nombreux : c'est le cas de la rage (p. 277). D'autres sont moins puissants et ne provoquent des maladies que lorsqu'ils sont nombreux : si les animaux vivent dans un endroit souillé où les microbes peuvent se développer, par exemple.

Les parasites sont généralement visibles à l'œil nu, même s'ils sont parfois minuscules. Les uns, les vers par exemple (p. 236), vivent dans l'organisme des animaux, les autres, les tiques par exemple (p. 169), se développent sur leur peau. Les parasites prélèvent leur nourriture sur les animaux et leur sont nuisibles.

Les animaux forts, sains et correctement nourris sont en mesure de lutter contre de nombreux microbes et parasites.

La propagation des infections

Il existe différentes voies par lesquelles les animaux malades transmettent les maladies infectieuses aux animaux sains.

Par contact entre individus malades et sains.

Par contact avec des objets contaminés : certaines maladies, notamment les dermatoses et la teigne (p. 195), se transmettent aux animaux sains en contact avec des éléments (litières, mangeoires ou cordes) contaminés par des animaux infectés.

Les animaux infectés contaminent leur environnement par contact ou en y déposant leurs excréments, leur urine ou autres écoulements.

Par l'intermédiaire de l'homme : l'homme propage les infections par ses vêtements, ses mains ou ses pieds, et en utilisant des aiguilles salies lorsqu'il fait des injections.

Par l'intermédiaire de l'air : certaines maladies sont transmises aux animaux lorsque l'air qu'ils respirent est porteur de microbes. Certains microbes, le virus de la fièvre aphteuse par exemple (p. 298), sont capables de se propager dans l'air sur des centaines de kilomètres.

Par la mère avant la mise bas : les nouveau-nés dont les mères sont atteintes d'une infection peuvent être contaminés. Cette contamination se produit par l'utérus ou le vagin au moment de la mise bas.

Par les aliments et l'eau : les excréments, l'urine et d'autres excrétions émises par des animaux malades peuvent contaminer l'eau et les aliments que consomment d'autres animaux.

Dans les pâturages : les pâturages sont contaminés par les œufs et les larves de vers déposés dans les excréments par les animaux infectés.

Par les insectes et les acariens : les mouches (p. 172), les tiques (p. 169) et certains insectes servent de vecteurs aux maladies entre les animaux infectés et les animaux sains.

Par les plaies : certaines maladies se transmettent par des plaies infectées, le charbon symptomatique (p. 156) par exemple.

Lors de l'accouplement : les animaux sont atteints de certaines maladies qui ne se transmettent que lorsqu'ils s'accouplent, la dourine (p. 318) par exemple.

Les animaux porteurs

Certains animaux qui paraissent sains sont infectés par des microbes ou des parasites. Ces animaux sont appelés des animaux porteurs parce qu'ils transportent des infections à l'intérieur de leur organisme et sont susceptibles de les transmettre à d'autres animaux. Ils peuvent être porteurs très longtemps. Il s'agit souvent d'animaux qui ont été atteints d'une maladie dont ils ont guéri.

L'immunité

L'immunité est la capacité d'un animal à combattre une infection. Lorsque les animaux sont atteints d'une infection microbienne, ils produisent dans leur sang des substances chimiques particulières, appelées anticorps, qui détruisent les microbes. (Les anticorps sont produits par les globules blancs.) Les animaux ayant acquis l'immunité à une maladie peuvent y résister si elle se produit de nouveau.

Les animaux sont immunisés contre une maladie :
– lorsqu'ils sont infectés par des microbes, qu'ils soient malades ou qu'ils résistent à la maladie et n'en souffrent pas ;
– lorsqu'ils sont vaccinés contre une maladie (p. 394).
Ce type d'immunité est appelé immunité active parce que l'animal produit ses propres anticorps. Elle dure longtemps, parfois pendant toute la vie de l'animal.
Les animaux sont également immunisés contre une maladie :
– lorsque leur mère leur transmet une certaine immunité par l'utérus avant la naissance ;

– lorsqu'ils boivent le premier lait (colostrum) sécrété par leur mère (p. 62). Le colostrum contient des anticorps produits par la mère.

Ce type d'immunité est appelé passive parce que les animaux ne produisent pas eux-mêmes des anticorps. Elle ne dure pas très longtemps, pas plus de 6 mois, souvent quelques semaines seulement.

Prévenir les infections

Il est généralement préférable de prévenir une maladie pour éviter que les animaux soient malades et deviennent improductifs. Si une maladie est difficile ou coûteuse à prévenir, surtout si elle est rare et bénigne, on peut toutefois attendre qu'elle se déclare pour la traiter. **La meilleure façon d'éviter que les animaux soient malades consiste à les nourrir correctement et à leur fournir de grandes quantités d'eau salubre à boire.**

• Assurez aux animaux une alimentation propre. Placez les récipients d'eau en hauteur pour qu'ils ne soient pas salis par les excréments des animaux.

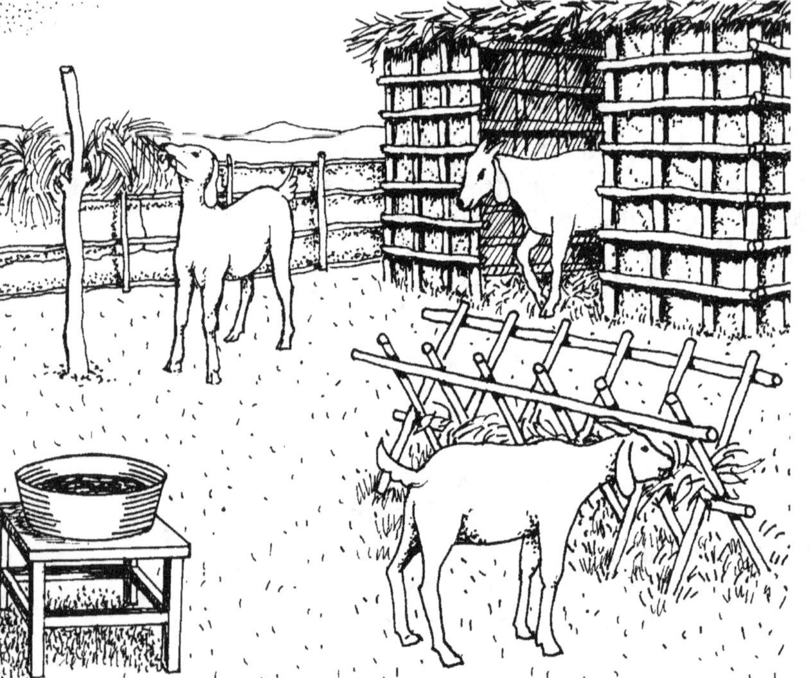
Assurez de bonnes conditions d'hygiène à vos animaux.

• Gardez les animaux dans des endroits secs et propres. Les microbes et les parasites se plaisent dans les endroits humides et sales. Lorsque beaucoup animaux occupent un même espace, il est particulièrement important de veiller à leur hygiène. Nettoyez fréquemment les bâtiments où vivent les animaux. Retirez les litières salies. Lavez soigneusement les murs et le sol. Utilisez du savon ou, si possible, un désinfectant (p. 350). Sortez les barrières et les équipements à l'extérieur pour les exposer au soleil. Assurez-vous que l'eau peut s'évacuer des bâtiments et des enclos.

• Nettoyez souvent les enclos et enlevez les excréments des animaux. Ce sont des engrais de choix pour les jardins et les champs.

• Veillez à ce que les animaux ne soient pas trop serrés. Regrouper trop d'animaux dans un même espace est toujours source de maladies. Comme l'homme, les animaux ont des règles et des comportements sociaux. Si, dans un troupeau, vous retirez ou introduisez trop d'animaux en une seule fois, l'équilibre du troupeau est modifié, et, bien souvent, des maladies et autres problèmes apparaissent.

• Déplacez souvent les enclos et les abris temporaires pour éviter que les infections et les parasites s'installent.

• Changez les animaux de pâturage lorsqu'ils y sont restés longtemps et laissez le pâturage se régénérer pendant quelques semaines. Le soleil détruit rapidement les œufs de vers. Placez les jeunes animaux dans un espace propre où d'autres animaux n'ont pas été mis à paître depuis longtemps.

• Utilisez correctement les médicaments destinés à lutter contre les infections et les vers (p. 355).

• Vaccinez les animaux contre les maladies importantes qui sévissent dans votre région.

• Ne négligez pas les cadavres d'animaux, ils peuvent être à l'origine de maladies. Enterrez ou brûlez les cadavres des animaux atteints de maladies très contagieuses.

• Ne mélangez pas vos animaux avec des animaux que vous savez ne pas être sains (voir p. 117). Vous pouvez, en revanche, les mélanger avec d'autres individus sains pour développer leur immunité.

Au Kenya, par exemple, il est fréquent que les éleveurs parcourent de grandes distances pour trouver des pâturages : ils observent les animaux qui sont sur place et s'ils sont malades, ils n'y conduisent pas les leurs.

• Travaillez en collaboration avec d'autres éleveurs et dans le cadre de programmes de lutte contre les maladies (p. 95).

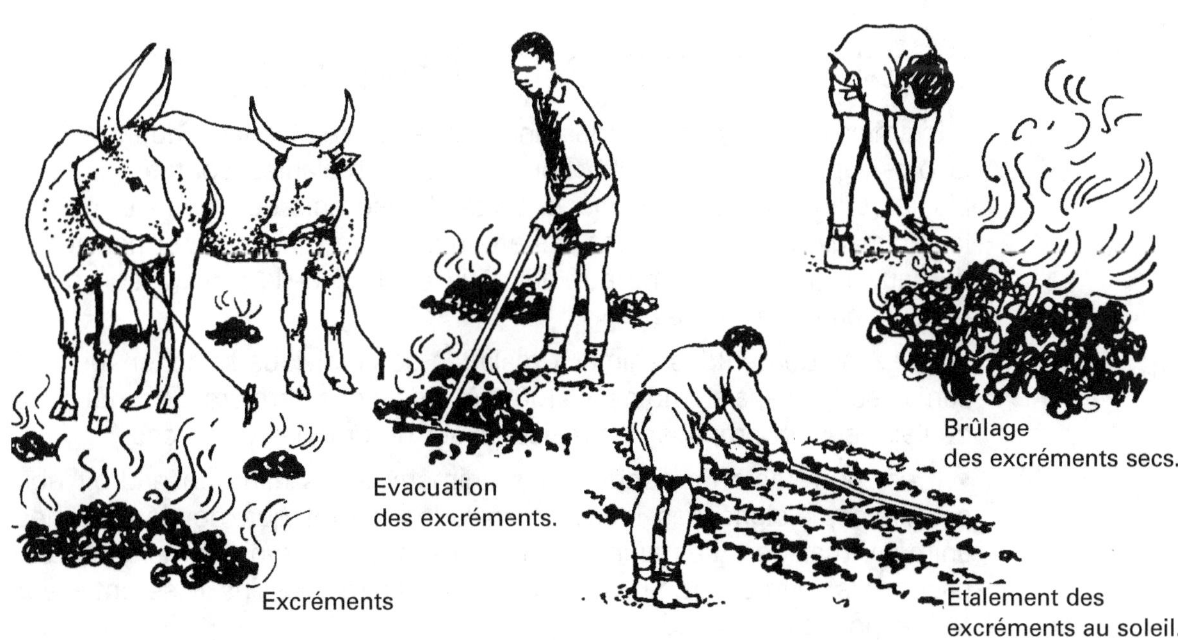

Au Soudan, les animaux sont attachés toutes les nuits au même endroit mais leurs excréments sont retirés quotidiennement, séchés au soleil, puis brûlés.

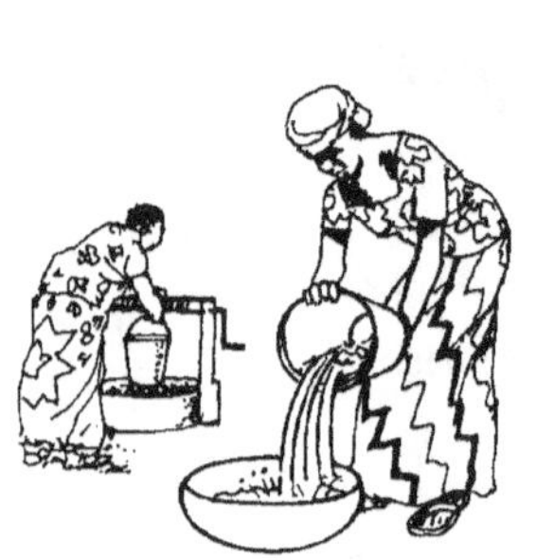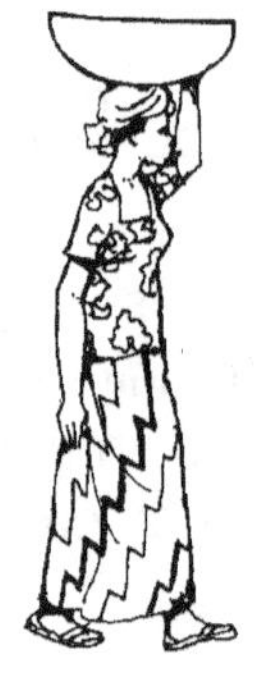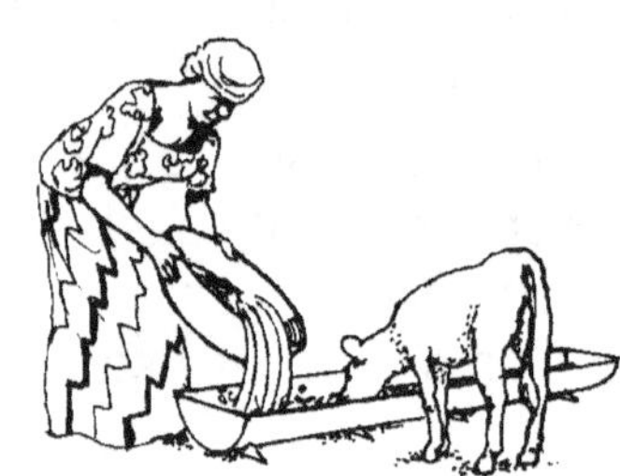

En Somalie, ces femmes vont chercher l'eau au puits et la transvasent dans des récipients pour que leurs animaux ne soient pas contaminés par d'autres animaux qui s'abreuvent au puits.

Eviter le stress

Le stress réduit la vigueur des animaux et leur capacité à lutter contre les infections. Le stress peut être provoqué par :
– une blessure,
– une maladie,
– la mise bas,
– la sous-alimentation ou l'impossibilité de boire suffisamment,
– la surpopulation dans des bâtiments inadaptés,
– la capture et le maniement par l'homme ou les déplacements sur de grandes distances,
– le changement d'endroit et de troupeau,
– la vaccination ou l'administration de médicaments.

Lorsqu'ils sont stressés, les animaux attrapent plus facilement des infections et supportent beaucoup moins bien les maladies dont ils sont atteints. **Dans la mesure du possible, pour maintenir les animaux en bonne santé, évitez de les stresser.** Sachez détecter le stress chez un animal et, si vous le pouvez, atténuez-le.

Lutter contre l'infection

• Examinez soigneusement les animaux et traitez les individus malades le plus rapidement possible. Pour certaines maladies contagieuses, si plusieurs animaux sont malades, traitez l'ensemble du troupeau, même les animaux qui ne semblent pas atteints. Cette mesure peut permettre de sauver la vie de nombreux animaux et d'éviter la propagation de la maladie parmi les autres.

• Isolez rapidement les animaux malades des individus sains, en les laissant à leur place, à au moins 50-100 mètres de ces derniers. Les mouches ou l'air peuvent propager les maladies sur de grandes distances.

• Il est préférable de conduire les animaux sains dans un endroit non contaminé, éloigné des individus malades, plutôt que de déplacer les animaux malades. Les animaux malades peuvent avoir contaminé l'espace où ils se trouvent. Si vous y laissez les animaux sains ils seront à leur tour exposés à la maladie.

• Lorsque des animaux occupent un enclos pendant la nuit, laissez l'animal malade à l'extérieur, même si dans la journée il paît avec les

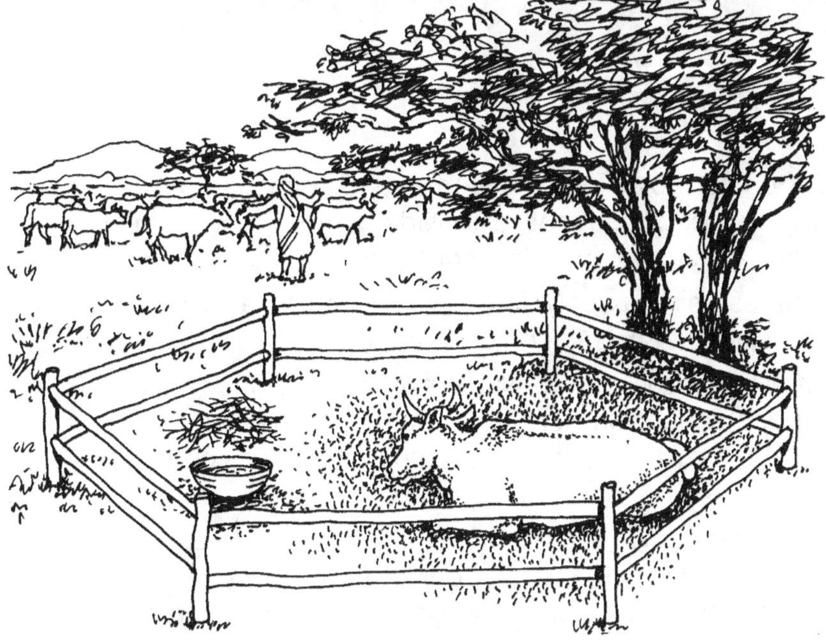

Isolez une vache malade dans un enclos à l'écart des individus sains.

autres : lorsqu'ils paissent, les animaux ne sont pas aussi près les uns des autres que dans un enclos, la nuit. Les maladies se transmettent donc moins facilement lorsque les animaux sont au pâturage.

• Veillez à ce que les personnes qui travaillent avec des animaux malades n'aient pas de contact avec les individus sains. Elles peuvent transmettre la maladie.

• Si possible, combattez les mouches près des animaux malades (p. 109), pour les empêcher de propager la maladie.

• N'introduisez pas de nouveaux animaux sains tant que la maladie ne s'est pas arrêtée.

• Ne faites pas parcourir de grandes distances à des animaux malades, ils infecteraient les individus sains présents sur leur passage.

Les programmes de lutte contre les maladies

Certaines maladies menacent un nombre tellement important d'animaux et de personnes que les gouvernements mettent en œuvre des programmes de prévention ou d'éradication. **Collaborez au succès de ces programmes.** Si, dans votre région, la maladie ne sévit pas, vous pouvez être tenté de ne pas participer à ces programmes : c'est une erreur. Seule une démarche collective, qui implique tous les éleveurs de votre région, pourra éradiquer la maladie et éviter que vos animaux soient malades si la maladie survient.

Les programmes de lutte interviennent généralement dans les domaines suivants.

♦ Ils donnent des conseils à la population sur les précautions à prendre : isoler les animaux malades, détruire les cadavres d'animaux, faire bouillir le lait des animaux malades avant de le consommer.

♦ Ils essaient de contrôler les déplacements d'animaux pour éviter que des animaux infectés propagent la maladie et que des animaux sains soient conduits dans un endroit déjà contaminé.

♦ Ils vaccinent les animaux pour les protéger contre la maladie et éviter qu'ils soient malades et propagent la maladie.

♦ Ils abattent les animaux malades : dans le meilleur des cas, les gouvernements qui demandent aux éleveurs d'abattre leurs animaux, dans le cadre d'un programme de lutte, les indemnisent pour compenser leurs pertes.

♦ Ils pratiquent des tests, à partir de prélèvements (de sang généralement), pour vérifier que les animaux ont été correctement vaccinés ou pour savoir s'ils sont porteurs de l'infection. Ces tests permettent de déterminer l'efficacité des programmes.

12 Les parasites internes

Les vers ronds et les douves rendent souvent les animaux malades mais ils ne sont pas visibles à l'œil nu dans les excréments d'un animal. Ce sont les œufs qui sont expulsés dans les excréments et ils sont tellement petits qu'ils sont invisibles. Les vers plats ou ténias (p. 106) ne rendent pas souvent les animaux malades, même si vous pouvez les voir dans les excréments d'un animal. **Ce sont les vers que vous ne voyez pas qui sont généralement la cause de maladie.**

Les techniciens expérimentés peuvent examiner au microscope les excréments d'un animal pour identifier les vers. Ils n'ont pas besoin d'examiner les excréments de tous les animaux d'une région : la présence de vers dans les excréments d'animaux malades leur indique que les autres animaux de la région sont probablement infectés par les mêmes vers. Faites appel (au moins occasionnellement) à une personne qui connaît les parasites de votre région pour vous aider à lutter contre les vers ronds ou les vers plats et à déterminer le meilleur moment pour donner des vermifuges. Collaborez au programme de lutte contre les vers ronds ou les douves qui porte sur tous les animaux de votre région.

Les vers ronds

Dans beaucoup d'endroits, c'est le plus souvent parce que les animaux sont infectés par des vers (vers ronds) qu'ils sont malades.

La plupart des vers font maigrir l'animal et interrompent leur développement. Ils provoquent souvent des diarrhées (p. 228). Les animaux les attrapent habituellement dans les pâturages parce que les pâturages ne sont pas entretenus correctement et que les œufs et les larves de vers ronds y abondent. Pour plus de détails sur les vers provoquant des problèmes de ce type, reportez-vous au paragraphe sur les vers ronds (p. 236) et sur les ascaris (p. 239).

Certaines espèces de vers, notamment les **vers des oreilles** (*Rhabditis bovis*, p. 166), les **vers des yeux** (thélazies, p. 163), les **vers du cœur** (dirofilaires, p. 214), les **ankylostomes** (p. 239), les **plaies de garrot** (p. 188), les **strongles respiratoires** (p. 216), les **trichures** (p. 216) et les **onchocerques** (p. 200), posent d'autres types de problèmes.

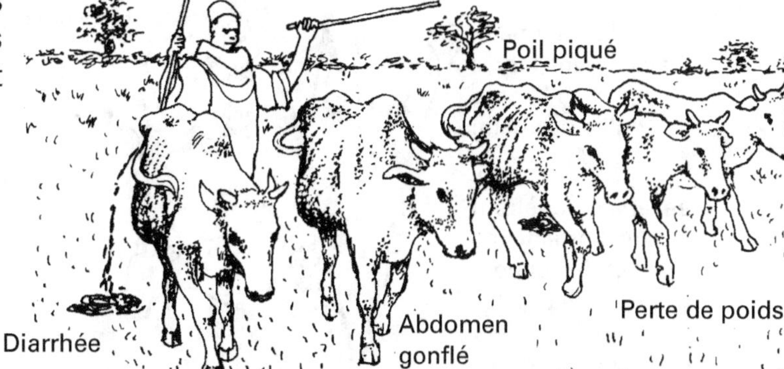

Signes d'infection par des vers ronds chez les bœufs.

Le cycle de vie des vers ronds

Les types de vers ronds qui provoquent des maladies sont nombreux mais la plupart d'entre eux se développent de la même façon. Ceux qui rendent les animaux malades le plus souvent sont appelés *Haemonchus*. Le fait de savoir comment vivent les vers permet de comprendre comment les combattre.

Ce sont généralement les vers adultes qui rendent les animaux malades. La plupart des adultes sont fins, blancs, rouges ou bruns. Vous ne pouvez habituellement les voir que dans l'estomac ou l'intestin des animaux morts. Ils pondent des œufs qui sont expulsés dans les excréments par les animaux, 3 semaines environ après que ceux-ci ont été infectés. (Un ver peut pondre jusqu'à 15 000 œufs par jour.)

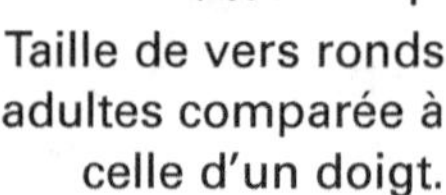

Taille de vers ronds adultes comparée à celle d'un doigt.

Les vers adultes pondent des œufs à l'intérieur de l'estomac ou de l'intestin.

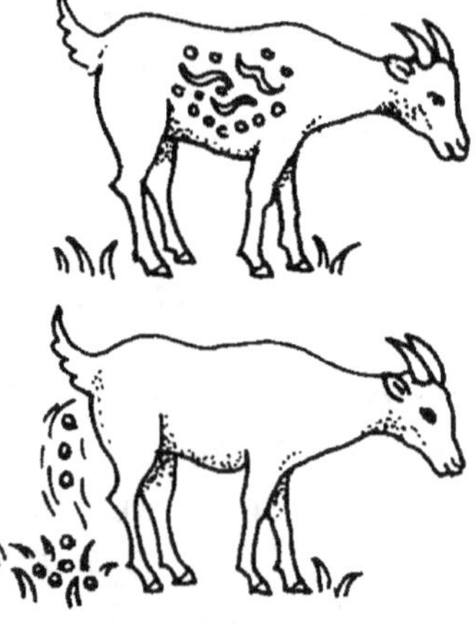

Les œufs sont expulsés et déposés sur le sol dans les excréments.

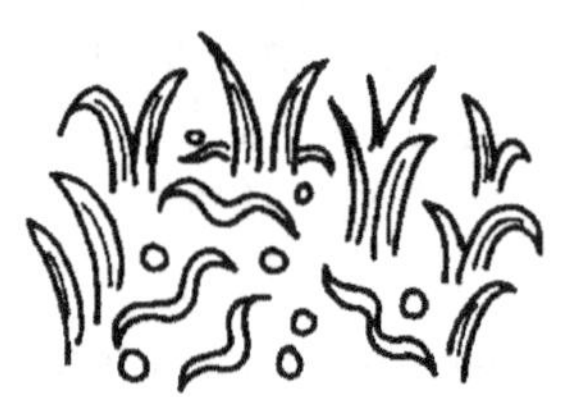

Les œufs éclosent dans l'herbe et les larves se développent et se transforment.

Les animaux avalent les larves avec l'herbe qu'ils broutent.

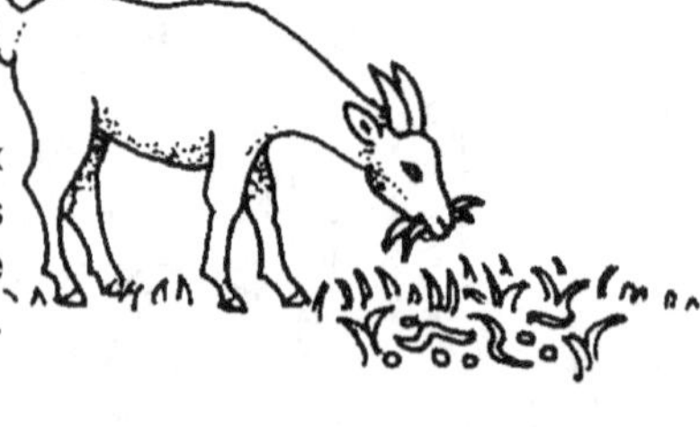

Les larves pénètrent dans l'organisme et deviennent des vers adultes qui pondent de nouveaux œufs.

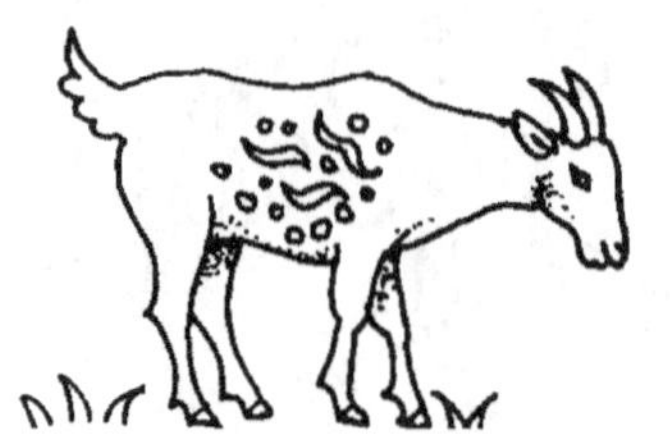

Les œufs se transforment en larves dans les excréments déposés sur le sol. Quatre semaines plus tard, environ, les larves abandonnent les excréments et colonisent les feuilles des plantes. Elles se retrouvent au sommet des plantes en période humide, et à leur base près du sol, en période sèche.

Les animaux s'infectent en se nourissant sur des pâturages infestés par les larves de vers. Ils s'infectent plus facilement lorsque le pâturage est humide. C'est dans l'estomac ou l'intestin des animaux que les larves se transforment en vers adultes. Cette transformation est généralement rapide. Les animaux tombent alors rapidement malades. En période froide ou sèche, les larves se développent lentement et n'atteignent le stade adulte, qui rend les animaux malades, que si les conditions climatiques deviennent plus chaudes ou plus humides. Les animaux ne tombent donc malades qu'après la fin de la période froide ou sèche.

Que faire pour combattre les vers ronds

Nourrir les animaux correctement

Les animaux correctement nourris sont à même de lutter contre de nombreux vers.

Réduire le nombre de larves de vers dans les pâturages

• Ne laissez pas trop d'animaux longtemps sur un petit pâturage. Les larves de vers deviennent rapidement abondantes sur les parcelles fréquentées par des animaux infectés. Ces pâturages deviennent alors dangereux et les autres animaux s'y infestent facilement.

• Si vous faites paître de nombreux animaux sur une petite parcelle, séparez les jeunes. Placez le fourrage dans des mangeoires pour éviter que les animaux ne s'infestent en consommant de l'herbe qui est probablement envahie par des larves de vers.

• Coupez les herbes hautes, ainsi, les rayons du soleil détruiront les œufs dans les excréments déposés sur le sol. Les œufs et les larves de vers se retrouvent au ras du sol et l'infestation du fourrage est moins importante.

• Mettez les jeunes animaux au pâturage avant les adultes. Les adultes peuvent ne pas sembler malades et néanmoins déposer des excréments dans lesquels abondent les œufs de vers, ce qui rend un pâturage rapidement dangereux pour les autres animaux, notamment en période humide.

Des pâturages sains

Pour réduire le nombre d'œufs et de larves de vers dans un pâturage.
• N'y faites pas paître d'animaux pendant au moins 10 semaines lorsque le pâturage est sec. La plupart des vers seront détruits et les animaux pourront y paître de nouveau sans risques.
• Les parcelles de fourrage ou d'autres plantes que l'on a coupées pour nourrir les animaux sont peu infestées par les larves de vers : les animaux peuvent y paître sans risques.
Pour bien utiliser une parcelle saine
• Au début de la saison humide, séparez les jeunes animaux des adultes.
• Donnez un vermifuge aux jeunes et mettez-les à paître sur une parcelle saine. Traitez tous les animaux qui vont paître sur un même pâturage, sinon les animaux non traités y déposeront des œufs de vers et les animaux traités seront rapidement infectés.

Faire pâturer différents animaux en même temps

Lorsque vous mettez à paître plusieurs espèces d'animaux sur une même parcelle en même temps, elles ne se transmettent pas les vers entre elles. Les vers des moutons et des chèvres sont les mêmes mais ceux des bœufs et des chevaux sont, pour la plupart, différents. En général, les vers propres à une espèce ne peuvent pas se développer chez une autre espèce. Lorsque les animaux d'une espèce paissent sur une parcelle fréquentée par une deuxième espèce, ils peuvent avaler les œufs et les larves déposées par la deuxième espèce sans être infectés : le pâturage est ainsi nettoyé des larves et des œufs de vers qui infectent cette deuxième espèce.

Vous pouvez faire pâturer les animaux d'une seule espèce sur une parcelle, pendant une durée aussi courte que possible, puis y introduire une autre espèce. Une parcelle sur laquelle des moutons et des chèvres ont pâturé présente peu de risques d'infestation pour des bœufs ou des chevaux : même s'il y a beaucoup de larves et des œufs de vers déposés par les moutons et les chèvres, les moutons et les chèvres auront détruit beaucoup d'œufs et de larves dangereux pour les bœufs et les chevaux et rendu la parcelle pâturable pour ces animaux.

Utiliser des vermifuges

• Traitez toujours la totalité d'un troupeau qui occupe une même parcelle, au même moment. **Dans un troupeau, ne traitez jamais seulement 1 ou 2 animaux.** Il est inutile de traiter tous les troupeaux s'ils occupent des parcelles différentes.

• Traitez en priorité les troupeaux qui en ont le plus besoin :
– les jeunes animaux en période de croissance ;
– les animaux engraissés spécialement pour leur viande ;
– les brebis et les chèvres en gestation. La vermifugation évitera qu'elles transmettent les vers à leurs petits.

Si vous commencez un programme de lutte contre les vers, vous devrez traiter tous les jeunes mis au pâturage.

Quand donner des vermifuges?

• Donnez le vermifuge aux jeunes animaux au début de la saison humide. Traitez les moutons et les chèvres âgés de moins de 2 ans, et les bœufs de moins de 3 ans (il n'est généralement pas nécessaire de traiter les bœufs adultes contre les vers). Cela leur évitera d'être malades et limitera la contagion des pâturages par les œufs des parasites.
• Renouvelez le traitement en fin de saison humide afin que les animaux soient débarrassés des parasites et qu'ils soient ainsi plus résistants pendant la saison sèche lorsque la nourriture est plus rare.
• Dans les zones humides, où les vers parasites sont plus abondants, il peut être nécessaire de renouveler le traitement plusieurs fois dans l'année.
• Traitez, dès son arrivée, tout nouvel animal introduit dans un troupeau.
• Certains éleveurs font manger du sel (p. 248) à leurs animaux ou les conduisent dans des prairies salées au moins une fois par an afin de limiter les parasites. C'est une méthode moins efficace qu'une vermifugation correctement donnée.

La résistance aux vermifuges

Dans les zones froides et humides où les vermifuges sont utilisés depuis longtemps, les vers sont devenus résistants à certains produits : ils sont donc aujourd'hui inefficaces dans ces zones. Ce problème ne se pose pas dans la plupart des zones sèches. Demandez conseil à un technicien expérimenté, il pourra vous dire si les vers sont devenus résistants dans votre région ou effectuer des tests pour le savoir.

Evitez de rendre les vers résistants à des médicaments, même si ce problème ne concerne pas encore votre région.

• Utilisez le moins souvent possible les vermifuges. Essayez de limiter les vermifugations à moins de 3 par an.

• Donnez des doses correctes de vermifuge (p. 338, 369). Vérifiez que les pistolets doseurs donnent des doses correctes.

• N'introduisez pas d'animaux provenant de régions où les vers sont devenus résistants : ils en apporteraient.

• Changez de type de vermifuge tous les ans.

Lorsqu'un vermifuge ne semble plus être efficace, il est rare que ce soit parce que les vers sont devenus résistants mais plus vraisemblablement parce que :
– les doses données aux animaux étaient insuffisantes ;
– le pâturage contenait de nombreux jeunes vers et les animaux ont été réinfectés aussitôt après avoir été traités ;
– le problème est dû à un parasite, la douve du foie par exemple, ou à tout autre chose comme une infection provoquée par des microbes, que les vermifuges ne permettent pas de traiter.

Lorsque les vermifuges semblent ne plus agir, faites appel à un technicien expérimenté pour qu'il examine les excréments de nouveau.

Les vers spécifiques aux différentes espèces d'animaux

Les **chèvres** se nourrissent habituellement de buissons et de plantes poussant au-dessus du niveau du sol, là où ne se développent pas les larves de vers. Toutefois, notamment dans les zones humides, elles se nourrissent d'herbe et de plantes au ras du sol et sont infectées par les vers qui les rendent gravement malades. Les vers infectant les chèvres et les moutons sont proches. Traitez-les avec les mêmes médicaments.

Les **chameaux** et les **dromadaires** sont peu concernés par les vers parce qu'ils vivent dans des zones sèches où l'infestation des pâturages par les larves de ces parasites est faible.

Traitez les **chevaux**, les **mulets** et les **ânes** en appliquant les mesures suivantes :
– donnez-leur un vermifuge tous les 3 mois, régulièrement (p. 369) ;
– si les animaux fréquentent en permanence le même pâturage, ou s'ils sont élevés dans un bâtiment, retirez les excréments tous les jours et faites en un tas (p. 44) ;
– laissez d'autres espèces d'animaux pâturer des parcelles précédemment occupées par ces animaux : les bœufs, les chèvres et les moutons n'étant pas sensibles aux mêmes vers, ils nettoient, sans risques d'être malades, les parcelles des larves de vers propres aux chevaux.

Attention

Certains médicaments destinés aux chevaux ne conviennent pas aux mulets et aux ânes. Respectez soigneusement les indications portées sur le médicament par le fabricant.

C'est généralement parce qu'ils occupent longtemps une même petite surface, un bord de route par exemple, que les **porcs** sont infectés par les vers. Le sol est rapidement envahi par les larves.

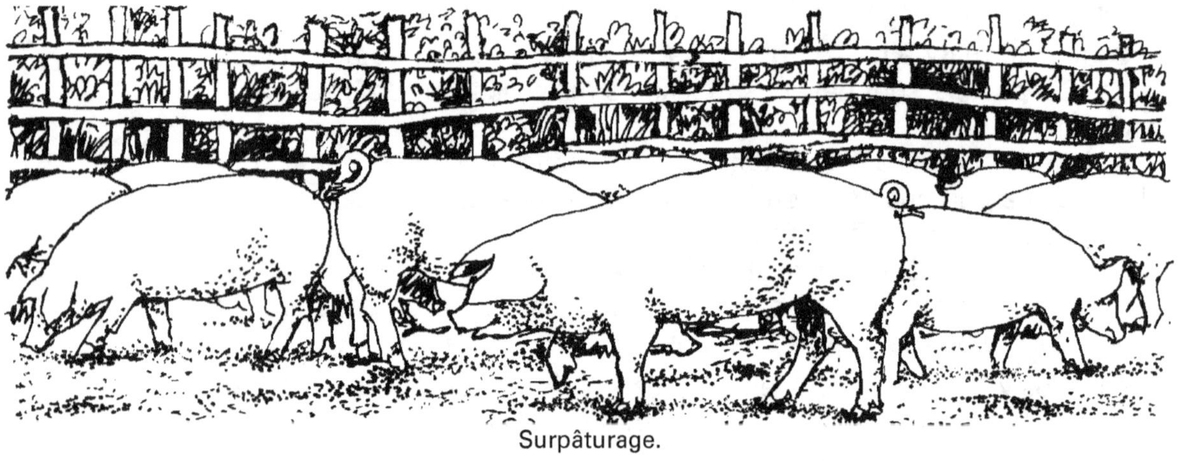

Surpâturage.

• Pendant la saison humide, changez les porcs d'endroit toutes les 2 semaines. En saison sèche, vous pouvez les laisser plus longtemps sans risques d'infection.

• Retournez le sol précédemment occupé par les porcs. Mettez-le en culture ou utilisez-le pour d'autres espèces d'animaux, avant d'y remettre des porcs. En saison humide, attendez 3 mois environ, avant de remettre des porcs sur un terrain qu'ils ont déjà occupé. En saison sèche, attendez 2 mois (les larves de vers meurent beaucoup plus rapidement lorsqu'il fait sec).

• Traitez les truies en gestation une semaine avant la mise bas. Utilisez un médicament qui détruit tous les types de vers (p. 369). Lavez la femelle juste avant la mise bas pour éliminer tous les œufs de vers présents sur sa peau, afin d'éviter que les porcelets soient infectés par les vers.

• Retirez tous les jours les excréments du box où la femelle a mis bas. Isolez la truie et ses porcelets des autres porcs.

• Donnez régulièrement un vermifuge (p. 369) à tous les porcs.

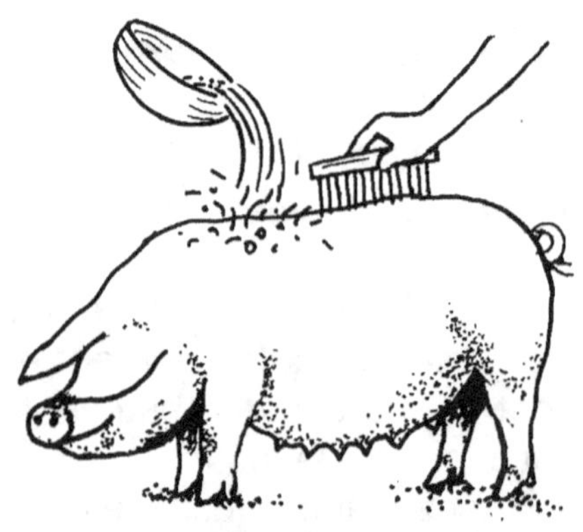

Nettoyez les truies avant leur mise bas pour éliminer les œufs de vers parasites.

Les **chiens** peuvent être infectés par différents types de vers, tels que des ascaris (p. 238), des ankylostomes (p. 239) et des vers du cœur (dirofilaires, p. 214).

• Donnez un vermifuge aux chiennes avant la saillie.

• Donnez un vermifuge aux chiots dès qu'ils sont âgés de 3 semaines. Répétez l'opération à 6, 9 et 12 semaines, puis à 6 mois. Par la suite, donnez-leur un vermifuge une fois par an.

• Retirez les excréments des endroits où vivent les chiens en permanence.

Les **volailles** en liberté sont souvent infectées par des vers. C'est en consommant (comme les autres animaux) des herbes infestées par des larves et des œufs de vers présents dans les excréments d'autres oiseaux infestés qu'elles s'infestent. Elles sont également contaminées par les vers infestant les escargots et les insectes dont elles se nourrissent.

• Eloignez les volailles pour nettoyer le sol fréquemment.

• Lorsque beaucoup de volailles occupent un même endroit, séparez les jeunes des adultes.

• Donnez-leur de la nourriture et de l'eau propres.

• Nettoyez leurs abris. Lorsque vous déplacez un groupe de volailles, nettoyez l'endroit des excréments qu'elles y ont déposés, et désinfectez-le avant d'y placer d'autres volailles.

Les douves du foie

Le cycle de vie des douves

Les douves adultes (1-10 mm) vivent dans le foie des animaux. Chaque adulte pond jusqu'à 20 000 œufs par jour, qui passent du foie dans les intestins. Les œufs sont expulsés dans les excréments, environ 2 mois après l'infection de l'animal. Les œufs éclosent et produisent des larves, trop petites pour être visibles à l'œil nu. Ces larves s'introduisent alors dans les petits escargots qui peuplent les eaux dormantes, comme celles des canaux d'irrigation, et s'y développent pendant 6 semaines, environ. Puis elles quittent les escargots et se collent aux plantes qui poussent au bord de l'eau.

Les animaux sont infectés par les larves en broutant les herbes sur lesquelles elles se trouvent au bord de l'eau. (Certaines larves de douves peuvent vivre dans le foin même sec.)

Les larves grandissent dans l'intestin des animaux, puis elles le transpercent pour atteindre le foie où elles atteignent le stade adulte.

1. Les douves adultes vivent
dans le foie et leurs œufs
passent du foie aux intestins.

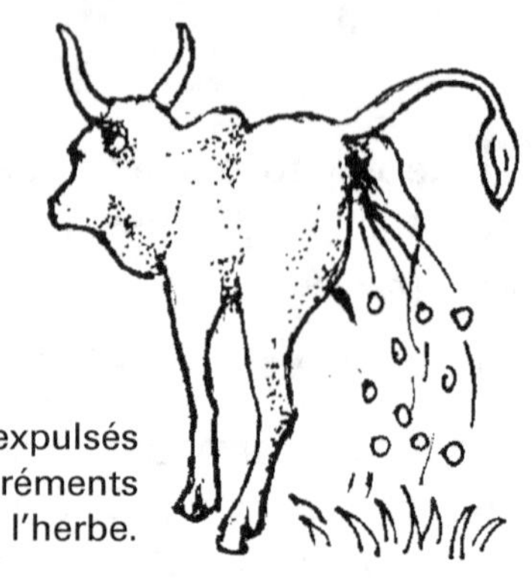

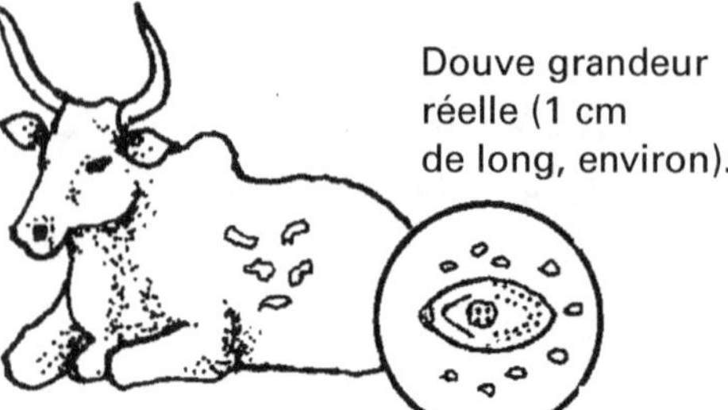

Douve grandeur
réelle (1 cm
de long, environ).

2. Les œufs sont expulsés
dans les excréments
et déposés dans l'herbe.

3. Les œufs éclosent
et produisent des jeunes
larves de douves dans
l'herbe humide.
Les larves s'introduisent
dans de petits escargots.

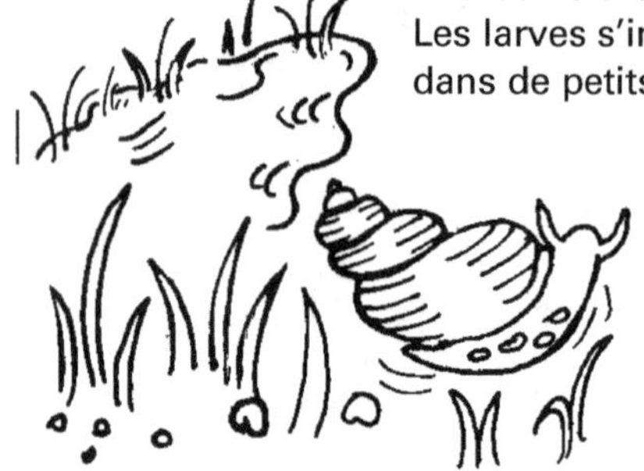

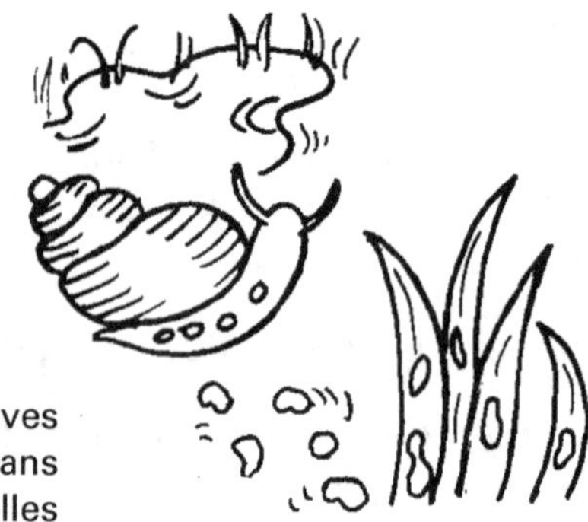

4. Les douves
se développent dans
les escargots qu'elles
abandonnent pour
se coller aux plantes.

5. Les animaux broutent
l'herbe portant des douves.
Les douves transpercent
l'intestin pour atteindre
le foie.

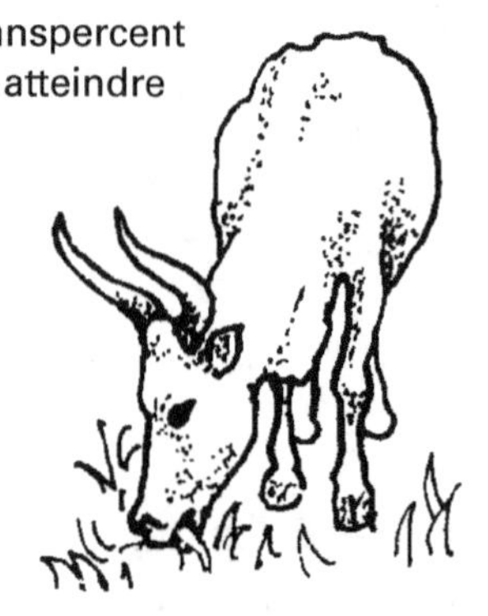

Que faire pour combattre les douves

Si vous le pouvez, faites appel à une personne qui connaît les problèmes parasitaires de votre région pour établir un programme de lutte. Incitez les autres éleveurs de votre région à vous rejoindre pour limiter les risques dus aux douves.

Eviter l'infection des animaux

• Tenez les animaux à l'écart des endroits humides où vivent des escargots porteurs de douves. Installez une clôture autour de ces endroits pour empêcher les animaux d'y accéder. Le drainage des endroits humides fréquentés par les escargots est une méthode efficace mais généralement coûteuse.

• Eliminez les végétaux des endroits où s'abreuvent les animaux, et disposez des pierres ou coulez du béton pour éviter aux animaux de marcher dans l'eau ou la boue quand ils boivent.

• Utilisez des conduits plutôt que des canaux à ciel ouvert pour l'eau d'irrigation.

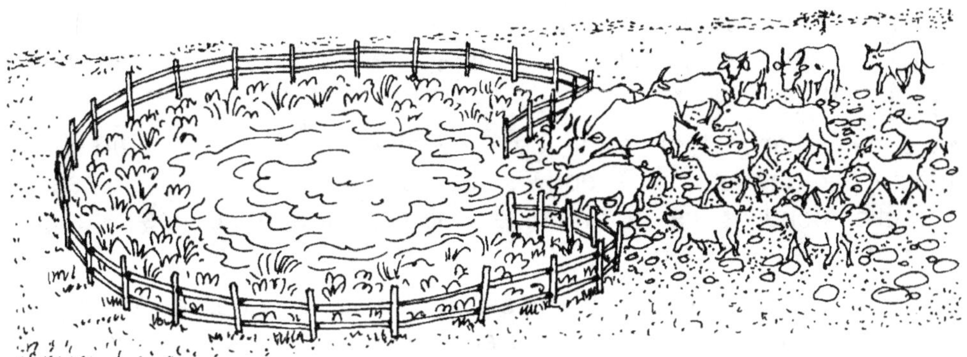

Placez des pierres à l'endroit où se tiennent les animaux pour s'abreuver et installez une clôture pour empêcher les animaux de brouter des plantes infestées par les douves.

• Evitez d'utiliser comme pâturages les endroits qui ont été inondés. Si vous le pouvez, attendez au moins 2 mois après que le sol se sera ressuyé avant d'y faire paître des animaux, ou attendez que l'herbe soit sèche et utilisez-la sous forme de foin. Si vous êtes obligé de faire paître vos animaux dans des endroits humides où sont présents des escargots, introduisez d'abord les bœufs adultes et, en dernier, les moutons et les chèvres. (Les infections sont moins graves chez les bœufs adultes que chez les moutons et les chèvres). Soyez prêt à donner un vermifuge aux animaux qui s'infecteraient.

• Utilisez de l'eau puisée dans un forage ou un puits, plutôt que de l'eau provenant de mares ou de canaux d'irrigation. Faites boire les animaux dans un récipient ou un abreuvoir.

• Utilisez les feuilles des arbres comme fourrage parce qu'elles ne sont pas infestées par les larves de douves.

• Il est difficile de détruire les escargots infectés par les larves de douves avec des produits chimiques : l'opération est coûteuse et doit être renouvelée tous les ans. Certaines plantes, telles que *Phytolacca dodecandra*, peuvent aider à détruire les escargots. Les eucalyptus plantés de façon que leurs feuilles tombent dans l'eau permettent aussi de lutter contre les escargots : les feuilles de plusieurs variétés d'eucalyptus peuvent détruire les escargots. **Attention : ne plantez pas des eucalyptus dans des endroits où l'eau est rare car ce sont des arbres qui ont besoin de beaucoup d'eau.**

• Certaines espèces d'escargot ne sont pas infestées par les douves et peuvent être consommées sans danger : on essaie parfois de les introduire pour faire concurrence aux espèces infectées et réduire ainsi leur nombre.

• Les canards, qui se nourrissent de résidus de récolte et d'escargots, sont utilisés pour combattre les escargots, notamment dans les rizières.

Utiliser un vermifuge

• Utilisez un vermifuge (p. 369) pour détruire les douves adultes et empêcher la contamination des pâturages par les œufs.

• Donnez un vermifuge à la fin de la saison sèche afin d'empêcher les douves de se développer et de contaminer les pâturages pendant la saison humide.

• Donnez à l'animal un vermifuge 1 à 2 mois après qu'il vous a semblé infecté par des larves de douves. Les animaux sont plus exposés à l'infection pendant la saison humide lorsqu'ils paissent sur des pâturages humides, près de l'eau.

• Les endroits qui restent humides pendant de longues périodes sont souvent envahis par les douves. Dans certaines zones humides, il faut traiter les animaux 3 fois par an.

• Les médicaments qui détruisent les larves sont chers, ceux qui tuent les adultes, l'oxyclozanide par exemple, sont moins chers (p. 372).

Les ténias

La plupart des ténias adultes, même si ce sont des vers plats facilement visibles à l'œil nu dans les excréments d'un animal, ne rendent pas les animaux malades. Les kystes de ténia peuvent rendre l'homme malade (p. 7).

Le cycle de vie des ténias

Tous les ténias possèdent deux hôtes (animaux dans lesquels ils vivent). Les adultes se composent d'anneaux et sont souvent très longs (plus de 5 m). Ils vivent dans les intestins des animaux et de l'homme qui, lorsqu'ils sont infestés par des ténias adultes, sont appelés hôtes définitifs. Les anneaux se remplissent d'œufs, se détachent, sont expulsés dans les excréments (chez certains types de ténias, ils sont visibles et ressemblent à de gros grains de riz, blancs ou bruns), puis se rompent et libèrent des œufs sur le sol.

Ces œufs sont alors consommés par un autre animal ou un insecte. Ils éclosent dans les intestins de l'hôte intermédiaire et se transforment en larves, qui pénètrent à l'intérieur de l'organisme, où elles s'immobilisent et forment un kyste rempli de liquide, dans lequel baignent les larves. C'est en consommant de la viande ou des insectes contenant des kystes que les hommes et les animaux (hôtes définitifs) s'infectent à leur tour.

Que faire pour combattre les ténias

• Eloignez les chiens, les porcs et autres animaux des cadavres (aussi bien humains qu'animaux). Ne laissez pas de la viande infectée par des kystes à la portée des chiens.

• Evitez de manger de la viande contenant des kystes de ténia.

• Lorsque vous abattez un animal pour en consommer la viande, examinez-la avec soin. Si vous trouvez des kystes, ne les écrasez pas, sous peine d'en libérer des larves de ténia, mais enterrez-les ou brûlez-les.

• Faites cuire la viande suffisamment pour que la chaleur détruise les kystes. Lorsque la cuisson est suffisante, la viande n'est plus rose ou rouge et saignante, mais totalement brun clair. La viande de porc doit être particulièrement bien cuite, elle doit être maintenue à une température très élevée pendant plusieurs minutes pour que les kystes soient détruits. Découpez la viande en petits morceaux pour en faciliter la cuisson.

• Faites cuire les déchets alimentaires avec lesquels vous nourrissez les porcs.

• Donnez un vermifuge aux personnes infectées par les ténias (p. 8).

• Dans les zones où sévit la maladie hydatique (p. 7-8), traitez les chiens contre les ténias.

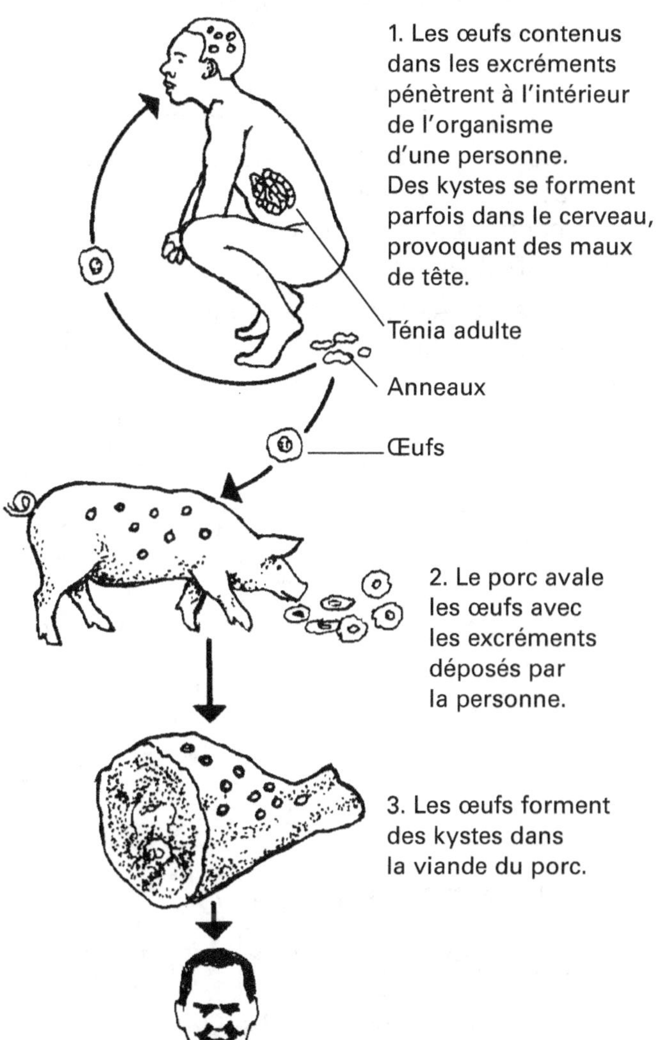

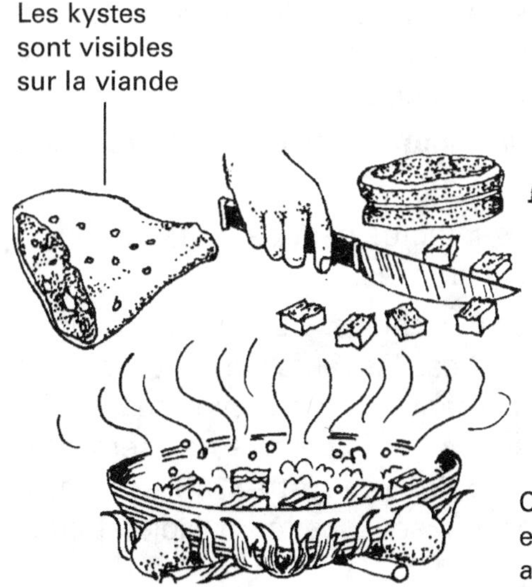

Coupez la viande en petits morceaux avant de la faire cuire.

• Creusez des fosses d'aisance suffisamment profondes et incitez les personnes, enfants compris, à les utiliser au lieu de déposer leurs excréments sur le sol, où les porcs et d'autres animaux peuvent les manger.

• Lavez-vous les mains après avoir touché des chiens. Vérifiez, notamment, que les enfants se lavent les mains avant de manger et lorsqu'ils ont été en contact avec des chiens.

• Lavez les légumes avant de les consommer.

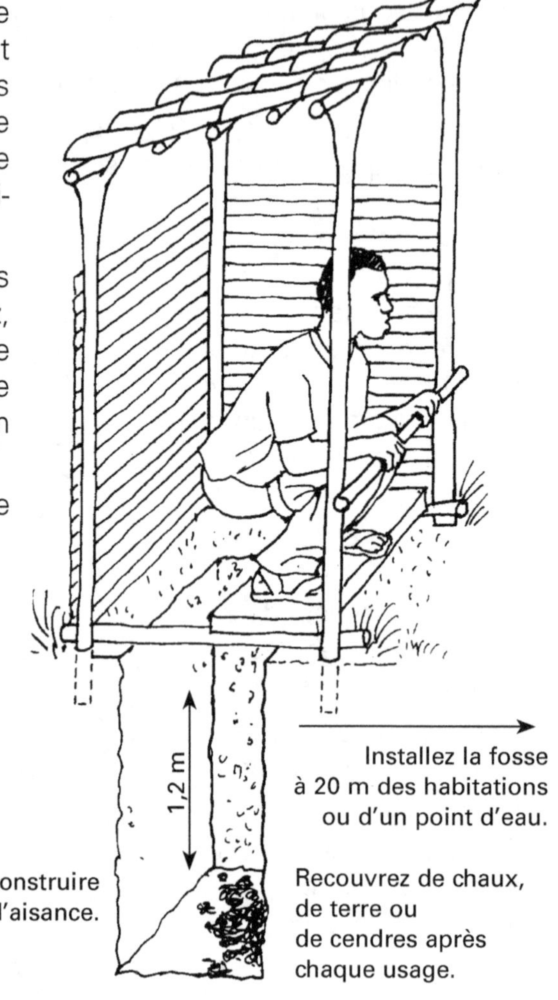

Comment construire une fosse d'aisance.

Que faire pour combattre la maladie hydatique

Des programmes de lutte contre l'échinococcose hydatique, ou maladie hydatique, sont menés dans certaines régions. Des techniciens expérimentés examinent les excréments de chiens au microscope pour y détecter la présence éventuelle d'œufs de ténias (p. 8).

• **Participez à ces programmes pour sauver des vies humaines, notamment celles des enfants.**

• Avertissez les gens qu'ils peuvent être infectés par des œufs de ténias en touchant des chiens porteurs de ces parasites.

• Donnez régulièrement des vermifuges aux chiens. Certains vermifuges anciens tuent les ténias mais ne détruisent pas les œufs qui sont expulsés dans les excréments. Utilisez un médicament comme le praziquantel (p. 373), qui tue les vers et évite la présence d'œufs dans les excréments. Le mébendazole (p. 372) peut également être utilisé mais il est moins efficace. Dans les zones où sévit cette maladie, traitez l'ensemble des chiens tous les 2 mois.

13 Les parasites externes

Les mouches

• Vérifiez que les bâtiments destinés aux animaux sont propres et secs. Retirez les excréments, les litières salies et les aliments périmés.

• Traitez rapidement les plaies.

• Sachez que les mouches sont plus abondantes pendant la saison humide, qu'elles sont plus actives au lever du jour et dans la soirée, qu'aux heures très chaudes de la journée ou la nuit lorsque qu'il fait très froid.

• Faites paître les animaux la nuit lorsque les mouches sont moins nombreuses. Le jour, évitez les endroits ombragés où les mouches sont nombreuses.

• Evitez les endroits humides et marécageux, favorables aux mouches.

• Utilisez des insecticides qui détruisent ou repoussent les mouches (p. 374).

Beaucoup d'insecticides permettent de détruire les mouches, mais il est plus difficile de les repousser : l'efficacité d'un produit chimique répulsif appliqué sur un animal est de courte durée. Certains insecticides, notamment les pyréthrinoïdes (p. 381), sont des répulsifs efficaces, ils persistent sur les animaux quelque temps et détruisent les insectes qui s'y déposent. Il existe aussi des insecticides intégrés dans des colliers en plastique ou des plaquettes auriculaires, qui diffusent le produit lentement et détruisent, ou repoussent, les mouches pendant un certain temps.

Les mouches tsé-tsé

Les mouches tsé-tsé *(Glossina)* sont habituellement de couleur foncée ou brune et mesurent de 5 à 15 mm de long. Lorsqu'elles sont au repos, leurs ailes sont croisées l'une sur l'autre et leur trompe piqueuse est bien visible. On ne les trouve qu'en Afrique subsaharienne, où il en existe trois groupes : l'un en zone de savanes, un autre le long des cours d'eau, et un troisième en zone de forêt.

Ces mouches piquent différents animaux ainsi que l'homme. Elles transmettent la trypanosomose (p. 316) aux animaux et la maladie du sommeil à l'homme. Leurs piqûres sont peu douloureuses mais irritent les animaux. Les mouches mâles et femelles se nourrissent de sang, généralement le jour et

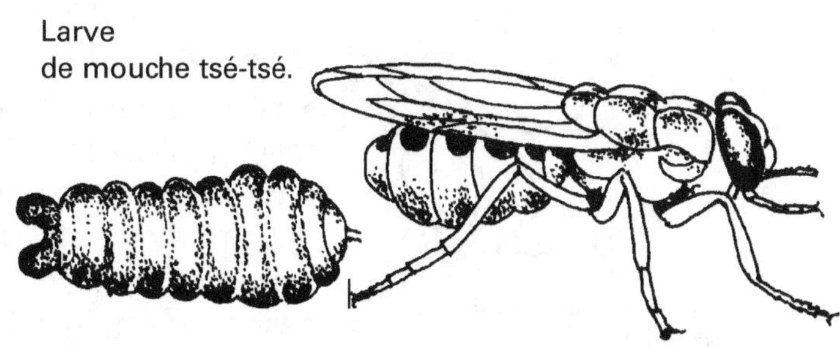

Mouche tsé-tsé.

Larve de mouche tsé-tsé.

non la nuit. Chaque mouche se nourrit sur un animal pendant 1 minute tous les 2-3 jours environ. Les femelles ne pondent pas d'œufs, mais donnent une larve tous les 10 jours après transformation à l'intérieur de leur organisme. Cette larve est déposée sur le sol, dans des endroits non inondés et abrités. Les larves ne supportant pas la lumière du soleil, elles s'enterrent pour se transformer en pupes et devenir un insecte adulte au bout de 1 à 2 mois environ. La durée de vie des femelles est de 1 à 3 mois, chacune produisant de 5 à 10 larves.

Plusieurs mesures employées ensemble permettent de lutter efficacement contre la mouche tsé-tsé.

♦ Les **pièges captureurs**, qui attirent les mouches, avec éventuellement des attractifs, et permettent de les capturer, mais **sans insecticides**.

♦ Les **pièges** et les **écrans tueurs**, qui les attirent, avec éventuellement des attractifs, et les détruisent **grâce à un insecticide.** Ce système est un peu plus cher en raison du coût de l'insecticide.

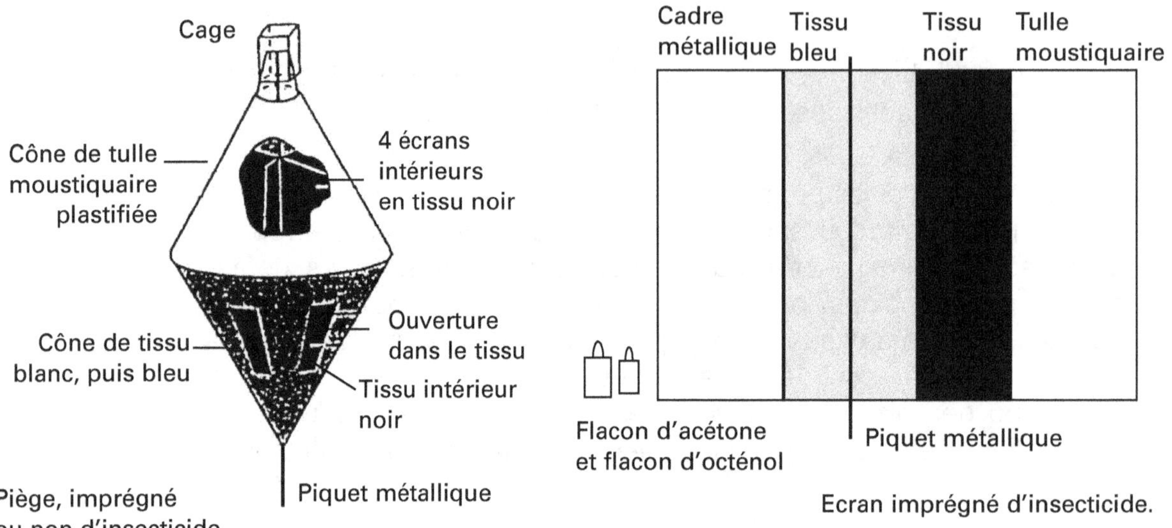

Piège, imprégné ou non d'insecticide.

Ecran imprégné d'insecticide.

Pour bien choisir et bien utiliser ces pièges, organisez un programme de lutte avec l'aide de techniciens expérimentés et d'autres éleveurs de votre région. Pour éliminer les mouches tsé-tsé sur une grande surface, il faut un nombre suffisant de pièges ou d'écrans-cibles (au moins 4 au kilomètre carré en savane et 1 par 300 m le long des galeries forestières). Le piégeage permet d'utiliser moins de médicaments pour traiter et prévenir la trypanosomose (p. 365). La distribution des pièges, les conseils d'utilisation et le suivi peuvent être pris en charge par le personnel qui assure la diffusion des médicaments.

♦ Les **insecticides qui s'appliquent sur le corps** des animaux (pulvérisation, bain, *pour-on*). Les animaux attirent les mouches tsé-tsé qui sont alors détruites par l'insecticide. La deltaméthrine, la fluméthrine et l'alphacyperméthrine sont parmi les meilleurs insecticides (p. 378, 379), certains ont aussi une action sur les tiques et d'autres insectes piqueurs.

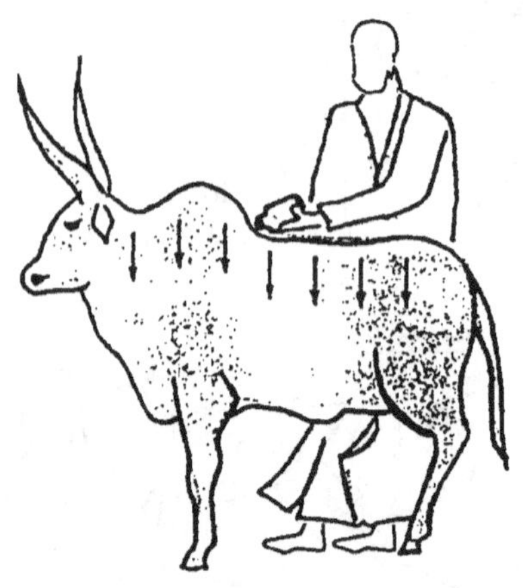

Appliquez un insecticide sur le bétail.

◆ Les **lâchers** de mouches mâles stériles (c'est-à-dire d'individus traités pour ne pas se reproduire) coûtent cher compte tenu du nombre de mâles stériles nécessaires. Ils doivent être associés à une autre technique, comme le piégeage.

Le nombre de larves de mouches tsé-tsé enterrées dans le sol est toujours aussi élevé que celui des mouches adultes. Même lorsque vous détruisez tous les adultes d'une zone, les larves survivent dans le sol et se transforment en mouches qui, à leur tour, émergent du sol : **vous devez continuer de traiter la zone pendant 2 mois environ (ce qui correspond à la durée de la pupaison) pour la débarrasser des mouches, et presque en permanence pour pouvoir détruire toutes les mouches adultes.**

Dans le passé, on employait d'autres moyens pour lutter contre les mouches tsé-tsé. Ils sont encore parfois utilisés, mais ils sont plus chers ou moins efficaces que ceux d'aujourd'hui.

◆ La **fumée** : certains éleveurs font brûler des plantes pour produire une fumée qui éloigne les glossines de leur bétail. L'efficacité de cette solution est variable.

◆ Le **débroussaillage**.

◆ Les **répulsifs** : on frotte les animaux avec des extraits végétaux. Cette technique est peu efficace avec les mouches tsé-tsé.

◆ L'**abattage** des animaux nourriciers sauvages. On n'utilise plus cette solution car les mouches tsé-tsé se nourrissent alors sur le bétail, ce qui aggrave le problème des éleveurs.

◆ Les **ennemis naturels** de la mouche tsé-tsé : la « mouche voleuse » (asilide) s'attaque aux mouches tsé-tsé mais est peu sélective et n'en tue que quelques-unes.

◆ Les **bâtiments étanches aux mouches**, avec des moustiquaires sur les fenêtres et les portes, protègent les animaux des mouches, mais leur installation est coûteuse. Ils ne sont pas efficaces si les animaux doivent sortir pour aller paître. S'ils restent à l'intérieur, l'éleveur est obligé de leur apporter le fourrage.

◆ La **pulvérisation au sol** de la végétation avec des insecticides : c'est une méthode coûteuse parce qu'elle implique le traitement d'une grande surface, qui n'est efficace que dans les pays à longue saison sèche.

Les autres insectes volants

Les **moucherons piqueurs** *(Culicoides)* sont très difficiles à combattre. Ils se développent en grand nombre à partir de larves vivant dans le sol ou les plantes, partout où il fait chaud et humide. Pour éviter ces insectes, conduisez les animaux en altitude dans un endroit exposé au vent.

Moucheron piqueur.

Pour repousser les **moustiques** (p. 381), vous pouvez utiliser les pyréthrinoïdes qui permettent de lutter contre les mouches. Les **phlébotomes** *(Phlebotomus)* vivent près du sol, surtout à proximité des termitières et des cavités creusées par les petits animaux : pour les combattre, pulvérisez un insecticide dans ces endroits.

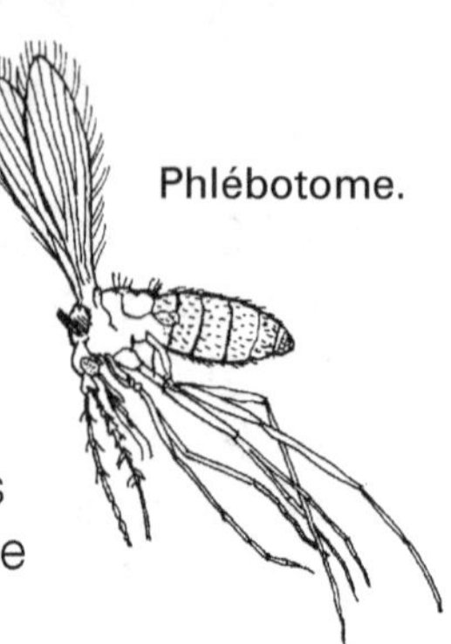

Les tiques

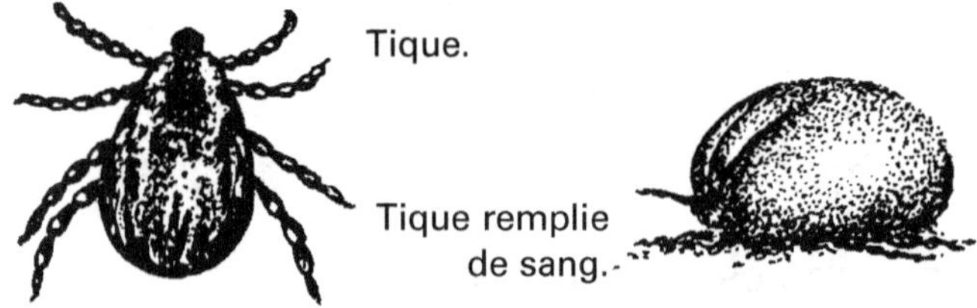

Les tiques adultes ont 8 pattes. Tant qu'elles n'ont pas sucé le sang d'un animal, pour s'en nourrir, elles sont petites et de couleur sombre. Lorsqu'elles se sont remplies de sang, elles sont gonflées et faciles à voir, elles mesurent alors jusqu'à 1 cm de large. Chaque tique peut sucer environ 2 ml de sang par cycle biologique. Les tiques peuvent être nombreuses à infester un même animal et on cite le cas d'un cheval, au Kenya, qui était porteur de 16 kg de tiques.

Le cycle de vie des tiques

Tiques à hôte unique

La tique bleue des bœufs *(Boophilus)* est un exemple de tique à hôte unique.

Les tiques adultes piquent la peau d'un animal dont elles sucent le sang pour se nourrir pendant plusieurs jours et s'accouplent. Les mâles restent sur l'animal pendant plusieurs mois, puis y meurent alors que les femelles tombent sur le sol et y déposent des milliers d'œufs. Quelques semaines plus tard, des petites larves éclosent : elles ont 6 pattes, sont de la grosseur d'un grain de sable et à peine visibles. Elles envahissent alors la végétation et sont retenues par les animaux qui la traversent. Elles s'y transforment en nymphes, puis en adultes qui, à leur tour, se nourrissent du sang de ces animaux. Certaines tiques se développent sur plus d'un animal.

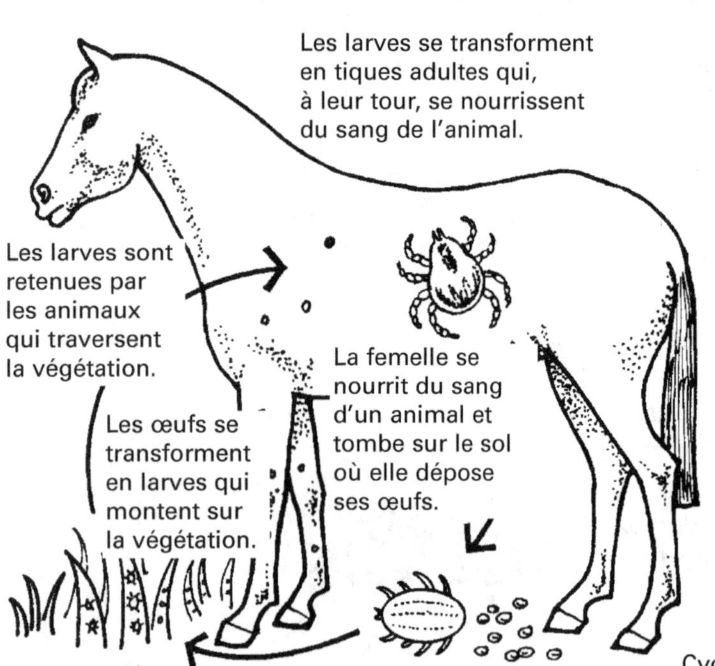

Cycle de vie d'une tique.

Tiques à deux hôtes

La tique de l'espèce *Rhipicephalus* est un exemple de tique à deux hôtes.

Les tiques adultes se nourrissent sur un animal. Les femelles tombent sur le sol et y déposent des œufs qui se transforment en larves. Les larves infestent un animal où elles se nourrissent et se transforment en nymphes, qui tombent sur le sol, se transforment en adultes, qui attaquent un second animal, puis les femelles tombent sur le sol et de nouveau y pondent.

Tiques à trois hôtes

La tique de la cowdriose *(Amblyomma)*, la tique jaune du chien *(Haemophysalis)* et *Hyalomma* sont des exemples de tiques à trois hôtes.

Ces tiques peuvent également être à un ou deux hôtes. Les adultes se nourrissent sur un animal et tombent sur le sol. Les femelles y déposent leurs œufs, qui se transforment en larves et celles-ci infestent un animal. Elles se nourrissent sur l'animal et tombent sur le sol où elles se transforment en nymphes. Ces nymphes infestent un second animal, s'y développent et tombent sur le sol où elles se transforment en adultes qui infestent un troisième animal... et le cycle recommence.

Tiques molles

Les tiques molles (argasidés) ne restent que peu de temps sur l'animal dont elles sucent le sang. Elles doivent se nourrir fréquemment et vivent à proximité des endroits où dorment les animaux. Ces tiques n'ont pas de carapace.

Lutter contre les tiques

Il est difficile de lutter contre les tiques. Pour mener à bien un programme efficace, l'aide d'un technicien expérimenté est indispensable : il saura quelles sont les tiques qui existent dans votre région et les maladies dont elles sont vectrices.

Comment éviter les problèmes dus aux tiques sans les détruire

• Ne retirez pas la totalité des tiques présentes sur un animal, notamment sur les jeunes. Conservez-en quelques-unes pour permettre à l'animal de développer une immunité aux maladies dont les tiques sont vectrices. La meilleure façon de combattre les tiques, et les maladies dont elles sont porteuses, consiste probablement à **ne pas** les détruire. Cherchez à obtenir un équilibre (appelé stabilité enzootique) entre les tiques, les maladies qu'elles transmettent et la résistance des animaux à ces maladies. Il s'agit là d'une solution peu coûteuse et efficace, pour éviter les problèmes liés aux maladies transmises par les tiques.

Dans les zones où les jeunes animaux sont attaqués par des tiques vectrices de maladies, les animaux deviennent résistants à ces maladies : bien qu'infectés par les microbes à l'origine d'une maladie, ils acquièrent une résistance suffisante pour ne pas la développer. Certains pays incitent leurs populations à ne pas détruire toutes les tiques de façon à assurer la stabilité enzootique. Mais une telle mesure suppose une implication collective sur une durée et un espace importants, et pour ceux qui sont habitués depuis longtemps à combattre les tiques, il est difficile d'y renoncer et de comprendre comment vivre avec elles.

Lorsque la stabilité enzootique existe naturellement, il devient possible d'espacer les bains ou les pulvérisations d'insecticides pour détruire les tiques. Mais tel n'est pas toujours le cas et les tiques peuvent être à l'origine de graves problèmes que vous devez combattre. Certaines situations justifient la destruction des tiques :
– lorsque vous devez conduire les animaux dans une zone où les tiques transmettent une maladie à laquelle ils n'ont jamais été exposés. Comme ils n'ont pas acquis de défense contre cette maladie, ils peuvent en être gravement atteints ;
– dans le cas de certaines maladies, comme la theilériose (fièvre de la côte Est, p. 294), qui sont très graves et se propagent si facilement qu'une seule tique peut les transmettre. Dans les zones où sévissent ces maladies, vous devez faire appel à un technicien expérimenté parce qu'il est très dangereux de laisser les tiques infecter vos animaux.

• Evitez, dans la mesure du possible, d'importer des animaux depuis des régions très éloignées. Le bétail local est probablement plus résistant que les races exotiques aux tiques et aux maladies dont elles sont vectrices

Réduire les populations de tiques dans les pâturages

• Retirez les animaux des pâturages très infestés par les tiques.

• Evitez le plus possible de placer les animaux sur des pâturages de ce type.

• Débroussaillez et mettez en culture les terrains infestés par les tiques. Brûlez les prairies lorsqu'elles sont desséchées.

• Laissez des poules ou d'autres volailles dans les endroits où les populations de tiques sont importantes, autour des points d'eau notamment : elles mangent les tiques.

• Eliminez la végétation aux abords des logements des animaux.

• Nettoyez régulièrement les logements des animaux.

• Eloignez les animaux sains de ceux infestés de nombreuses tiques.

• Dans certains endroits, on plante des neems (*Azadirachta indica*) à proximité des logements des animaux pour repousser les tiques, mais parfois sans succès.

Comment détruire les tiques

Les **acaricides** (p. 374) permettent de détruire presque toutes les tiques mais ils sont chers et dangereux, dans la mesure où, en cas d'interruption du traitement, les animaux n'ont aucune capacité de résistance aux maladies que les tiques peuvent leur transmettre.

Les **bains** et les **pulvérisations** : les acaricides, utilisés en bains ou en pulvérisations, sont efficaces mais chers. Les liquides utilisés ont des teneurs élevées en produits chimiques dangereux et il faut en respecter soigneusement le mode d'emploi (p. 375).

Le **sel** : à défaut de produit chimique, on peut utiliser du sel pour détruire les tiques. On lave complètement l'animal avec de l'eau salée, à raison d'une poignée (50 g) de sel par litre d'eau, ou on les baigne dans la mer ou dans un lac salé.

Le **mélange huileux** : on utilise parfois un mélange d'huile de moteur et de nicotine que l'on applique sur les tiques pour les tuer (p. 376).

La **graisse acaricide** : la graisse acaricide est facile à appliquer à la main et efficace lorsque les tiques sont peu nombreuses. Appliquez-la sur les parties du corps de l'animal où se développent habituellement les tiques et sur les tiques elles-mêmes. Au Kenya, où on élève des antilopes sauvages, les éleveurs combattent les tiques sans toucher aux animaux : ils enduisent de graisse acaricide les branches contre lesquelles se frottent les antilopes.

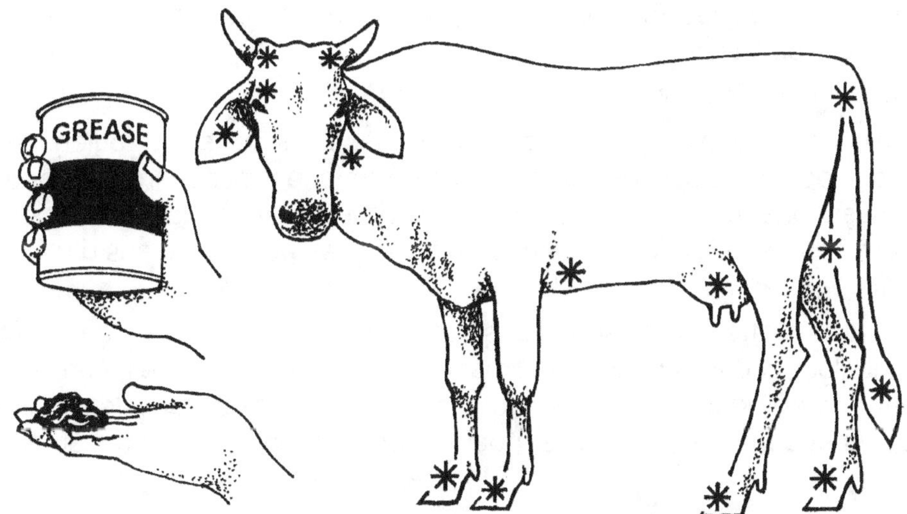

Appliquez la graisse acaricide sur les parties du corps où les tiques se développent habituellement et sur les tiques elles-mêmes.

Comment éliminer les tiques à la main

Il est courant de retirer les tiques à la main. C'est une bonne façon de réduire le nombre d'individus, notamment lorsqu'ils sont peu nombreux. C'est aussi une méthode bon marché puisqu'elle n'exige aucun produit chimique d'importation. Cette pratique est en revanche plus difficile à appliquer si les tiques sont nombreuses et regroupées. Lorsque vous tirez sur une tique **ne laissez pas sa tête ni sa bouche dans la peau de l'animal** : ils peuvent entraîner une infection et la formation d'un abcès

(p. 201). Cette précaution est particulièrement importante lorsqu'il s'agit des trayons : la formation d'un abcès peut s'y traduire par une destruction totale. Pour ne pas laisser une partie de la tête de la tique dans la peau, tuez la tique à l'aide d'un acaricide avant de l'enlever.

• Lorsque les tiques sont nombreuses, tuez-les en leur appliquant un morceau de tissu imprégné d'acaricide (p. 376) : elles tombent d'elles-mêmes lorsqu'elles sont mortes. On peut aussi utiliser un linge imbibé de pétrole.

• Examinez quotidiennement la mamelle des animaux laitiers et retirez les tiques des trayons.

• Si vous appliquez un acaricide sur les trayons de mères allaitantes, ne laissez pas les jeunes téter immédiatement après car le produit peut les empoisonner. Ne livrez pas le lait de la traite suivant l'application de l'acaricide, au minimum, à la consommation humaine.

La résistance aux insecticides et acaricides

Si vous utilisez trop souvent et trop longtemps un même insecticide ou acaricide, les insectes et les tiques peuvent devenir résistants à ce produit, qui perd alors toute son efficacité. C'est le cas dans les endroits où les mêmes acaricides sont utilisés depuis des années. Vous pouvez éviter que cette résistance se développe.

• Utilisez le moins possible les insecticides.

• Changez de type de produit tous les 2 ans. Dans certaines régions, on pratique des bains dans 3 insecticides différents, en changeant de produit tous les 2 ans, pour éviter les problèmes de résistance. Les insecticides n'y ont rien perdu de leur efficacité, même après plus de 20 ans d'utilisation.

• Faites très attention lorsque vous utilisez des insecticides à action prolongée (les produits chimiques rémanents). Demandez conseil à un technicien expérimenté pour savoir quels sont les insecticides les mieux adaptés et comment les utiliser pour éviter les problèmes de résistance.

A quoi reconnaît-on qu'un animal est malade ?

Pour reconnaître les signes d'une maladie chez l'animal, il faut d'abord bien le connaître lorsqu'il est en bonne santé.

♦ L'animal en bonne santé est alerte et porte la tête relevée. Ses yeux sont brillants et il regarde attentivement ce qui l'entoure. Il remue les oreilles lorsqu'il entend un bruit.

♦ Il est bien en chair, ses membres sont robustes et il se déplace facilement à l'intérieur du troupeau.

♦ Il chasse les mouches avec sa queue et ses oreilles.

♦ Son pelage est luisant. Les bœufs et les buffles domestiques se lèchent et laissent souvent des traces visibles sur leurs poils.

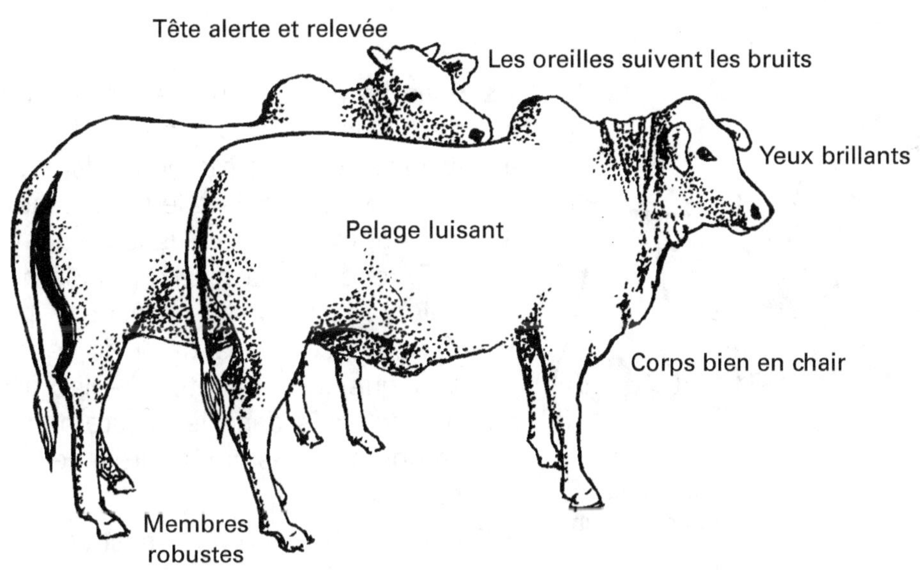

Des animaux bien portants.

Déterminer la température du corps

Chez les animaux malades, la température du corps peut être supérieure ou inférieure à la normale (p. 119).

Comment prendre la température d'un animal

• Faites tourner le thermomètre entre vos doigts jusqu'à ce que vous puissiez voir la ligne de liquide argenté ou coloré : le niveau auquel se trouve cette ligne indique la température.

• Tenez le thermomètre fermement et secouez-le pour faire descendre la ligne vers le bulbe du thermomètre.

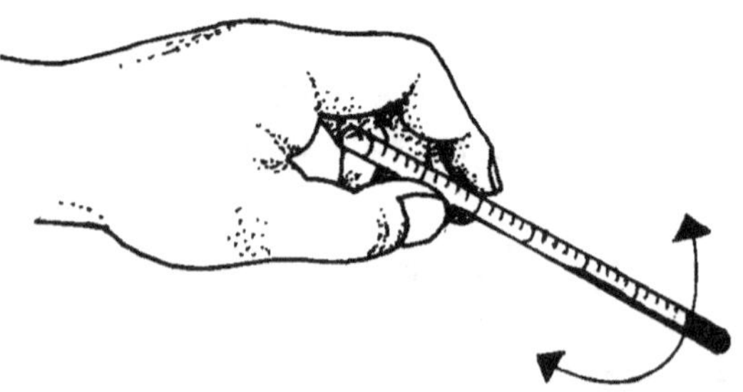

Faites tourner le thermomètre entre vos doigts pour voir la ligne formée par le liquide qu'il contient.

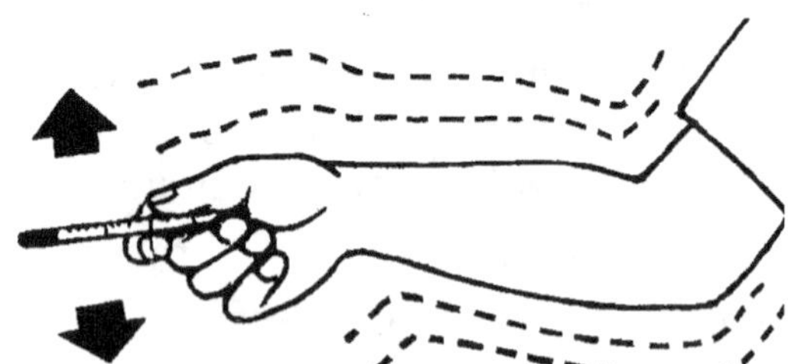

Secouez le thermomètre pour faire descendre la ligne vers le bulbe.

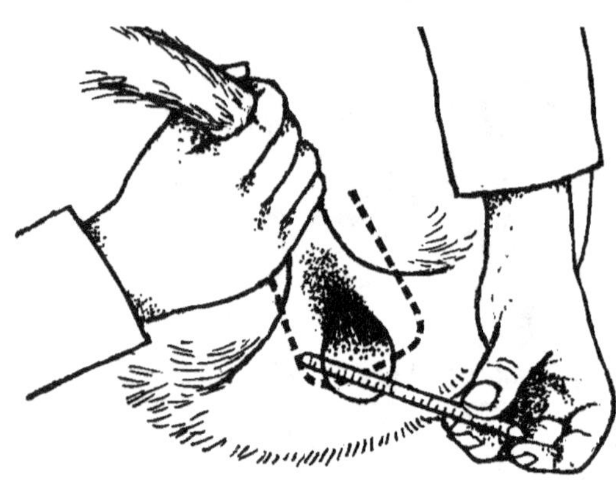

Introduisez le thermomètre de biais pour qu'il soit en contact avec la paroi du rectum.

• Demandez à quelqu'un de tenir l'animal ou attachez-le. Levez la queue de l'animal et introduisez le thermomètre dans son rectum. Si vous enduisez le thermomètre d'huile végétale, il sera plus facile à introduire. Enfoncez-le le plus profondément possible mais ne le lâchez pas. Maintenez-le contre la paroi du rectum pendant quelques minutes. Veillez à ce qu'il ne soit pas dans les excréments : leur température est inférieure à celle du corps.

• Retirez le thermomètre, essuyez-le et tournez-le de façon à pouvoir lire la température indiquée par la ligne de liquide.

• Nettoyez le thermomètre. **Ne le laissez pas au soleil ni dans de l'eau chaude, il risquerait d'éclater.**

Si vous n'avez pas de thermomètre, vous pouvez très bien évaluer la température d'un animal en touchant son dos ou, notamment pour les porcs, ses oreilles. Faites alors de même avec d'autres animaux apparemment en bonne santé pour déterminer si l'animal que vous examinez est plus chaud. Vous ne pouvez pas utiliser cette méthode avec des animaux exposés au soleil, dont la température externe est en conséquence élevée.

Température normale du corps en ° C.

Animaux sains*	Minimum	Maximum
Chameaux et dromadaires**	35	41
Bœufs, buffles	37,5	39,5
Chevaux, mulets, ânes	37,5	39
Moutons	38,5	40
Chèvres	38,5	40,5
Porcs	38,0	40,5
Lapins	38,5	39,5
Chiens	38	39,5
Volailles	40,5	43

* Chez les très jeunes animaux, la température est généralement supérieure de 1 °C à celle des adultes.
** Chez les chameaux et les dromadaires, la température est beaucoup plus élevée l'après-midi et dans la soirée. Ces animaux ont de la fièvre lorsque leur température est supérieure à 37 °C au lever du soleil ou à 39 °C au coucher du soleil. Chez les animaux en bonne santé, la température normale peut être supérieure à 41 °C en pleine journée.

Les thermomètres sont généralement gradués en degrés Fahrenheit (°F) et en degrés centigrades ou Celsius (°C) (p. 10). Dans cet ouvrage, toutes les températures sont exprimées en °C.
Conversion de °C en °F : multiplier la température en °C par 9, diviser par 5 et ajouter 32.

Exemple : 38 °C x 9/5 + 32 = 100 °F

Conversion de °F en °C : déduire 32 de la température en °F, multiplier par 5 et diviser par 9.

Exemple : 98 °F - 32 x 5/9 = 36,6 °C

Contrôler la respiration et le rythme cardiaque

Chez les animaux, la respiration se déroule normalement en trois temps : l'inspiration, l'expiration et une courte pause.

• Comptez le nombre de fois par minute où le thorax se soulève **ou** s'abaisse et comparez le résultat avec les données du tableau ci-après.

La respiration des animaux très jeunes, très âgés, très gras ou des femelles pleines est plus rapide que celle indiquée dans ce tableau. Elle est plus lente chez les animaux au repos et à l'ombre que chez ceux qui sont en plein soleil et elle est souvent plus lente ou plus rapide chez les animaux malades (p. 120).

• Mesurez le rythme cardiaque d'un animal après un repos d'au moins 5 minutes et comparez le résultat avec les données du tableau ci-après. Vous pouvez déterminer la rapidité des battements cardiaques en plaçant votre main sur le thorax, directement sur le cœur : palpez le côté gauche du thorax, immédiatement derrière la patte avant. Placez l'animal debout, la patte gauche légèrement en avant de la droite.

Chaque fois que le cœur se contracte, il envoie le sang dans les artères. Ce passage du sang provoque une pulsation que vous pouvez percevoir sous la peau, en plaçant vos doigts sur les artères, à différents points de l'organisme.

Souvenez-vous que le cœur bat plus vite chez les jeunes animaux, après un effort et pendant la gestation. Chez un animal malade, le cœur bat souvent plus vite ou plus lentement que la normale.

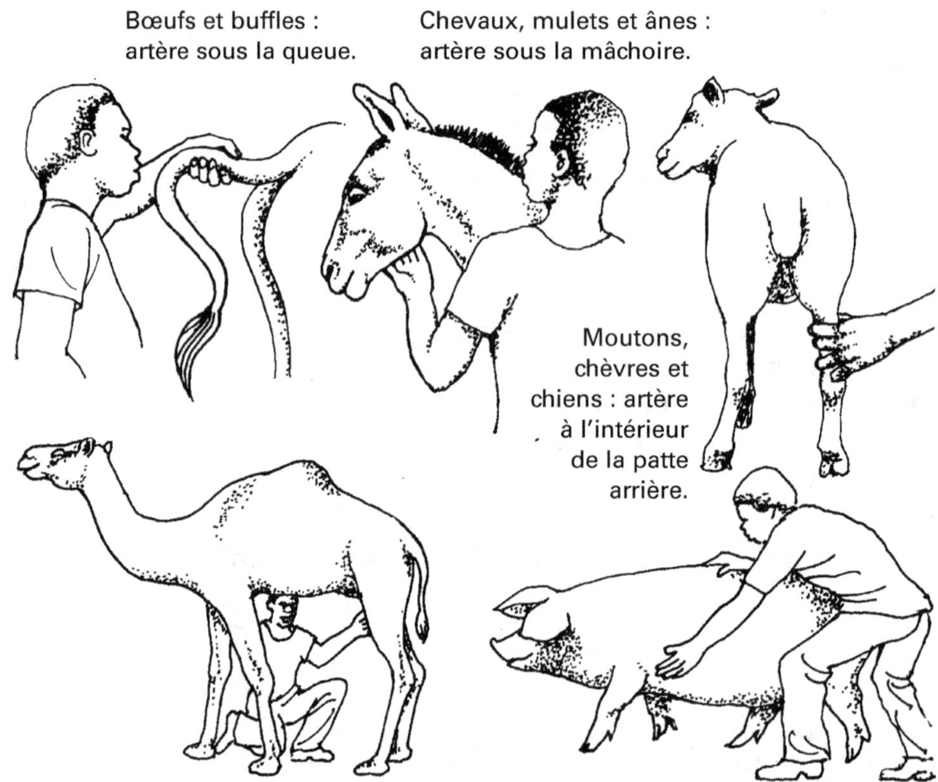

Mesurez le rythme cardiaque en plaçant vos doigts sur les artères.

Rythmes cardiaque et respiratoire d'un animal sain adulte.

	Nombre de battements de cœur par minute	Nombre d'inspirations par minute
Bœuf, buffle	55	20
Mouton, chèvre	75	15
Cheval	35	12
Mulet, âne	55	12
Chameau et dromadaire	40	13
Porc	85	15
Chien	110	20
Lapin	200	50
Volaille	280	25

Examiner les muqueuses

Les muqueuses sont de fines membranes qui tapissent les parois internes de l'organisme. Elles sont plus fines que la peau et humidifiées en permanence par le mucus. Leur finesse est telle que vous pouvez distinguer les vaisseaux sanguins qui les irriguent et apprécier ainsi l'état de l'organisme. Certaines sont bien visibles : à l'intérieur de la bouche, au niveau de la vulve et du vagin ou à l'intérieur de la paupière. C'est précisément à l'intérieur de la paupière qu'elles sont les plus faciles à voir car ailleurs elles sont souvent brunes ou noires comme la peau.

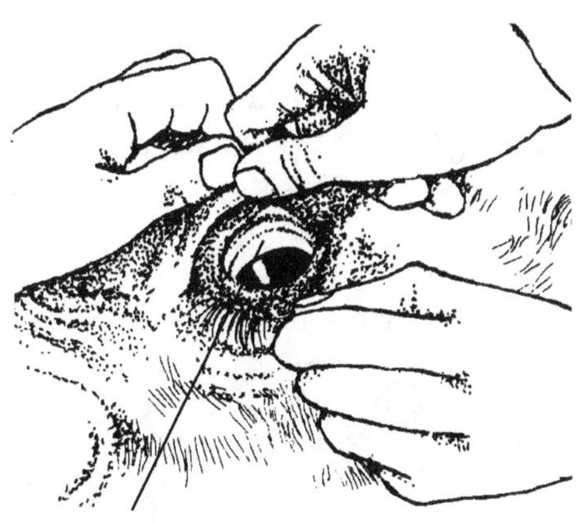
Muqueuse

Chez les animaux en bonne santé, les muqueuses sont normalement roses ou rouges. Observez-les chez un animal sain pour savoir quel est leur aspect.

Lorsqu'un animal est malade, ses muqueuses deviennent parfois pâles et blanchâtres, jaunes, rouge très foncé, rouge violacé ou rouge vif. Il s'agit là de signes courants de maladie. Des muqueuses pâles sont le signe d'une anémie (p. 285) et de nombreuses maladies. Les animaux ont les muqueuses jaunes lorsque leur foie est atteint, par des douves par exemple, ou lorsque ce sont les cellules sanguines qui sont touchées par une maladie telle que l'anaplasmose (p. 289). Des muqueuses rouge foncé ou rouge violacé sont parfois le signe de maladies particulières mais peuvent aussi avoir d'autres causes. Des muqueuses rouge vif sont le signe d'un empoisonnement au cyanure (p. 326).

15 Reconnaître les signes de maladie

C'est au comportement anormal d'un animal que l'on s'aperçoit générale-ment qu'il est malade. Il est donc important de **surveiller vos animaux en permanence** de façon à remarquer le plus rapidement possible tout changement de comportement.

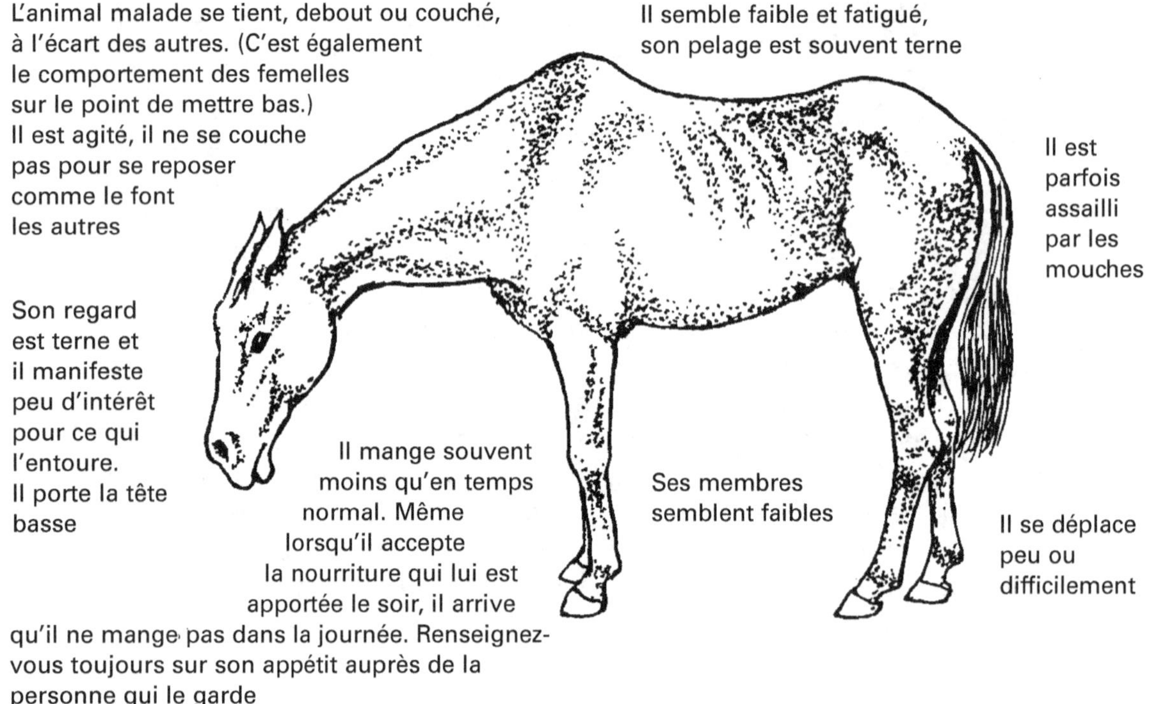

Signes de maladie chez un animal.

S'informer sur l'animal malade

Avant d'entreprendre quoi que ce soit, informez-vous sur l'animal. Ecoutez ce que l'on vous rapporte d'anormal dans son comportement. S'il s'agit d'un animal qui vous appartient, posez-vous les mêmes questions. Une liste de questions établie avec méthode, mentalement ou par écrit, vous sera utile. **Notez les réponses,** ce qui vous permettra de transmettre les informations concernant le problème si vous devez demander conseil à d'autres personnes.

Posez des questions sans sous-entendre la réponse

Si vous demandez : comment étaient les excréments ? La personne inter-rogée vous décrira ce qu'elle a vu et l'information ainsi obtenue vous sera utile.

Si vous demandez : l'animal avait-il la diarrhée ? Elle vous répondra : oui, même si elle ne le sait pas, ce qui ne vous sera d'aucune utilité.

Si vous demandez : vos chèvres ont-elles mangé de l'herbe ? Elle vous répondra indifféremment : oui ou non, alors que

Si vous demandez : qu'ont mangé vos chèvres ? Les renseignements qu'elle vous fournira seront plus précis.

Posez des questions à propos de l'animal malade

- Pourquoi pensez-vous que cet animal est malade ?
- Quel est l'organe concerné ?
- Quand ces signes ont-ils été observés pour la première fois ?
- Avez-vous déjà observé des signes semblables ? Quand ?
- De quelle maladie pensez-vous qu'il soit atteint ?
- Présente-il d'autres signes anormaux ?
- Que boit-il et que mange-t-il ? Est-ce qu'il mange et boit normalement ?
- Quel âge a-t-il ? Quel est son sexe ?
- S'agit-il d'une femelle en gestation ? A quand remonte sa dernière mise bas ? A-t-il été castré ?
- De quel type d'endroit provient-il ?
- A-t-il été en contact avec d'autres animaux ? Lesquels ? S'agissait-il d'animaux sauvages ? Où ?
- Quel traitement a-t-il déjà reçu ? Quelles vaccinations a-t-il reçues ?
- Fait-il partie d'un troupeau ?

Posez des questions sur les autres animaux du troupeau

- Parmi les autres animaux du troupeau, certains présentent-ils le même problème ? Combien sont malades ? Combien sont morts ? Quel âge ont-ils ?
- D'autres espèces animales sont-elles atteintes par le même problème ?
- De nouveaux animaux ont-ils été introduits récemment dans ce troupeau ?

Si vous avez posé les bonnes questions et écouté les réponses, vous pourrez avoir une idée assez précise du problème, avant même d'avoir vu l'animal !

Observer l'animal malade

Avant de déranger l'animal, observez son comportement en vous tenant un peu à l'écart.

- L'animal est-il agité, agressif ou calme ?

- Semble-t-il inquiet ou souffre-t-il ? Se donne-t-il des coups ?

- Respire-t-il sans difficultés et normalement, ou semble-t-il souffrir lorsqu'il respire ? Quel est le rythme de sa respiration ?

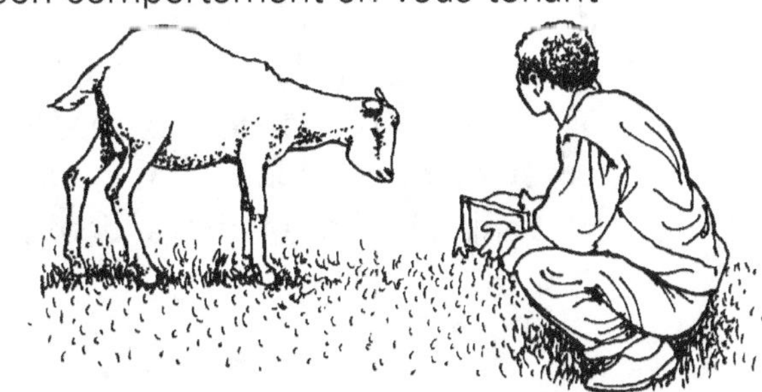

Observez le comportement de l'animal.

- Son souffle est-il lent et profond ou court et rapide ?

- Son abdomen bouge-t-il en même temps que son thorax lorsqu'il expire ?

- Manifeste-t-il de la douleur en grognant, notamment à l'expiration ?

• Se mord-t-il, se frotte-t-il ou se gratte-t-il ? Secoue-t-il la tête ou grince-t-il des dents ?

• Se déplace-t-il normalement, ses réactions aux autres animaux et aux choses sont-elles normales ?

• Est-il intégré au troupeau ou se tient-il à l'écart ?

Examiner l'animal du nez à la queue

(Certains préfèrent commencer par la queue, après avoir pris la température). Commencez par prendre la température corporelle de l'animal (p. 119).

• Si la température est supérieure à la normale maximale (p. 119), l'animal peut avoir de la fièvre, ce qui est généralement le signe d'une infection (p. 90).

• Si la température est inférieure à la normale minimale (p. 119), l'animal peut :

– être insuffisamment nourri ;

– souffrir de saignements importants, notamment d'hémorragies internes et donc invisibles (p. 67) ;

– avoir perdu trop d'eau et souffrir de déshydratation (p. 284) ;

– être sur le point de mourir.

Le nez

• Le nez coule-t-il ?

• Y a-t-il des plaies ou des vésicules sur le nez ?

• Le souffle sent-t-il mauvais ?

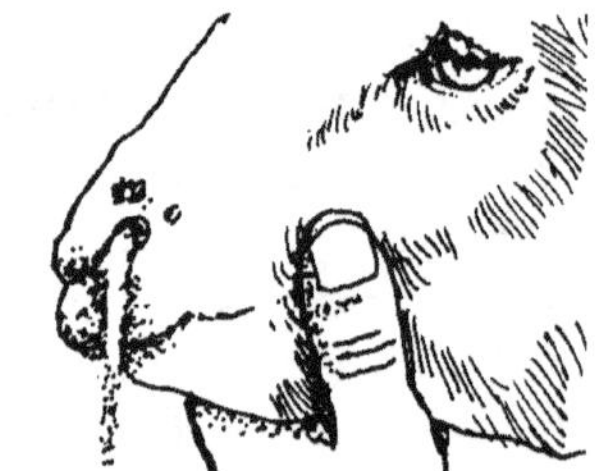

Ecoulement du nez.

La bouche

• L'animal salive-t-il beaucoup ?
(Les chameaux et les dromadaires en bonne santé salivent beaucoup lorsqu'ils ont mangé du sel, de même que les mâles pendant la période de l'accouplement).

• Y a-t-il des plaies, des aphtes, des blessures ou un élément étranger à l'intérieur de la bouche ?

• L'animal grince-t-il des dents ? Cela traduit souvent une souffrance

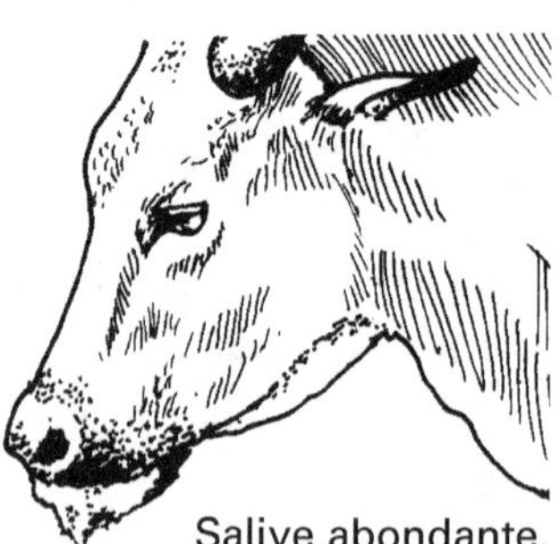

Salive abondante.

Attention

Les animaux qui salivent beaucoup peuvent avoir la rage (p. 277). Evitez de manipuler la bouche d'un animal qui vous semble être enragé.

Les yeux

- Les yeux coulent-ils ?

- Le centre de l'œil est-il blanc ou bleu et trouble ?

- Quelle est la couleur de la muqueuse à l'intérieur de la paupière (p. 121) ?

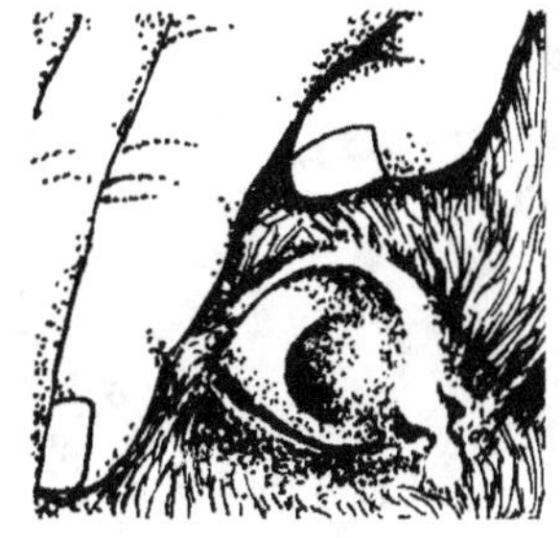

Muqueuse blanc trouble.

La tête et l'encolure

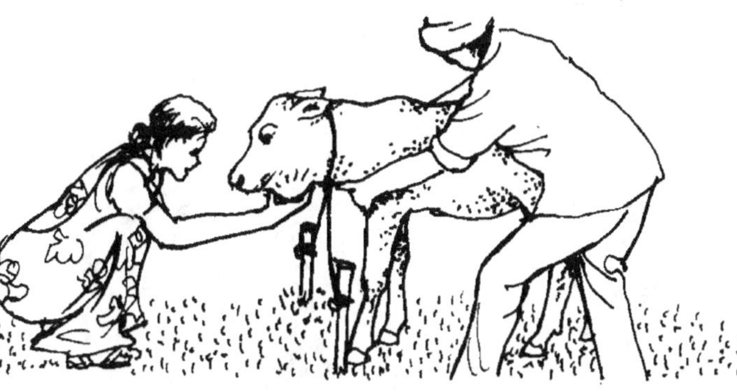

- Y a-t-il un gonflement sous la mâchoire ?

- En existe-t-il d'autres ailleurs ? Il peut s'agir de ganglions lymphatiques enflés (p. 41).

Gonflement sous la mâchoire.

Le corps

- Palpez l'animal pour mesurer son rythme cardiaque (p. 119).

- Pincez un pli de peau lâche et lâchez-le : la peau se remet-elle en place immédiatement ? Si elle ne revient en position normale que lentement, c'est un signe de déshydratation (p. 284).

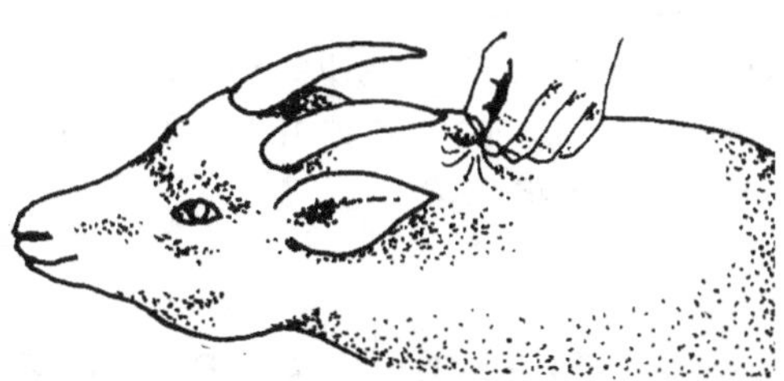

Pincez un pli de peau lâche et laissez la peau revenir en place pour vérifier si l'animal est déshydraté.

- L'animal tousse-t-il ? Pressez doucement la trachée (n'appuyez pas plus fort que ce que vous supporteriez vous-même) : si l'animal est en bonne santé, il ne tousse pas contrairement à celui qui souffre d'une infection des poumons ou de la trachée.

- Collez votre oreille sur le côté du poitrail de l'animal pour écouter ses poumons : si vous entendez des ronflements, des raclements ou des bruits de liquide, c'est un signe d'atteinte des poumons, de pneumonie par exemple (p. 210).

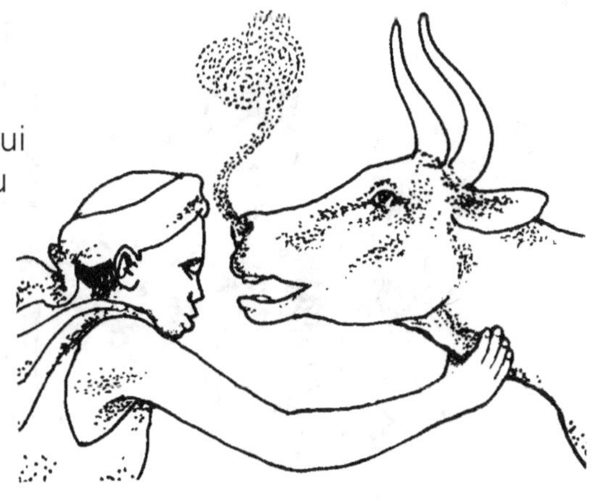

Pressez doucement la trachée.

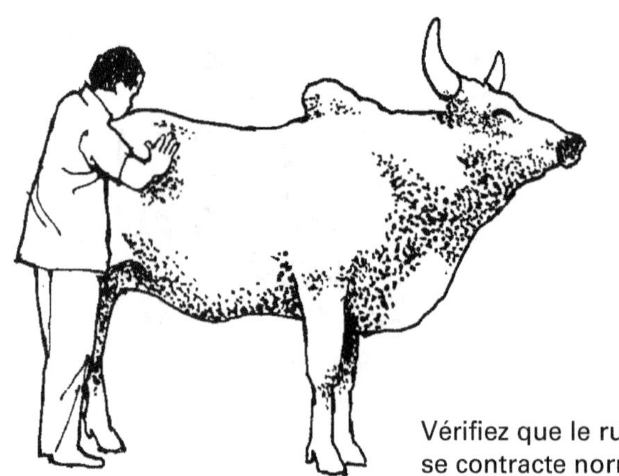

Vérifiez que le rumen
se contracte normalement.

Chez les **bœufs**, **buffles**, **moutons** et **chèvres** : appuyez la main immédiatement derrière la dernière côte pour vérifier que le rumen se contracte normalement. Vous devez compter une contraction par minute environ (p. 35).

La peau

• La peau porte-t-elle des vésicules ou des plaies ? (p. 205)

• Y a-t-il des gonflements sous la peau ? Ce sont peut-être des ganglions lymphatiques (p. 41).

• Le pelage est-il normal et sain ? Manque-t-il de la laine, des poils ou des plumes à certains endroits ? Les animaux souffrant d'une longue maladie perdent souvent leurs poils, notamment les chameaux et les dromadaires.

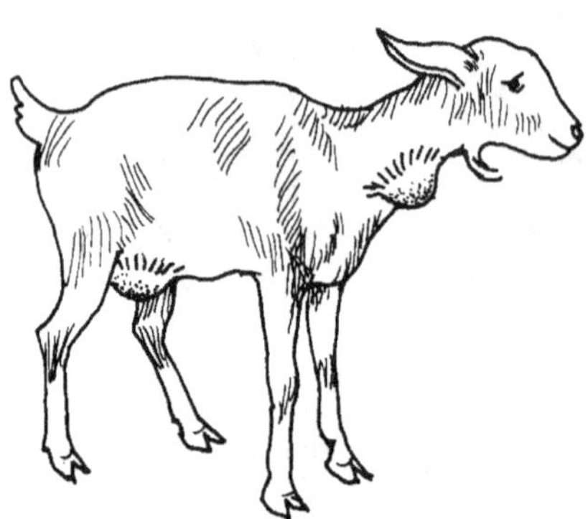

Gonflements sous la peau.

Les mamelles et les parties génitales

La mamelle est-elle gonflée ou plus chaude qu'en temps normal ?

• L'animal réagit-il lorsqu'on lui touche la mamelle ?

• Les trayons sont-ils blessés ?

• La production de lait est-elle inférieure à la normale ?

• L'aspect du lait est-il normal ? Est-il rouge ou dilué et aqueux ? Contient-il des grumeaux ?

• Un écoulement se produit-il au niveau de la vulve ? du pénis ?

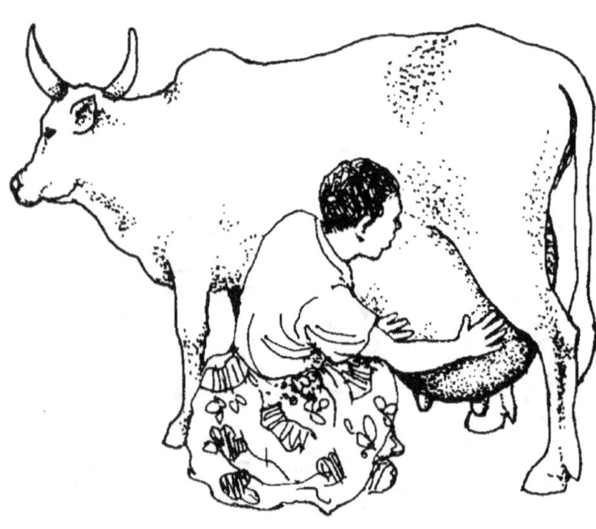

Mamelle gonflée.

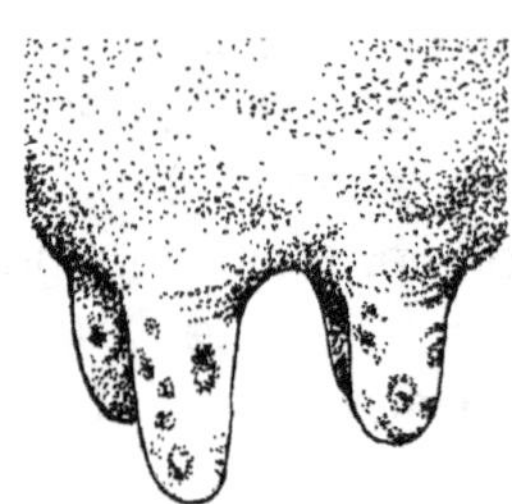

Trayons blessés.

Les pattes et les pieds

• L'animal boite-t-il ? De quelle(s) patte(s) ?
• Examinez le pied et le reste de la
patte pour chercher des plaies, des
points chauds, des gonflements ou
des points douloureux.

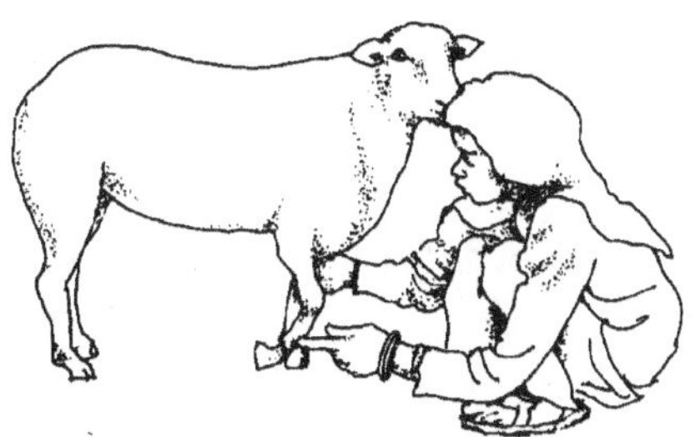

Mouton boiteux.

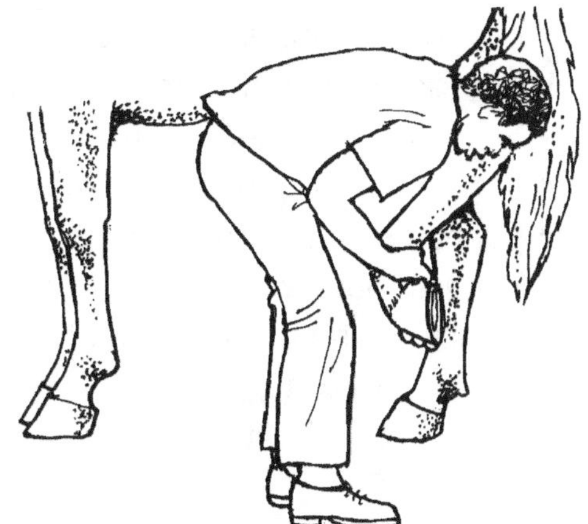

Examinez le sabot.

Comment déterminer de quelle patte boite un cheval, un mulet ou un âne

Demandez à quelqu'un de faire trotter le cheval face à vous : s'il boîte d'une patte avant, il lève la tête lorsque cette patte touche le sol.

Demandez à quelqu'un de faire trotter le cheval de dos par rapport à vous : s'il boîte d'une patte arrière, il lève le train arrière du côté de cette patte lorsqu'elle touche le sol.

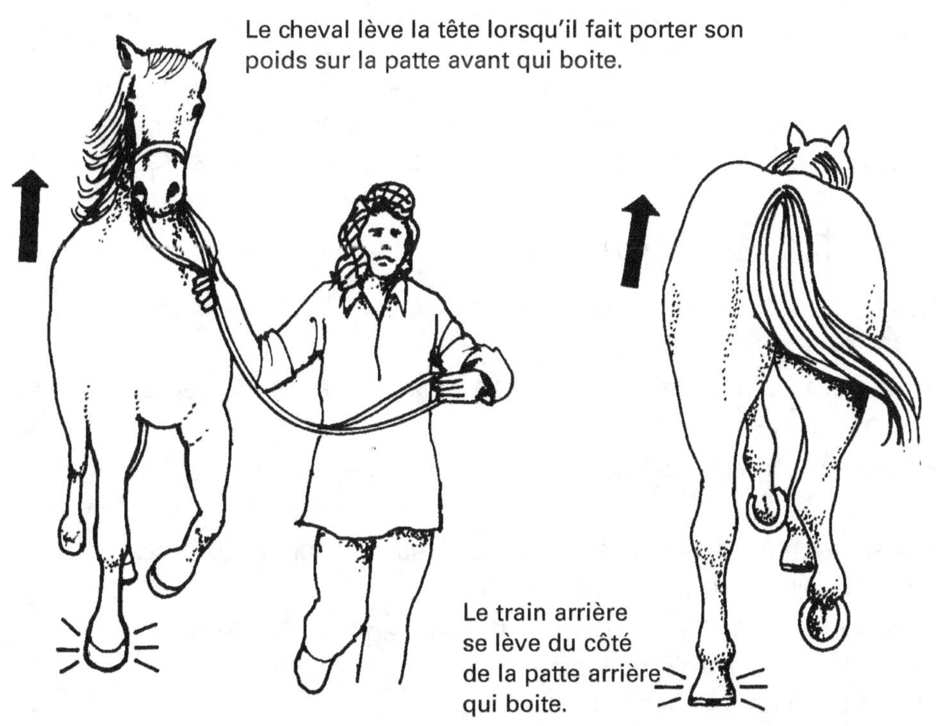

Les excréments et l'urine

- L'animal urine-t-il et expulse-t-il ses excréments normalement ?
- L'animal semble-t-il avoir mal lorsqu'il urine ou expulse ses excréments ?
- Les excréments sont-ils normaux ?
- Sont-ils secs et plus petits que la normale ? Voir constipation (p. 229).
- Sont-ils plus liquides et fréquents qu'en temps normal ?
- Contiennent-ils du sang ou des glaires ? Voir diarrhée (p. 228).
- L'urine est-elle normale ? très foncée ? Voir déshydratation (p. 284).
- Est-elle rouge ?
- L'animal urine-t-il peu ou n'urine-t-il plus ?

Certains animaux en bonne santé, comme les chevaux et les lapins, ont souvent une urine trouble.

Réaliser des frottis sanguins

Les techniciens expérimentés doivent souvent examiner le sang d'un animal malade au microscope. Pour ce faire, ils utilisent un frottis sanguin sur une lame microscopique. La plupart du temps, ces techniciens, qui disposent d'un microscope, peuvent vous fournir des lames microscopiques et vous montrer comment procéder à la préparation. Les frottis dont ils ont besoin peuvent être fins ou épais.

- Pour préparer un frottis sanguin destiné à être examiné, prélevez quelques gouttes de sang dans une veine à l'aide d'une aiguille ou d'une lame propre. Vous pouvez prélever le sang sur n'importe quelle veine mais la veine de l'oreille est la plus facile à trouver. Vous n'avez besoin que d'une ou deux gouttes de sang. Vous pouvez également prélever du sang sur un animal mort mais vous devez alors intervenir rapidement avant que le sang ne coagule.

Faites deux frottis en cas de casse, de perte ou de frottis trop fin ou trop épais.

Piquez une veine de l'oreille.

Frottis sanguin fin

Les frottis sanguins fins sont utilisés en cas de babésiose, par exemple (p. 265).

- Déposez une goutte de sang à l'extrémité de la lame microscopique.

- Touchez la goutte à l'aide d'une autre lame comme sur le dessin.

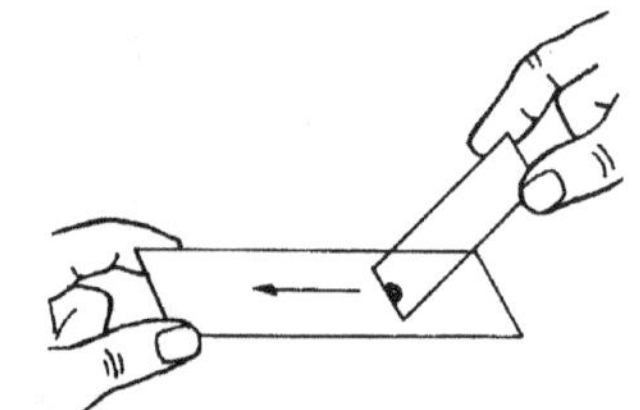

- Avec cette lame, étirez la goutte sur la lame support comme sur le dessin, pour qu'elle s'étale finement.

- Faites sécher la lame support à l'air en l'agitant doucement. Tenez les lames microscopiques par les bords en prenant soin de ne pas toucher le frottis.

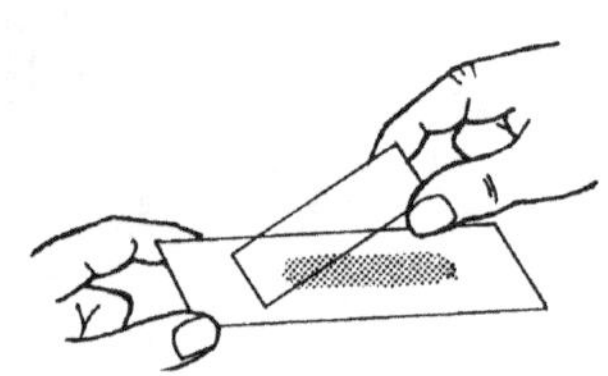

Frottis sanguin fin.

Frottis sanguin épais

Les frottis sanguins épais sont utilisés en cas de trypanosomose, par exemple (p. 316).

• Déposez une goutte de sang au centre d'une lame microscopique.

• Etalez-la avec le coin d'une autre lame microscopique, une lame métallique, voire une allumette propre.

• Faites-la sécher à l'air en la tenant. Placez les deux frottis dos à dos, le sang vers l'extérieur et enveloppez-les soigneusement dans un papier propre. Pensez à accompagner les frottis de toutes les indications concernant l'animal sur lequel ont été effectués les prélèvements.

Les techniciens expérimentés sont parfois amenés à prélever d'autres échantillons, comme les prélèvements sanguins qu'ils pratiquent sur une veine et placent dans un récipient pour les examiner.

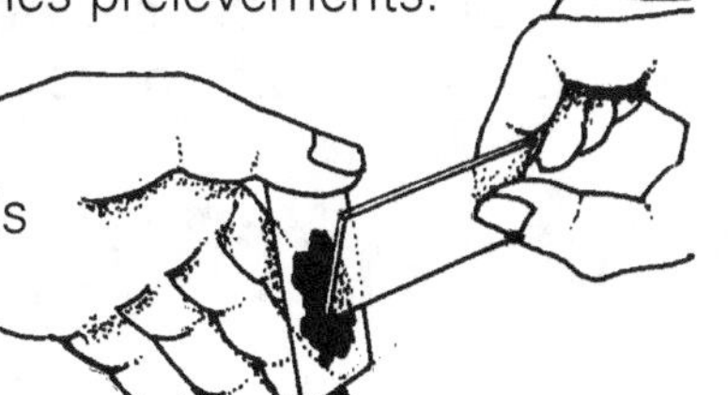

Frottis sanguin épais.

Prélever un échantillon d'excréments

• Prélevez un **petit** échantillon d'excréments frais (10-20 g). Placez-le dans un récipient de taille assez petite pour qu'il le remplisse presque complètement. Faites le prélèvement dans la masse des excréments en évitant que de la terre ou des détritus y soient mélangés. Vous pouvez également faire ce prélèvement directement sur l'animal.

• Couvrez ou fermez hermétiquement le récipient avant de l'envoyer au laboratoire pour analyse.

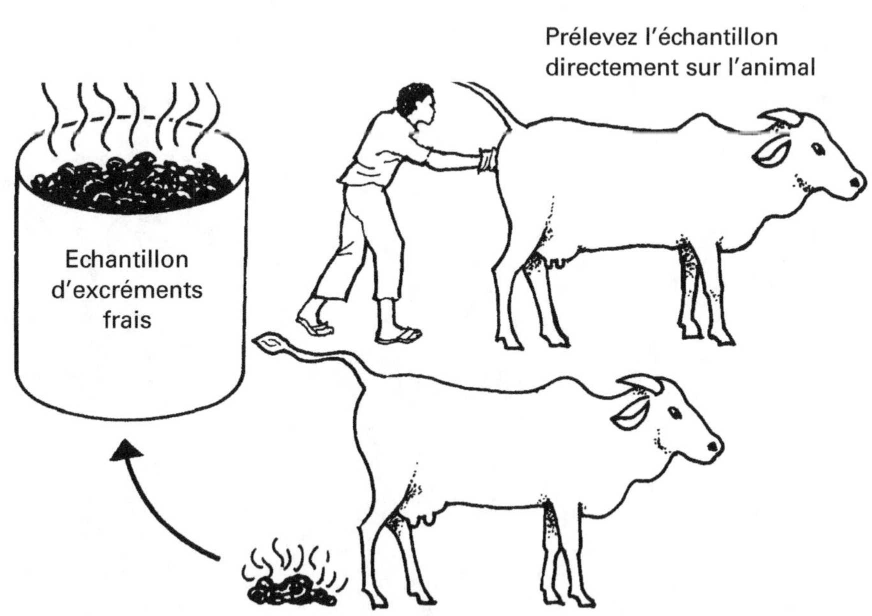

Examiner un animal mort

L'examen du cadavre d'un animal peut vous permettre de comprendre les raisons de sa mort et de traiter les autres animaux pour qu'ils ne meurent pas eux aussi.

L'examen d'un cadavre est délicat et vous devrez généralement vous faire aider par un technicien expérimenté. N'ouvrez pas vous-même le corps pour l'examiner si un technicien expérimenté peut le faire. En effet, vous risquez de détruire des signes qui pourraient être utiles.

N'oubliez jamais qu'un animal mort peut être porteur d'une maladie transmissible à l'homme. Après avoir manipulé un cadavre, lavez-vous les mains, de préférence à l'eau chaude et au savon ou avec un désinfectant.

Attention

Ne découpez pas le corps d'un animal supposé mort de charbon bactéridien (p. 153).

16

Les signes de maladies et leurs causes

Les signes sont regroupés selon les parties de l'organisme qu'ils concernent. Ce chapitre mentionne les principales maladies qui peuvent être à l'origine des signes que vous observez chez l'animal malade.

• Observez attentivement ce qui vous semble anormal chez un animal (p. 122).

• Consultez les signes décrits ici pour les comparer avec ceux que vous observez.

• Reportez-vous aux pages dans lesquelles sont fournis plus de détails et essayez d'identifier la maladie ou le problème qui est à l'origine de ces signes.

Des maladies différentes peuvent provoquer les mêmes signes et, pour une même maladie, les signes peuvent être différents d'un animal à l'autre. Tous les signes indiqués pour une maladie ne se produisent pas en même temps et ne se succèdent pas toujours dans le même ordre, certains peuvent ne jamais apparaître. N'oubliez pas que l'apparition d'un signe dans une région du corps ne signifie pas forcément que c'est cette région qui est atteinte. Il est fréquent que les animaux cessent de s'alimenter normalement lorsqu'ils sont malades, sans qu'ils aient pour autant des problèmes à l'estomac : ils peuvent avoir, par exemple, une infection du pied qui les empêche de se déplacer pour aller se nourrir.

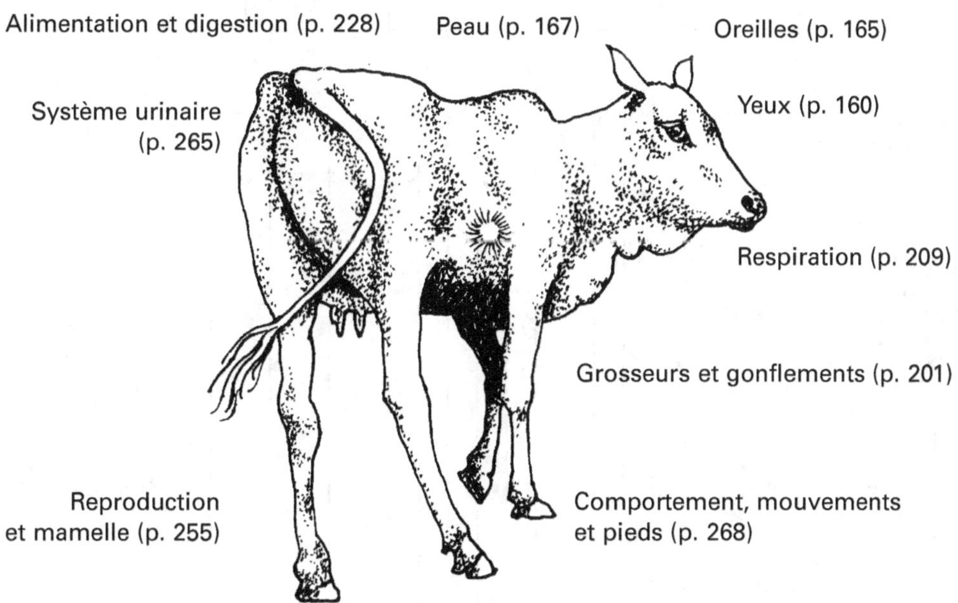

Les signes de maladie selon les parties de l'organisme qu'ils concernent avec les pages auxquelles vous reporter (C'est une vache qui est représentée mais ce chapitre concerne aussi les autres animaux.).

Les signes décrits ici ne correspondent peut-être pas exactement à ceux que vous observez chez l'animal malade. Cet ouvrage vous permet d'identifier certaines maladies importantes mais il est souvent impossible, même pour un technicien expérimenté, d'identifier la maladie avec certitude. Si vous êtes en mesure de déterminer de quelle maladie est atteint l'animal, vous pourrez mieux le soigner. Dans le cas contraire, après avoir observé les signes attentivement, la fièvre (p. 283) par exemple, vous pourrez les traiter.

Les signes liés à la mort subite

Les principales maladies liées à une mort subite sont décrites à partir de la page 153. La mort intervient parfois si rapidement que vous n'observez aucun signe de maladie qui puisse être traité. Cependant, si vous parvenez à déterminer la cause de la mort, vous pourrez éviter que d'autres animaux ne meurent. La mort subite peut avoir une multitude de causes. Nous n'indiquons ici que les plus importantes et les plus courantes. Si vous observez l'un des signes suivants sur un animal mort, reportez-vous aux maladies ou aux problèmes décrits.

Lorsqu'un animal meurt sans signe de maladie, pensez toujours au charbon bactéridien.

Signes relevés sur des animaux morts subitement.

	Tous animaux	Bœufs	Buffles	Chameaux et dromadaires	Moutons	Chèvres	Chevaux	Anes et mulets	Porcs	Chiens	Volailles	Très jeunes animaux	Eventuellement autres animaux	
Un ou deux animaux morts Ecoulement de sang foncé de la bouche, du nez ou de l'anus Aucun signe de diarrhée	✔													Charbon bactéridien (p. 153)
Gonflements gazeux sous la peau qui crépitent au toucher		✔		✔	✔	✔								Charbon symptomatique (p. 156)
Diarrhée et saignement au niveau de l'anus Animal s'étant débattu sur le sol		✔	✔	✔										Cowdriose (p. 276)
Diarrhée sans saignement au niveau de l'anus Encolure, tête ou langue gonflées Ecoulement du nez		✔												Septicémie hémorragique (p. 302)
Chez un animal âgé de moins de 1 an ayant reçu une nourriture améliorée. Sans autres signes					✔	✔								Entérotoxémie (p. 158)
Présence de nombreuses douves jeunes dans le foie					✔	✔								Douve du foie (p. 304)
Respiration difficile chez d'autres chèvres du troupeau.						✔								Pleuropneumonie contagieuse caprine (p. 212)

Voir aussi

Tous animaux : foudre (p. 159), empoisonnement au cyanure (p. 326), fièvre de la vallée du Rift (p. 308), salmonellose (p. 253), pneumonie (très jeunes animaux) (p. 210).

Très jeunes bœufs, moutons, chèvres, porcs : fièvre aphteuse (p. 298).

Très jeunes moutons : variole ovine et caprine (p. 191).

Très jeunes chevaux, mulets, ânes : helminthose très grave (p. 236).

Très jeunes porcs : trypanosomose (p. 316), peste porcine africaine (p. 314).

Signes de maladies

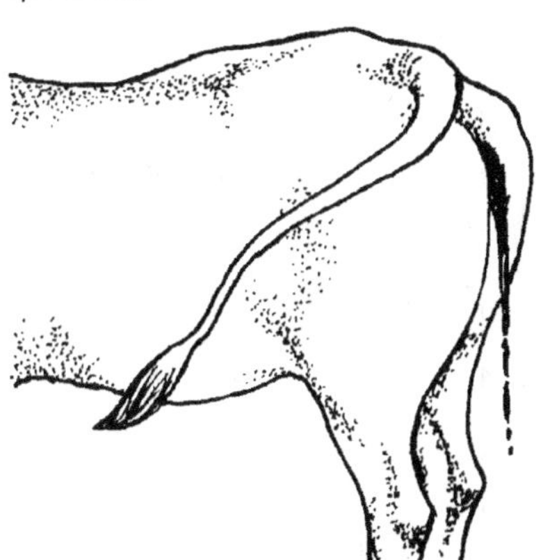

Sang s'écoulant de l'anus.

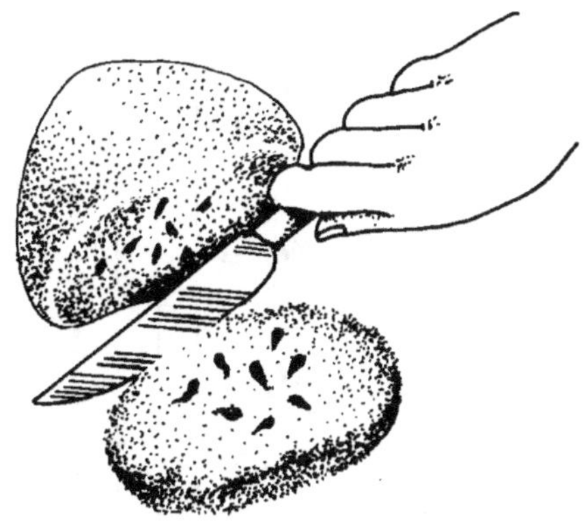

Foie attaqué par des douves.

Les signes liés aux yeux

Les principales maladies des yeux sont décrites à partir de la page 160.

Signes liés aux yeux.

	Tous animaux	Bœufs	Buffles	Chameaux et dromadaires	Moutons	Chèvres	Chevaux	Anes et mulets	Porcs	Chiens	Volailles	Très jeunes animaux	Eventuellement autres animaux	
Animal ne voyant pas et butant contre les obstacles Parfois présence d'autres signes de maladie autour des yeux	✔													Cécité (p. 160)
Animal clignant des yeux et évitant la lumière du soleil Yeux blancs ou vitreux, avec une écoulement clair, blanc-gris ou jaune. Ecoulement formant une une croûte autour de l'œil s'il n'est pas lavé Un seul œil ou les 2 yeux fermés Paupières rouges et gonflées Œil rouge et enflammé	✔													Lésion de l'œil (p. 160) Kérato-conjonctivite (p. 162) Conjonctivite (p. 162) Paupières retournées à l'intérieur (p. 161) Piqûre ou morsure d'insectes ou de serpents (p. 327, 332)

Signes liés aux yeux (suite).

	Tous animaux	Bœufs	Buffles	Chameaux et dromadaires	Moutons	Chèvres	Chevaux	Anes et mulets	Porcs	Chiens	Volailles	Très jeunes animaux	Eventuellement autres animaux	
Ecoulement clair de l'œil, sans autres signes	✔													Thélaziose (vers de l'œil) (p. 163)
Ecoulement des yeux et du nez Fièvre. Petites grosseurs sous la peau, parfois sur tout le corps		✔	✔											Dermatose nodulaire contagieuse (p. 190)
Peau humide Présence de tiques Ecoulements du nez et de la bouche. Fièvre		✔	✔											Dyshidrose tropicale (p. 199)
Ecoulement des yeux et forte fièvre Avortement des femelles Diarrhée contenant souvent du sang Attitude couchée et mort					✔	✔								Maladie de Nairobi (p. 307)
Ecoulement des yeux et muqueuses pâles Amaigrissement progressif				✔			✔	✔						Trypanosomose (p. 316)

Voir aussi

Bœufs, buffles : fièvre catarrhale maligne (p. 306), peste bovine (p. 309).
Moutons, chèvres : fièvre catarrhale du mouton (p. 290), agalactie contagieuse (p. 264), peste bovine ou peste des petits ruminants (p. 300).
Chevaux, mulets, ânes : besnoitiose (p. 180).

Les signes liés aux oreilles

Les principales maladies des oreilles sont décrites à partir de la page 165.
Signes liés aux oreilles.

Signes liés aux oreilles.

	Tous animaux	Bœufs	Buffles	Chameaux et dromadaires	Moutons	Chèvres	Chevaux	Anes et mulets	Porcs	Chiens	Volailles	Très jeunes animaux	Eventuellement autres animaux	
Animal secouant la tête Oreilles sensibles au toucher Animal se frottant les oreilles sur les objets ou les grattant, parfois au point d'en arracher les poils Cérumen abondant foncé Une oreille pendante ou les deux	✔													Gale des oreilles (p. 165)

Signes liés aux oreilles (suite).

	Tous animaux	Bœufs	Buffles	Chameaux et dromadaires	Moutons	Chèvres	Chevaux	Anes et mulets	Porcs	Chiens	Volailles	Très jeunes animaux	Eventuellement autres animaux	
Pus ou écoulement de l'oreille	✔													Infection de l'oreille (p. 165)
Pus s'écoulant de l'oreille Animal ayant récemment subi un bain insecticide En Afrique de l'Est ou du Centre		✔												Ver de l'oreille (p. 166)

Les signes liés à la peau

Les principales maladies de la peau sont décrites à partir de la page 167. Pour les grosseurs et les gonflements importants, reportez-vous aussi aux pages 126 et 186.

Signes liés à la peau.

	Tous animaux	Bœufs	Buffles	Chameaux et dromadaires	Moutons	Chèvres	Chevaux	Anes et mulets	Porcs	Chiens	Volailles	Très jeunes animaux	Eventuellement autres animaux	
Perte de poils ou de laine, souvent sur la tête, l'encolure et les pattes Croûtes sur la peau, peau parfois épaissie Animal se frottant ou se grattant (dans certains types de gale, les animaux ne se frottent pas et ne se grattent pas)	✔													Gale (p. 167)
Animal se frottant ou se grattant Points noirs sur la peau Surtout chez les animaux faibles ou malades qui vivent en troupeau	✔													Poux (p. 170)
Animal se frottant ou se grattant Poils dressés par touffes sur le corps. Gonflements sous la peau, notamment sur la tête, l'encolure ou sous l'abdomen. Chez les chevaux, plaies humides sur la crinière et la queue	✔													Allergie (p. 175)
Taches rondes avec croûtes grises et squameuses commençant par se développer sur la tête Habituellement chez les animaux élevés à l'intérieur de bâtiments	✔													Teigne (p. 195)

	Tous animaux	Bœufs	Buffles	Chameaux et dromadaires	Moutons	Chèvres	Chevaux	Anes et mulets	Porcs	Chiens	Volailles	Très jeunes animaux	Eventuellement autres animaux	
Plaies couvertes de larves de mouche					✔								✔	Myiase (p. 174)
Croûtes nombreuses sur la peau Petites touffes de poils dressés se détachant facilement Plaies humides sous les touffes de poils dressés produisant rapidement des croûtes sur la tête et les pattes arrière et parfois sur le corps Amaigrissement et arrêt de la croissance Chez les chèvres notamment, présence de croûtes sur le nez, la bouche et les parties génitales		✔			✔	✔	✔						✔	Dermatophilose (p. 183)
Plaques blanches ou pâles sur la peau, couvertes de croûtes et de fissures, peau se détachant Parfois membranes jaunes		✔			✔								✔	Photosensibilisation (p. 177)
Gonflements sous la peau sur les membres Peau sèche et fissurée sur le dos Sans écoulement du nez Forte boiterie		✔			✔								✔	Charbon symptomatique (p. 156)
Petits gonflements sous la peau, plus ou moin nombreux, notamment près des testicules et des yeux. La peau épaissie de ces gonflements présente parfois des taches humides		✔	✔			✔	✔	✔						Besnoitiose (p. 180)
Aphtes autour des sabots et de la bouche. Salive abondante		✔	✔		✔	✔			✔					Fièvre aphteuse (p. 298)
Petites grosseurs avec écoulement ou saignement Epaississement de la peau		✔	✔											Plaie du garrot (p. 188)
Petites grosseurs, parfois sur tout le corps. Fièvre Ecoulement du nez ou des yeux		✔												Dermatose nodulaire contagieuse (p. 190)
Peau humide infestée de tiques Fièvre. Ecoulements des yeux, du nez et de la bouche		✔										✔		Dyshidrose tropicale bovine (p. 199)
Croûtes épaisses autour de la bouche et du nez. Perte importante de poils Muqueuses rouge violacé. Langue gonflée. Ecoulements du nez et de la bouche					✔	✔								Fièvre catarrhale du mouton (p. 290)
Croûtes épaisses se transformant en plaies avec saignement sur la tête et la bouche chez les jeunes animaux, sur les pieds et la mamelle chez les animaux âgés					✔	✔								Ecthyma contagieux (p. 181)

	Tous animaux	Bœufs	Buffles	Chameaux et dromadaires	Moutons	Chèvres	Chevaux	Anes et mulets	Porcs	Chiens	Volailles	Très jeunes animaux	Eventuellement autres animaux	
Plaies et croûtes sur la peau, particulièrement sur le dos							✔	✔						Plaies d'humidité (p. 178)
Gonflement des parties génitales, et parfois aussi du dessous de l'abdomen. Muqueuses pâles. Amaigrissement							✔	✔						Dourine (p. 318)
Grosseurs en lignes (le long des vaisseaux lymphatiques sur l'encolure) avec parfois un suintement jaune verdâtre de quelques grosseurs							✔	✔						Lymphangite épizootique (p. 205)
Grosseurs sur les pattes et les pieds, et parfois aussi sur l'encolure. Certaines grosseurs éclatent et laissent s'écouler du pus, d'autres se transforment en plaies ouvertes							✔	✔						Lymphangite ulcéreuse (p. 207)
Grosseurs sous la mâchoire ou sur l'encolure qui éclatent et laissent s'écouler du pus. Ecoulement épais blanc jaunâtre du nez. Surtout chez les jeunes animaux							✔	✔						Gourme (p. 220)
Rougeurs sur la peau, en particulier sur les pattes et les oreilles. Fièvre Démarche anormale									✔					Peste porcine africaine (p. 314)

Voir aussi

Tous animaux : plaies de harnachement (p. 178), varioles (p. 191).
Bœufs, **buffles** : farcin (p. 207).
Moutons, **chèvres** : tremblante (p. 196).
Chevaux, **mulets**, **ânes** : anhidrose (p. 179), morve (p. 213), plaies d'été (p. 186), onchocercose (p. 200).
Porcs : rouget (p. 185).

Les signes liés aux grosseurs et gonflements

Les principales maladies liées aux grosseurs et
gonflements sont décrites à partir de la page 201. Pour les grosseurs de plus petite taille, reportez-vous aussi aux pages 135 et 167.

• Observez et palpez la grosseur ou le gonflement pour en déterminer la nature et être en mesure de le traiter correctement.

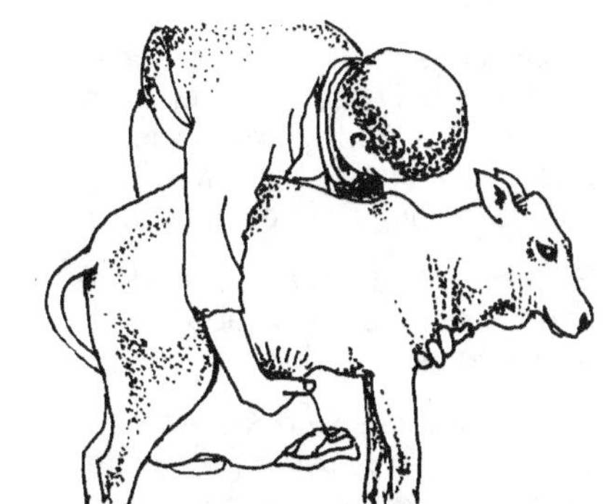

Examinez la grosseur : il peut s'agir d'une hernie.

- La grosseur est-elle dure et solide ou molle et remplie de liquide ?
- Quelle est sa taille ?
- Y a-t-il une seule grosseur ou plusieurs ?
- La grosseur est-elle chaude au toucher ?
- En la pressant doucement, sa taille diminue-t-elle ?
- L'animal est-il malade ou en bonne santé ?

Signes liés aux grosseurs et gonflements.

	Tous animaux	Bœufs	Buffles	Chameaux et dromadaires	Moutons	Chèvres	Chevaux	Anes et mulets	Porcs	Chiens	Volailles	Très jeunes animaux	Eventuellement autres animaux	
Gonflement dur, chaud et douloureux qui devient mou. Il éclate parfois et laisse du pus s'écouler. Peut s'accompagner d'autres signes de maladie	✔													Abcès (p. 201)
Gonflement mou, parfois de grande taille, mais non douloureux, rempli de liquide. Durcit et diminue de taille au bout de quelques semaines. Sans autres signes de maladie	✔													Hématome (p. 202)
Gonflement mou qui se réduit lorsqu'on le presse doucement. Souvent sur l'ombilic, parfois sur le scrotum Sans autres signes de maladie.	✔													Hernie (p. 203)
Grande surface enflée, souvent sur les parties inférieures de l'organisme : sous l'abdomen, le poitrail ou la mâchoire Avec d'autres signes de maladie	✔													Œdème (p. 205)
Gonflements sous la peau du dos Pattes enflées. Crépitation de la peau au-dessus des gonflements. Absence d'écoulement du nez. Forte boiterie		✔			✔								✔	Charbon symptomatique (p. 156)
Gonflement de plusieurs articulations et parfois de l'ombilic												✔		Polyarthrite (p. 269)
Gonflement sous la mâchoire ou l'encolure		✔	✔		✔	✔							✔	Douve du foie (p. 304)
Grosseurs sous la peau, sous les oreilles, à la base de l'encolure ou en avant des épaules. Forte fièvre. Muqueuses pâles. Yeux vitreux. Mort avec saignements mousseux du nez et de la bouche		✔												Fièvre de la côte Est (p. 294)
Gonflement au niveau de la tête et de l'encolure. Salive abondante Sans écoulement du nez							✔	✔						Charbon bactérien (p. 153)
Gonflement des yeux, de la tête et de l'encolure. Salive abondante Muqueuse rouge violacé foncé							✔	✔						Peste équine (p. 287)

Signes liés aux grosseurs et gonflements (suite).

	Tous animaux	Bœufs	Buffles	Chameaux et dromadaires	Moutons	Chèvres	Chevaux	Anes et mulets	Porcs	Chiens	Volailles	Très jeunes animaux	Eventuellement autres animaux	
Gonflement de la tête et de l'encolure Ecoulement du nez devenant épais, blanc, gris ou jaune. Toux. Les abcès sous mâchoire éclatent et laissent s'écouler du pus							✔	✔						Gourme (p. 220)
Gonflement sous l'abdomen et des pattes Fièvre qui monte et descend							✔	✔						Dourine (p. 318)
Gonflement sous la mâchoire et sous l'encolure. Animal ayant côtoyé des animaux morts										✔				Charbon bactérien (p. 153)

Voir aussi

Chevaux, **mulets**, **ânes** : lymphangite épizootique (p. 205), lymphangite ulcéreuse (p. 207).

Les signes liés à la respiration

Les principales maladies de la respiration sont décrites à partir de la page 209.

La toux

Tous les animaux, même lorsqu'ils sont en bonne santé, toussent de temps à autre, mais lorsqu'ils toussent souvent, c'est généralement parce qu'ils sont malades (p. 209).

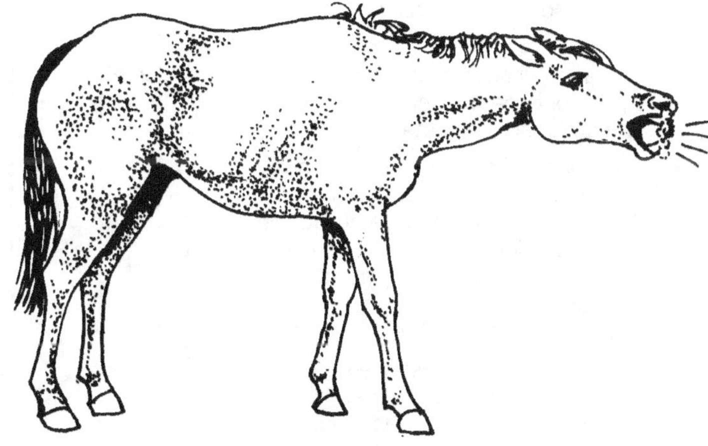

Toux et respiration difficile.

La respiration pompante

Il arrive parfois que les **chevaux**, les **mulets** et les **ânes**, en fin d'expiration, contractent l'abdomen pour chercher à expulser plus d'air : c'est ce que l'on appelle une « respiration pompante », souvent accompagnée d'un écoulement du nez. Il s'agit d'un signe de maladie grave, une pneumonie par exemple (p. 210).

	Tous animaux	Bœufs	Buffles	Chameaux et dromadaires	Moutons	Chèvres	Chevaux	Anes et mulets	Porcs	Chiens	Volailles	Très jeunes animaux	Eventuellement autres animaux	
Respiration difficile. Toux. Fièvre	✔													Pneumonie (p. 210)
Respiration difficile. Toux. Absence de fièvre. Spécifique des zones froides de humides. Surtout chez les jeunes animaux	✔													Strongles respiratoires (p. 216)
Respiration difficile et bruyante, qui dure habituellement peu	✔													Allergie (p. 175)
Toux persistante Chez les animaux âgés et maigres	✔													Tuberculose (p. 222)
Respiration très difficile. Muqueuses rouge vif. Consommation de jeunes pousses de sorgho	✔													Empoisonnement au cyanure (p. 326)
Chez les bœufs entassés, transportés ou stressés. Chez les agneaux et les chevreaux. Respiration difficile, toux Fièvre élevée. Ecoulement du nez Maladie souvent mortelle		✔	✔	✔	✔	✔								Pasteurellose (p. 219)
Respiration difficile Flanc gauche très enflé		✔	✔		✔	✔								Météorisme (p. 232)
Respiration difficile, faible toux. Fièvre Ecoulement du nez aqueux clair ou jaune Langue gonflée. Gonflement autour de la tête. Muqueuses rouge violacé foncé Diarrhée contenant du sang Absence de plaies dans la bouche		✔	✔	✔										Septicémie hémorragique (p. 302)
Respiration difficile. Toux. Fièvre Léger écoulement du nez clair devenant épais blanc et jaune		✔	✔											Pleuropneumonie contagieuse bovine (p. 211)
Respiration difficile. Absence de toux Plaies rouges dans la bouche qui deviennent grises, blanches ou jaunes Ecoulement liquide du nez et des yeux, qui devient blanc ou gris. Forte diarrhée contenant du sang et des morceaux de muqueuse intestinale ressemblant à du tissu		✔	✔											Peste bovine (p. 309)
Respiration difficile. Absence de toux Ecoulement épais des yeux et du nez Forte fièvre suivie de plaies rouges dans la bouche. Parfois diarrhée		✔	✔											Fièvre catarrhale maligne (p. 306)
Respiration difficile et écoulement du nez Croûtes épaisses autour du nez et de la bouche. Bourrelet rouge entourant le haut de l'onglon. Bouche enflée. Langue bleue chez certains animaux					✔	✔								Fièvre catarrhale du mouton (p. 290)
Respiration difficile, toux. Forte fièvre Ecoulement du nez Surtout chez les chèvres					✔	✔								Pleuropneumonie contagieuse caprine (p. 212)
Respiration difficile et écoulement du nez Forte fièvre. Avortements. Diarrhée contenant souvent du sang. Coma et mort					✔	✔								Maladie de Nairobi (p. 307)

	Tous animaux	Bœufs	Buffles	Chameaux et dromadaires	Moutons	Chèvres	Chevaux	Anes et mulets	Porcs	Chiens	Volailles	Très jeunes animaux	Eventuellement autres animaux	
Respiration très difficile. Forte toux chez certains animaux. Gonflement autour des yeux, de la tête et de l'encolure. Ecoulement du nez mousseux blanc ou jaune. Mort en quelques jours							✔	✔						Peste équine (p. 287)
Ecoulement du nez blanc grisâtre. Gonflements de grande taille sous la mâchoire et autour de l'encolure. Les gonflements éclatent en libérant du pus. Toux, respiration très bruyante							✔	✔						Gourme (p. 220)
Ecoulement clair des yeux et du nez. Toux légère Nervosité. Vomissements chez certains animaux Rare épaississement des coussinets plantaires										✔				Maladie de Carré (p. 293)
Ecoulement du nez blanc ou jaune. Fièvre qui monte et descend. Animal ne se nourrissant pas Vomissement. Taches de sang sur les muqueuses et la peau. Parfois saignement de nez. Chez les chiens importés										✔				Ehrlichiose canine (p. 292)
Respiration difficile. Diarrhée verte. Marche en rond. Convulsions. Mort fréquente											✔			Maladie de Newcastle (p. 225)

Voir aussi

Bœufs, buffles : anaplasmose (p. 289), besnoitiose (p. 180), fièvre de la côte Est (p. 294), cowdriose (p. 274), dermatose nodulaire contagieuse (p. 190), maladie des muqueuses (p. 251), fièvre de la vallée du Rift (p. 308), dyshidrose tropicale bovine (p. 199).

Moutons, chèvres : besnoitiose (p. 180), peste des petits ruminants (p. 300), peste bovine (p. 309), œstres (comme d'autres animaux) (p. 218), fièvre de la vallée du Rift (p. 308), schistosomose (p. 240), clavelée et variole caprine (p. 191).

Chevaux, mulets, ânes : charbon bactéridien (p. 153), besnoitiose (p. 180), lymphangite épizootique (p. 205), morve (p. 213), schistosomose (p. 240), tuberculose (p. 222).

Volailles : coryza aviaire (p. 223).

Les signes liés à l'alimentation et à la digestion

Les principales maladies de l'alimentation et de la digestion sont décrites à partir de la page 228.

Parmi les signes liés à l'alimentation et à la digestion figure souvent la diarrhée (p. 228) mais ce signe est si fréquent et ses causes sont si nombreuses qu'il ne permet pas réellement, à lui seul, d'identifier la maladie dont souffre l'animal.

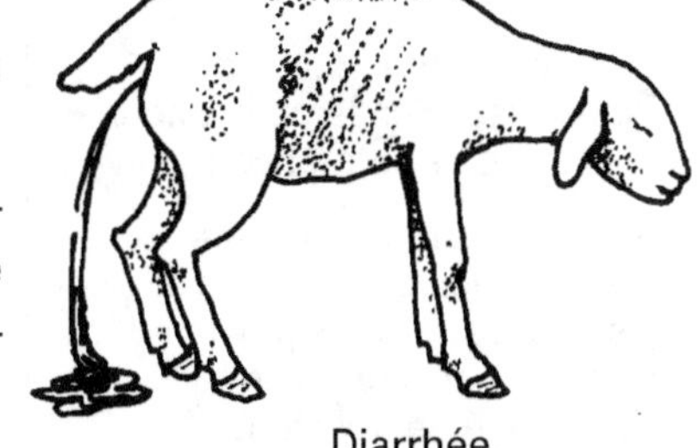

Diarrhée.

Néanmoins, plus les excréments sont liquides, malodorants ou de couleur anormale, plus ils sont le signe d'une maladie grave.

Les vomissements peuvent également faire partie des signes. Seuls les chiens, les porcs et les autres animaux à un seul estomac vomissent comme l'homme. Il arrive cependant que d'autres animaux rejettent des aliments par l'œsophage, puis la bouche ou le nez, ou qu'ils vomissent en cas de maladie grave comme la fièvre de la vallée du Rift (p. 308). Ces vomissements sont le signe que l'animal est gravement malade et, s'il s'agit d'un cheval, qu'il va mourir.

Les porcs vomissent comme l'homme.

Signes liés à l'alimentation et à la digestion.

	Tous animaux	Bœufs	Buffles	Chameaux et dromadaires	Moutons	Chèvres	Chevaux	Anes et mulets	Porcs	Chiens	Volailles	Très jeunes animaux	Eventuellement autres animaux	
Manque d'appétit et amaigrissement	✔													Perte d'appétit (p. 231)
Excréments rares, durs et secs Parfois absence d'excréments	✔													Constipation (p. 229)
Fortes douleurs abdominales entraînant un comportement anormal Surtout chez les chevaux, les mulets et les ânes	✔													Colique (p. 234)
Salive abondante Sans autres signes	✔													Corps étranger coincé dans la bouche ou l'œsophage (p. 246) Dents cassées (p. 244) Abcès dans la bouche (p. 201)
Salive abondante. Absence de diarrhée. Comportement inhabituel, parfois agressivité, titubation, tremblement. Consommation d'aliments inhabituels ou très supérieure à la normale Paralysie commençant par les pattes arrière	✔													Rage (p. 277)
Salive abondante. Boiterie générale Aphtes dans la bouche et autour des pieds		✔	✔		✔	✔			✔					Fièvre aphteuse (p. 298)
Salive abondante. Pattes enflées Grandes plaies sur la peau remplies de pus		✔	✔											Dermatose nodulaire contagieuse (p. 190)
Salive abondante. Troubles respiratoires. Gonflement autour des yeux et de la tête. Forte fièvre							✔	✔						Peste équine (p. 287)
Salive abondante. Nervosité Sensibilité aux bruits et à la lumière Troisième paupière recouvrant l'œil Contracture des mâchoires Impossibilité de s'alimenter							✔	✔						Tétanos (p. 280)

142

Signes liés à l'alimentation et à la digestion (suite).

Signes	Tous animaux	Bœufs	Buffles	Chameaux et dromadaires	Moutons	Chèvres	Chevaux	Anes et mulets	Porcs	Chiens	Volailles	Très jeunes animaux	Eventuellement autres animaux	Maladie
Salive abondante. Muqueuses rouge violacé foncé. Croûtes épaisses autour du nez et de la bouche. Parfois présence d'un bourrelet rouge au-dessus des onglons Bouche enflée et parfois langue bleue					✔	✔								Fièvre catarrhale du mouton (p. 290)
Diarrhée. Amaigrissement et arrêt de la croissance. Alimentation inférieure à la normale et parfois abdomen gonflé Habituellement absence de fièvre. Muqueuses pâles. Chez les animaux fréquentant des pâturages précédemment surpeuplés	✔													Vers (p. 236)
Diarrhée très liquide. Excréments malodorants contenant du sang Généralement chez les jeunes animaux élevés en troupeau surpeuplé	✔													Coccidiose (p. 242)
Diarrhée légère sévissant depuis longtemps Chez les animaux ayant séjourné près d'un point d'eau infestée d'escargots Amaigrissement et arrêt de la croissance Parfois gonflement sous la mâchoire Maladie pouvant être mortelle		✔	✔		✔	✔								Douve du foie (p. 304)
Diarrhée. Excréments contenant du sang Salive excessive. Ecoulement du nez liquide, clair, jaune. Langue gonflée Gonflement autour de la tête. Fièvre Muqueuses rouge violacé foncé Toux peu fréquente. Absence d'ulcères dans la bouche.		✔	✔	✔										Septicémie hémorragique (p. 302)
Diarrhée soudaine et grave Excréments contenant du sang		✔	✔											Cowdriose (p. 274)
Diarrhée soudaine et grave Excréments contenant du sang Généralement chez les jeunes animaux		✔	✔											Maladie des muqueuses (p. 251)
Diarrhée soudaine et forte. Excréments contenant du sang et des morceaux de muqueuse intestinale. Ecoulements des yeux, du nez et de la bouche		✔	✔											Peste bovine (p. 309)
Diarrhée. Salive abondante. Titubation Urine rouge		✔	✔											Babériose (p. 265)
Diarrhée sévissant depuis longtemps Amaigrissement. Muqueuses jaunes Chez les animaux ayant consommé une plante à fleurs jaunes							✔	✔						Empoisonnement au séneçon (p. 332)
Excréments jaunes avec du sang Mort rapide. Chez les animaux âgés de moins de 2 semaines					✔	✔								Entérotoxémie (p. 158)
Diarrhée liquide verte. Excréments contenant du sang. Fièvre qui monte et descend Avortements. Apparition brutale. Attitude couchée et mort fréquente					✔	✔								Maladie de Nairobi (p. 307)

	Tous animaux	Bœufs	Buffles	Chameaux et dromadaires	Moutons	Chèvres	Chevaux	Anes et mulets	Porcs	Chiens	Volailles	Très jeunes animaux	Eventuellement autres animaux	
Excréments très liquides, malodorants, avec du sang et du mucus. Ecoulements des yeux, du nez et de la bouche Apparition brutale, mort fréquente					✔	✔								Peste des petits ruminants (p. 300) Peste bovine (p. 309)
Diarrhée, parfois très liquide, blanche ou verte ou contenant du sang. Parfois présence de vers dans les excréments											✔			Coccidiose (p. 242) Vers (p. 236) Salmonellose (p. 253)
Diarrhée verte et liquide. Excréments malodorants. Respiration difficile Chez les volailles, comportement anormal ou attitude couchée. Apparition brutale Atteint souvent de nombreuses volailles											✔			Maladie de Newcastle (p. 225)
Vomissements et diarrhée apparaissant brutalement. Muqueuses jaunes. Animal buvant beaucoup. Excréments pâles devenant parfois noirs et liquides										✔				Leptospirose (p. 303)
Diarrhée. Vomissements. Animal ne s'alimentant pas normalement et buvant beaucoup. Faiblesse et fatigue Ecoulements des yeux et du nez clairs, gris ou blancs. Fièvre. Peau du nez et des coussinets devenant parfois épaisse et dure										✔				Maladie de Carré (p. 293)
Forte diarrhée et vomissements Mauvaise coordination et marche en rond Tremblement puis paralysie. Forte fièvre Mort fréquente									✔					Peste porcine classique (p. 312) Peste porcine africaine (p. 314)

Voir aussi

Tous animaux : indigestion de grains (p. 245), salmonellose (p. 253), empoisonnement, au ricin par exemple (p. 325), carence en minéraux (p. 247).
Bœufs, buffles : maladie de Johne (p. 250), fièvre catarrhale maligne (p. 306), fièvre de la vallée du Rift (p. 308), peste bovine (p. 309), schistosomose (p. 240), dyshidrose tropicale bovine (p. 199).
Moutons, chèvres : schistosomose (p. 240), peste des petits ruminants (p. 300), peste bovine (p. 309), fièvre de la vallée du Rift (p. 308).
Chiens : paralysie due aux tiques (p. 282), ehrlichiose canine (p. 292).

Les signes liés à la reproduction et à la mamelle

Les principales maladies liées de la reproduction et de la mamelle sont décrites à partir de la page 255. **Reportez-vous également à la page 76 pour le traitement d'urgence en cas de prolapsus de l'utérus.**

Signes liés à la reproduction et à la mamelle.

Signe	Tous animaux	Bœufs	Buffles	Chameaux et dromadaires	Moutons	Chèvres	Chevaux	Anes et mulets	Porcs	Chiens	Volailles	Très jeunes animaux	Eventuellement autres animaux	Maladie
Grande poche rouge sortant de la vulve	✔													Prolapsus du vagin (p. 261). Prolapsus de l'utérus (p. 76, 261)
Ecoulement de la vulve malodorant, blanc, blanc jaunâtre ou brun foncé Infection faisant suite à la mise bas (Un écoulement vaginal sans mauvaise odeur, clair, rouge ou brun se produit souvent chez les femelles saines après la mise bas)	✔													Métrite (p. 259)
Le placenta n'est pas expulsé rapidement après la mise bas, parfois malodorant	✔													Rétention placentaire (p. 260)
Avortement chez les femelles (de 5 à mois après l'accouplement pour les vaches). Testicules enflés chez certains mâles. Articulations parfois enflées Nouveau-nés faibles, pouvant mourir	✔													Brucellose (p. 257)
Avortement chez les femelles Titubation. Forte fièvre		✔	✔											Fièvre de la vallée du Rift (p. 308)
Avortement chez les femelles. Cécité et comportement anormal des nouveau-nés		✔	✔											Maladie des muqueuses (p. 251)
Avortement chez les femelles. Infertilité Muqueuses jaunes. Urine pouvant être rouge. Constipation. Douleur abdominale		✔	✔											Leptospirose (p. 303)
Avortement chez les femelles.Infertilité Nouveau-nés faibles ne survivant pas Grosseurs sur la mamelle ou le scrotum, notamment chez les chèvres					✔	✔								Besnoitiose (p. 180)
Avortement chez les femelles. Fièvre Diarrhée et sang dans les excréments Ecoulement des yeux ou du nez Mort de certains animaux					✔	✔								Maladie de Nairobi (p. 307)
Avortement chez les femelles Fièvre					✔	✔								Fièvre de la vallée du Rift (p. 308)
Avortement chez les femelles Fièvre. Faiblesse, tremblement et mort des nouveau-nés									✔					Peste porcine classique (p. 312) Peste porcine africaine (p. 314)
Trayons rouges ou gonflés, avec crépitations et plaies. Mamelle chaude ou gonflée Lait anormal. Trayons douloureux à la traite	✔													Mammite (p. 263) Plaies sur les trayons (p. 261)
Appareil génital gonflé. Ecoulements du pénis ou du vagin. Fièvre Amaigrissement progressif							✔	✔						Dourine (p. 318)

Voir aussi

Tous animaux : problèmes de reproduction (p. 255)

Les signes liés au système urinaire

Les principales maladies du système urinaire sont décrites à partir de la page 265.

La couleur et le volume de l'urine sont très variables, même chez les animaux en bonne santé. L'urine normale peut être jaune pâle, jaune foncé ou trouble. Elle est souvent trouble chez les lapins et les chevaux en bonne santé. Les chameaux urinent très peu par temps sec, souvent moins de 1 litre par jour.

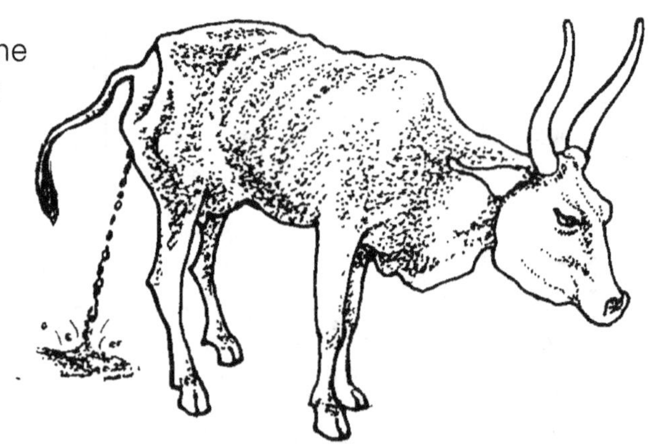

Urine rouge ou brune.

Si un animal n'urine pas pendant 24 heures ou s'il a mal lorsqu'il urine, c'est qu'il est malade. Si son urine est rouge ou brune, c'est qu'elle contient du sang et que l'animal est malade.

Signes liés à l'urine.

	Tous animaux	Bœufs	Buffles	Chameaux et dromadaires	Moutons	Chèvres	Chevaux	Anes et mulets	Porcs	Chiens	Volailles	Très jeunes animaux	Eventuellement autres animaux	
Urine rare ou absente, foncée	✔													Déshydratation (p. 284)
Animal n'arrivant pas à uriner ou urinant très peu. Animal ne se couchant pas pour se reposer. Parfois forte fièvre Haleine malodorante au bout de quelques jours	✔													Lithiase urinaire (p. 265)
Urine rouge ou brune (notamment chez les bœufs) Muqueuses pâles ou jaunes. Fièvre		✔											✔	Babésiose (p. 265)
Odeur inhabituelle de l'urine (certains bergers la disent plus « douce ») Faiblesse, abattement et amaigrissement			✔											Trypanosomose (p. 316)

Les signes liés au comportement et au mouvement

Les principaux troubles du comportement et du mouvement sont décrits à partir de la page 268.

On dit d'un animal qu'il boite lorsqu'il
ne marche pas normalement, en raison
d'une douleur ou d'une blessure. On dit
qu'il souffre d'incoordination lorsqu'il
ne peut pas contrôler correctement
ses mouvements : il marche souvent
en rond et tombe. On dit qu'il est
paralysé (p. 277) lorsqu'il ne peut pas
bouger certaines parties de son corps.
Beaucoup de problèmes et de maladies
peuvent être à l'origine de ces signes,
quelques-uns des plus courants sont
donnés dans le tableau ci-après.

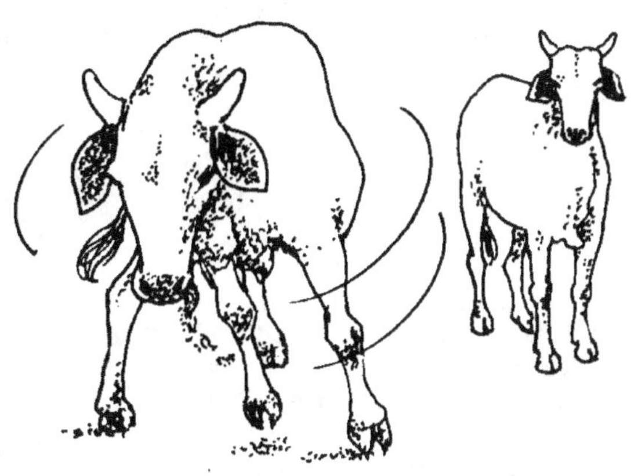

Bœufs ayant des mouvements désordonnés.

Signes liés au comportement et au mouvement.

	Tous animaux	Bœufs	Buffles	Chameaux et dromadaires	Moutons	Chèvres	Chevaux	Anes et mulets	Porcs	Chiens	Volailles	Très jeunes animaux	Eventuellement autres animaux	
Boiterie ou déplacements lents Patte relevée ou à peine appuyée sur le sol Partie de la patte ou du pied chaude, enflée ou douloureuse. Articulation grinçant lorsque l'animal se déplace. Parfois signes évidents de blessure, saignement par exemple	✔													Boiterie (p. 268) Luxation (p. 74) Arthrite (p. 268) Fracture (p. 73)
Boiterie d'une patte. Dessous du pied douloureux si on le presse Pied parfois malodorant ou enflé Pus blanc, jaune, brun ou gris s'écoulant parfois d'une plaie du pied	✔													Abcès au pied (p. 270)
Forte excitation et mouvements désordonnés Salive abondante. Agressivité pouvant être suivie de faiblesse et de fatigue Appétit inhabituel. Paralysie atteignant d'abord les pattes arrière Mort en quelques jours	✔													Rage (p. 277)
Animal effrayé par le bruit et la lumière Mâchoires contractées empêchant l'animal de manger et de boire. Salive abondante Troisième paupière recouvrant parfois l'œil (p. 42). Rigidité, spasmes musculaires et convulsions. Maladie généralement mortelle (chez les ruminants, météorisme parfois)	✔													Tétanos (p. 280)
Raideur des mouvements. Paralysie commençant par les pattes arrière. L'animal redresse la tête en arrière, d'un côté. Surtout chez les bœufs ayant consommé des os	✔													Botulisme (p. 273)

Signes liés au comportement et au mouvement (suite).

	Tous animaux	Bœufs	Buffles	Chameaux et dromadaires	Moutons	Chèvres	Chevaux	Anes et mulets	Porcs	Chiens	Volailles	Très jeunes animaux	Eventuellement autres animaux	
Mouvements désordonnés et tremblements Excitation ou faiblesse et abattements soudains Salive abondante. Parfois constipation. Attitude couchée et paralysie. Parfois convulsions et mort (les chiens et les porcs vomissent parfois)	✔													Empoisonnement aux insecticides et autres produits toxiques (p. 324)
Forte boiterie du nouveau-né Nombreuses articulations chaudes et enflées Faiblesse et abattement. Yeux parfois vitreux, ombilic parfois rempli de pus												✔		Polyarthrite (p. 269)
Boiterie, notamment des pattes arrière. Pattes arrière enflées Peau sèche avec crépitations et bulles gazeuses sous la peau. Faiblesse et abattement		✔	✔	✔	✔	✔							✔	Charbon symptomatique (p. 156)
Mouvements désordonnés. Parfois marche en rond. Grincements des dents Parfois diarrhée. Convulsions. Fièvre. Mort		✔	✔	✔	✔	✔								Cowdriose (p. 274)
Boiterie des quatre pattes Aphtes autour de la bouche et de la langue Vésicules entre et sur les onglons		✔	✔		✔	✔			✔					Fièvre aphteuse (p. 298)
Boiterie. Ecoulement clair des yeux et du nez. Salive abondante. Respiration difficile. Faiblesse, abattement et fièvre Production de lait réduite. Guérison rapide		✔	✔											Fièvre de trois jours (p. 296)
Titubation. Salive peu abondante Forte fièvre. Diarrhée. Parfois avortement		✔	✔											Fièvre de la vallée du Rift (p. 308)
Chez les bœufs âgés de moins de 6 mois Urine rouge. Paralysie. Présence de tiques		✔	✔											Paralysie due aux tiques (p. 282)
Boiterie. Croûtes épaisses autour du nez et de la bouche. Muqueuses bleu violacé Bourrelet rouge au-dessus de l'onglon Langue enflée. Perte de poils ou de laine					✔	✔								Fièvre catarrhale du mouton (p. 290)
Animal refusant de marcher et faisant porter son poids d'une patte sur l'autre Animal restant couché. Transpiration Pieds douloureux et chauds							✔	✔						Fourbure (p. 276)
Animal agité, frappant ses flancs ou les mordant. Animal restant sur le dos et jettantses pattes en l'air. Transpiration abondante							✔	✔						Colique (p. 234)
Pattes raides, ne pouvant bouger Pattes arrière maigrissant lentement Gonflement sous l'abdomen et autour de l'appareil génital							✔	✔						Dourine (p. 318)

148

Signes liés au comportement et au mouvement (suite).

	Tous animaux	Bœufs	Buffles	Chameaux et dromadaires	Moutons	Chèvres	Chevaux	Anes et mulets	Porcs	Chiens	Volailles	Très jeunes animaux	Eventuellement autres animaux	
Titubation. Animal s'asseyant sur le train arrière ou tombant brusquement. Pattes arrière soudainement faibles ou se paralysant							✔	✔						Azoturie (p. 272)
Titubation. Tête et encolure enflées. Apparition soudaine de la maladie. Convulsions rapidement suivies de mort							✔	✔						Charbon bactérien (p. 153)
Nervosité. Ecoulements clairs des yeux et du nez, devenant blanc ou grisâtre										✔				Maladie de Carré (p. 293)
Mouvements désordonnés et marche en rond. Tremblement et paralysie. Forte diarrhée et vomissements. Forte fièvre. Mort fréquente									✔					Peste porcine classique (p. 312) Peste porcine africaine (p. 312)

Voir aussi

Bœufs, buffles (parfois chez d'autres animaux) : piétin (p. 271), carence en phosphore (p. 274), fièvre catarrhale maligne (p. 306).
Moutons, chèvres : entérotoxémie (p. 158), œstres (p. 218), vers plats-kystes cérébraux (p. 106), tremblante (p. 196).
Chevaux, mulets, ânes : trypanosomose (p. 316).

Les signes affectant plusieurs parties du corps

Les principales maladies affectant plusieurs parties du corps sont décrites à partir de la page 283.

Presque toutes les maladies provoquent des signes dans plusieurs parties ou fonctions de l'organisme. Essayez de déterminer quelles sont les régions ou les fonctions concernées, et consultez les tableaux qui s'y rapportent (p. 131-149).

Il arrive qu'un animal semble malade (voir p. 117) sans que l'on puisse facilement identifier les parties de l'organisme qui sont atteintes, notamment dans le cas d'une maladie qui se déclare lentement et dure longtemps. Les maladies et problèmes de ce type, difficiles à identifier, peuvent être graves. Le tableau ci-après indique certaines de ces maladies.

Signes concernant différents organes.

	Tous animaux	Bœufs	Buffles	Chameaux et dromadaires	Moutons	Chèvres	Chevaux	Anes et mulets	Porcs	Chiens	Volailles	Très jeunes animaux	Eventuellement autres animaux	
Faiblesse et abattement Température supérieure à la normale (p. 110)	✔													Fièvre (p. 283) Coup de chaleur (p. 286)
Faiblesse et abattement. Muqueuses pâles Perte importante de sang, parfois interne et donc invisible, ou à la suite d'une mise bas difficile	✔													Hémorragie (p. 66) Anémie (p. 285)
Faiblesse et abattement. Amaigrissement et arrêt de la croissance, même avec une alimentation suffisante. Animal se tenant à l'écart et bougeant peu. Corps petit par rapport à la tête. Production de lait réduite. Muqueuses parfois pâles. Parfois diarrhée. Généralement absence de fièvre Peau sèche : si vous pincez un pli de peau et le relâchez, la peau revient en place lentement. Yeux enfoncés. Poils rudes piqués	✔													Déshydratation (p. 284) Vers (p. 236) Sous-alimentation (p. 45) Carence en minéraux (p. 247) Problèmes de peau (p. 167)
Muqueuses pâles pouvant devenir jaunes Chez les animaux vivant près d'un point d'eau infesté d'escargots. Parfois diarrhée Parfois gonflement sous la mâchoire Généralement absence de fièvre Amaigrissement et parfois mort	✔													Douves du foie (p. 304) Schistosomose (p. 240)
Fièvre qui monte et descend Muqueuses pâles. Amaigrissement Avortements et infertilité	✔													Trypanosomose (p. 316)
Muqueuses anormalement rouge vif Soins d'urgence nécessaires Généralement aussi respiration difficile	✔													Empoisonnement au cyanure (p. 326)

Voir aussi les maladies ci-dessous, dont la plupart provoquent une forte fièvre.

Tous les animaux : charbon bactéridien (p. 153), babésiose (notamment chez les bœufs et les chiens, p. 265), leptospirose (p. 303), empoisonnement (p. 322), tuberculose (p. 222).

Bœufs, buffles, chameaux, dromadaires, moutons, chèvres : anaplasmose (p. 289), fièvre de la vallée du Rift (p. 308).

Bœufs, buffles, moutons, chèvres : theilériose (p. 314).

Bœufs, buffles, chameaux, dromadaires : septicémie hémorragique (p. 302).

Bœufs, buffles : fièvre des trois jours (p. 296).

Bœufs : fièvre de la côte Est (p. 294).

Moutons, chèvres : fièvre catarrhale du mouton (p. 290), maladie de Nairobi (p. 307).

Chevaux, mulets, ânes : peste équine (p. 287).

Chiens : erhlichiose canine (p. 292), maladie de Carré (p. 293).

Introduction

Cette partie traite des maladies et des problèmes courants qui touchent plus particulièrement certaines régions ou fonctions de l'organisme. Elle vous indique comment y faire face. Nous avons, dans la mesure du possible, regroupé les maladies affectant une même région de l'organisme et présentant des signes similaires. En introduction, nous vous indiquons les règles générales à observer pour traiter un animal malade.

L'Office international des épizooties a classé certaines maladies dans des listes appelées A, B et C, selon leur contagiosité et leur importance sur le plan mondial (voir les listes A et B de l'OIE, p. 429).

Attention

Certaines maladies sont réputées légalement contagieuses. Si vous soupçonnez l'une d'entre elles, vous devez avertir le plus tôt possible les services vétérinaires. Ceux-ci prendront les mesures qui s'imposent. La liste de ces maladies varie selon le pays. Renseignez-vous.

Comment traiter un animal malade

Il est souvent plus efficace de s'occuper correctement des animaux malades que de leur donner des médicaments.

• Ne dérangez pas un animal malade, manipulez-le fermement mais avec douceur.

• Abritez-le du soleil, de la pluie, des vents froids mais vérifiez qu'il dispose de suffisamment d'air frais.

• Donnez-lui beaucoup d'eau à boire.

• Donnez-lui des aliments de qualité et faciles à manger. Fournissez-lui les aliments en petites quantités et souvent.

• Essayez de déterminer de quel mal il souffre et soignez la maladie le plus rapidement possible.

• Vérifiez qu'il dispose d'un endroit propre pour se coucher.

• Installez-le confortablement pour qu'il puisse s'alimenter et respirer normalement, les animaux malades ne peuvent pas se déplacer pour chercher l'endroit où ils se sentent le mieux.

• Maintenez-le propre, les animaux couverts d'excréments humides attirent les mouches qui peuvent transmettre des infections. Les animaux sains se nettoient eux-mêmes, les animaux malades sont trop faibles pour le faire.

• Séparez les animaux malades des animaux en bonne santé (p. 94).

• Apportez la nourriture et l'eau d'abord aux animaux sains puis aux animaux malades, afin de ne pas contaminer les animaux sains.

• Après vous être occupé d'un animal malade, lavez-vous et nettoyez tous les matériels utilisés. Lorsque l'animal est guéri, nettoyez l'endroit où il a séjourné, à l'aide de désinfectants (p. 350) si nécessaire.

• Adaptez le traitement à l'utilisation que vous faites de l'animal. Si vous soignez un animal pour un problème de membre et qu'il reste boiteux, vous ne pourrez plus l'utiliser pour la traction mais vous pourrez en consommer la viande. Les éleveurs utilisent généralement leurs animaux à plusieurs fins : pour la viande et la fourniture de matières premières et aussi pour le transport et la traction. Ils constituent une source de richesses et occupent une place importante dans la vie pratique et religieuse des populations.

17

La mort subite

Ce chapitre concerne les problèmes généralement responsables de la mort subite d'un animal mais il en existe d'autres, comme l'empoisonnement au cyanure (p. 326), l'infestation grave par des vers (p. 236), les accidents et les blessures (p. 65) ou l'infection de l'ombilic (p. 269).

En cas de mort subite, soupçonnez toujours le charbon bactéridien.

Le charbon bactéridien

Informez les services vétérinaires. Ce sont les **bœufs**, les **moutons** et les **chèvres** qui sont le plus fréquemment victimes du charbon bactéridien. Viennent ensuite les **buffles**, les **chameaux** et les **dromadaires**, les **chiens**, les **chevaux**, les **mulets** et les **ânes**. Les **porcs** peuvent également être atteints, mais moins gravement. Le charbon bactéridien est transmissible à l'**homme**.

Les signes

Chez les animaux, l'incubation dure de 12 à 24 heures.

✦ Chez les ruminants notamment, la maladie se déclare si rapidement qu'ils meurent avant qu'aucun signe n'ait été perçu.

✦ Lorsqu'un animal, bien qu'atteint, est vivant, la maladie se manifeste par une fièvre très forte et, parfois, par la présence de sang dans les urines, les excréments ou le lait.

✦ L'animal a souvent du mal à respirer. Il s'écroule et meurt en 1 à 3 jours.

✦ La plupart des animaux, autres que les bœufs, ont une forte fièvre. Ils ont souvent un gonflement sous la mâchoire et parfois sous l'encolure, le poitrail et l'abdomen, ainsi que des plaies et des gonflements sur la peau.

✦ Certains animaux guérissent.

Pour identifier la maladie, les techniciens expérimentés peuvent faire un examen microscopique à partir d'un frottis sanguin.

Sur un **animal mort**, du sang foncé s'écoule souvent du nez, de la bouche et de l'anus. Le sang ne coagule pas et le corps ne se raidit pas après la mort (la rigidité cadavérique apparaît normalement chez les animaux de 1 à 12 heures après la mort).

Maladies dont les signes sont voisins : le char-bon symptomatique (p. 156), l'entérotoxémie (p. 158), le foudroiement (p. 159), la pasteurellose (p. 219) et l'intoxication par des plantes vénéneuses (p. 331).

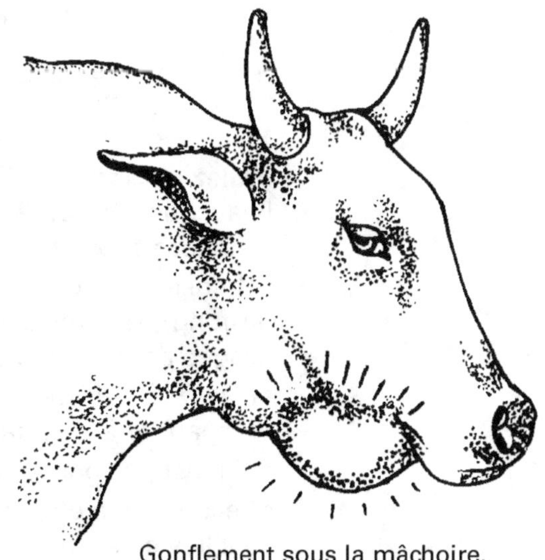

Gonflement sous la mâchoire.

Attention

N'ouvrez jamais le cadavre d'un animal supposé mort du charbon bactéridien. Les cadavres d'animaux morts du charbon bactéridien sont aussi dangereux pour les animaux que pour l'homme. Le sang qui s'en écoule est en effet très infectieux. Lorsque les microbes du charbon contenus dans le sang sont exposés à l'air, ils forment une enveloppe protectrice épaisse et se transforment en spores. Ces spores peuvent se conserver dans le sol pendant plusieurs années. Elles sont dangereuses car elles peuvent facilement transmettre le charbon bactéridien aux animaux et à l'homme. Ne découpez pas le cadavre : il est en effet plus sûr de l'ensevelir si c'est possible.

Que faire du cadavre d'un animal mort du charbon bactéridien ?

Enterrez le cadavre dans un trou de profondeur égale à la taille d'un homme grand. Creusez ce trou loin d'un point d'eau destinée aux animaux et à la consommation humaine.

• Ensevelissez tout ce qui a été en contact avec le sang infecté, y compris le sol.

• Protégez des animaux l'endroit où vous avez enseveli le cadavre, avec des épines ou une clôture.

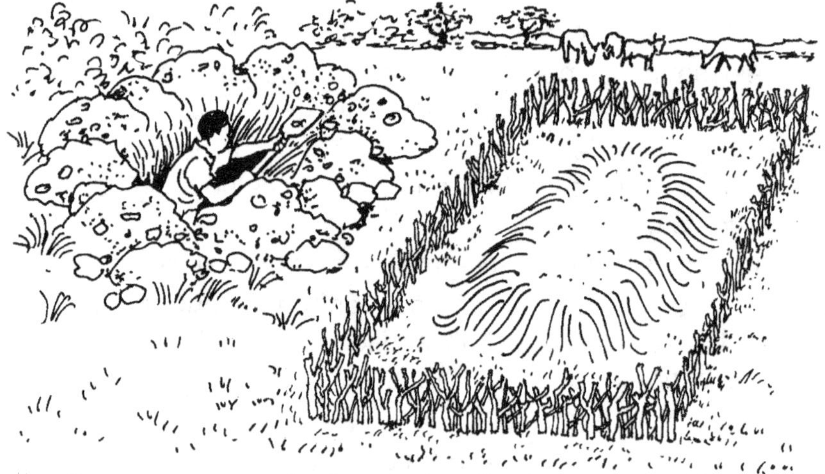

Creusez un trou profond et protégez l'endroit avec une clôture.

Brûlez le cadavre s'il est difficile de l'ensevelir. Vous devrez alors utiliser beaucoup de combustibles pour alimenter un grand feu. Le feu doit s'étendre sous et sur le cadavre.

• Creusez un trou (de près de 50 cm de profondeur sur environ 1 mètre de long) et remplissez-le d'herbe sèche, de bois et de pneumatiques usagés pour dénaturer le cadavre.

• Placez le cadavre sur ces matériaux, recouvrez-le d'autres combustibles et répandez à la surface du pétrole ou du gasoil pour faire prendre le feu.

S'il n'est pas possible d'ensevelir ou de brûler un cadavre :

• Recouvrez-le d'épines ou de pierres pour empêcher les animaux ou les volailles de s'y attaquer et de l'ouvrir.

Les cadavres d'animaux atteints de charbon bactéridien constituent toujours un danger. Après 3 jours d'exposition au soleil, de nombreux microbes meurent à l'intérieur du cadavre mais les spores présentes sur les parties de peau touchées par le sang peuvent transmettre le charbon aux hommes et aux animaux.

Il est toujours très dangereux de consommer la viande d'un animal atteint de charbon bactéridien : ensevelissez ou brûlez toujours le cadavre lorsque vous le pouvez.

La transmission

Les animaux sont contaminés par le sol lorsqu'ils pâturent sur des terrains précédemment fréquentés par des animaux eux-mêmes atteints de cette maladie. Les microbes du charbon bactéridien proviennent du sang des animaux malades et ils vivent longtemps dans le sol. C'est donc souvent en saison humide, lorsqu'ils reviennent sur des terrains précédemment infectés, que les animaux sont contaminés. Certains animaux, notamment les chameaux et les dromadaires, s'infectent par la peau, quand ils sont piqués par des mouches qui transportent la maladie. Le charbon bactéridien est dû à une bactérie *(Bacillus anthracis)*.

Que faire ?

Le diagnostic du charbon bactéridien chez les bœufs, les moutons, les chèvres, les chameaux ou les dromadaires n'est généralement pas assez rapide pour permettre de les soigner. Lorsque la maladie est moins grave ou qu'elle se déclare plus lentement, il est possible de traiter, notamment les porcs.

• Donnez un antibiotique : c'est efficace si vous agissez suffisamment rapidement avec de fortes doses (p. 356).

• Lorsque certains animaux d'un troupeau meurent du charbon bactéridien, surveillez attentivement les autres pendant 1 ou 2 semaines : prenez leur température (p. 117) et traitez immédiatement en cas de fièvre.

La prévention

• Enterrez ou brûlez les cadavres d'animaux morts du charbon bactéridien pour empêcher la contamination des autres animaux et des personnes.

• Evitez de conduire des animaux dans des endroits où vous savez que le sol est infecté par la maladie.

• N'abattez jamais un animal malade de charbon bactéridien pour le consommer.

• Le vaccin contre le charbon bactéridien est efficace et la protection dure près d'un an. Dans les pays où sévit cette infection, il faut vacciner les troupeaux tous les ans.

• Vaccinez les animaux un mois avant de les conduire dans un endroit où la maladie est courante ou un mois avant la période à laquelle elle est supposée se déclarer.

Le charbon symptomatique

Ce sont les **bœufs** et les **chèvres** qui sont le plus souvent atteints de charbon symptomatique, mais d'**autres animaux** le sont aussi occasionnellement. Les jeunes animaux sains et bien nourris sont particulièrement exposés à cette infection.

Les signes

L'incubation dure de 1 à 7 jours.

✦ Les plaies par lesquelles pénètre l'infection sont généralement minuscules et donc invisibles.

✦ La maladie se déclare souvent si rapidement que les animaux en meurent avant l'apparition de signes.

Elle se déclare parfois plus lentement et on observe les signes suivants.

✦ L'animal est faible et abattu. Il boîte fortement, notamment des membres postérieurs, qui enflent, sont chauds et portent des gonflements sous la peau crépitants au toucher. Sa peau est sèche et crépite quand on la touche.

✦ Il a une forte fièvre.

✦ Le plus souvent il meurt en 1 à 2 jours.

Maladies dont les signes sont voisins : le charbon bactéridien (p. 153).

Mouton atteint de charbon symptomatique.

Que faire du cadavre d'un animal mort du charbon symptomatique ?

Lorsqu'un animal meurt du charbon symptomatique, enterrez ou brûlez son cadavre ainsi que toutes les matières qui en sont issues et tous les éléments qui ont été à son contact, comme vous le feriez dans le cas du charbon bactéridien (p. 154). Si vous ne pouvez pas enterrer ou brûler le corps, entourez-le d'épines pour en écarter les autres animaux.

La transmission

L'infection pénètre dans l'animal par de minuscules plaies, comme des piqûres d'épineux, à partir d'un sol infesté de microbes. Ces microbes proviennent de cadavres d'animaux morts du charbon symptomatique et peuvent se conserver très longtemps dans le sol. Le charbon symptomatique est dû à une bactérie *(Clostridium chauvoei)*.

Que faire ?

Le traitement n'est efficace que s'il est donné très rapidement.

• Donnez des antibiotiques (p. 356), mais même de fortes doses ne sont pas toujours efficaces.

• On soigne parfois le charbon symptomatique en pratiquant une incision profonde dans le muscle pour faire pénétrer de l'air jusqu'aux microbes, qui ne survivent qu'à l'abri de l'oxygène de l'air et sont détruits. Néanmoins, cette solution n'est pas toujours efficace et elle peut aussi ouvrir la voie à d'autres infections.

La prévention

• La vaccination contre le charbon symptomatique est efficace et la protection dure pendant au moins une année. Vaccinez les animaux tous les ans dans les régions où la maladie sévit.

L'hépatite virale du caneton

L'hépatite virale du caneton atteint les **canards** âgés d'une semaine environ et certaines autres volailles aquatiques.

Les signes

L'incubation dure de 1 à 2 jours. Presque tous les canetons d'une semaine environ atteints de cette infection en meurent. Les canetons de plus de 2 mois ne l'attrapent pas.

✦ Le caneton a les yeux fermés.

✦ Il ne s'alimente plus. Il est faible et abattu. Il s'écroule et allonge le cou et les pattes.

✦ Il meurt très rapidement.

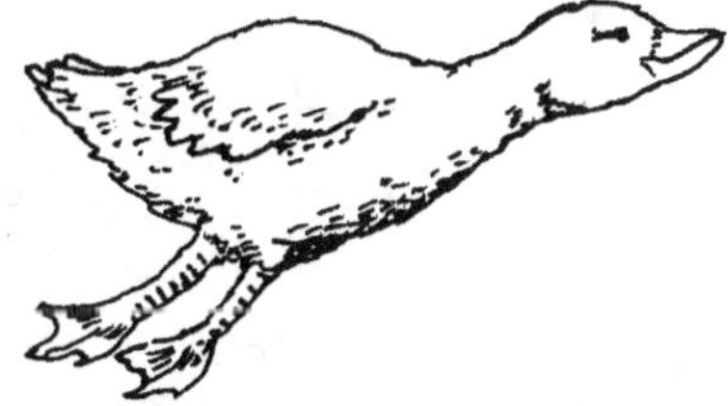

Caneton victime de l'hépatite virale.

La transmission

Les canetons sont contaminés au contact étroit de volailles infectées. L'hépatite virale du caneton est due à des virus *(Picornavirus)*.

Que faire ?

Il n'existe pas de traitement efficace contre l'hépatite virale du caneton.

La prévention

• Isolez les volailles malades. Eloignez tous les jeunes canards en bonne santé de l'endroit infecté.

• Il existe un vaccin efficace contre cette maladie. Vaccinez les canards de 10 jours et les canards mâles adultes destinés à la reproduction.

L'entérotoxémie

L'entérotoxémie est une maladie infectieuse des **moutons** et des **chèvres** et parfois des bœufs, des chevaux, des porcs, des lapins, des poussins et même de l'homme.

Les signes

La maladie est particulièrement grave chez les moutons.

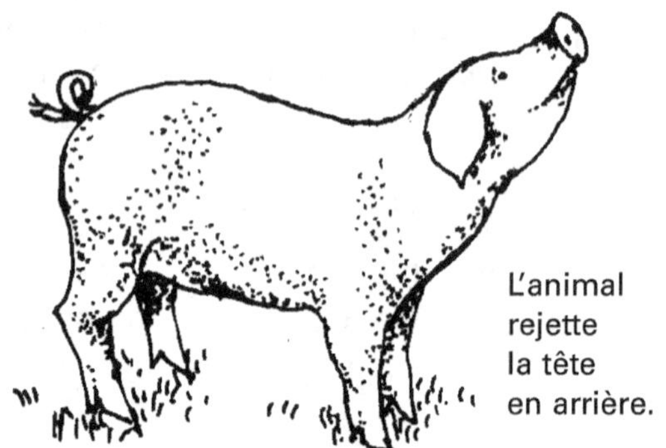

✦ De nombreux animaux meurent avant qu'apparaissent les signes de la maladie.

✦ Certains animaux sont agités et deviennent brusquement faibles et abattus.

✦ Ils rejettent la tête en arrière et étirent les pattes.

✦ Ils sont rapidement pris de convulsions et meurent souvent en 1 à 2 heures.

✦ Les intestins du cadavre sont rouge foncé, les reins sont mous, la poche entourant le cœur et l'abdomen renferment un liquide contenant du sang.

La transmission

Cette maladie survient lorsque les animaux passent brusquement à une alimentation beaucoup plus riche, lorsqu'ils arrivent dans un nouveau pâturage en début de saison humide ou qu'ils commencent à consommer des grains. Chez les animaux âgés de 1 à 12 mois, elle se déclare habituellement après le sevrage. L'infection provient du sol : les microbes se multiplient rapidement dans les intestins et produisent un poison puissant qui rend immédiatement l'animal malade. L'entérotoxémie est due à une bactérie (*Clostridium perfringens*, type D).

Que faire ?

• Lorsque la maladie est grave, il n'existe pas de traitement efficace.

• Ramenez tous les animaux du troupeau à une nourriture moins riche, puis améliorez-la progressivement. Il peut être utile de donner des antibiotiques (p. 356) aux autres animaux du troupeau avant qu'ils soient infectés.

La prévention

• Evitez de conduire brusquement des moutons ou des chèvres dans un pâturage beaucoup plus riche. Evitez l'excès d'azote et donnez assez de fibres dans la ration.

• La vaccination contre l'entérotoxémie est efficace. Si la maladie se répète souvent, vaccinez les femelles pleines 1 à 2 mois avant la mise bas de façon à protéger les nouveau-nés. Vaccinez les jeunes âgés de 2 mois en leur donnant 2 doses à 3 semaines d'intervalle et revaccinez-les tous les 6 mois.

Le foudroiement

Lorsque la foudre atteint un animal, elle peut provoquer des brûlures de la peau parfois difficiles à voir. Relevez les poils de l'animal pour détecter la présence éventuelle de brûlures.

18 Les maladies des yeux

La cécité

Comment vérifier qu'un animal peut voir ?

- Les animaux qui ne voient pas du tout se heurtent aux obstacles.
- Faites un mouvement rapide de la main en direction des yeux de l'animal, s'il voit, il cligne des yeux.

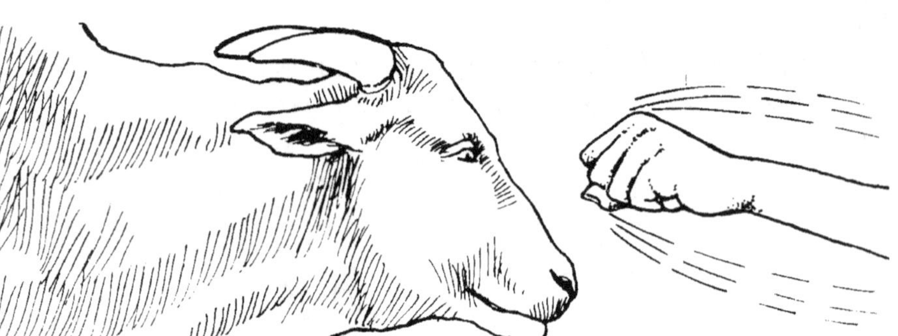

Agitez brusquement la main en direction des yeux de l'animal.

Si un animal ne voit pas d'un œil, c'est généralement qu'un corps étranger s'y est introduit ou que l'œil est blessé. Si ses deux yeux sont atteints et qu'il a de la fièvre, c'est qu'il est malade : au besoin, donnez-lui un traitement spécifique contre cette maladie

Les animaux incapables de voir peuvent être sains par ailleurs. Néanmoins, il leur est difficile de trouver leur nourriture, ils se heurtent aux obstacles. Il est généralement préférable de les abattre pour leur viande.

Les lésions et la présence de saletés

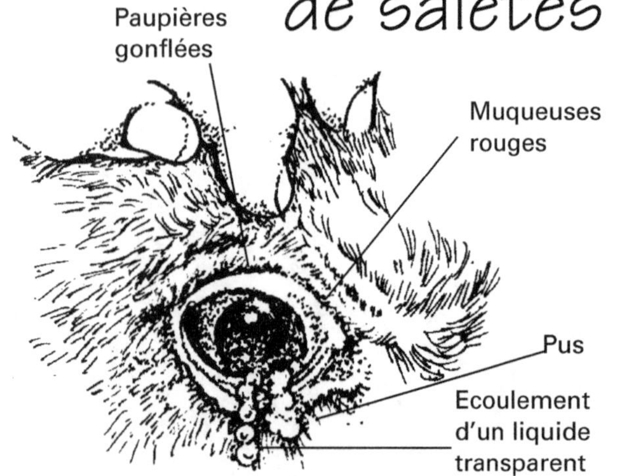

Les signes

✦ L'œil est rouge, les paupières sont enflées. L'animal cligne beaucoup de l'œil.

✦ Un liquide transparent s'écoule de l'œil. En cas d'infection c'est parfois du pus qui s'écoule.

Observez l'œil malade.

Que faire ?

• Demandez à quelqu'un de vous aider à tenir fermement l'animal. Lavez-vous les mains avant de toucher l'œil.

• Nettoyez la région entourant l'œil avec de l'eau salée propre.

• Ecartez les paupières et regardez à l'intérieur de l'œil s'il y a une lésion ou un corps étranger. Dans ce dernier cas, retirez-le avec un linge propre et humide. Utilisez beaucoup d'eau ou un collyre (p. 388) pour nettoyer les grains de sable, les petites saletés ou les écoulements. En Afrique de l'Ouest, on utilise quelques gouttes d'huile végétale pour extraire plus facilement les petites saletés.

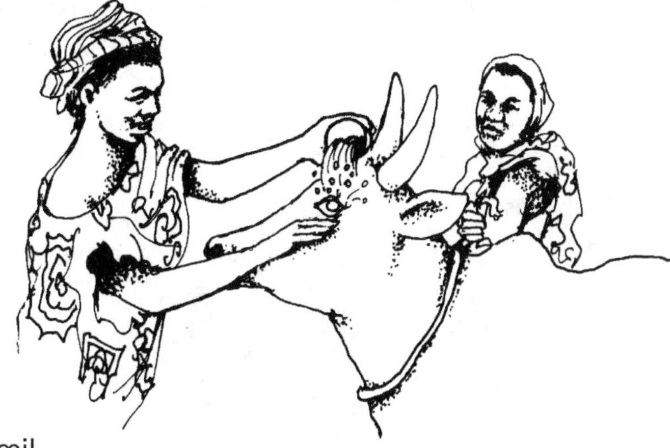
Lavez l'œil avec de l'eau.

• En cas d'infection, versez dans l'œil quelques gouttes d'antibiotique (p. 388). Le simple fait de nettoyer l'œil et de le maintenir propre permet souvent de le guérir sans avoir besoin d'utiliser un antibiotique.

Les paupières retournées à l'intérieur

Cette anomalie affecte tout particulièrement **les très jeunes animaux** et parfois les nouveau-nés. Les cils frottent la surface de l'œil et l'abîment.

Les signes

✦ Un liquide transparent coule d'un œil ou des deux yeux, qui sont parfois fermés et dont les paupières sont gonflées.

✦ L'œil est rouge et enflammé. La pupille devient vitreuse ou blanche et l'état de l'œil s'aggrave tellement que l'animal ne peut plus voir.

Que faire ?

• Retournez la paupière à l'extérieur avec un doigt et versez un antibiotique dans l'œil.

• Répétez régulièrement ce geste pendant quelques jours. Cela permet parfois de soigner cette anomalie.

• Les techniciens expérimentés peuvent la traiter en pratiquant une petite opération.

• N'utilisez pas ces animaux pour la reproduction.

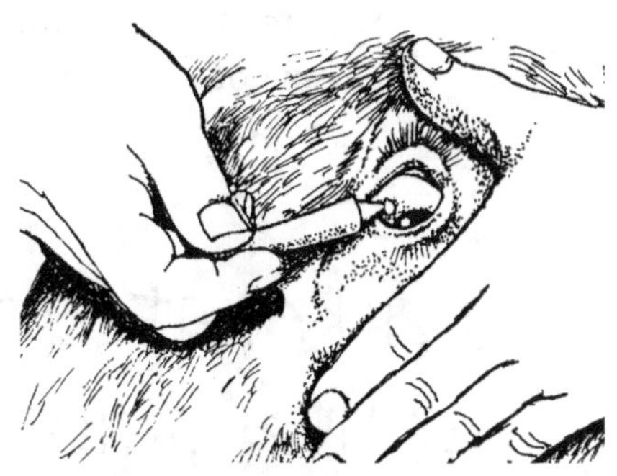
Retournez la paupière et versez un antibiotique.

La conjonctivite, l'infection de l'œil

Tous les animaux de même que les **hommes** peuvent être atteints de conjonctivite. Certains animaux ont une forme grave de conjonctivite, appelée kérato-conjonctivite (p. 162).

Les signes

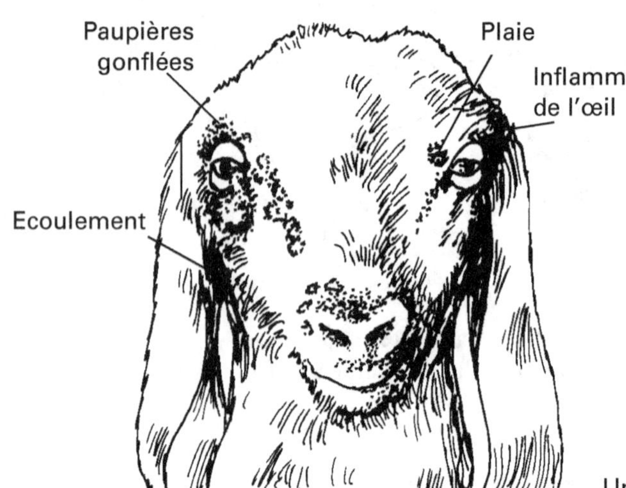

Une chèvre atteinte de conjonctivite.

✦ La muqueuse tapissant la face interne des paupières, la conjonctive (p. 42), est rouge. Parfois, tout l'œil est enflammé. Les paupières sont gonflées.

✦ Un liquide clair, blanc ou jaune s'écoule souvent de l'œil.

✦ L'animal cligne souvent des yeux et évite la lumière vive du soleil.

✦ L'infection s'étend parfois autour de l'œil et provoque une plaie qui peut atteindre le nez.

La transmission

Les infections des yeux se transmettent par contact direct et par les mouches ou d'autres insectes. Leur propagation est d'autant plus facile, durable et grave qu'il y a beaucoup de mouches ou de poussières.

Que faire ?

- Lavez les yeux avec de l'eau propre ou de l'eau additionnée de sel.
- Appliquez dans l'œil un antibiotique en gouttes, en pommade ou éventuellement en poudre (p. 388). Les techniciens instillent l'antibiotique sous la paupière et cela donne de bons résultats.
- Séparez l'animal infecté des animaux sains.
- Lavez-vous les mains après avoir soigné l'animal.

La kérato-conjonctivite contagieuse

La kérato-conjonctivite peut atteindre les **bœufs**, les **chameaux** et **dromadaires**, les **moutons** et les **chèvres**.

Les signes

L'incubation dure de 1 à 20 jours.

✦ Un seul œil ou les deux yeux sont atteints.

✦ Un liquide clair s'écoule de l'œil.

✦ La muqueuse à l'intérieur de la paupière (la conjonctive) devient rouge.

✦ L'animal évite la lumière vive du soleil et cligne beaucoup de l'œil.

✦ Le liquide devient souvent gris ou blanc.

✦ Chez les bœufs, on observe généralement une petite tache blanche, grise ou jaune au milieu de l'œil, qui s'étend et en recouvre une grande partie.

✦ L'animal perd momentanément la vue de l'œil infecté.

Chez les **moutons** et les **chèvres**, la guérison intervient généralement dans les 7 à 10 jours, sans aucun traitement.

Chez les **bœufs**, elle intervient habituellement dans les 3 à 4 semaines, sans aucun traitement.

✦ La tache rougit parfois et gonfle, l'œil devient protubérant et peut être endommagé

✦ En l'absence de traitement, il arrive que l'œil crève.

La transmission

Les animaux sont contaminés par contact avec des animaux infectés. Les mouches et la poussière sont également des vecteurs de l'infection d'un animal à l'autre. Les bœufs ne la transmettent ni aux moutons ni aux chèvres et inversement. Cette infection se manifeste plus particulièrement en saison sèche dans les endroits infestés par les mouches ou très poussiéreux. La kérato-conjonctivite est due à un ensemble de bactéries (*Moraxella, Mycoplasma, Listeria, Chlamydia*).

Que faire ?

• De nombreux antibiotiques sont efficaces. Utilisez-les en pommade ou en poudre pour pouvoir les appliquer directement dans l'œil (p. 388).

• Les techniciens expérimentés instillent l'antibiotique sous la conjonctive. C'est une solution efficace mais qui exige de l'habileté.

Les vers des yeux, la thélaziose

La **plupart des animaux** peuvent être infectés par les vers des yeux.

Les signes

✦ Un liquide clair s'écoule d'un seul œil ou des deux yeux. Il devient parfois blanc, gris ou jaune. L'animal cherche à éviter la lumière vive.

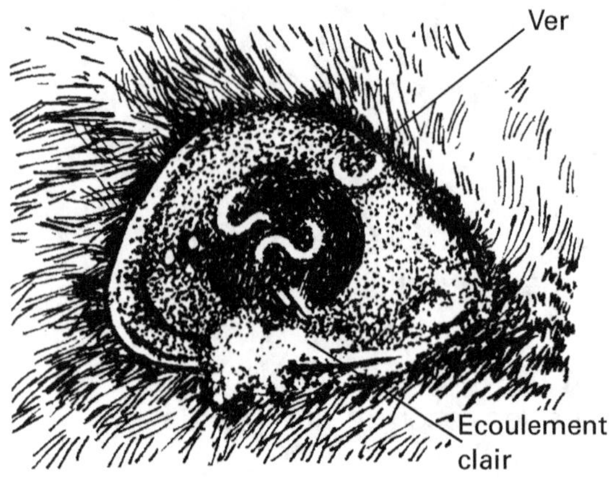

Ver à la surface de l'œil.

✦ Un ver fin et blanc, d'environ 1 à 2 cm de long, est visible à la surface de l'œil malade. Cette infection ne présente généralement aucun autre signe.

La transmission

Ce sont les mouches qui servent de vecteur à ce parasite entre les animaux infectés et les animaux sains. La thélaziose est causée par des vers ronds (p. 97) de type spirure *(Thelazia).*

Que faire ?

• Pour retirer un ver de l'œil, il est conseillé d'utiliser un collyre anesthésique local (p. 388). Versez 5 à 10 gouttes du produit dans l'œil, attendez 1 ou 2 minutes et faites partir le ver en lavant l'œil à l'eau claire (voir p. 389).

• Le lévamisole (p. 371) permet de détruire les vers de l'œil. Versez une solution à 1 % directement dans l'œil ou utilisez de l'ivermectine (p. 371).

• Appliquez un antibiotique sur l'œil (p. 389) si l'écoulement est trouble blanc ou jaune.

19 Les maladies des oreilles

Ce chapitre traite des problèmes le plus fréquemment rencontrés mais il en existe d'autres comme l'hématome (p. 202).

L'infection de l'oreille

Tous les animaux peuvent être victimes d'infections de l'oreille.

Les signes

✦ L'animal secoue parfois la tête ou la tient penchée d'un côté.

✦ Du pus jaune ou blanc s'écoule de l'oreille.

Que faire ?

• Nettoyez l'oreille avec de l'eau propre, de l'eau salée ou un antiseptique (p. 349).

• Mettez ensuite un antibiotique (p. 356) dans l'oreille.

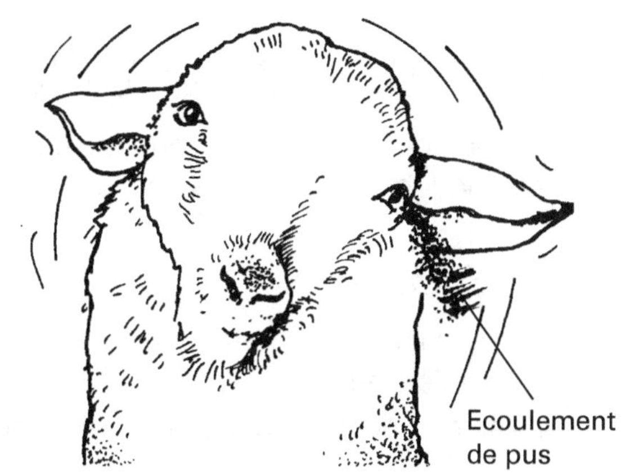

Un mouton atteint d'une infection de l'oreille.

La gale des oreilles

La gale des oreilles peut affecter de **nombreux animaux**, notamment les **chevaux**, les **porcs** et les **chiens**.

Les signes

✦ L'une des oreilles ou les deux sont pendantes.

✦ L'animal frotte ses oreilles sur des objets ou les gratte et enlève parfois les poils qui sont autour.

✦ Il secoue la tête.

✦ Il a beaucoup de cérumen foncé à l'intérieur de l'oreille.

✦ Ses oreilles sont sensibles au toucher.

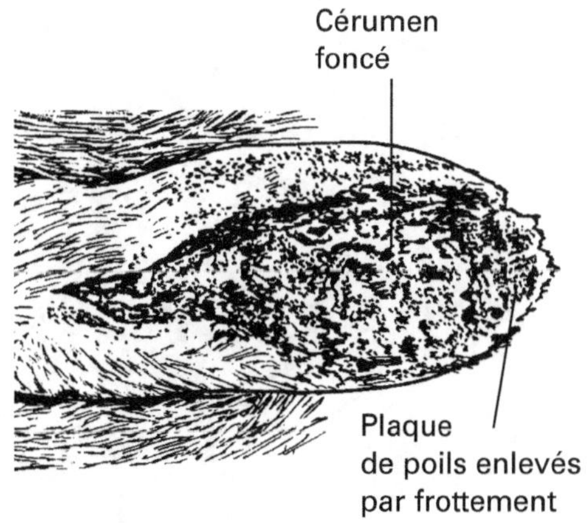

Signes de la gale des oreilles.

La transmission

C'est par contact direct avec des animaux infectés que se transmet la gale des oreilles.

Que faire ?

• Utilisez un insecticide peu agressif pour détruire la gale (p. 374). Il est recommandé de le mélanger à de l'huile, ce qui permet de ramollir le cérumen à l'intérieur de l'oreille. L'ivermectine (p. 371) donne de bons résultats.

Le ver de l'oreille

Le ver de l'oreille ne se rencontre qu'en Afrique de l'Ouest et du Centre, et uniquement chez les **bœufs**.

Les signes

✦ Un liquide blanchâtre, grisâtre ou jaunâtre s'écoule d'une seule oreille (généralement).
✦ L'animal peut maigrir et produire moins de lait.

La transmission

Les animaux attrapent ce ver à l'occasion de bains dans un acaricide infecté par des vers de l'oreille. Le ver de l'oreille est un ver rond *(Rhabditis bovis)* (p. 97).

Que faire ?

L'ivermectine (p. 371) est efficace mais chère. On utilise parfois du tabac (p. 382).

20

Les maladies de la peau

Ce chapitre concerne les problèmes de la peau les plus fréquents mais il en existe d'autres. Reportez-vous au chapitre « Les grosseurs et les gonflements » (p. 201) et à la rubrique sur la morve (p. 213).

La gale (acariens)

La gale peut affecter **tous les animaux**, y compris les **volailles**. Elle est particulièrement grave chez les jeunes animaux. Elle s'observe parfois chez l'homme (p. 6), mais dans ce cas la contamination n'est pas toujours directement d'origine animale.

Les signes

L'affection se déclare dans les 2 à 3 semaines qui suivent l'infestation de l'animal par des acariens.

✦ Le parasite, en pénétrant sous la peau, provoque des irritations. L'animal est pris de démangeaisons et se gratte contre les objets. Certains acariens *(Demodex)* ne provoquent pas de démangeaisons. Les animaux infectés par la gale des oreilles secouent la tête et frottent leurs oreilles contre les objets.

✦ L'infection commence généralement autour des oreilles et de l'encolure. La peau rougit et les poils ou la laine tombent parfois. La peau détériorée par la gale s'infecte souvent et se couvre de croûtes. Lorsque l'animal souffre de la gale depuis longtemps, sa peau s'épaissit et devient écailleuse. Sa production de lait et de viande diminue.

✦ Lorsqu'on abat un animal galeux, sa peau est généralement abîmée et sans grande valeur.

Chez les **chameaux** et les **dromadaires**, la gale est souvent grave. Elle se développe d'abord sur la tête et l'encolure et sous l'abdomen puis s'étend rapidement à tout le corps.

Chez les **volailles**, il existe plusieurs types de gale :
– les poux rouges sont très irritant pour les volailles, qui ne se développent pas, maigrissent et meurent parfois. Ils transmettent des maladies, notamment la variole aviaire (p. 193) ;

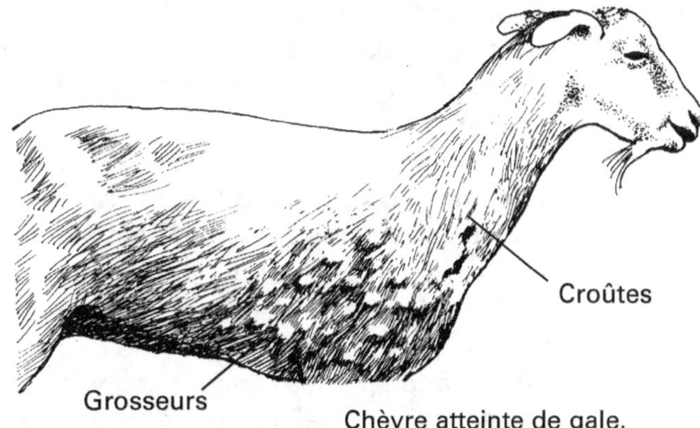

Chèvre atteinte de gale.

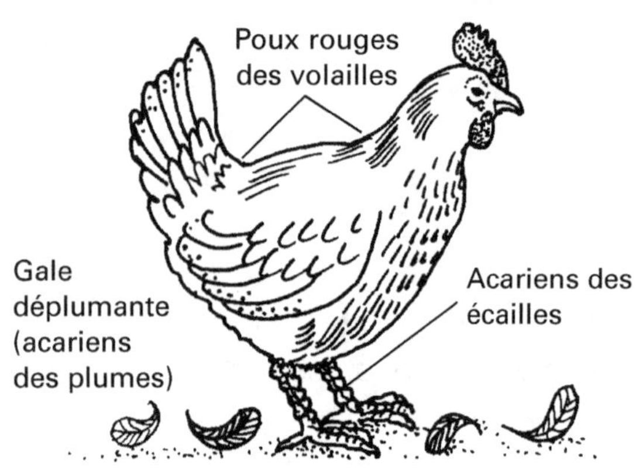

Différents types de gale des volailles.

– les acariens des écailles pénètrent sous la peau des pattes, qui se couvrent d'écailles épaisses, ce qui se traduit souvent par des troubles de la locomotion ;

– la gale déplumante est causée par des acariens qui se développent à la base des plumes et provoquent des irritations qui poussent les volailles infestées à arracher leurs plumes.

Maladies dont les signes sont voisins : la variole (p. 191) et l'ecthyma contagieux (p. 181).

La transmission

La contamination se fait par contact direct avec des animaux infectés. Les acariens vivant presque toujours sur la peau des animaux, ils se propagent donc directement d'un animal à l'autre, généralement quand les animaux sont tassés à l'intérieur d'un bâtiment. Il est rare que la transmission se produise à partir d'acariens présents dans les litières ou sur le sol.

La gale est due à des parasites appelés acariens. Ils sont de taille si petite qu'ils sont à peine visibles à l'œil nu. Certains vivent à la surface de la peau des animaux, d'autres pénètrent profondément sous la peau.

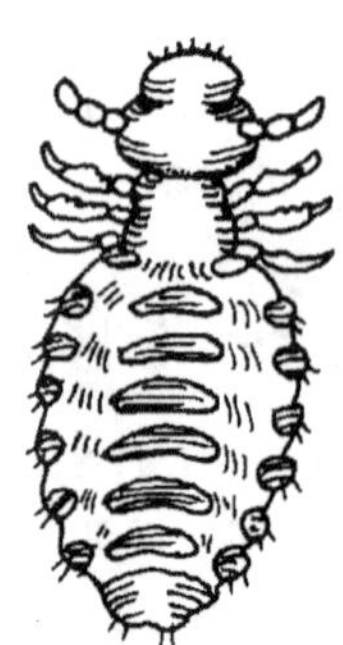

Sarcopte de la gale.

Les poux rouges des **volailles** vivent sur la peau des volailles. Dans la journée, ils occupent les fissures des locaux abritant les volailles et la nuit, ils se nourrissent sur elles. Les femelles déposent leurs œufs dans les fissures près desquelles dorment les volailles.

Que faire ?

La plupart des insecticides détruisent les acariens qui sont cependant difficiles à atteindre parce qu'ils sont enfoncés profondément sous la peau (p. 374).

• Traitez rapidement et en même temps les animaux infectés et ceux qui ne le sont pas encore, sous peine de voir les acariens des animaux non traités réinfecter les animaux précédemment traités.

• Répétez le traitement 2 semaines plus tard. Les acariens déposent leurs œufs sur la peau et les insecticides ne les détruisent pas. Au bout d'une semaine environ, les œufs se transforment en jeunes acariens contre lesquels le second traitement est alors efficace.

• Nettoyez le local où vivent les animaux. En effet, quelques acariens et leurs œufs tombent sur le sol et peuvent réinfester les animaux précédemment traités. S'il est difficile de nettoyer le local pour empêcher une réinfestation par les acariens, pulvérisez de l'insecticide sur le sol autour des endroits où séjournent les animaux.

168

• Pour traiter la gale des oreilles, les injections d'ivermectine (p. 371, 380) sont efficaces mais coûteuses. Vous pouvez utiliser tous les insecticides en pulvérisation ou les mélanger avec de l'huile végétale pour en déposer quelques gouttes dans les oreilles : l'huile, en facilitant le passage du produit à travers le cérumen, permet d'atteindre les acariens (p. 389).

• Compte tenu de la gravité et de la facilité de propagation de certains types de gale, les gouvernements mettent en œuvre des programmes de lutte, comme celui contre la gale du mouton *(Psoroptes ovis)*, qui se traite par des bains annuels dans un insecticide.

• Chez les volailles, les poux rouges et la gale déplumante sont faciles à combattre à l'aide d'insecticides en poudre (p. 374). Les acariens des écailles sont plus difficiles à combattre. Vous pouvez frotter les pattes des volailles infestées avec un insecticide mais les écailles sont souvent trop épaisses et ne laissent pas pénétrer le produit qui est alors inefficace. Il est souvent préférable d'abattre les volailles pour leur viande.

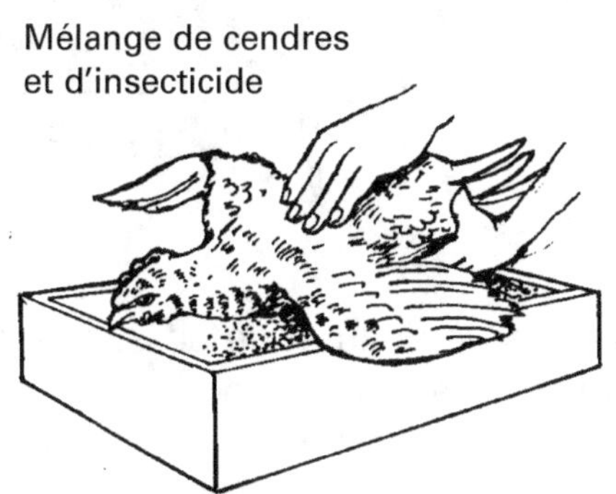

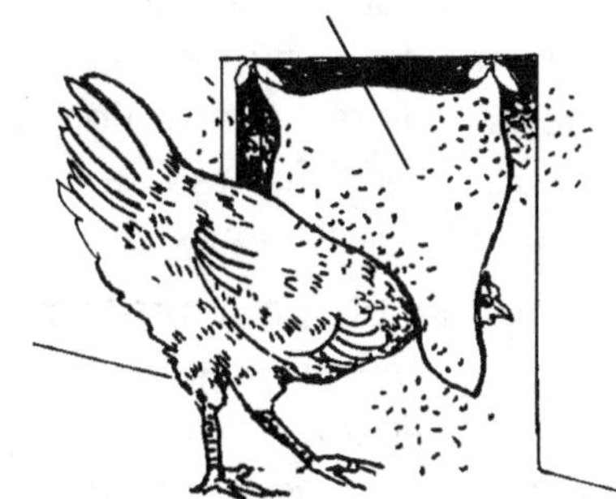

Comment traiter les gales des volailles avec un insecticide.

Les tiques

Les tiques sont à l'origine de problèmes de peau et transmettent de nombreuses maladies graves.

Les signes

Plusieurs régions du corps peuvent être infestées par des tiques (voir la figure).

✦ Un animal attaqué par de nombreuses tiques peut être très irrité, maigrir et s'affaiblir. Ses muqueuses sont parfois pâles.

✦ Les piqûres peuvent être infectées par des bactéries et se transformer en abcès (p. 201). Elles abîment la peau et dévalorisent le cuir de l'animal.

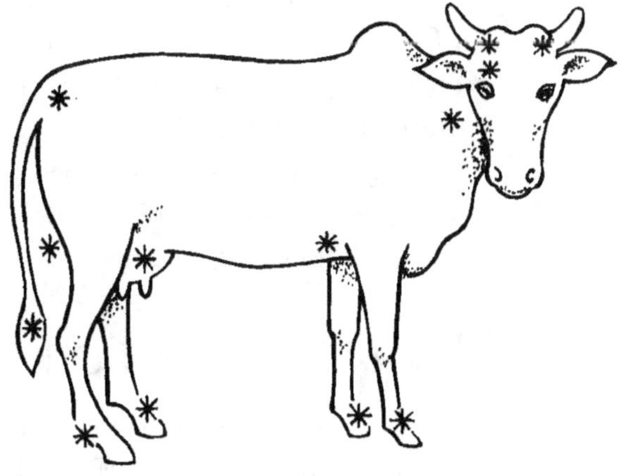

Les régions du corps le plus souvent infestées par des tiques.

◆ Les piqûres sur les trayons sont douloureuses pour les femelles, surtout s'il y a beaucoup de tiques. Elles peuvent provoquer une infection des trayons et entraîner une mammite (p. 262).

◆ Chez certains animaux, les piqûres de tiques provoquent des plaies infectées sur les oreilles.

Que faire ?

• Reportez-vous aux pages 113 à 116 concernant la lutte contre les tiques.

• Traitez les piqûres de tiques avec un antibiotique en pulvérisation ou en poudre (p. 356).

Les poux

Les poux sont des insectes sans ailes, qui mesurent de 1 à 5 mm de long et vivent en parasites sur la peau des animaux, des volailles et des hommes. Ils ressemblent à de petits points noirs et l'on peut distinguer leurs œufs (lentes) accrochés aux poils, aux plumes ou aux cheveux.

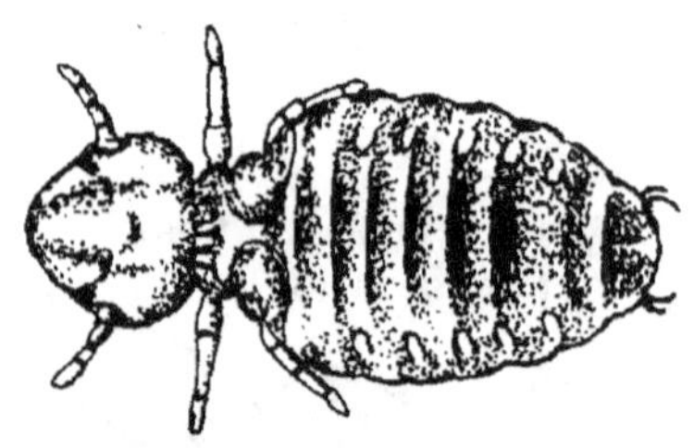

Pou piqueur.

Les poux suceurs se nourrissent de débris de peau et de poils. Les poux piqueurs piquent la peau pour prélever du sang et s'en nourrir. Les poux ne sont généralement pas dangereux pour les animaux élevés sur les parcours mais ils peuvent constituer un problème pour les jeunes, insuffisamment nourris, faibles et vivant en collectivités surpeuplées. La présence de poux sur un animal n'est pas grave s'ils sont peu nombreux, mais elle le devient s'ils sont abondants.

Les signes

◆ L'animal se gratte et se frotte contre les objets. Si l'irritation est trop forte, il ne se repose pas et ne s'alimente pas correctement.

◆ Certains animaux perdent leurs poils, leur laine ou leurs plumes.

◆ Certains animaux infectés par un grand nombre de poux ont des muqueuses pâles.

Chez les **chevaux**, les **mulets** et les **ânes**, c'est généralement autour de la queue ou sur la crinière que vivent les poux. Chez les **porcs**, c'est sur la tête, l'encolure et entre les pattes.

La transmission

Les poux vivent et pondent toujours sur les animaux et ils se transmettent donc d'un animal à l'autre par contact direct. Néanmoins, les espèces de poux étant différentes d'une espèce animale à l'autre, la transmission entre deux espèces est impossible.

Que faire ?

• Assurez-vous que les animaux sont nourris correctement et qu'ils ne sont pas trop nombreux dans les bâtiments. Laissez-les le plus longtemps possible au soleil.

• Isolez les animaux infestés des animaux sains et vérifiez que les nouveaux venus ne sont pas porteurs de poux. Si vous notez la présence de poux sur ces animaux, traitez-les pour éviter la propagation du parasite.

• La plupart des insecticides (p. 374) sont efficaces contre les poux adultes mais certains ne détruisent pas les lentes, et il faut donc renouveler le traitement au bout de 2 semaines, lorsque tous les œufs ont éclos et avant une nouvelle ponte.

• Traitez toujours en même temps l'ensemble des animaux séjournant dans un même endroit. Si vous ne prenez pas cette précaution, les poux survivront sur les animaux non traités et ils réinfesteront rapidement ceux précédemment traités.

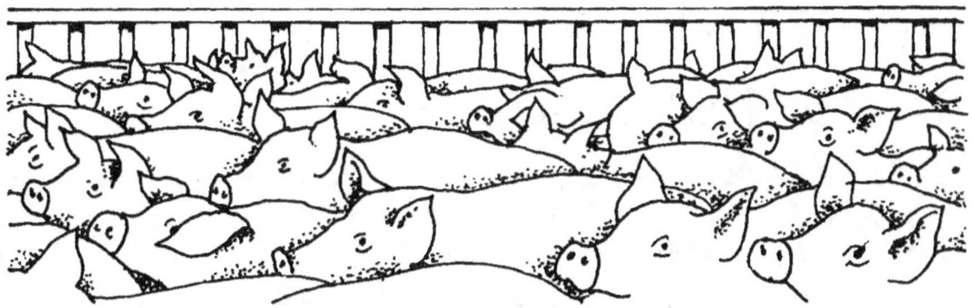

Porcs en collectivité surpeuplée.

Chez les **volailles**, utilisez de la poudre insecticide ou badigeonnez les perchoirs avec un insecticide liquide (p. 381). Avant de placer une femelle dans son pondoir, traitez-la ainsi que la litière avec de la poudre insecticide pour éviter qu'elle transmette des poux et d'autres parasites à ses petits.

Les puces

Les puces sont des insectes sans ailes, qui se déplacent en sautant. Leur présence sur les animaux de ferme ou ceux élevés sur parcours ne pose généralement pas de problèmes, contrairement à ce qui se passe pour les **chiens**, les **lapins** et les **volailles**. Elles se transmettent parfois d'une espèce à l'autre, voire à l'homme. Elles piquent la peau des animaux pour en sucer le sang. Les puces des chiens sont les vecteurs de larves de ténias (p. 106).

Les femelles adultes pondent leurs œufs sur le sol. Ceux-ci y éclosent pour devenir des larves, qui se transforment en adultes à proximité des endroits fréquentés par les animaux. C'est à ce stade qu'elles sautent sur les animaux pour se nourrir de leur sang.

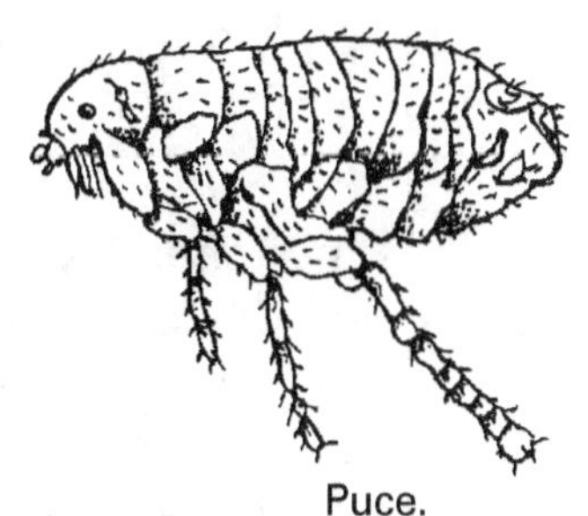

Puce.

Les signes

✦ L'animal parasité par les puces se gratte, est agité et s'arrache parfois les poils.

✦ Chez les **volailles**, les puces forment parfois des points noirs sur la tête. Elles bougent peu.

Que faire ?

Si les insecticides sont généralement efficaces contre les puces adultes, ils le sont moins contre les larves.

• Utilisez de l'insecticide en poudre ou en pulvérisation (p. 374) et traitez l'endroit infesté par des larves.

Les mouches et les moustiques

Il existe de nombreuses espèces de mouches et de moustiques qui provoquent des problèmes de peau ou transmettent des maladies aux animaux auxquels elles s'attaquent. Reportez-vous à la page 109 où sont décrites les méthodes de lutte contre ces insectes.

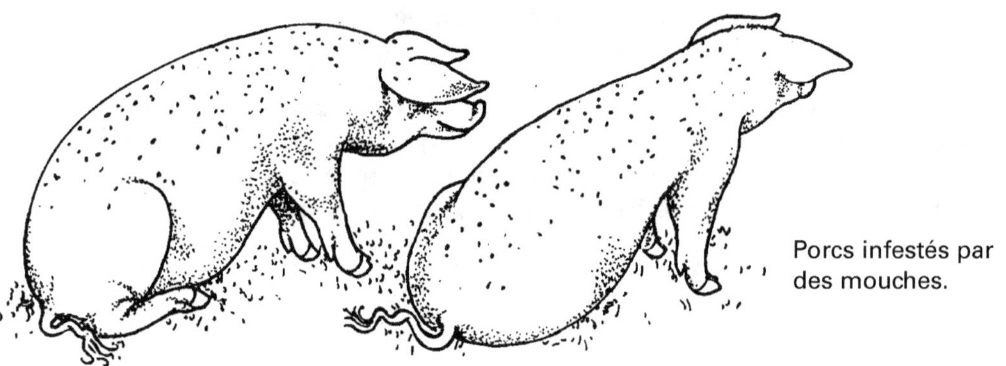

Porcs infestés par des mouches.

Les **simulies** *(Simuliidae)* mesurent de 1 à 5 mm de long. C'est généralement en nombre qu'elles piquent un animal pour se nourrir de son sang. Elles sont plus particulièrement actives à l'aube et à la nuit tombante. Elles transmettent des vers qui provoquent des nodules sous la peau (p. 200). Elles pondent leurs œufs dans les cours d'eau.

Simulie.

Les **mouches bleues** *(Calliphoridae)* sont généralement de couleur vive et brillante, bleu-vert, jaune rougeâtre ou orange doré et mesurent de 5 à 15 mm de long. Elles provoquent des myiases (p. 174). Les mouches adultes pondent des centaines d'œufs d'environ 1 mm dans les plaies des animaux. Les larves (asticots) éclosent au bout de 1 à 3 jours, se nourrissent de la chair de l'animal pendant 2 semaines

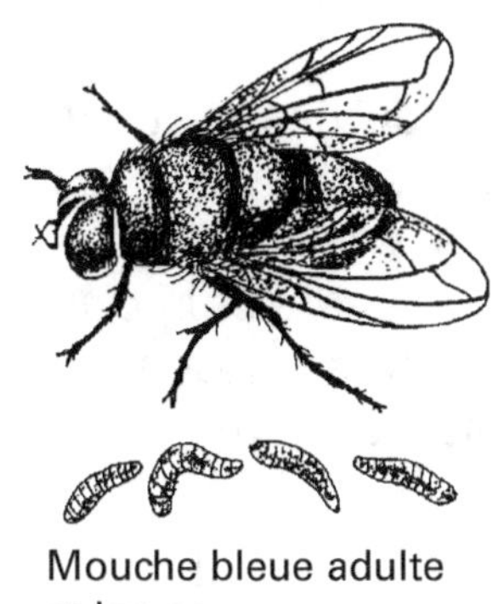

Mouche bleue adulte
et larves.

et atteignent une longueur de 1 à 2 cm. Elles tombent alors sur le sol et s'y s'enfoncent pour y séjourner de 1 à 3 semaines, avant d'en émerger au stade adulte.

Les **gastrophiles** *(Gastrophilus)* adultes pondent des œufs sur la tête et l'encolure des chevaux. Ces œufs se transforment en larves que les chevaux avalent et qui se fixent à l'intérieur de l'estomac. On en observe parfois de grandes quantités sur les cadavres d'animaux mais elles ne rendent généralement pas l'animal malade. Les larves sont expulsées dans les excréments et se développent sur le sol jusqu'au stade adulte.

Gastrophile.

Les **hippobosques** *(Hippobosca),* ou mouches-araignées, sont des mouches pourvues de petites ailes, qui ne leur permettent pas de bien voler. Elles se fixent sur la peau des chameaux à l'aide de griffes. Des genres voisins parasitent les moutons. Elles ne sont pas à l'origine de problèmes graves mais sucent le sang de leur hôte chez qui elles peuvent provoquer une anémie (p. 285). D'après les chameliers, elles s'attaquent plus particulièrement aux animaux malades. Elles sont parfois tellement nombreuses sur les animaux malades qu'ils donnent l'impression d'être noirs.

Hippobosque.

Les **mouches des cornes** *(Haematobia)* sont brun verdâtre, brun jaunâtre ou noir grisâtre. Elles mesurent environ 5 mm et parasitent les bœufs qu'elles agacent beaucoup. Elles sont souvent nombreuses à s'attaquer à un animal en même temps, mais chaque mouche pique l'hôte plusieurs fois par jour pour se nourrir de son sang. Elles propagent la plaie du garrot (p. 188). Au stade adulte, elles séjournent sur les animaux, habituellement à la base des cornes ou sur le dos. Les femelles pondent leurs œufs dans les excréments des bœufs où ils se transforment en larves puis en adultes au bout de 2 à 4 semaines. Les mouches des buffles sont semblables aux mouches des cornes, mais elles sont de couleur gris argenté et légèrement tachetées. Elles parasitent les buffles, les bœufs, voire les chevaux.

Mouche des cornes.

Les **taons** *(Tabanidae)* sont généralement de grande taille (environ 2 cm) et de couleur brun foncé mais il en existe de taille inférieure et de couleur jaune grisâtre ou brun jaunâtre. Ils sont plus grands que les mouches tsé-tsé. Ils piquent les chevaux, les bœufs et les hommes. Leur piqûre est douloureuse et fait saigner l'animal. Ils transmettent des maladies. Ils s'attaquent plutôt au ventre des animaux,

Taon.

lorsqu'il fait chaud et qu'il n'y a pas de vent. D'autres mouches sont attirées par le sang qui s'écoule des piqûres. Les femelles parasitent les animaux et sucent leur sang, alors que les mâles vivent sur les végétaux. Les femelles pondent des centaines d'œufs brun clair sur les plantes qui poussent à proximité de l'eau. Les larves éclosent au bout d'une semaine et tombent sur le sol où elles se transforment en adultes.

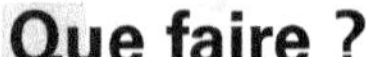

Stomoxe.

Les **stomoxes** *(Stomoxys)* mesurent de 5 à 10 mm. Ils sont de couleur noir grisâtre et tachetés. Leurs ailes sont étalées lorsqu'ils sont au repos. Ils parasitent les bœufs, les chevaux et la plupart des animaux, volailles comprises. Ils peuvent irriter leurs hôtes au point de les empêcher de s'alimenter et de produire normalement. Ils diffusent de nombreuses maladies. Les femelles pondent leurs œufs dans les litières souillées et sur les déchets alimentaires autour des logements des animaux. Les larves se transforment en adultes au bout de 2 à 3 semaines.

Les **moucherons piqueurs** *(Culicoides,* p. 111) transmettent la peste équine (p. 287), la fièvre catarrhale du mouton (p. 290) et la fièvre de trois jours (p. 296).

Moustique.

Les **moustiques** transmettent la fièvre de trois jours (p. 296), la cowdriose et la fièvre de la vallée du Rift (p. 308). Certains moustiques transmettent le paludisme à l'homme.

Les **phlébotomes** (p. 111) sont des vecteurs de la leishmaniose (p. 189).

Que faire ?

Reportez-vous aux pages 109 à 111 concernant les méthodes de lutte contre les mouches et moustiques.

Les myiases

Les myiases s'observent chez **tous les animaux**, mais elles sont plus fréquentes et plus graves chez les **moutons**. L'**homme** peut également en être victime.

Les signes

✦ Les animaux sont irrités, se grattent et frottent les plaies infestées par des larves. Les larves peuvent détruire une grande partie des chairs. La plaie est souvent infectée par des bactéries.

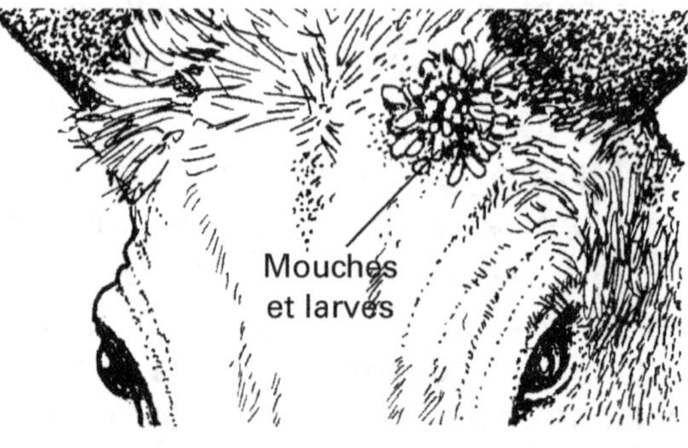

Plaie infestée par les larves des mouches.

La transmission

Les animaux sont contaminés par les œufs déposés par des mouches sur une plaie. Il peut s'agir de plaies minuscules, telles que celles laissées par des tiques, ou plus importantes, comme celles résultant de la castration.

Les œufs se transforment en larves qui pénètrent dans la peau et se nourrissent de la chair (on appelle ces larves asticots). Une forme grave de myiase est due aux larves de la lucilie bouchère.

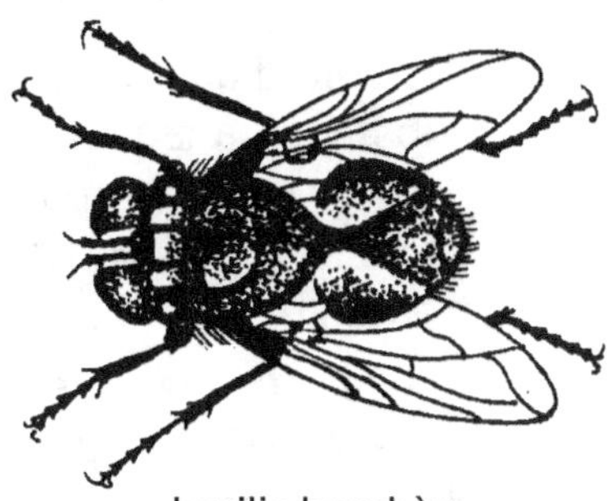
Lucilie bouchère.

Que faire ?

• Nettoyez les plaies le plus rapidement possible (p. 69). Utilisez un pansement qui détruit les œufs ou les larves de parasites (p. 354) ou un insecticide que l'on applique sur le dos de l'animal, qui pénètre dans son sang et détruit les larves lorsqu'elles s'attaquent à ses chairs.

• Donnez un antibiotique pour empêcher l'infection (p. 356).

• Eliminez la laine souillée et humide des pattes postérieures des moutons.

• Evitez de castrer les animaux ou de procéder à toute autre opération lorsqu'il y a beaucoup de mouches.

• Détruisez les mouches dans la mesure du possible (p. 109).

Parmi les insecticides (p. 374) qui permettent de traiter les myiases : la cyromazine, le diazinon, le fenthion et le trichlorfon.

Les allergies

Les allergies peuvent survenir chez **tous les animaux**.

Les signes

L'allergie peut être bénigne ou grave. Ses signes sont très variables.

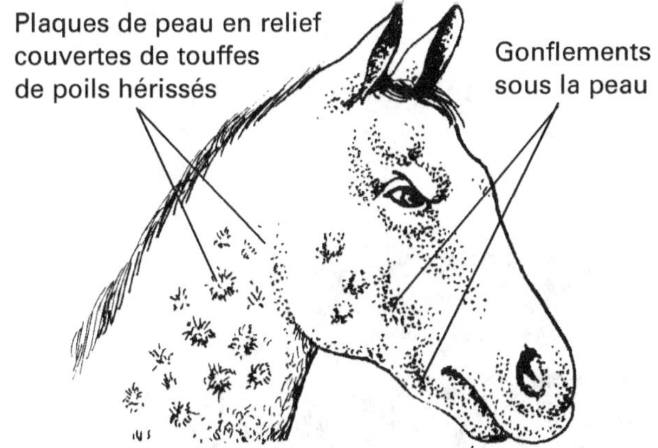

Signes d'une allergie.

✦ Des gonflements sous la peau apparaissent brusquement et des plaques en relief couvertes de touffes de poils hérissés se forment parfois sur la peau de l'animal.

✦ L'animal respire difficilement et rapidement. La réaction se produisant dans les poumons est parfois si violente que l'animal ne peut plus respirer.

Les causes

Il s'agit d'une réaction de l'organisme de l'animal au contact d'une substance à laquelle il est sensible, réaction qui se traduit par un grand nombre d'inflammations. Les éléments auxquels sont sensibles les animaux et les hommes comprennent : les piqûres d'insectes, certaines plantes et certains médicaments tels que la pénicilline.

Chez les chevaux se produit une allergie appelée pseudo-gale d'été, avec apparition de plaques de touffes de poils hérissés, sous l'effet des piqûres de moucherons.

Que faire ?

La guérison intervient très rapidement, sans traitement, chez la plupart des animaux. Elle est plus rapide s'ils ne sont plus en contact avec les substances auxquelles ils sont sensibles. Dans les cas d'allergies graves, les techniciens expérimentés donnent un antihistaminique. Dans les cas très graves, quand l'animal a beaucoup de mal à respirer, ils utilisent d'autres médicaments spécifiques.

Les brûlures solaires

Les brûlures solaires affectent les animaux originaires de régions tempérées, notamment les **porcs** et les **chevaux**. Elles se produisent plutôt sur les parties du corps où les poils sont rares. Les porcs à peau blanche sont atteints sur le dos et les chevaux à robe claire sur le pourtour du naseau.

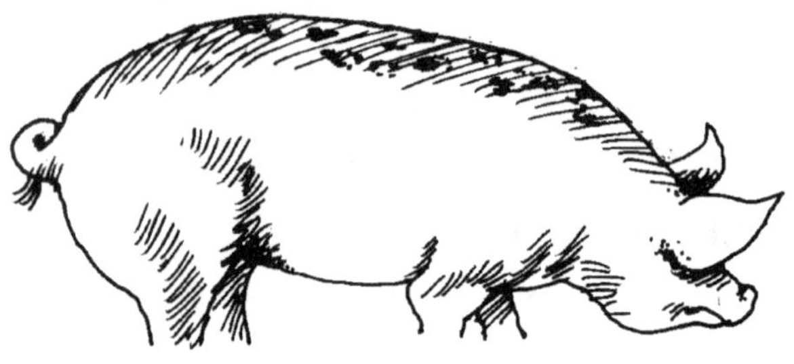

Peau rougie avec des ampoules et des plaies.

Les signes

✦ La peau rougit, elle est humide avec parfois des ampoules. Elle tombe en lambeaux laissant des plaies à vif.

Que faire ?

• Utilisez des pansements ou une poudre antibiotique pour éviter toute infection (p. 350).

• Mettez les animaux à l'ombre.

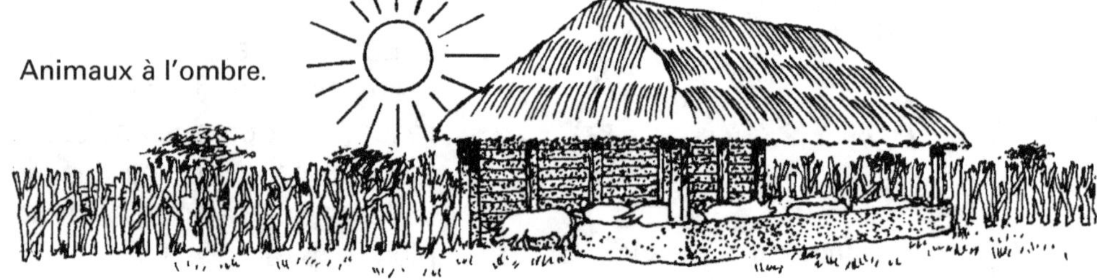

Animaux à l'ombre.

La photosensibilisation

Certaines toxines, notamment celles d'origine végétale, rendent la peau des animaux, particulièrement celle des **bœufs** et des **moutons**, très sensible aux rayonnements solaires : elles provoquent une photosensibilisation.

Les signes

✦ Des rougeurs et des inflammations apparaissent sur les parties claires de la peau qui se fissure. Ces rougeurs peuvent affecter toutes les régions du corps, mais plus fréquemment le dos et la région des naseaux. La peau se dessèche parfois et tombe en grands lambeaux qui laissent des plaques rouges à vif.

✦ Les muqueuses deviennent parfois jaunes.

✦ L'animal n'est généralement pas malade, à l'exception de quelques cas alors très graves.

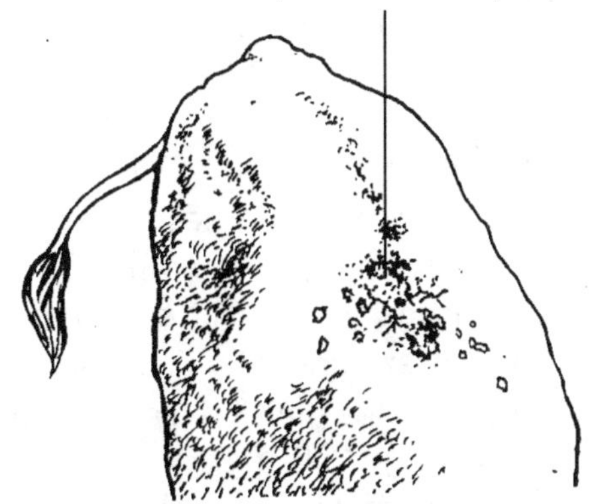

Inflammation et rougeur de la peau s'accompagnant de crépitations et de plaies

Signes de photosensibilisation.

Chez les **moutons**, des crépitations se forment sur la tête et de grandes croûtes de peau tombent parfois. Cette photosensibilisation se produit lorsque l'animal avale un petit champignon vénéneux *(Pithomyces chartarum)*, qui se développe sur les plantes mortes couvrant le sol.

Les causes

La photosensibilisation se manifeste après l'ingestion de toxines que le foie ne peut pas détruire et qui augmentent la sensibilité de la peau à la lumière. Il s'agit habituellement de toxines provenant de plantes ou de champignons parasites des plantes.

Que faire ?

• Mettez les animaux à l'ombre et protégez-les du soleil pendant quelques jours.

• Mettez un pansement (p. 350) sur les crépitations et les lésions de la peau.

• Faites une injection d'antibiotique pour éviter l'infection en cas de lésions importantes de la peau .

• Changez les animaux de pâturage si les plantes de celui où ils ont séjourné vous semblent être à l'origine de l'intoxication. Certaines plantes ne sont vénéneuses que pendant des périodes déterminées ce qui vous permettra d'utiliser à nouveau le pâturage en dehors de ces périodes.

Les plaies d'humidité

Ce sont des plaies sur la peau qui affectent les **chevaux**, les **mulets** et les **ânes** dont la peau reste mouillée longtemps. Des croûtes se forment sur le dos et les épaules lorsqu'ils restent exposés à la pluie. Des fissures, parfois avec un écoulement de pus, et des croûtes peuvent également apparaître autour des sabots.

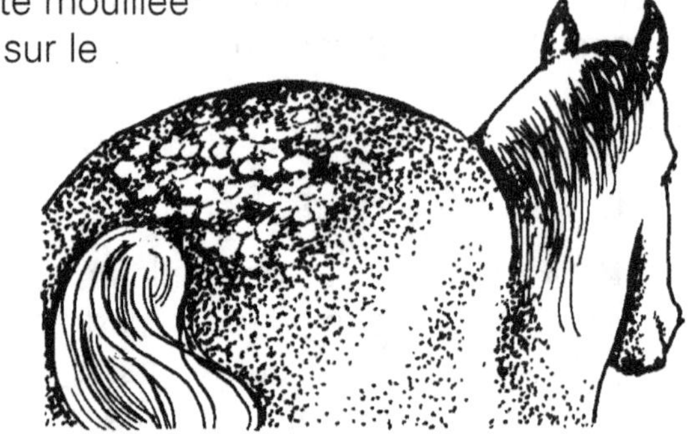

Plaies et croûtes d'humidité sur la croupe d'un cheval.

Que faire ?

• Eliminez les croûtes en les nettoyant et en les frottant doucement avec un antiseptique (p. 350).

• Séchez soigneusement la région de la plaie.

• Gardez l'animal à l'abri de l'humidité.

• Traitez les plaies avec de la poudre antibiotique ou un pansement cicatrisant (p. 350).

• Pour éviter ce problème, ne laissez pas les animaux avec la peau mouillée trop longtemps. Abritez-les et séchez-les en les brossant lorsqu'ils sont restés longtemps sous la pluie.

Les plaies de harnachement

Les plaies de harnachement peuvent affecter **tous les animaux**.

Les signes

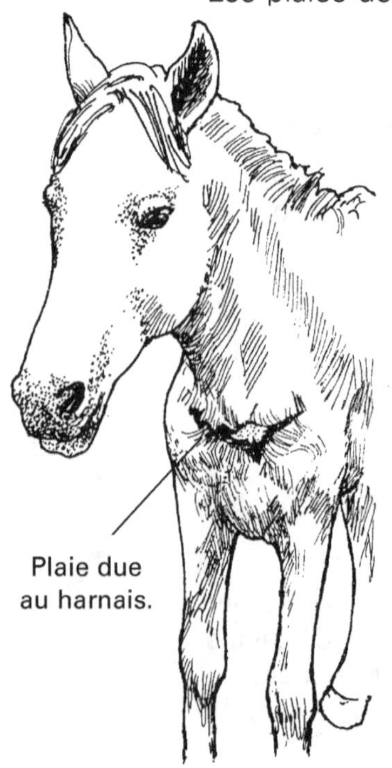

Plaie due au harnais.

✦ Ces plaies surviennent aux endroits où passent et frottent le harnais et les sangles.

✦ Certains animaux à la peau particulièrement sensible sont plus exposés que d'autres.

✦ Le mélange de transpiration et de grains de sable ou de poussière, entre le harnais et la peau de l'animal, favorise l'apparition de ces plaies. Chez certains animaux elles peuvent également être dues à l'infiltration d'eau de pluie entre le harnais et la peau.

✦ Certains animaux ont des plaies sèches en forme d'anneau dont les bords sont bourrelés et le centre normal. Ces plaies sont longues à cicatriser seules.

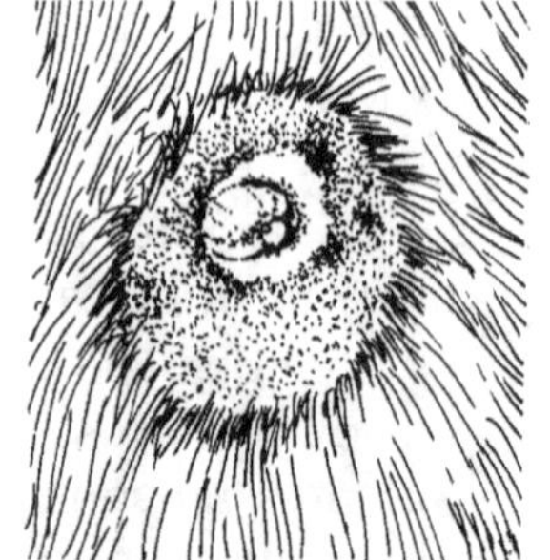

Induration.

Que faire ?

- Eliminez les sources de frottement en changeant les endroits de passage du harnais ou en les protégeant de façon à isoler les plaies du frottement.
- Désinfectez la plaie à l'aide d'un antiseptique ou utilisez un pansement cicatrisant (p. 350).
- La guérison intervient généralement au bout de quelques jours.
- En Afrique de l'Ouest et du Centre, les éleveurs recouvrent les plaies de poudre d'écorce d'*Adenium obesum* pour repousser les mouches et les oiseaux et favoriser la cicatrisation mais la sève de cet arbre est toxique et peut provoquer des diarrhées. Evitez le pourtour des yeux pour lesquels cette substance est dangereuse.
- Pour les indurations, les techniciens expérimentés utilisent généralement un anesthésique local (p. 387) qui leur permet de découper le morceau de peau. Ils nettoient ensuite la plaie avec un antiseptique.

L'anhidrose

L'anhidrose, ou anidrose, affecte principalement les **chevaux**, notamment les chevaux de course importés en régions chaudes et humides. Il est rare que les vaches laitières importées en souffrent.

Les signes

- L'animal ne peut plus transpirer normalement, même lorsqu'il a chaud.
- Après avoir fourni un effort, le cheval respire difficilement et rapidement.
- Sa température est élevée.
- Il commence par transpirer beaucoup plus qu'en temps normal, puis rapidement il ne transpire que sur quelques régions du corps : l'encolure, le milieu du dos ou le poitrail et, au bout de quelques semaines, la partie haute de l'encolure.
- Ses poils prennent un aspect dur et sec. Les poils de sa tête tombent parfois.
- Il arrive, mais rarement, que le cheval meure brusquement en plein effort.

Les causes

Il ne s'agit pas d'une maladie infectieuse qui se transmet d'un animal à l'autre mais d'un trouble dû à l'inadaptation de certains animaux au climat chaud.

Que faire ?

- Conduisez les animaux dans un lieu plus frais pour qu'ils guérissent, ou protégez-les le plus possible de la chaleur et ne les faites pas travailler en plein soleil.
- Assurez-vous qu'ils ont assez d'eau à boire et suffisamment de sel (p. 248).
- Fournissez-leur du fourrage frais en abondance.

Les techniciens expérimentés peuvent utiliser des médicaments spécifiques mais ces produits ne sont pas toujours efficaces.

La besnoitiose, la globidiose

La besnoitiose affecte principalement les **bœufs** et occasionnellement les **chevaux**, les **mulets**, les **ânes** et les **chèvres**.

Les signes

Chez les **bœufs**, les signes apparaissent 7 à 10 jours après l'infection.

✦ Les ganglions lymphatiques sous la peau sont enflés (p. 41).

✦ Un liquide clair s'écoule des yeux et du nez chez certains animaux. Les animaux cherchent à éviter la lumière intense du soleil. Des taches blanches apparaissent parfois sur leurs yeux.

✦ Les animaux ont la diarrhée et une forte fièvre.

✦ Certains animaux meurent au bout d'une dizaine de jours. Les animaux guéris ont des grosseurs sous la peau. Leur peau s'épaissit et ils perdent quelques poils.

Les **chèvres** ont des grosseurs dans les oreilles et autour de l'appareil génital et des taches blanches sur les yeux. Les femelles avortent et deviennent souvent infertiles. Les nouveau-nés sont faibles et certains meurent.

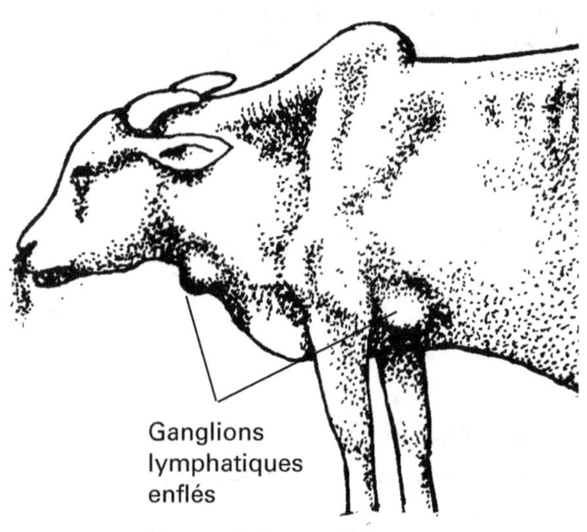

Signes de besnoitiose.

Les **chevaux**, les **mulets** et les **ânes** ont des signes voisins de ceux des bœufs mais l'infection est moins grave.

Maladies dont les signes sont voisins : la dermatophilose (p. 183), la dermatose nodulaire contagieuse (p. 190) et la fièvre catarrhale maligne (p. 306).

La transmission

Ce sont probablement des mouches piqueuses qui inoculent l'infection mais la transmission peut également s'effectuer par l'intermédiaire des chats. La besnoitiose est due à un protozoaire *(Besnoitia)*.

La prévention

• Isolez les animaux malades des animaux sains (p. 94).

• Il existe en Afrique australe un vaccin efficace.

Que faire ?

Il n'existe pas de traitement efficace mais les techniciens expérimentés peuvent donner des médicaments aux animaux pour les aider à guérir.

L'ecthyma contagieux

Les **moutons** et les **chèvres** sont les animaux le plus fréquemment atteints par l'ecthyma contagieux. Les **chiens**, les autres animaux et l'**homme** (p. 6) peuvent être aussi affectés, mais plus rarement.

Les signes

Dans un troupeau, plusieurs animaux sont généralement contaminés en même temps.

◆ Ils ont des petits boutons rouges.

◆ Les agneaux allaités par leur mère ont des boutons autour des lèvres et des yeux. Souvent, ces jeunes ne peuvent plus téter à cause des lésions qu'ils ont autour de la bouche. La mamelle et les trayons de la mère sont couverts de lésions.

◆ Les animaux plus âgés ont généralement des boutons sur les pattes et les pieds mais aussi partout où la peau est abîmée, ce qui favorise l'infection.

◆ Il arrive fréquemment que de petits boutons se rejoignent et se couvrent d'une croûte épaisse. Les croûtes se fissurent et tombent parfois en découvrant un saignement important.

◆ Des mouches déposent parfois leurs œufs sur les plaies et provoquent des myiases (p. 174).

◆ La guérison intervient généralement au bout de 1 à 2 mois sans traitement. En cas de rechute, l'infection est moins grave et guérit en 1 ou 2 semaines, sans traitement.

Maladies dont les signes sont voisins : la fièvre catarrhale du mouton (p. 290), la fièvre aphteuse (p. 298) et la clavelée (p. 191).

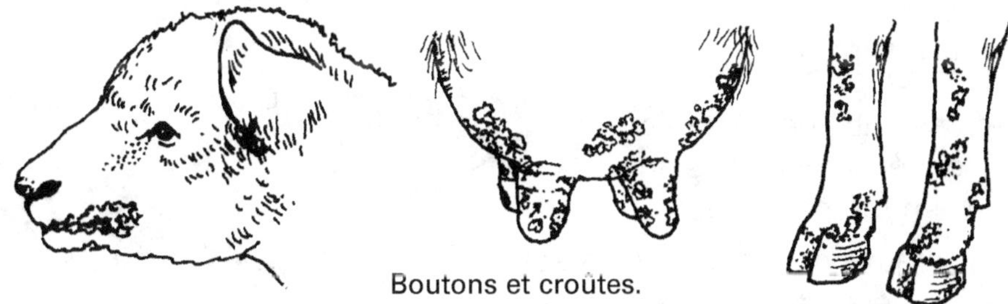

Boutons et croûtes.

La transmission

La transmission s'effectue par contact direct avec des animaux malades ou des croûtes infectées. Les virus peuvent survivre pendant des mois dans les croûtes desséchées d'animaux infectés. L'infection pénètre dans l'organisme par des petites blessures sur la peau.

Les **chiens** s'infectent en consommant de la viande provenant d'animaux malades. Les **agneaux** et les **chevreaux** sont contaminés par leurs mères : celles-ci peuvent être longtemps porteuses du virus sans présenter de signes extérieurs de maladie et la transmettent aux jeunes à la naissance. L'ecthyma contagieux est dû à des virus *(Parapox)*.

Que faire ?

Il n'existe pas de traitement efficace contre l'ecthyma contagieux.

• Désinfectez les lésions avec un antiseptique. Utilisez un antibiotique en poudre ou en pulvérisation (p. 350) pour les assécher et traiter l'infection.

• De petites doses de lévamisole (p. 371) permettent parfois d'accélérer la cicatrisation.

La prévention

• Séparez les animaux sains des animaux malades en isolant ces derniers pour empêcher la propagation de l'infection (p. 94).

• Il existe un vaccin efficace contre cette maladie mais, comme les animaux guérissent généralement d'eux-mêmes, il n'est pas nécessaire de les vacciner. Il peut néanmoins être utile de les vacciner lorsqu'ils ont été en contact avec des animaux malades ou lorsque vous introduisez des animaux sains dans un troupeau d'animaux infectés.

• En Afrique de l'Ouest, les éleveurs utilisent un « vaccin » qu'ils préparent eux-mêmes en mélangeant de la poudre de croûte provenant d'un animal infecté avec de la glycérine. Ils frottent fortement ce mélange sur les membres des animaux sains pour les immuniser. Cette pratique peut toutefois être source d'infection.

La nécrose cutanée contagieuse

Cette maladie n'affecte que les **chameaux** et les **dromadaires**.

Les signes

La nécrose cutanée contagieuse touche généralement plusieurs animaux en même temps.

✦ Les animaux ont des grosseurs sous la peau, généralement sur le dos, la (les) bosse(s) et la base de l'encolure.

✦ Les grosseurs, remplies de pus, se fissurent et deviennent des plaies ouvertes. Certaines se transforment en ulcères profonds dont le développement ne cesse que s'ils sont traités.

Maladies dont les signes sont voisins : chez les **chameaux** et les **dromadaires**, la face antérieure des membres postérieurs est parfois, notamment en saison des pluies, couverte de grosseurs dures ressemblant à celles de la nécrose cutanée. Il est fréquent que ces grosseurs évoluent en plaies

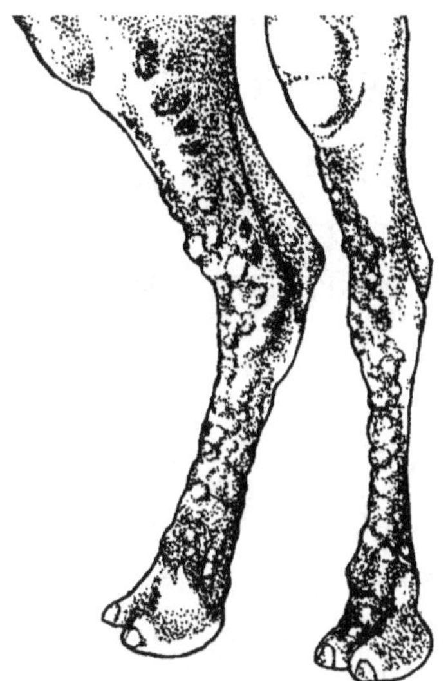

Grosseurs dures sur la face antérieure des membres postérieurs d'un chameau.

ouvertes dont s'écoule du sang. Elles sont difficiles à traiter mais ne sont pas réellement dangereuses pour l'animal. Poudrez-les avec un antibiotique ou protégez-les à l'aide d'un pansement pour qu'elles s'assèchent et ne s'infectent pas (p. 350).

La transmission

La contamination s'effectue par contact direct avec des animaux infectés à la faveur de petites lésions de la peau.

La nécrose cutanée est due à l'action combinée de plusieurs bactéries : *Streptothrix*, *Actinomyces*, *Corynebacteria*, *Staphylococci* et *Streptococci*. Contrairement à une idée largement répandue, cette maladie n'est pas due à une carence en sel.

Que faire ?

- Eliminez tout le pus.
- Nettoyez les plaies à l'eau ou avec un antiseptique et appliquez dessus un antibiotique en poudre ou en pulvérisation (p. 350).
- Certains chameliers incisent l'abcès, puis éliminent le pus et les tissus morts. Ils brûlent ensuite le pourtour de l'abcès avec un fer rougi et y versent la sève d'une euphorbe (*Euphorbia* sp.) pour le cautériser.
- Au Kenya, certains éleveurs appliquent un mélange d'iode et de vaseline (p. 353) sur les plaies après en avoir drainé le pus. D'autres font bouillir de l'écorce de *Commiphora africana* pour en faire une pâte, la mélangent avec de l'urine lorsqu'elle est refroidie, puis l'appliquent sur les plaies ouvertes pour qu'elles cicatrisent.

La dermatophilose, la streptothricose

La dermatophilose est une maladie qui sévit en Asie et en Afrique. De forme généralement bénigne, elle est en revanche souvent grave en Afrique du Centre et de l'Ouest, en Zambie et à Madagascar. Ce sont les **bœufs** qui sont le plus souvent atteints. Les **chèvres**, les **moutons** et les **chevaux** ne le sont qu'occasionnellement.

Les signes

✦ Les lésions de la peau entraînent la formation de nodules sous la peau qui évoluent en plaies ouvertes et croûteuses. Les croûtes se développent et la peau de l'animal s'épaissit. Lorsque la croûte est arrachée par frottement, les plaies saignent.

✦ Les animaux gravement atteints ne s'alimentent pas correctement, maigrissent et s'affaiblissent. Certains animaux meurent parce qu'ils ne s'alimentent pas.

✦ En règle générale, la maladie évolue pendant un mois environ, mais elle dure plus longtemps lorsque la période chaude et humide se prolonge.

Chez les **moutons**, lorsque la maladie atteint les parties laineuses, de grosses boules dures formées de poils emmêlés très serrés se développent.

Les techniciens expérimentés peuvent prélever un échantillon de croûte ou de peau mortifiée pour l'examiner au microscope et vérifier qu'il s'agit de dermatophilose.

Maladies dont les signes sont voisins : la besnoitiose (p. 180), la dermatose nodulaire contagieuse (p. 190), la gale (p. 167), la teigne (p. 195) et, chez les **chameaux** et les **dromadaires**, la nécrose cutanée contagieuse (p. 182).

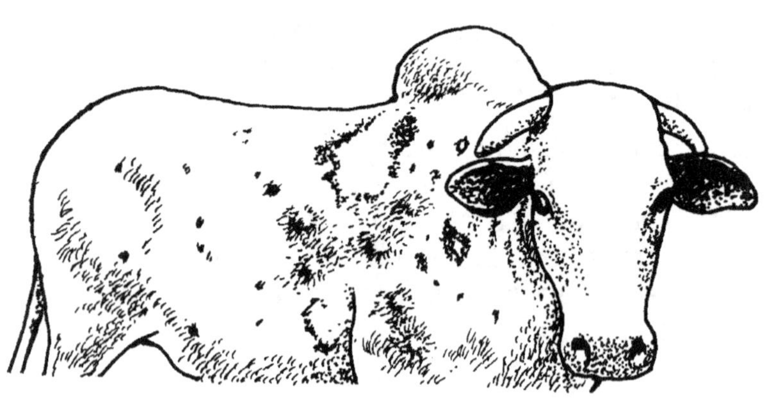

Nodules sous la peau lésée.

La transmission

Cette maladie survient essentiellement lorsqu'une période chaude succède à une longue saison des pluies. Elle se transmet à la faveur de lésions de la peau, notamment celles dues aux tiques *(Amblyomma)*, aux mouches, aux oiseaux et aux épines. Les insectes et les oiseaux en sont les vecteurs mais la contamination peut également s'effectuer par contact direct ou occasionnellement par l'air.

La dermatophilose est due à des microbes comme la bactérie *Dermatophilus congolensis,* qui se développent exclusivement sur la peau des animaux. De nombreux animaux en sont porteurs sans pour autant être malades.

Que faire ?

• La guérison intervient souvent sans traitement, notamment en climat chaud et sec, mais les microbes peuvent survivre sur la peau des animaux et les infecter à nouveau au retour des pluies.

• L'application de médicaments sur les croûtes n'est généralement pas efficace.

• L'injection d'un antibiotique (p. 356) peut permettre de traiter la maladie elle-même et éviter que les lésions de la peau soient infectées par des bactéries.

La prévention

• Evitez aux animaux les lésions de la peau qui favorisent la transmission de la maladie.

• Luttez contre les tiques qui provoquent ces lésions (p. 112).

• Si possible, combattez les mouches (p. 109).

• Si la maladie constitue un problème grave, aménagez un abri pour protéger les animaux de la pluie mais assurez-vous qu'il est bien ventilé.

• Eliminez les épineux des endroits pâturés.

• Abattez les animaux gravement atteints pour qu'ils ne contaminent pas les animaux sains.

Le rouget

Le rouget est une maladie infectieuse largement répandue. Elle atteint fréquemment les **porcs** et les jeunes **bœufs** et occasionnellement l'**homme** (p. 6).

Les signes

Chez les porcs l'incubation dure de 1 à 14 jours.

La maladie peut présenter une **forme bénigne**.

✦ Des taches rouges d'environ 5 cm apparaissent sur la peau, en particulier sur la tête, l'encolure, le poitrail et entre les pattes.

✦ L'animal est faible et fatigué. Il a un peu de fièvre. La plupart du temps, la guérison intervient dans les 2 semaines, environ.

La maladie peut présenter une **forme grave**.

✦ En plus des rougeurs gonflées sur la peau du porc infecté, ses yeux coulent.

✦ L'animal est faible et fatigué. Il ne s'alimente pas. Il a une forte fièvre.

✦ De nombreux animaux s'écroulent et meurent au bout de 3 à 4 jours. Certains meurent brusquement, notamment si on les fait courir, d'autres guérissent lentement.

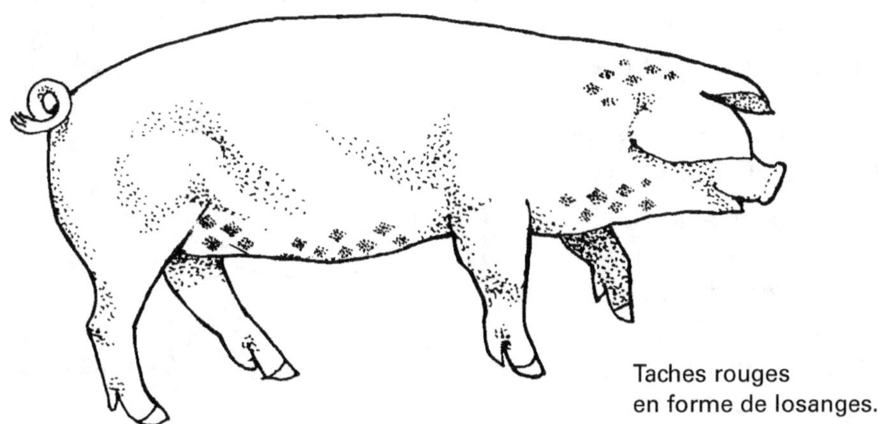

Taches rouges
en forme de losanges.

La maladie peut aussi présenter une **forme moins grave**, mais d'évolution longue.

✦ L'animal boîte. Ses articulations sont gonflées et chaudes pendant quelques semaines puis dégonflent, mais les pattes deviennent souvent rigides.

Chez les **moutons**, notamment les **agneaux**, l'incubation dure 2 semaines.

✦ L'animal boîte. Ses articulations sont gonflées et chaudes pendant quelques semaines puis dégonflent, mais ses pattes deviennent souvent rigides.

La transmission

Les porcs sont contaminés par contact direct avec des animaux ou des objets infectés. La maladie se propage par les excréments des animaux infectés. Les moutons sont atteints par transmission à la naissance, ou à l'occasion d'opérations telles que la castration. Le rouget est dû à une bactérie *(Erysipelothrix)*.

Que faire ?

- Pour être efficace, le traitement doit être donné très rapidement.
- Donnez un antibiotique le plus rapidement possible, la pénicilline est efficace (p. 362).
- Veillez à l'hygiène des animaux pour éviter l'infection (p. 93).
- Les vaccins contre le rouget n'assurent qu'une immunisation de courte durée et n'offrent que peu d'intérêt.

L'habronémose, les plaies d'été

L'habronémose est une affection parasitaire qui atteint les **chevaux**, les **mulets** et les **ânes**.

Les signes

✦ L'animal a de petites grosseurs dures autour des naseaux et des lèvres ou sur les membres et les épaules. Il les gratte et les transforme en plaies ouvertes, qui s'agrandissent et deviennent croûteuses.

✦ Chez certains animaux, les grosseurs apparaissent sur le pourtour de l'œil ou sur l'œil lui-même et s'accompagnent d'un écoulement.

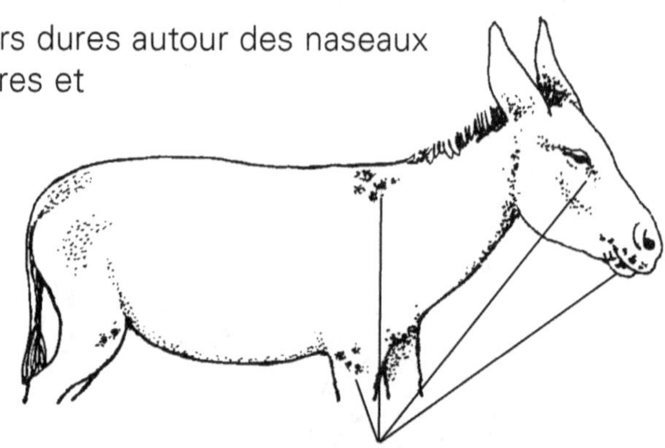

Grosseurs dures et de petite taille.

La transmission

La transmission s'effectue par l'intermédiaire de mouches domestiques ou de stomoxes, qui déposent de petits vers dans les lésions ou les plis de la peau des animaux. Ces vers proviennent des excréments d'animaux infectés : les animaux ingèrent des vers présents sur leurs lèvres, les vers se développent dans leur estomac puis sont expulsés dans les excréments. Les larves de mouche qui vivent dans les excréments sont alors infectées par ces vers. Cette maladie survient plus fréquemment en périodes chaudes et humides. L'habronémose est due à de petits (2 cm) vers ronds *(Habronema)*.

Que faire ?

- L'ivermectine (p. 371) est efficace mais coûteuse.
- Certains éleveurs appliquent des substances caustiques sur les plaies pour les cautériser lentement. N'utilisez jamais de substances caustiques sur le pourtour des yeux pour lesquels elles sont très dangereuses.
- Pour éviter cette infection, retirez les excréments autour des logements des chevaux.
- Traitez rapidement les petites plaies et protégez-les des mouches.

Le cancer de la corne

Le cancer de la corne affecte les **buffles** et les **bœufs**, mais parmi ceux-ci seuls les Hariana sont généralement atteints.

Les signes

- La corne est branlante et se détache de la peau.
- Une grosseur grise ou jaune se forme à la base de la corne. Elle est couverte de sang et de mucus, sent mauvais et est souvent infectée.
- Un liquide blanc ou jaune s'écoule parfois du nez.
- Le cancer s'étend à d'autres parties de l'organisme.

Les causes

Il ne s'agit pas d'une maladie infectieuse mais généralement de l'évolution d'une blessure de la corne. Les animaux castrés en sont les victimes les plus fréquentes.

Que faire ?

- Les techniciens expérimentés peuvent faire une ablation du cancer, souvent efficace s'ils interviennent avant que la maladie se soit étendue à d'autres parties de l'organisme.
- Ils utilisent parfois des médicaments spécifiques pour arrêter l'évolution du cancer mais leur efficacité est variable.

La plaie de garrot, la stéphanofilariose

La plaie de garrot s'observe en Asie, chez les **bœufs** et les **buffles**.

Les signes

✦ De petites grosseurs sous la peau apparaissent et se rejoignent pour former des plaies. Ils affectent souvent le garrot mais peuvent également se développer sur la tête, l'encolure, les oreilles ou les pattes.

✦ Après un certain temps, les grosseurs saignent. La peau s'épaissit et devient écailleuse.

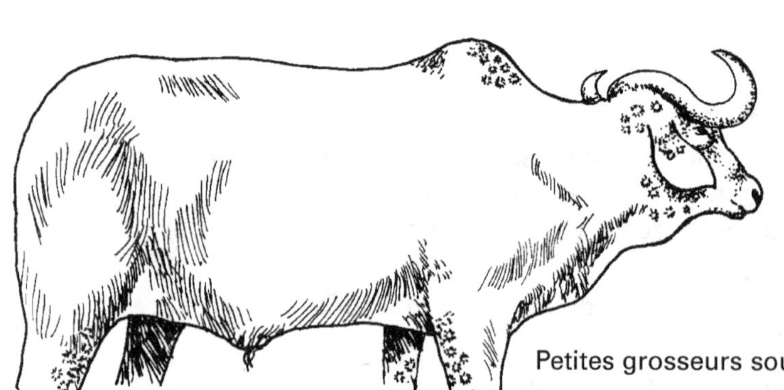

Petites grosseurs sous la peau.

La transmission

La contamination des animaux infectés aux animaux sains s'effectue par des mouches piqueuses (stomoxes) qui transportent de minuscules (2-10 mm) vers ronds *(Stephanofilaria).*

Que faire ?

• Appliquez un insecticide (p. 374) sur les grosseurs pour détruire les vers.

• Certains médicaments contre les vers sont efficaces, notamment l'ivermectine en injection (p. 371).

Les sangsues

Les sangsues peuvent infester la peau de **tous les animaux**, y compris l'**homme**, mais plus particulièrement les **bœufs**, les **buffles**, les **chameaux** et les **dromadaires**. Elles se fixent à la peau des animaux, lorsqu'ils séjournent dans l'eau, ou dans leur bouche et leurs naseaux, lorsqu'ils boivent.

Les signes

✦ Le sang s'écoule des pattes, du nez ou de la bouche aux endroits attaqués par les sangsues. Celles-ci se fixent à la peau qu'elles incisent pour se nourrir du sang en sécrétant des substances chimiques anticoagulantes.

Que faire ?

- Pour détacher les sangsues de la peau, appliquez-leur du sel, un insecticide ou de l'eau additionnée de tabac (p. 382).
- Pour les détacher de la peau ou de l'intérieur de la bouche ou du nez, utilisez un linge avec du sel pour les neutraliser et mieux les tenir.
- Pour enlever les sangsues du nez d'un animal, tenez-le fermement et, à l'aide d'une seringue sans aiguille, introduisez dans le nez un mélange d'eau et d'insecticide (comme pour un bain). Tenez la tête de l'animal afin que le liquide ne soit pas rejeté ou ne passe pas dans la trachée. Il faut environ 10 ml pour les petits animaux et 50 ml pour les grands. Lorsqu'elles se détachent, les sangsues tombent sur le sol ou sont avalées par l'animal.

La leishmaniose

C'est en Afrique du Nord et en Asie que se rencontre la leishmaniose. Elle affecte principalement les **chiens**, mais rarement les autres animaux qui, lorsqu'ils sont touchés n'ont pas de signes extérieurs de maladie. L'**homme** peut également en être atteint (p. 6).

Les signes

+ Généralement, l'animal a des plaies sur la peau, notamment autour du nez, de la bouche et des yeux et à la pointe des oreilles, qui s'accompagnent d'une légère perte de poils à leur pourtour. Les chiens guérissent souvent sans traitement.

+ Parfois l'infection se propage à l'intérieur de l'organisme et dure longtemps. Dans ce cas, les chiens ont la diarrhée et, s'ils ne sont pas traités, maigrissent et meurent.

La transmission

La transmission s'effectue par l'intermédiaire de phlébotomes infectés (p. 111). Ceux-ci se contaminent en piquant des animaux sauvages infectés qui vivent dans des terriers creusés dans le sol. Cette maladie est due à deux formes de parasites : l'une est essentiellement externe *(Leishmania tropica)*, l'autre principalement interne *(Leishmania infantum)*.

Que faire ?

La leishmaniose est une maladie difficile à traiter. Pour soigner les chiens, les techniciens expérimentés ont recours à des médicaments spécifiques.

La prévention

- Il est conseillé d'abattre un chien infecté pour éviter qu'il ne contamine les hommes.

La dermatose nodulaire contagieuse

En règle générale, la dermatose nodulaire contagieuse ne se rencontre pas en Asie. Elle affecte uniquement les **bœufs**.

Les signes

L'incubation dure de 10 à 20 jours.

✦ L'animal salive beaucoup. Un liquide clair s'écoule de ses yeux et de son nez. L'écoulement du nez devient gris ou blanc.

✦ L'animal est faible, fatigué et cesse de s'alimenter. Il a de la fièvre, qui diminue parfois au bout de 1 à 2 jours puis augmente à nouveau. La lactation diminue et il est fréquent que les femelles pleines avortent.

✦ Des nodules apparaissent, en particulier sur la tête, l'encolure, le poitrail et les pattes ou autour des organes génitaux et de la mamelle.

✦ Ces nodules sont durs, généralement tous à peu près de la même taille et couverts de poils hérissés. On observe parfois des nodules plus mous, jaunes ou gris sur la bouche : ils disparaissent par frottement en laissant des plaques rouges.

✦ Ces nodules s'infectent fréquemment et évoluent en plaies profondes qui, pour la plupart, se dessèchent et se ferment en quelques semaines en laissant des cicatrices qui dévalorisent le cuir de l'animal. Certains nodules deviennent durs et ne disparaissent pas.

✦ La maladie n'entraîne généralement pas la mort des animaux mais leur guérison dure plusieurs mois et certains maigrissent beaucoup.

La maladie est parfois bénigne : les signes se limitent à une fièvre peu élevée et à des nodules, qui guérissent au bout de 6 semaines environ.

Maladies dont les signes sont voisins : la besnoitiose (p. 180), la dermatophilose (p. 183) et la teigne (p. 195).

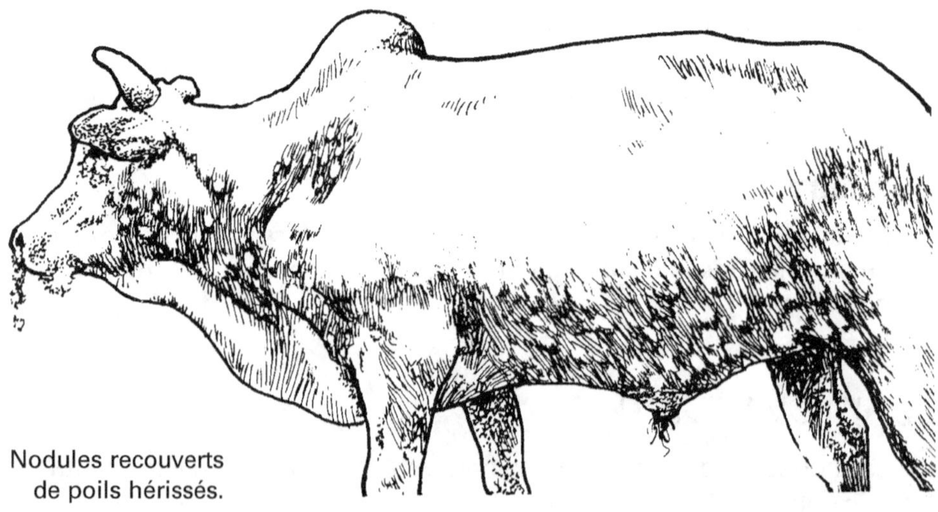

Nodules recouverts de poils hérissés.

La transmission

Les animaux sont contaminés par les piqûres d'insectes piqueurs-suceurs comme les moustiques. La dermatose nodulaire survient donc plus fréquemment lorsque ces insectes sont abondants, au début de la saison des pluies. Les bœufs importés y sont plus sensibles que les races locales. La dermatose nodulaire contagieuse est due à des virus *(Capripox)*.

Que faire ?

Il n'existe pas de traitement contre la dermatose nodulaire.

• Faites une injection d'antibiotique (p. 354) pour empêcher l'infection des lésions de la peau par des bactéries.

La prévention

• La vaccination contre la dermatose nodulaire est efficace : vaccinez les animaux sains exposés à la maladie.

La variole

La plupart des formes de cette maladie se rencontrent en Afrique et en Asie, à l'exception de celle des chevaux. La variole des **moutons** et des **chèvres** sévit en Afrique au nord de l'équateur et en Asie. La **plupart des animaux** peuvent être atteints de variole, mais chaque espèce développe une forme particulière.

Les signes

Chez les **bœufs**, l'incubation dure de 5 à 10 jours.

✦ De petites rougeurs apparaissent sur les trayons là où il y a de petites lésions. Elles se couvrent rapidement de croûtes, qui laissent de minuscules cicatrices en forme de croissant lorsqu'elles tombent.

✦ La maladie dure parfois longtemps, les trayons deviennent durs et se couvrent de nombreuses cicatrices grises ou jaunes.

✦ La guérison intervient généralement entre 2 et 8 semaines.

Chez les **buffles**, la maladie est bénigne. Des vésicules (ampoules) apparaissent sur la mamelle et sous la queue et, pour les jeunes, autour de la bouche.

Chez les **moutons** (clavelée) et les **chèvres** (variole caprine), l'incubation dure de 1 à 7 jours. Ce sont les très jeunes animaux qui sont le plus gravement atteints, et certains meurent sans avoir montré de signes extérieurs de maladie.

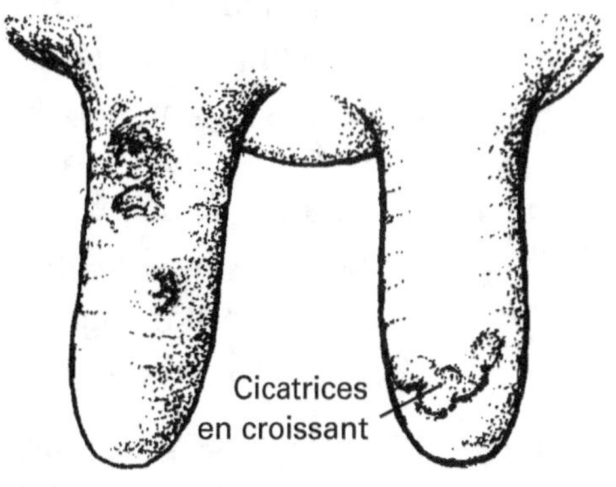

Signes de variole bovine.

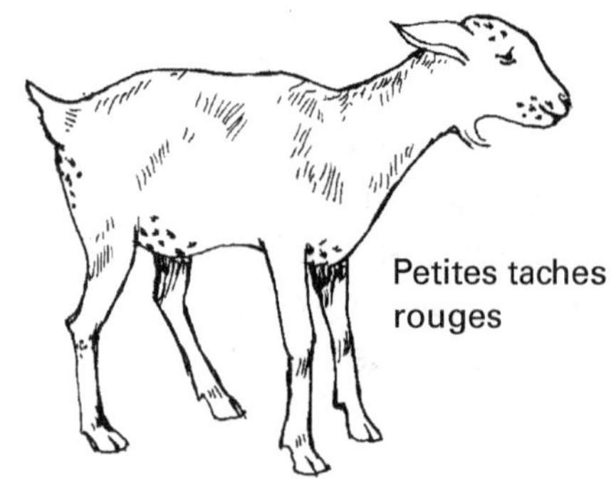

Signes de variole caprine.

+ La plupart des animaux sont faibles, fatigués et cessent de s'alimenter. Ils ont une forte fièvre pendant une courte période. Leurs yeux et leur nez coulent. Ils salivent beaucoup.

+ Ils ont des petites taches rouges sur la peau, habituellement autour de la bouche, sur la tête, sous la queue et entre les membres. Les taches évoluent en gonflements sous la peau puis en vésicules qui éclatent et deviennent des plaies ouvertes rapidement croûteuses.

+ Ils respirent souvent difficilement, des vésicules se développent également à l'intérieur des poumons.

+ Les femelles pleines avortent souvent.

Chez les **chameaux** et les **dromadaires**, l'incubation dure de 5 à 15 jours. Il s'agit toujours d'une forme bénigne qui se manifeste autour de la bouche.

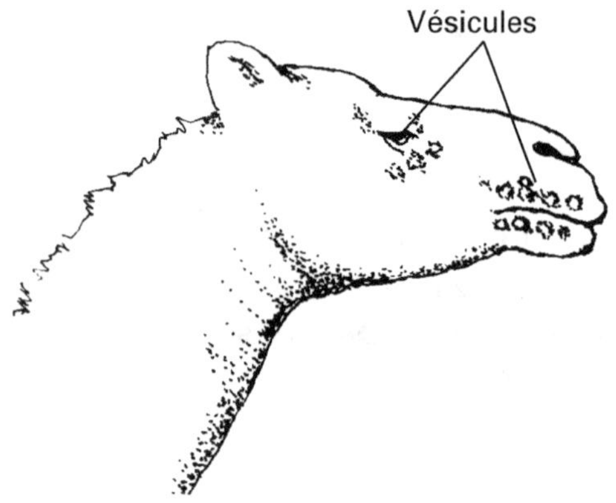

Signes de variole chez le chameau.

+ L'animal a un peu de fièvre.

+ Il a des tuméfactions et des vésicules qui se remplissent de pus autour des lèvres et dans la bouche. Il s'alimente difficilement. Les vésicules peuvent également se développer autour des organes génitaux.

+ La guérison intervient généralement dans les 2 à 3 semaines mais les vésicules laissent souvent des cicatrices.

Les jeunes animaux âgés de 6 à 24 mois développent une forme grave qui affecte la totalité de leur tête.

+ Le jeune cesse de s'alimenter et a une forte fièvre. Il a la diarrhée et se déshydrate.

+ Des vésicules se développent autour de ses lèvres et de ses yeux et s'étendent à toute la tête, parfois même à tout le corps. Certaines vésicules évoluent en plaies ouvertes d'où coule le sang.

+ Un liquide transparent s'écoule de ses yeux. Certains animaux ne peuvent pas voir correctement.

+ Certains animaux meurent au bout de 1 à 2 semaines en raison d'un gonflement de la tête si important qu'ils ne peuvent plus respirer. Mais la plupart guérissent.

Chez les **porcs** (variole porcine), l'incubation dure de 4 à 14 jours. Il s'agit d'une forme bénigne de la maladie.

+ L'animal a un peu de fièvre.

+ Des rougeurs apparaissent sur sa peau. Elles se transforment en vésicules qui évoluent en plaies ouvertes et se couvrent de croûtes brunes ou noires. Ces vésicules siègent sur le poitrail et entre les pattes lorsque

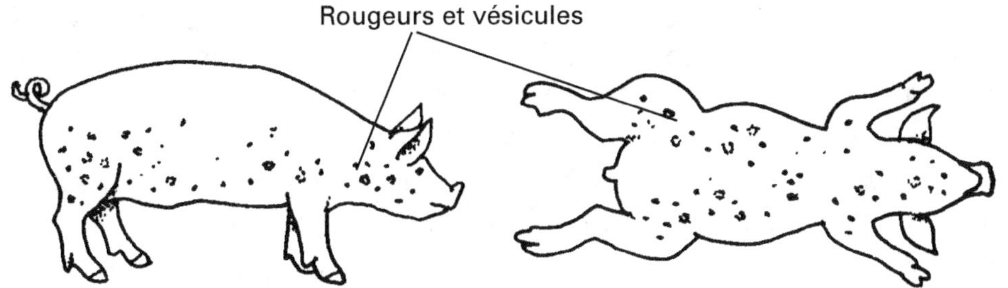

Signes de variole porcine.

l'animal est piqué par des puces, ou sur le dos lorsqu'il est piqué par des stomoxes (p. 174). Elles se développent sur les trayons des femelles adultes allaitant des porcelets infectés.

✦ L'animal guérit généralement en 2 à 8 semaines.

Chez les **volailles** (variole aviaire), ce sont le plus souvent les animaux âgés qui sont atteints.

✦ Des vésicules apparaissent sur la tête, à l'intérieur du bec et des paupières, sous les ailes et sur les pieds de l'animal. Elles évoluent rapidement en lésions ouvertes et croûteuses.

✦ Un liquide clair s'écoule de son bec et de ses yeux. Du pus suinte autour des yeux et parfois des narines. Chez certains animaux une membrane épaisse se forme à l'intérieur de la bouche.

✦ La plupart des volailles guérissent mais deviennent moins résistantes à d'autres maladies.

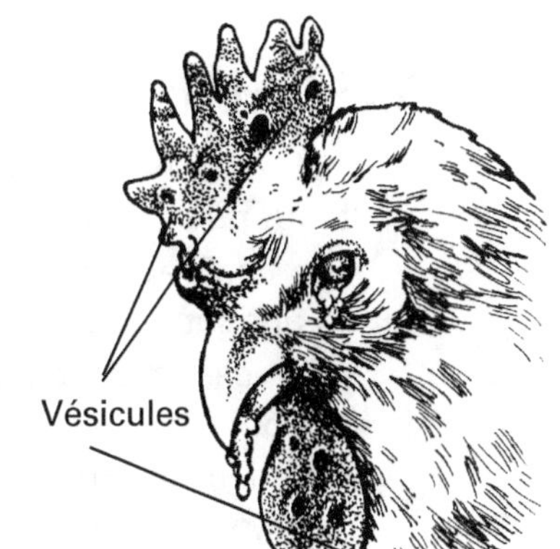

Signes de variole aviaire.

✦ Quelques-unes peuvent être plus gravement atteintes : elles maigrissent rapidement et meurent.

Maladies dont les signes sont voisins : la fièvre catarrhale du mouton (p. 290), la fièvre aphteuse (p. 298), la gale (p. 167) et l'ecthyma contagieux (p. 181).

La transmission

La transmission s'effectue par contact direct entre les animaux et par l'intermédiaire d'objets infectés. L'homme transmet souvent la maladie par contact avec des animaux contaminés puis avec des animaux sains : c'est ainsi qu'il transmet la variole aux femelles, notamment aux bufflonnes, lorsqu'il les trait après s'être occupé d'animaux atteints.

L'infection provient des vésicules et des croûtes et peut rester longtemps active dans les croûtes qui tombent une fois desséchées.

Chez les **bœufs** et les **buffles**, les petits sont contaminés à vie par leur mère et peuvent déclarer la maladie à l'âge adulte.

Chez les **chameaux** et les **dromadaires**, la maladie se transmet rapidement au sein d'un troupeau, notamment pendant la saison des pluies ou immédiatement après.

Chez les **porcs**, la variole n'atteint généralement que les porcelets âgés de 3 à 6 semaines. La contamination s'effectue par contact avec des animaux infestés ou par l'intermédiaire d'insectes piqueurs, de puces (p. 171) ou de stomoxes (p. 174), vecteurs de l'infection.

Chez les **volailles**, la transmission s'effectue par contact direct avec des animaux atteints ou par l'intermédiaire d'insectes piqueurs.

Les animaux, volailles incluses, qui ont attrapé la variole sont généralement immunisés et rechutent rarement. La variole est due à des virus différents suivant les espèces : *Capripox,* dont certaines souches affectent les moutons et d'autres les chèvres, *Suipox* pour les porcs, *Orthopox* pour les chevaux, les buffles, les chameaux et les dromadaires, *Orthopox* ou *Parapox* pour les bœufs. (La cowpox est une maladie distincte qui n'affecte que les bœufs, les chats et l'homme en Europe de l'Ouest, elle est proche de la variole humaine, ou petite vérole, aujourd'hui éradiquée.)

Que faire ?

Il n'existe pas de traitement contre la variole mais vous pouvez faciliter la guérison des animaux.

• En cas de plaies souillées ou profondes, appliquez un antibiotique ou un antiseptique, en prenant soin de ne pas propager l'infection.

• En cas d'infection de la peau, faites une injection d'antibiotique (p. 356).

Pour les **chameaux** et les **dromadaires,** les techniciens expérimentés peuvent donner un médicament spécifique pour réduire le gonflement de la tête. Lorsqu'ils sont à base de corticoïdes, ces médicaments sont dangereux parce qu'ils suppriment les défenses naturelles des animaux contre les infections.

Pour les **volailles,** il est préférable de ne pas appliquer de médicaments sur les croûtes : les risques de propager l'infection sont supérieurs aux chances de la guérir.

La prévention

• Isolez les animaux infectés en éloignant les animaux sains. Evitez de déplacer les animaux malades dans des zones non affectées par cette maladie.

• Vaccinez les animaux sains ayant séjourné près d'animaux infectés.

• Evitez d'utiliser ou désinfectez (p. 350) les objets ayant été au contact d'animaux malades.

• Vérifiez que les nouveau-nés reçoivent des quantités suffisantes de colostrum : ce liquide maternel leur confère une certaine immunité contre la variole.

• Les personnes qui ont trait des femelles infectées ne doivent pas traire des femelles saines. Il est déconseillé de boire le lait d'une vache malade.

Pour les **moutons** et les **chèvres**, la vaccination est efficace.

Les nouveaux vaccins contre la variole des **chameaux** sont efficaces mais il est difficile de se les procurer. Certains chameliers préparent leurs propres « vaccins » en mélangeant des croûtes de chameaux infectés et du lait et en en piquant les lèvres des nouveau-nés pour les immuniser. Cette pratique peut se révéler efficace mais elle est dangereuse car elle peut entraîner une forme grave de la maladie.

Pour les **porcs**, la vaccination est efficace. Détruisez les puces (p. 171) et les mouches (p. 109), qui propagent la maladie.

Pour les **volailles**, la vaccination est efficace : vaccinez les animaux tous les ans, éventuellement en même temps que contre la maladie de Newcastle (p. 225).

La teigne

La teigne peut affecter **tous les animaux**, mais habituellement uniquement ceux élevés à l'intérieur. Elle peut également infecter l'**homme** (p. 6).

Les signes

L'incubation dure de 7 à 28 jours.

✦ Des croûtes circulaires d'environ 3 cm de diamètre se forment sur la peau des animaux. Elles commencent généralement par se développer autour du nez, au-dessus des yeux, sur les oreilles ou sous la queue. La peau est humide sous ces croûtes, qui se rejoignent rapidement et épaississent.

✦ Au bout de plusieurs jours, les croûtes tombent et laissent des taches grises ou blanches.

✦ La teigne ne provoque pas de fortes démangeaisons, excepté lorsque les croûtes sont infectées par des bactéries.

✦ Des taches sans poils apparaissant après la chute des croûtes.

✦ La guérison intervient peu à peu, même sans traitement, et les poils repoussent dans les 3 mois environ.

Chez les **chevaux**, les **mulets** et les **ânes**, les croûtes sont grises ou blanches et peu visibles. Ces animaux portent des taches glabres sur la tête, le dos et les membres postérieurs qui s'étendent rapidement à tout le corps. Ils guérissent, sans traitement en 4-6 semaines.

Chez les **porcs**, il s'agit habituellement de petites taches rouges qui évoluent en croûtes épaisses et de couleur foncée.

Chez les **chameaux**, ce sont les individus de moins de 3 ans qui sont les plus exposés à la teigne. Les croûtes se situent généralement sur la tête et l'encolure.

Chez les **chiens**, de petites croûtes se développent habituellement sur la tête et les oreilles.

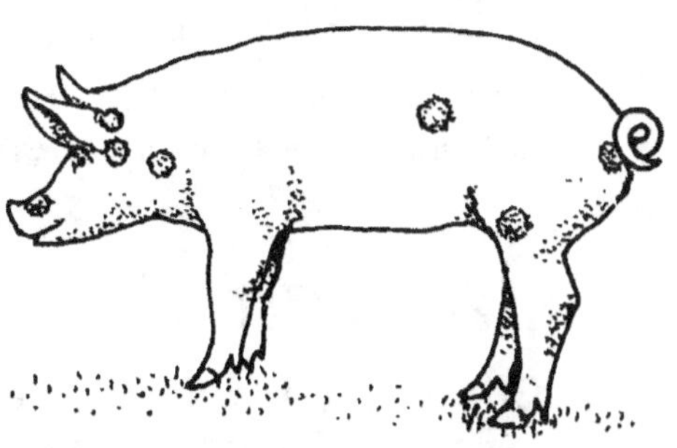

Croûtes circulaires des porcs.

La transmission

La transmission s'effectue par contact direct avec des animaux, des locaux, des linges ou tout autre objet contaminé. Les oiseaux servent parfois de vecteurs. Les conditions climatiques chaudes et humides favorisent la contamination. La teigne est due à des champignons (*Microsporum* et *Trichophyton*), et non pas à un ver.

Que faire ?

En règle générale, les animaux guérissent sans qu'il soit nécessaire de les traiter mais il faut alors compter de 2 à 3 mois, ou moins en conditions sèches et ensoleillées. Certaines mesures favorisent la guérison.

•Tondez les poils autour de l'infection et brûlez-les car ils sont infectés.

• Frottez doucement les croûtes avec une brosse et de l'eau savonneuse.

• Appliquez un antiseptique (p. 350) sur la lésion.

Les animaux ainsi traités guérissent en 2 à 3 semaines.

• Faites-leur avaler de la griséofulvine (p. 360) ou appliquez-la directement sur la plaie. Ce médicament est cher mais les animaux traités commencent à guérir au bout d'une dizaine de jours. D'autres médicaments qui s'appliquent sur la peau sont également efficaces (p. 356).

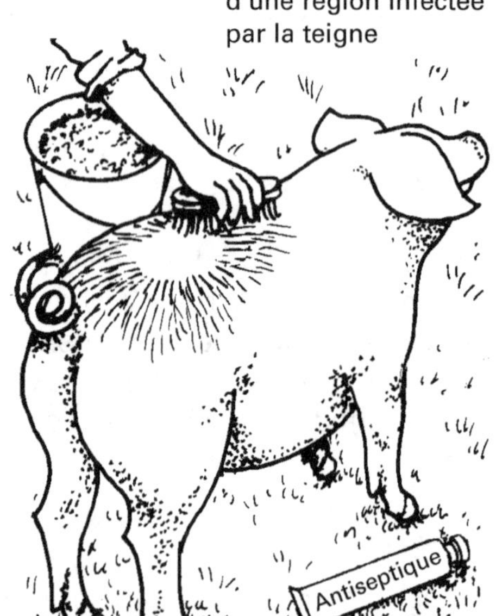

Tondez les poils autour d'une région infectée par la teigne

Frottez les croûtes avec une brosse et de l'eau savonneuse, puis appliquez un antiseptique.

La prévention

• Isolez et traitez les animaux infectés.

• Désinfectez (p. 350) les endroits et les objets contaminés avant de les utiliser pour des animaux sains. Le soleil détruit les parasites de la teigne.

• La vaccination contre la teigne est coûteuse et rarement nécessaire. Les animaux récidivent rarement lorsqu'ils ont guéri de la teigne.

La tremblante

On rencontre la tremblante en Asie et en Afrique, chez les animaux importés d'Europe. Cette maladie affecte les **moutons** et, occasionnellement, les **chèvres**.

Les signes

L'incubation, très longue, dure de 2 à 4 ans.

✦ Les animaux ont un comportement anormal, ils se frottent contre les objets et se mordent eux-mêmes parce qu'ils sont irrités. Si vous leur pincez la peau du dos, ils font un mouvement des lèvres comme pour mordre.

✦ Leur démarche est mal coordonnée.

✦ Ils n'ont pas de fièvre. Ils ne guérissent pas.

✦ La maladie dure de 1 à 6 mois. Les animaux maigrissent, s'affaiblissent et meurent.

Maladies dont les signes sont voisins : la gale (p. 167) et les attaques de poux (p. 170).

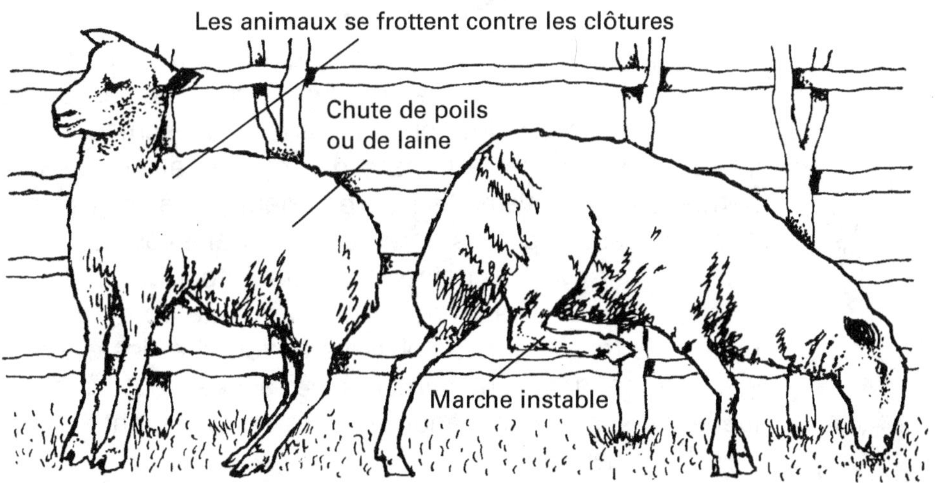

Signes de tremblante du mouton.

La transmission

Ce sont les mères qui contaminent les jeunes peu après la mise bas, généralement par l'intermédiaire du lait, du placenta et des membranes expulsées. La transmission peut également s'effectuer par les pâturages fréquentés par des animaux infectés. La tremblante serait due à des morceaux de protéines appelés prions.

Que faire ?

Il n'existe aucun traitement contre la tremblante.

• Evitez d'importer des animaux infectés.

Les tumeurs de la peau

Tous les animaux peuvent avoir des tumeurs de la peau. Ces tumeurs ne sont généralement pas transmissibles à l'homme.

Les signes

✦ Lorsque des grosseurs sur la peau sont dures et froides, il s'agit souvent de tumeurs. Leur développement est généralement lent et elles sont parfois ponctuées de plaies ouvertes à la surface de la peau. Il en existe de nombreux types mais les plus fréquentes sont dures et desséchées.

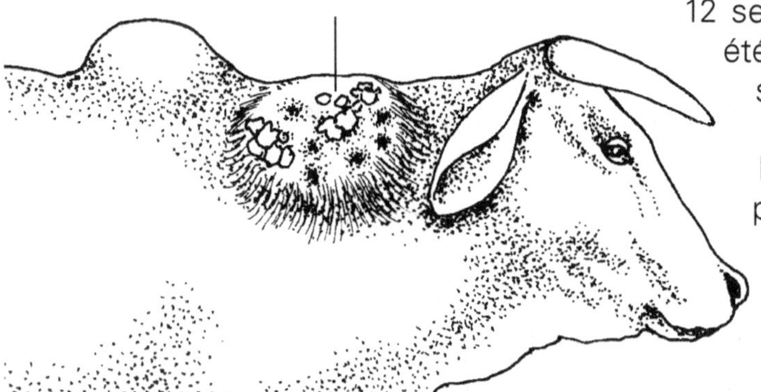

Tumeur de la peau avec des plaies

✦ Elles apparaissent souvent 3 à 12 semaines après que l'animal a été infecté. C'est fréquemment sur les organes génitaux et les trayons qu'elles se développent et, si elles ne sont pas dangereuses, elles sont parfois gênantes pour la traite et peuvent rendre les saillies difficiles.

Chez les **chevaux**, les **mulets** et les **ânes**, des nodules de ce type se développent parfois, ce sont des sarcoïdes. Ils se situent à la base des oreilles et en bas des membres des chevaux. Ils ne s'étendent pas à l'organisme mais repoussent parfois après avoir été enlevés. Les chevaux peuvent avoir de petites tumeurs autour du nez et de la bouche qui disparaissent généralement au bout de 1 à 6 mois, sans traitement. On observe parfois chez les chevaux âgés à robe grise des tumeurs de la peau autour de la queue, ce sont des mélanomes et ils se propagent à l'intérieur de l'organisme.

Chez les **chameaux** et les **dromadaires** d'un an environ, des petites lésions de la peau apparaissent autour des lèvres et du nez, et plutôt autour des trayons chez les chamelles plus âgées. Ces tumeurs disparaissent généralement au bout de quelques mois, sans traitement.

Pour déterminer de quel type de tumeur il s'agit, les techniciens expérimentés effectuent des tests de laboratoire complexes.

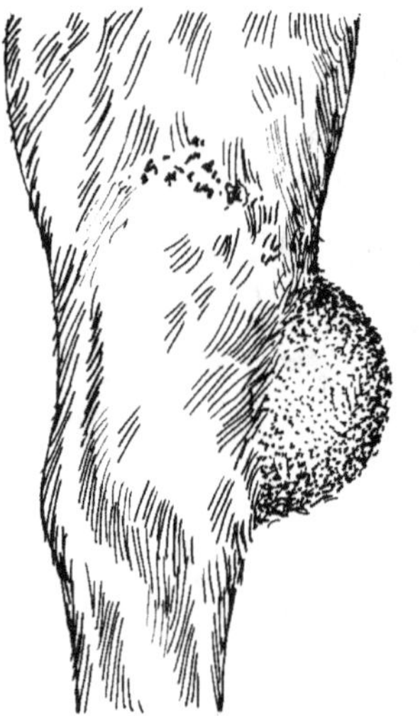

Sarcoïde.

La transmission

Seuls certains types de tumeur sont transmissibles d'un animal à l'autre. Ceux-ci concernent plus particulièrement les jeunes. Les animaux touchés présentent généralement plus d'une ou deux tumeurs. C'est le plus souvent par contact direct avec un animal infecté que s'effectue la contamination, notamment à l'occasion d'un accouplement et à la faveur de petites lésions de la peau. Certaines familles d'animaux semblent plus exposées à ce type d'infection. Les tumeurs de la peau sont parfois dues à des virus *(Papavovirus)*.

Que faire ?

Il n'existe généralement pas de traitement pour les tumeurs. Certaines tumeurs ne s'étendent pas à d'autres parties de l'organisme (ce sont les tumeurs dites bénignes) et les techniciens expérimentés peuvent les enlever. D'autres se propagent (ce sont les tumeurs malignes) et il est inutile de chercher à les enlever car elles reviennent ailleurs.

• Dans certains cas, les techniciens expérimentés peuvent préparer des vaccins à partir des tumeurs elles-mêmes. Ils les injectent généralement dans la peau ou sous la peau et renouvellent l'injection 2 semaines plus tard. Cette vaccination est souvent efficace, contrairement aux médicaments qui ne le sont pas vraiment.

• Les tumeurs sont parfois enlevées au bistouri, arrachées ou supprimées à l'aide d'un fil serré à leur base. Ces traitements ne sont pas très efficaces et favorisent parfois le développement de nouvelles tumeurs.

• Lorsqu'une tumeur présente des plaies ouvertes, traitez-la avec un antibiotique en poudre pour stopper l'infection et recouvrez la plaie d'un pansement cicatrisant (p. 350).

Dans la majorité des cas, les tumeurs disparaissent d'elles-mêmes au bout de 3 à 18 mois, ce qui permet à certains de prétendre les guérir, et même de demander de l'argent pour cela.

La dyshidrose tropicale bovine

En règle générale, on ne rencontre pas cette maladie en Asie. Elle sévit en Afrique au sud de l'équateur, où elle n'affecte que les **très jeunes bœufs**.

Les signes

La maladie se déclare dans les 5 à 10 jours qui suivent des piqûres de tiques.

✦ L'animal transpire beaucoup de la tête et de tout le corps.

✦ Il salive beaucoup et un liquide clair s'écoule de ses yeux et de son nez. Ses muqueuses sont rouges.

✦ L'animal est affaibli et fatigué. Il a une forte fièvre.

✦ Il peut mourir au bout de 1 à 7 jours en l'absence de traitement.

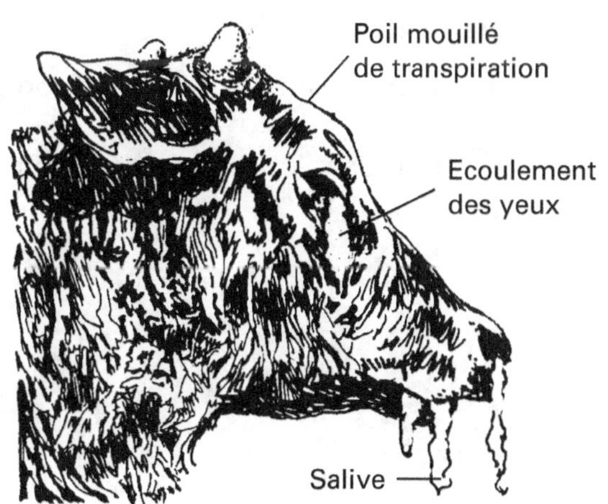

Signes de dyshidrose tropicale bovine.

Les causes

Il ne s'agit pas d'une maladie infectieuse mais d'une affection provoquée par l'attaque de tiques *(Hyalomma)* dont la salive est toxique.

Que faire ?

- Retirez les tiques (p. 115) le plus rapidement possible.
- Donnez un antibiotique (p. 356) pour combattre l'infection bactérienne.
- Détruisez les tiques (p. 115) pour lutter contre la maladie.

L'onchocercose

L'onchocercose peut affecter les **bœufs**, les **buffles**, les **chevaux**, les **mulets**, les **ânes**, les **chameaux** et les **dromadaires**.

Les signes

✦ L'animal a de petites grosseurs sous la peau, appelées nodules, envahies de vers et de larves de vers.

Chez les **bœufs**, ces nodules se situent généralement sur les membres, autour des organes génitaux, sur l'encolure et entre les pattes antérieures.

Chez les **chevaux**, on les trouve près des sabots et sur l'encolure.

Les techniciens expérimentés peuvent prélever un fragment de l'un de ces nodules pour vérifier la présence de ces vers au microscope.

La transmission

Les moucherons piqueurs et les petites mouches (simulies) s'infectent en suçant des nodules et transmettent les vers aux animaux sains lorsqu'ils les piquent. L'onchocercose est due à des vers ronds *(Onchocerca)* mesurant environ 20 cm.

Que faire ?

- Parmi les médicaments disponibles (p. 371), l'ivermectine est le plus efficace.
- Détruisez les mouches (p. 109) qui sont les vecteurs des vers.

21

Les grosseurs et les gonflements

Ce chapitre concerne certaines des causes courantes de grosseurs et de gonflements mais il en existe d'autres. Reportez-vous, dans le chapitre précédent « Les maladies de la peau », aux rubriques suivantes : les allergies (p. 175), la dermatose nodulaire contagieuse (p. 190), l'onchocercose (p. 200) et les tumeurs de la peau (p. 197).

Les abcès

Les abcès peuvent affecter **tous les animaux**. Ils se développent généralement sur la peau à la faveur d'une lésion. Ils peuvent être dus à une maladie et se développer sous la peau ou dans les tissus profonds.

Les signes

✦ Les abcès commencent souvent par des grosseurs dures, chaudes et remplies de pus, qui évoluent et se ramollissent. Lorsque vous pressez légèrement ces grosseurs, leur volume ne diminue pas (mais elles peuvent crever).

✦ Certains abcès qui renferment beaucoup de pus sont durs au toucher et la peau qui les recouvre est tendue. Ils se ramollissent généralement et crèvent

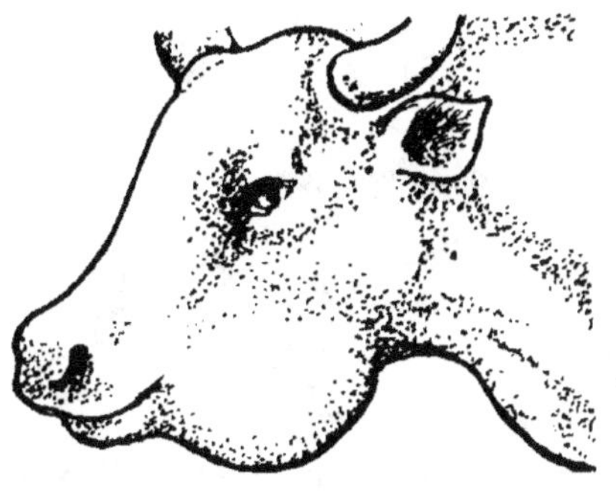

Abcès.

en libérant du pus. Ils portent souvent une tache noire, dépourvue de poils, où la peau devient plus fine et qui marque l'endroit où l'abcès va crever.

Maladies dont les signes sont voisins : les hématomes (p. 202), les hernies (p. 203) et les tumeurs de la peau (p. 197).

Que faire ?

Il est fréquent que les abcès crèvent et cicatrisent spontanément. L'injection d'antibiotiques est inutile dans ce cas, à moins que l'animal ait de la fièvre ou qu'il soit malade. Les antibiotiques risquent, en effet, d'empêcher les abcès de mûrir et de percer. Ils peuvent aussi favoriser la formation d'une enveloppe épaisse qui prolonge la durée de l'abcès.

• Lorsqu'un abcès n'est pas suffisamment mûr et prêt à percer, appliquez un linge imbibé d'eau chaude ou un cataplasme (p. 351), pendant quelques minutes et plusieurs fois par jour pour le faire percer. Vous pouvez également attendre qu'il soit mûr et l'inciser pour en évacuer le pus.

• Faites une incision en croix au point le plus bas de l'abcès de façon à faciliter l'écoulement du pus. Appuyez sur l'abcès jusqu'à ce que l'écoulement de pus s'arrête et que du sang clair apparaisse, ce qui signifie que vous avez évacué tout le pus.

• Lorsque vous avez évacué tout le pus de l'abcès par pression, vous devez en laver l'intérieur : injectez de l'eau ou un antiseptique (p. 350), à l'aide d'une seringue sans aiguille et répétez cette opération 2 ou 3 fois pour éliminer toute trace de pus.

• Dans certains cas, il faut drainer l'abcès pendant plusieurs jours. Pour empêcher que l'abcès se referme, introduisez, par l'incision, un long ruban de tissu imbibé d'antiseptique et laissez dépasser une extrémité à l'extérieur. Celle-ci vous permettra d'extraire tous les jours une petite portion de ruban, jusqu'au drainage complet de l'abcès.

• Après avoir soigné un abcès, lavez-vous les mains et nettoyez tout le matériel utilisé.

Comment soigner un abcès.

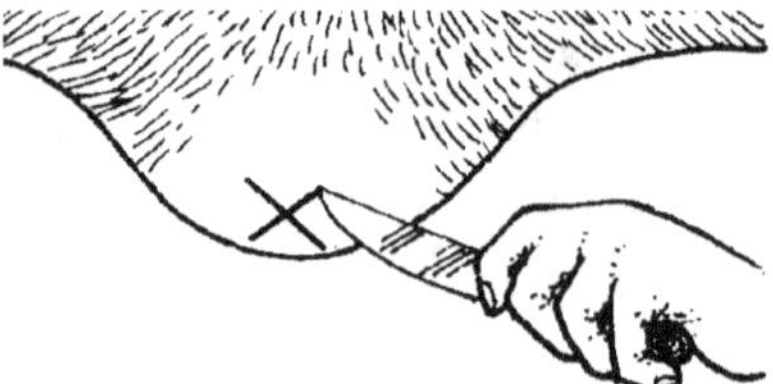

Faites une incision sur l'abcès

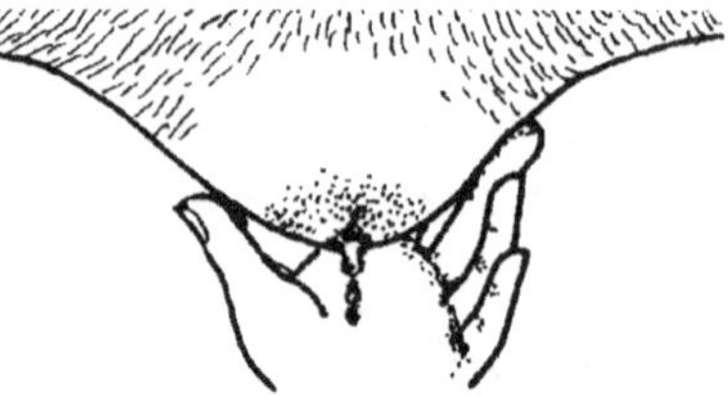

Appuyez sur l'abcès
pour évacuer le pus

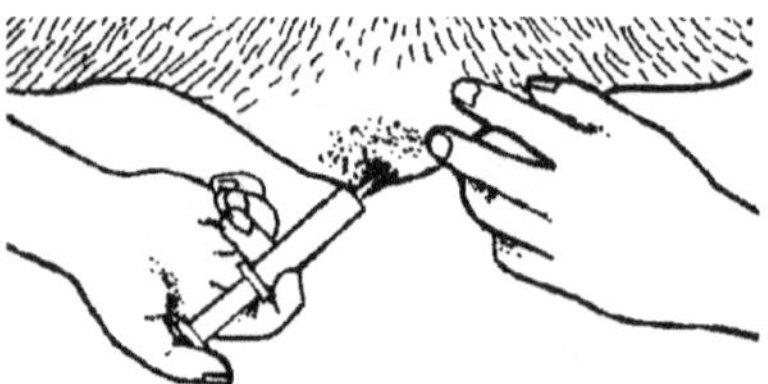

Lavez l'intérieur de l'abcès avec
une seringue dépourvue d'aiguille

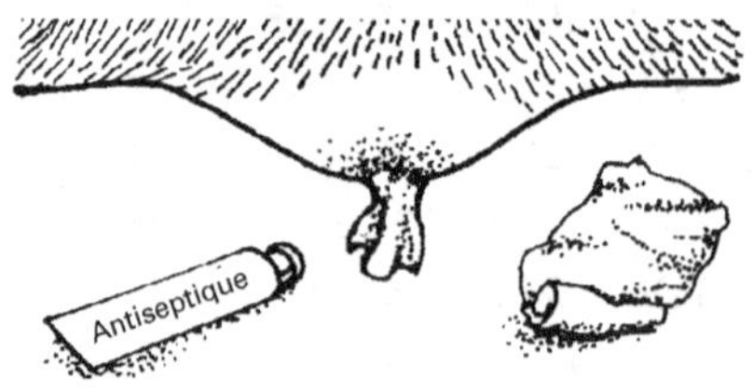

Drainez l'abcès à l'aide d'un ruban
de tissu imbibé d'antiseptique

Chez les **chameaux**, les abcès des ganglions lymphatiques de la base de l'encolure sont fréquents. Des abcès peuvent également se former sur la bosse, les épaules et les membres postérieurs. Il s'agit parfois d'abcès de grande taille avec beaucoup de pus. En Afrique de l'Est, les dromadaires sont aussi victimes, selon les chameliers, d'abcès profonds, qui infectent les tissus à l'intérieur de l'organisme et les rendre malades. Cette infection, qu'ils appellent *mala,* est difficile à traiter. L'efficacité des antibiotiques est variable et leur utilisation peut aggraver la maladie ou la prolonger.

Abcès sur un ganglion lymphatique

Les hématomes

Les hématomes peuvent survenir chez **tous les animaux**.

Les signes

✦ Une grosseur sous la peau se forme
à la suite d'une blessure, due à un coup
par exemple.

✦ Ce gonflement est mou et grossit
pendant quelques heures, voire pendant
quelques jours, après la blessure. Il peut
devenir très volumineux et ne se réduit
pas lorsque vous appuyez dessus.

✦ L'animal n'a pas mal lorsque
vous le touchez.

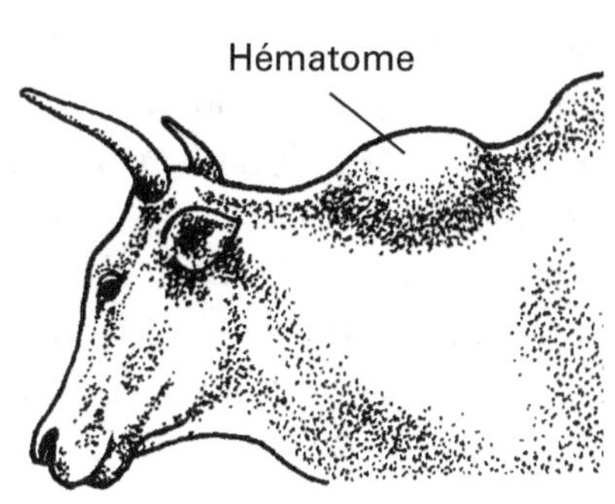

Les causes

Il s'agit d'une grosseur remplie de sang qui s'est formée à la suite d'une
blessure ayant provoqué un saignement sous la peau.

Que faire ?

• Versez de l'eau froide sur la grosseur le plus rapidement possible pour
arrêter le saignement ou laissez-la évoluer sans intervenir. Elle se durcit,
son volume diminue et
elle disparaît générale-
ment au bout de 2 à
4 semaines, en laissant
parfois définitivement un
point dur et gonflé, mais
sans risque pour l'animal.

• Si l'hématome est gros
et gêne l'animal, faites
appel à un technicien
expérimenté pour qu'il
le draine. Après avoir
attendu quelques jours

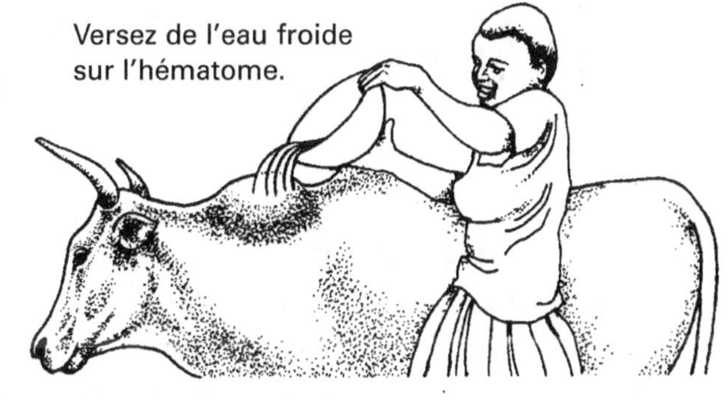

que cesse le saignement, il effectue une incision dans la partie la plus
base de l'hématome. Cette incision peut provoquer une infection et il
peut être nécessaire de donner un antibiotique à l'animal (p. 356).

Les hernies

Tous les animaux peuvent souffrir d'une hernie.

Les signes

✦ Les **hernies de l'ombilic** forment souvent un
gonflement autour de l'ombilic des très jeunes
animaux. Elles contiennent des parties des intestins qui sont sorties par l'orifice du cordon ombilical. Vous pouvez généralement repousser le

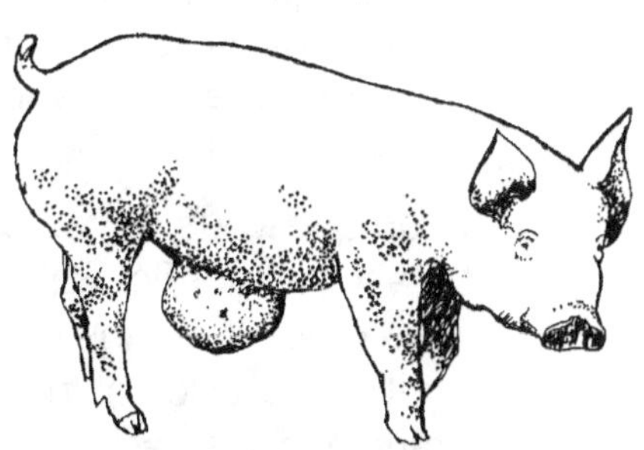

Hernie autour de l'ombilic.

contenu de la hernie par cet orifice mais elle se reforme rapidement. Il arrive qu'un autre animal lèche ce type de hernie et la complique. La peau peut se rompre et laisser sortir les intestins.

✦ Dans le cas d'une **hernie du scrotum,** un côté du scrotum devient très volumineux et mou. Les porcelets et les chevreaux sont souvent victimes de ce type de hernie.

✦ Des **hernies de l'abdomen** se forment parfois, notamment à la suite d'une blessure telle qu'un coup de corne. Ces hernies peuvent être de très grande taille.

Problèmes dont les signes sont voisins : les abcès purulents autour de l'ombilic. Vous ne pouvez pas les réduire en appuyant dessus.

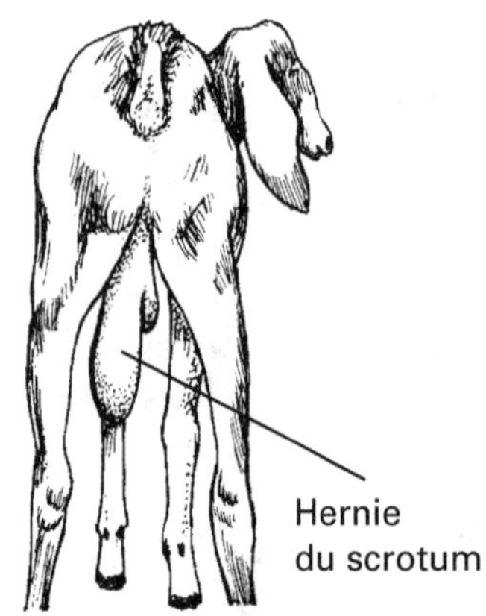

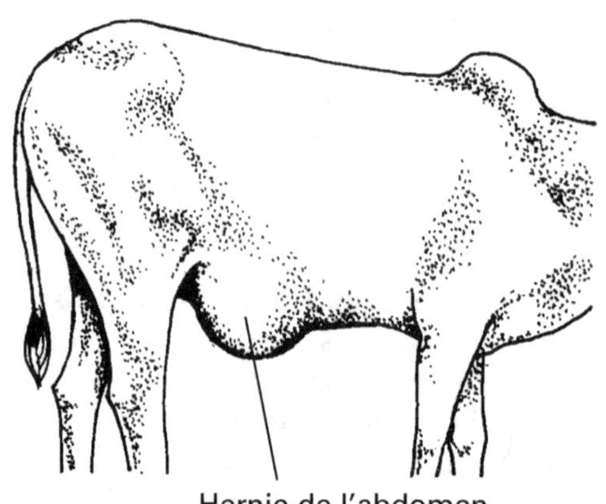

Les causes

Une hernie survient lorsqu'une couche de muscle se déchire et laisse sortir des parties d'organes, d'intestins par exemple. Elle peut former une grosseur sous la peau ou affecter le scrotum.

Que faire ?

• Généralement, les petites hernies qui se produisent autour de l'ombilic disparaissent quand l'animal grandit.

• Les techniciens expérimentés peuvent intervenir en repoussant dans l'abdomen les parties sorties et en suturant les muscles déchirés mais il s'agit d'une opération délicate et coûteuse. Si la hernie est très volumineuse ou si les intestins sont sortis à travers la peau, il est conseillé d'abattre l'animal pour en utiliser la viande.

Lorsque vous devez castrer un animal, vérifiez toujours que le scrotum n'est pas gonflé. S'il est gonflé, **ne le castrez pas car ce serait dangereux** : les intestins contenus dans la hernie tomberaient, ce qui entraînerait la mort de l'animal. Compte tenu de la difficulté de l'opération, il est rare que les techniciens expérimentés cherchent à soigner ce type de hernie.

Les œdèmes

Tous les animaux peuvent souffrir d'un œdème, c'est-à-dire d'un gonflement sous la peau s'étendant sur une grande surface.

Les signes

✦ Des gonflements apparaissent dans les parties inférieures du corps, souvent sous la mâchoire, sur le poitrail ou les membres.

✦ Un œdème sous la mâchoire est souvent le signe que l'animal est infecté par des vers (p. 236) ou par la douve du foie (p. 304).

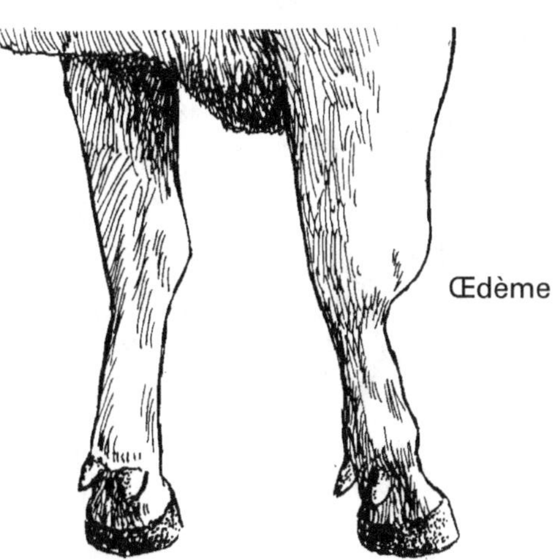

Les causes

L'œdème est souvent l'une des réactions de l'organisme à une infection : l'organisme produit beaucoup de liquide qui se concentre dans un même endroit sous la peau et forme un gonflement. Ce gonflement peut s'étendre sur une grande surface, notamment dans les parties inférieures du corps.

Que faire ?

Seul le traitement de la maladie à l'origine de l'œdème permet de l'éliminer.

La lymphangite épizootique

Cette maladie sévit en Afrique au nord de l'équateur et en Asie. Elle affecte essentiellement les **chevaux** et les **mulets**, rarement les **ânes** et, selon certains, occasionnellement les **chameaux** et les **dromadaires**.

Les signes

L'incubation dure de 4 à 12 semaines.

✦ De petites lésions humides de la peau marquent les endroits par lesquels pénètre l'infection. Elles se situent généralement à l'intérieur des membres antérieurs, sur le poitrail, les épaules et l'encolure. On les observe parfois autour de la bouche et du nez.

✦ Ces lésions s'accompagnent de grosseurs sous la peau formées par le gonflement des ganglions lymphatiques et des vaisseaux, qui deviennent mous et éclatent en laissant s'écouler beaucoup de pus jaunâtre. Elles évoluent en plaies profondes qui peuvent se rejoindre et former une seule grande plaie.

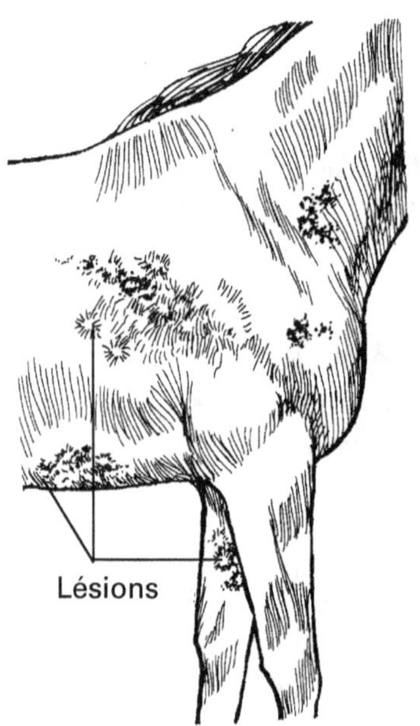

Lésions

Cheval atteint
de lymphangite épizootique.

✦ Elles suppurent pendant 1 à 2 semaines, se dessèchent et deviennent croûteuses. Les croûtes tombent et la taille des plaies diminue progressivement. Les plaies cicatrisent en 2 à 3 mois.

Chez les animaux correctement nourris et vivant dans des zones chaudes, sèches et très ensoleillées, la guérison est souvent spontanée. Il arrive que les plaies durent plusieurs mois et que les animaux maigrissent et s'affaiblissent.

Sur les **cadavres d'animaux infectés,** les ganglions et les vaisseaux lymphatiques sont gonflés et remplis de pus.

Maladies dont les signes sont voisins : la morve (p. 213) et la lymphangite ulcéreuse (p. 207).

Les techniciens expérimentés peuvent examiner le pus des plaies au microscope et déterminer la maladie.

La transmission

La transmission s'effectue par contact direct avec des animaux malades ou des objets contaminés, généralement dans les collectivités surpeuplées. Par piqûres, les mouches peuvent également servir de vecteurs entre animaux infectés et sains. L'infection se propage à la faveur des petites lésions de la peau provoquées par un harnais mal ajusté. La lymphangite épizootique est due à un champignon *(Histoplasma farciminosum)*.

Que faire ?

• Isolez les animaux infectés et traitez-les le plus rapidement possible.

• Vous pouvez enlever les plaies avec un couteau et appliquer un antiseptique (p. 350) mais ce traitement est rarement efficace, même lorsque c'est un technicien expérimenté qui l'effectue.

• La maladie semble parfois guérie mais elle réapparaît au bout d'un an environ.

La prévention

• Nettoyez avec un désinfectant puissant tout ce qui a été contaminé par des animaux infectés. Il s'agit d'une maladie très contagieuse qui se transmet d'un animal à l'autre par l'intermédiaire des objets.

• Incinérez toutes les litières ayant hébergé des animaux infectés.

• Recouvrez les plaies pour les protéger contre les mouches, qui peuvent propager la maladie.

• Il existe un vaccin contre la lymphangite mais il n'est pas efficace.

• Les animaux ayant souffert de cette maladie sont immunisés et ne récidivent pas.

Le farcin

Le farcin n'affecte que les **bœufs** et les **buffles**.

Les signes

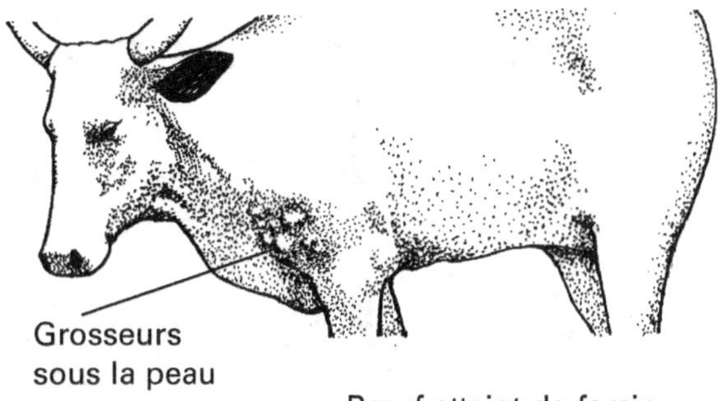

Bœuf atteint de farcin.

✦ Des grosseurs sous la peau avec du pus apparaissent sur l'encolure et entre les membres antérieurs.

✦ L'animal ne se frotte pas à l'endroit des grosseurs et ne les gratte pas non plus.

Maladies dont les signes sont voisins : la tuberculose (p. 222).

La transmission

La transmission s'effectue par contact étroit avec des animaux ou des objets contaminés, à la faveur de petites coupures et de plaies de la peau. Le farcin est dû à des bactéries (*Mycobacteria* et *Nocardia*). Ces microbes entraînent une réaction positive aux tests de la tuberculose (p. 222).

Que faire ?

Les médicaments sont inefficaces. Si vous ouvrez les plaies pour les drainer, elles réapparaissent généralement. Normalement, le farcin ne rend pas les animaux très malades, même lorsque les plaies ont mauvais aspect, et il n'est pas nécessaire de le traiter.

La prévention

• Lorsque la maladie ne concerne qu'un ou deux animaux isolez-les. Si elle affecte beaucoup d'animaux, il est inutile de les isoler.

• Désinfectez tous les objets ayant été au contact des animaux malades.

La lymphangite ulcéreuse

La lymphangite ulcéreuse ou pseudofarcineuse atteint parfois les **chevaux**, moins fréquemment les **mulets** et les **ânes** et rarement les **bœufs**, les **chameaux**, les **dromadaires** et les **porcs**.

Les signes

✦ De petites grosseurs sous la peau apparaissent sur les membres, notamment près des sabots. Les membres sont gonflés et chauds.

✦ Ces grosseurs évoluent en abcès et percent en laissant s'écouler du pus blanc, jaune ou vert, parfois avec du sang. Des gonflements durs peuvent apparaître plus haut sur le membre.

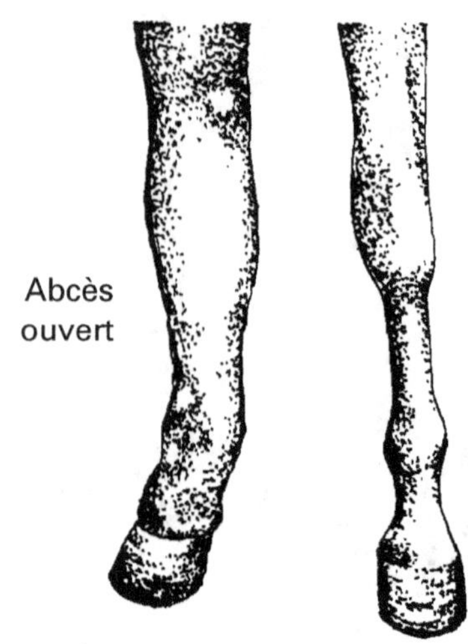

Signes de
lymphangite ulcéreuse.

◆ Une fois percés, les abcès se transforment en plaies ouvertes qui cicatrisent en 2 à 3 semaines.

Maladies dont les signes sont voisins : la lymphangite épizootique (p. 205) et la morve (p. 213).

La transmission

C'est à la faveur de petites lésions de la peau que les animaux sont infectés. La contamination est plus fréquente chez les animaux vivant en collectivités surpeuplées dans des endroits humides et sales. L'agent pathogène peut survivre longtemps dans le sol. La lymphangite ulcéreuse est due à une bactérie (*Corynebacterium pseudotuberculosis*).

Que faire ?

• Incisez l'abcès pour en évacuer le pus.

• Nettoyez en grattant l'intérieur de l'abcès et désinfectez-le avec un antiseptique (p. 350). Ce traitement est généralement efficace.

• En Afrique de l'Ouest, on applique de la sève d'euphorbes (*Euphorbia* sp.) sur les plaies pour les cautériser mais ce traitement peut être douloureux.

• Lorsque la maladie persiste, injectez un antibiotique (p. 356) à l'animal.

Les maladies de la respiration

La toux et la détresse respiratoire

Même les animaux en bonne santé toussent occasionnellement, notamment lorsqu'ils consomment des aliments secs en poudre, mais **une toux fréquente est le signe d'une maladie**. C'est généralement parce qu'ils ont une infection des poumons provoquée par des microbes ou des parasites (voir pneumonie, p. 210) que les animaux toussent bruyamment ou éternuent. Des abcès peuvent affecter leurs poumons (p. 201). La toux et les éternuements peuvent également être dus à la présence de larves de mouches ou de tout autre élément (des épines, par exemple) dans le naseau (p. 218).

Chez les **volailles**, une respiration difficile peut être le signe de nombreuses maladies, notamment en périodes froides et humides. Nous n'avons pas traité dans cet ouvrage certaines de ces infections (la bronchite infectieuse et la maladie respiratoire chronique) parce que leur diagnostic est presque impossible sans des tests très élaborés et l'intervention de techniciens expérimentés. La maladie de Newcastle (p. 225) est la cause la plus vraisemblable d'une maladie grave caractérisée par une respiration difficile. Si vous ne pouvez pas soigner cette maladie, vous pouvez en revanche traiter certains autres troubles respiratoires affectant les volailles à l'aide d'antibiotiques (p. 356).

Que faire si l'animal a du mal à respirer ?

• S'il a du mal à respirer, qu'il a de la fièvre et le nez ou les yeux qui coulent : donnez-lui des antibiotiques (p. 356).

• S'il tousse, mais qu'il n'a pas de fièvre et que son nez ne coule pas : traitez-le contre les strongles respiratoires (p. 216).

En Asie, on utilise de l'ail (*Allium* sp.) pilé que l'on mélange aux aliments pour favoriser la guérison des animaux atteints de troubles respiratoires.

La prévention

• Vaccinez les animaux contre les maladies importantes sévissant dans votre région, contre la maladie de Newcastle pour les volailles, par exemple.

• Evitez l'élevage des animaux, volailles comprises, en collectivités surpeuplées.

- N'utilisez pas d'aliments secs en poudre, notamment pour les chevaux, les ânes et les mulets. Additionnez-les d'eau.

- Protégez les jeunes animaux des vents froids et de la pluie.

- Luttez contre les strongles respiratoires (p. 216).

- Lorsque vous faites avaler un médicament, veillez à ce qu'il ne passe pas par la trachée et ne descende pas dans les poumons.

La pneumonie

Tous les animaux peuvent être atteints d'une pneumonie, c'est-à-dire d'une infection des poumons. (En cas d'inflammation des bronches, il s'agit de bronchite.) La faiblesse des animaux, leur sous-alimentation, leur séjour dans des locaux surpeuplés et insuffisamment aérés ou en présence de litières salies et humides sont autant de facteurs qui favorisent ce type d'infection. La pneumonie peut, par ailleurs, être le signe de nombreuses maladies graves. Si un médicament donné par la bouche passe par erreur dans la trachée, il peut provoquer une pneumonie.

Les signes

✦ L'animal tousse, il respire péniblement et rapidement. Son nez coule fréquemment. Il a généralement de la fièvre.

❋ En cas d'infection grave, l'animal respire à la fois par la bouche et par le nez, en grognant à chaque inspiration en raison de la douleur qu'elle provoque dans le thorax.

❋ Ces difficultés respiratoires conduisent parfois l'animal à étirer le cou pour mieux respirer.

Sur les **cadavres**, les poumons sont de couleur foncée, ils sont fréquemment remplis de liquide et lourds. Prélevez-en un morceau et plongez-le dans l'eau : en cas de pneumonie il ne flotte pas, contrairement au poumon d'un animal sain.

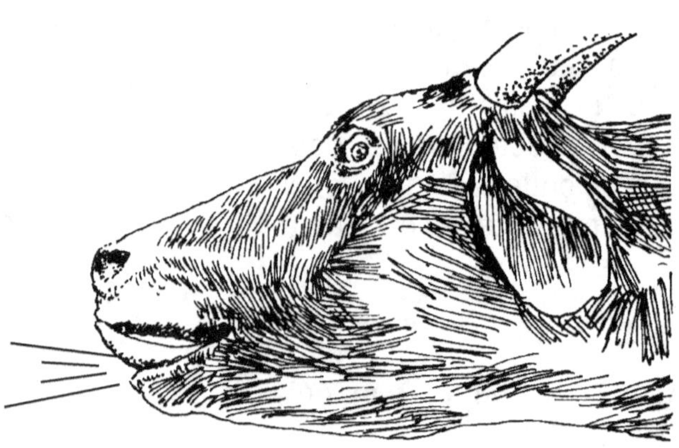

Signe d'une respiration difficile.

Que faire ?

- Assurez-vous que l'aération des locaux est suffisante.

- Les antibiotiques (p. 356) sont souvent efficaces : ils permettent de combattre l'infection par des bactéries même lorsqu'il s'agit d'une pneumonie due à des virus ou à des parasites qui ne sont pas détruits par les antibiotiques.

- Dans les régions froides et humides, si les animaux toussent beaucoup et que beaucoup de liquide s'écoule de leur nez et de leur bouche, c'est qu'ils sont peut-être victimes de strongles respiratoires (p. 216). Traitez-les avec un vermifuge (p. 369).

La pleuropneumonie contagieuse bovine

Cette infection touche les **bœufs**, mais aussi les **buffles** domestiques.

Les signes

L'incubation dure 1 mois environ.

Dans sa **forme grave**, la maladie évolue rapidement.

✦ L'animal a une forte fièvre. Il s'affaiblit, ne s'alimente plus et ses poils deviennent piqués.

✦ Il respire difficilement. Il tousse et grogne souvent quand il expire.

✦ Si l'animal est très malade, il se tient les membres antérieurs écartés et étire le cou en cherchant à respirer et à augmenter le volume d'air entrant dans ses poumons.

✦ Dans sa forme très grave, un liquide épais et jaune s'écoule parfois du nez et un gonflement apparaît sous le poitrail.

✦ L'animal peut mourir.

Sous sa **forme bénigne**, la maladie évolue lentement et souvent sans signes apparents. Néanmoins, lorsque l'animal au repos est dérangé, il peut se mette à tousser.

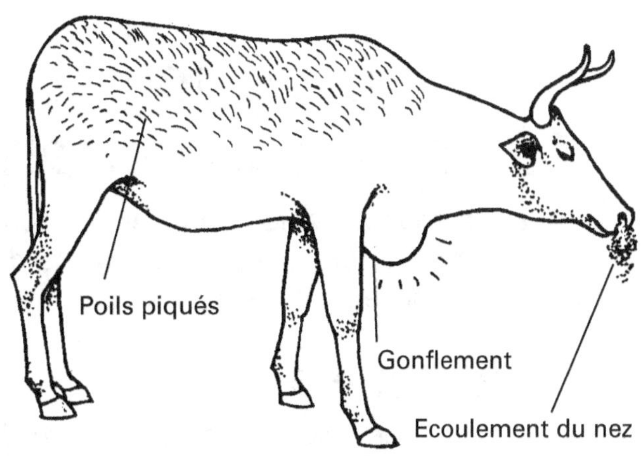

Signes de la forme grave
de la pleuropneunomie contagieuse bovine.

✦ De nombreux animaux guérissent. Ils semblent alors sains mais deviennent dangereux parce qu'ils sont toujours porteurs de la maladie : l'infection pulmonaire persiste. Ils peuvent déclarer de nouveau la pleuropneumonie au bout de plusieurs mois. Ces animaux sont qualifiés de « porteurs » et peuvent, en respirant, contaminer l'air et transmettre la maladie à d'autres animaux.

La transmission

L'air que respirent les animaux sert de vecteur au microbe de la maladie. La contamination se produit facilement d'un animal à l'autre, notamment lorsque de nombreux animaux partagent le même local pendant la nuit. Les grands troupeaux d'animaux stressés sont plus particulièrement exposés à la contamination. La pleuropneumonie bovine est due à des microbes qui ressemblent à de petites bactéries *(Mycoplasma mycoides mycoides)*.

• Il est déconseillé de traiter les bœufs contre la pleuropneumonie. En effet, si les antibiotiques permettent de les soigner, les animaux restent porteurs de l'infection, ce qui rend difficile l'éradication totale de la maladie.

La prévention

De nombreux pays ont des programmes de lutte (p. 95) contre la pleuro-pneumonie bovine. Participez à ces programmes pour contribuer à éradiquer la maladie. Ces programmes commencent généralement par 2 vaccinations la première année et une seule les suivantes. Certains vaccins peuvent entraîner des réactions locales. Dans les pays où la pleuropneumonie bovine ne se déclare qu'occasionnellement, les pro-grammes consistent généralement à abattre les animaux infectés et ceux avec lesquels ils sont en contact.

La pleuropneumonie contagieuse caprine

La pleuropneumonie contagieuse caprine sévit en Afrique au nord de l'équateur et dans certaines régions d'Asie. Elle atteint les **chèvres** et occasionnellement les **moutons**.

Les signes

En règle générale, la maladie affecte de nombreux animaux en même temps. L'incubation dure de 20 à 30 jours.

✦ Certains animaux meurent avant l'apparition de signes.

Dans sa **forme grave**, la maladie évolue rapidement.

✦ L'animal tousse. Son nez coule. Il respire difficilement. Il est faible et fatigué. Il a une forte fièvre.

✦ L'animal meurt souvent dans les 4-5 jours.

Dans sa **forme bénigne**, la maladie évolue lentement.

✦ L'animal tousse. Son nez coule.

✦ Il peut avoir la diarrhée. Il maigrit et semble très malade.

✦ La plupart des animaux guérissent lentement mais chez quelques-uns la maladie s'aggrave et ils meurent.

Les poumons du **cadavre** d'un animal infecté sont de couleur très foncée, ils sont couverts de pus, souvent collés sur le côté du poitrail qui est rempli d'un liquide jaunâtre.

La transmission

La maladie se transmet par contact direct avec des animaux infectés par l'intermédiaire du liquide qui s'écoule de leur nez. Les animaux sont souvent porteurs de l'infection sans en manifester les signes. La pleuro-pneumonie contagieuse caprine est due à des mycoplasmes (*Mycoplasma* sp.), qui ressemblent à de petites bactéries.

Que faire ?

• Dans les régions où l'éradication de la pleuropneumonie caprine est envisagée, il est déconseillé de traiter les animaux contre cette infection, certains pouvant alors en devenir porteurs. Il est préférable de les isoler ou de les abattre. En dehors de ces régions, vous pouvez les soigner.

• Lorsque vous suspectez une chèvre d'être atteinte de pleuropneumonie, traitez le plus rapidement possible tous les animaux du troupeau auquel elle appartient. Les antibiotiques donnent souvent de bons résultats lorsqu'ils sont employés assez tôt : ils permettent d'éviter la contamination des animaux sains en contact avec des animaux malades. La tylosine (p. 365) est efficace mais vous pouvez également employer la tétracycline (p. 363).

La prévention

• Il existe des vaccins contre la pleuropneumonie contagieuse caprine mais leur efficacité varie suivant les régions.

La morve

La morve sévit essentiellement en Asie, notamment en Mongolie, mais aussi de façon ponctuelle en Afrique de l'Ouest et du Centre. Elle affecte tout particulièrement les **chevaux**, les **mulets** et les **ânes**, et parfois d'autres animaux. Sa transmission à l'**homme** est rare (p. 6).

Les signes

La durée d'incubation varie de 2 à 25 semaines.

Si la maladie se déclare rapidement, généralement chez les **mulets** et les **ânes** :

✦ L'animal respire difficilement, il tousse. Il éternue de temps en temps et son nez coule.

✦ Les ganglions lymphatiques sous sa mâchoire sont gonflés. Il a de la fièvre.

✦ Certains animaux meurent au bout de 2 semaines.

Si la maladie tarde à se déclarer, généralement chez les **chevaux :**

✦ L'animal tousse. Un liquide d'abord fluide s'écoule de son nez, puis s'épaissit et devient gris jaunâtre ou, parfois, rouge brunâtre, avec du sang.

✦ Des grosseurs peuvent apparaître à l'intérieur du naseau et sur la peau du cou. Lorsqu'elles percent, du pus gris jaunâtre s'en écoule.

✦ L'animal est faible et fatigué. Il maigrit. Il a de temps en temps de la fièvre.

◆ La plupart des animaux meurent.

Les poumons et, parfois, le foie des **cadavres** d'animaux infectés présentent des petits nodules (1 cm environ).

Maladies dont les signes sont voisins : la lymphangite épizootique (p. 205) et la gourme (p. 220).

La transmission

La morve se transmet par l'intermédiaire de l'eau et des aliments, mais aussi des selles et des harnais contaminés par des animaux infectés. Les chiens l'attrapent en mangeant la viande d'animaux infectés. La morve est due à une bactérie *(Pseudomonas mallei)*.

Que faire ?

Il n'existe aucun traitement efficace.

La prévention

• Isolez immédiatement tous les animaux suspects d'être atteints de morve.

• Empêchez-les de boire dans le même récipient que les animaux sains.

• Veillez à ne pas propagez la maladie par l'intermédiaire d'aliments, de cordes ou autres objets.

• Abattez les animaux atteints le plus rapidement possible. Ils ne peuvent être traités, il s'agit donc de la seule mesure qui permette d'éviter la propagation de cette maladie très contagieuse.

• Certains gouvernements s'efforcent d'éradiquer la morve.

• Les techniciens expérimentés diagnostiquent la maladie en procédant à une injection intradermique en dessous de l'œil des animaux. Les animaux atteints sont abattus.

• Nettoyez-vous soigneusement après avoir manipulé des animaux infectés.

• Il est déconseillé de consommer la viande d'animaux atteints de morve.

Le ver du cœur, la dirofilariose cardio-vasculaire

Il s'agit d'une affection des **chiens**. Elle touche rarement l'**homme** (p. 6).

Les signes

◆ L'animal respire difficilement. Il tousse.

◆ Il est faible et vite fatigué.

◆ Il ne mange plus et vomit parfois.

✦ Il ne peut plus marcher normalement.

✦ Ses muqueuses sont parfois pâles. Puis son abdomen gonfle et des gonflements apparaissent sous la peau.

Les techniciens expérimentés peuvent rechercher l'infection à partir d'un frottis sanguin.

La transmission

Ce sont les moustiques qui servent de vecteurs entre les animaux infectés et les animaux sains qu'ils piquent. La maladie sévit plus particulièrement dans les endroits chauds et humides. Il s'agit d'un ver rond *(Dirofilaria immitis),* blanc et fin (30 cm), qui vit dans le cœur, les grosses veines et les artères proches du cœur.

Que faire ?

• Il existe des traitements efficaces contre la dirofilariose que seuls les techniciens expérimentés peuvent donner. Les médicaments utilisés (le levamisole ou les tétracyclines) détruisent les vers qui vivent dans le sang. Les vers morts pénètrent parfois dans le cœur, ce qui l'empêche de fonctionner et entraîne la mort de l'animal. Il est difficile de protéger les chiens contre ce parasite.

• Faites avaler à l'animal de la diéthylcarbamazine (5,5 mg/kg) tous les jours pendant une semaine toutes les 6 semaines durant les périodes où abondent les moustiques, puis pendant les 2 mois suivants. Vous pouvez également utiliser de l'ivermectine une fois par mois lorsque les moustiques sont abondants.

Attention

L'ivermectine (p. 371) peut être toxique pour certains chiens.

La grippe

La grippe atteint les **chevaux**, les **volailles** et rarement les **porcs**.

Les signes

L'incubation dure de 1 à 4 jours.

✦ L'animal a une forte fièvre.

✦ Chez les **chevaux**, un liquide clair s'écoule du nez, puis devient rapidement blanc-gris jaunâtre. L'animal tousse.

✦ Chez les **porcs**, l'animal respire difficilement, il éternue et tousse. Un liquide clair s'écoule de ses yeux. Il guérit généralement en 1 à 2 semaines, sans traitement.

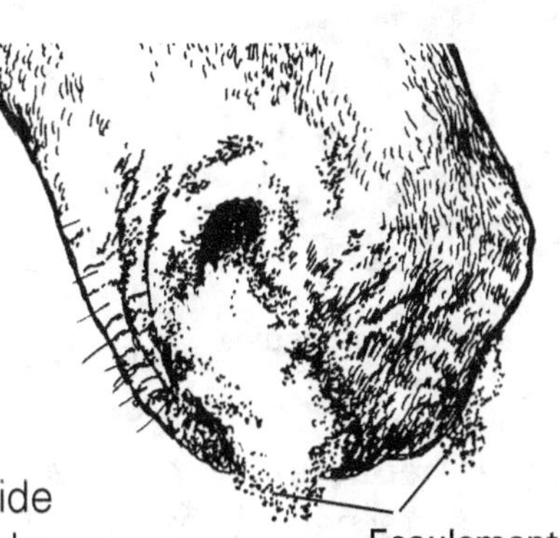

Signes de grippe.

◆ Chez les **volailles**, les signes sont identiques à ceux de nombreuses autres affections respiratoires (p. 139).

Maladies dont les signes sont voisins : on observe des signes voisins de ceux de la grippe dans de nombreuses infections respiratoires (p. 139).

La transmission

La grippe est due à des virus (*Influenza* type A), qui se transmettent par l'intermédiaire de l'air aux animaux proches de animaux infectés.

Que faire ?

La vaccination est généralement inutile, sauf pour les chevaux chez qui elle est efficace. Vaccinez les animaux 2 fois à 3 mois d'intervalle, puis tous les 6 mois.

Les strongles respiratoires, la bronchite vermineuse

Seuls les animaux vivant dans les régions froides et humides sont infestés par les strongles respiratoires. La maladie touche les **bœufs**, les **moutons** et les **chèvres**, mais aussi occasionnellement les **chevaux**, les **mulets** et les **porcs**. Ce sont principalement les jeunes animaux qui sont atteints.

Les signes

◆ L'animal respire difficilement et tousse.

◆ Sa croissance est anormale.

◆ Il n'a pas de fièvre.

Chez les **moutons** et les **chèvres**, la maladie évolue très lentement. L'animal tousse et respire difficilement. Un liquide clair s'écoule de son nez. Il n'a pas de fièvre.

La maladie se déclare fréquemment chez les **chevaux**, plus rarement chez les **ânes** (qui sont parfois à l'origine de la contamination des chevaux).

Les **volailles** respirent difficilement, toussent et suffoquent. Les animaux qui ne parviennent pas à retrouver leur respiration meurent.

Les techniciens expérimentés examinent les excréments au microscope pour détecter la présence de strongles respiratoires.

Signes de bronchite chez une poule.

Sur les **cadavres**, on observe des vers, du mucus et des traces de sang dans la trachée et les bronches. Chez les **volailles**, ce sont des vers rouge vif (2 cm) qui infestent la trachée.

Maladies dont les signes sont voisins : la pneumonie (p. 210).

La transmission

La contamination se produit par l'intermédiaire des larves de strongles présentes sur les pâturages, dans les excréments d'animaux infestés. Elles sont avalées par l'animal en même temps que le fourrage et pénètrent dans ses intestins. Puis elles perforent les intestins et progressent dans le corps jusqu'aux poumons, où elles se transforment en adultes un mois environ après avoir été avalées. Les strongles adultes (5-10 cm) se développent dans les poumons ou la trachée et pondent des œufs qui se transforment en larves, à leur tour expulsées lorsque l'animal tousse. L'animal avale également des larves infestant les excréments. Il suffit d'un seul animal pour infester un pâturage de plusieurs millions de larves qui se développent sur le sol et peuvent infester d'autres animaux au bout d'une semaine, environ. Cette maladie est due à des vers ronds (*Dictyocaulus*, notamment).

Que faire ?

• Lorsque la maladie a atteint une forme grave, il n'existe pas de traitement efficace mais de nombreux vermifuges (p. 369) donnent de bons résultats dans la mesure où ils sont donnés assez rapidement.

• Pour traiter des animaux contre ces parasites, éloignez-les des pâturages infestés par des larves et conduisez-les de préférence sur des parcelles sèches.

Le cycle de vie des strongles.

1

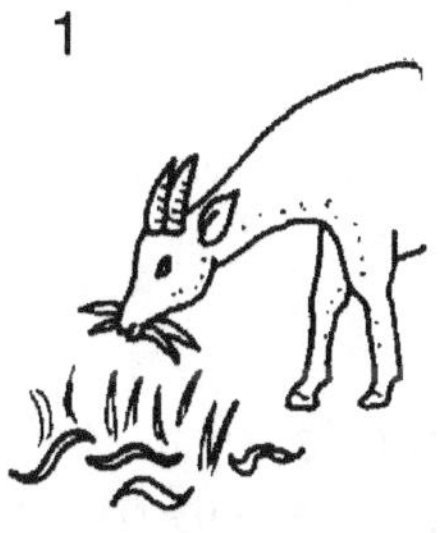

2

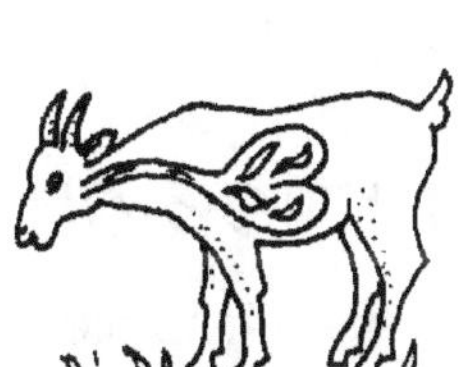

3

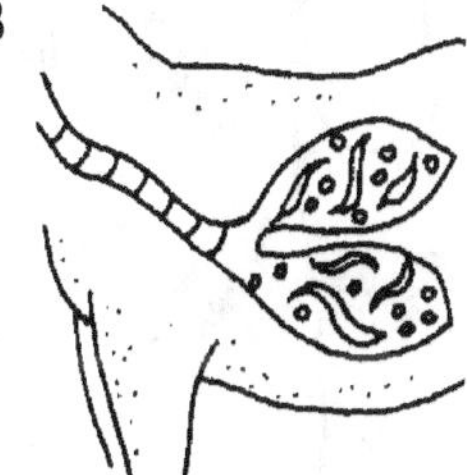

1. Les larves présentes dans l'herbe sont avalées par les animaux et pénètrent dans leurs intestins.
2. Les larves vont des intestins aux poumons par le sang.
3. Les strongles adultes pondent des œufs dans les poumons.

4

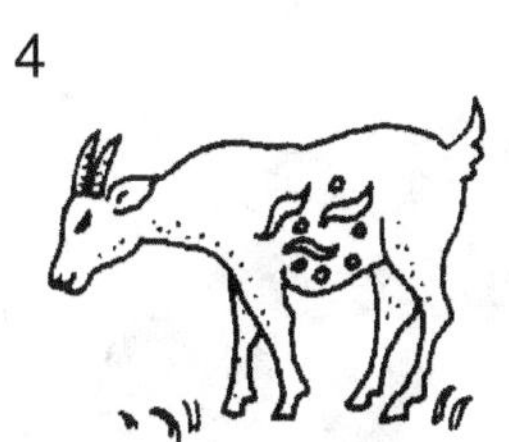

5

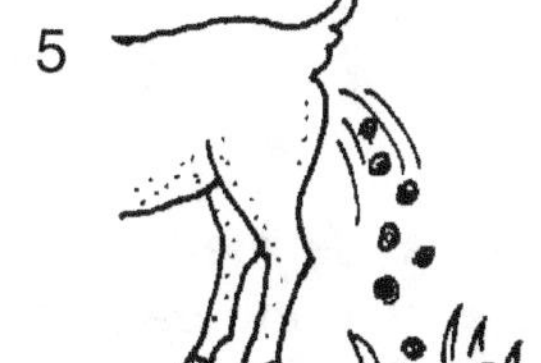

6

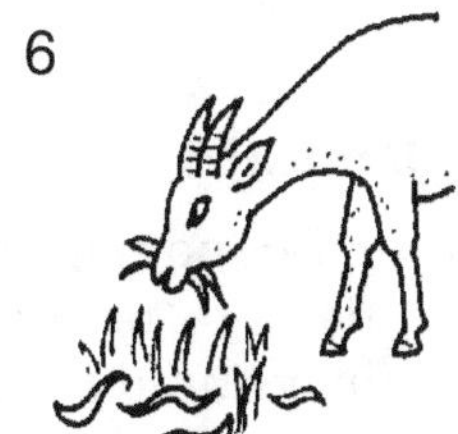

4. Les œufs sont expulsés sur le sol par la toux ou avalés. Ils éclosent sur le sol ou dans les intestins.
5. Certaines larves issues des œufs sont expulsées dans l'herbe avec les excréments.
6. Les larves présentes dans l'herbe sont avalées par les animaux.

La prévention

• Pour lutter contre les strongles respiratoires, donnez un vermifuge, le lévamisole (p. 371), par exemple, 3 fois à 3 semaines d'intervalle. Donnez-le la première fois dès que les animaux vont sur un pâturage susceptible d'être infesté.

• Les genres de strongles qui infestent les **bœufs**, les **moutons** et les **chevaux** sont différents : faites alterner ces espèces sur un même pâturage.

• Séparez les jeunes animaux des adultes infestés par des strongles ou qui viennent d'être traités contre ces parasites.

• Quelques espèces, notamment les moutons, sont résistantes à certains vers.

• Appliquez aux strongles respiratoires les mêmes mesures de prévention qu'aux vers ronds (p. 97).

Les œstres

Les œstres parasitent les **chevaux**, les **chameaux** et les **dromadaires**, les **moutons** et les **chèvres**.

Les signes

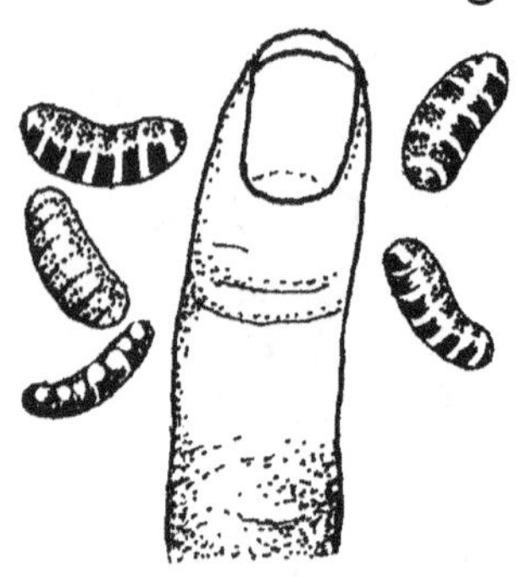

Larves (œstres).

✦ L'animal éternue et un liquide gris, blanchâtre ou jaunâtre s'écoule de son nez.

✦ Quand il éternue, il expulse les larves (œstres) sur le sol.

La transmission

Les mouches (gastérophiles) pondent sur le nez et à l'intérieur du nez de l'animal. Les œufs se transforment en larves (1 cm), qui tombent sur le sol lorsque l'animal éternue et s'y transforment en mouches. Les mouches responsables de la maladie sont : *Rhinoestrus* pour les chevaux, *Oestrus ovis* pour les moutons et chèvres et *Cephalopina titillator* pour les chevaux.

Que faire ?

• De nombreux insecticides permettent de détruire les œstres (p. 374) : donnez-les en injection ou en pulvérisation dans le nez.

• Au Kenya, on applique l'insecticide mélangé à de l'eau dans le nez de l'animal à l'aide d'une seringue munie d'un tuyau.

• Chez les chevaux, éliminez en grattant les œufs de gastérophiles déposés sur le nez.

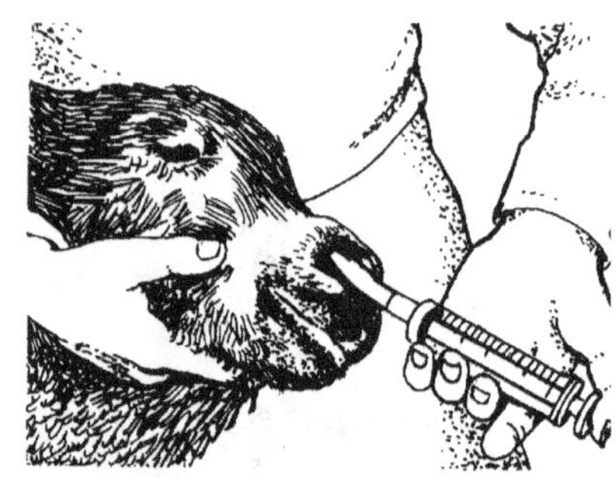

Appliquez l'insecticide à l'aide d'une seringue munie d'un tuyau.

La pasteurellose

La pasteurellose atteint les **bœufs**, les **moutons**, les **chèvres** et les **porcs**. Une forme particulièrement grave de pasteurellose, appelée septicémie hémorragique (p. 302) affecte également les **bœufs** et les **buffles** domestiques.

Les signes

L'incubation dure généralement de 7 à 10 jours. La maladie touche plusieurs animaux d'un même troupeau et se propage rapidement. Les animaux élevés à l'extérieur sont moins exposés à la maladie.

✦ Certains animaux cessent de s'alimenter, semblent affaiblis et ont une forte fièvre.

✦ Ils toussent, souvent beaucoup, et ont de plus en plus de mal à respirer.

✦ Certains animaux tombent et meurent en quelques heures.

✦ D'autres sont malades pendant plusieurs jours.

✦ Ils perdent du poids, s'affaiblissent. Leur abdomen est parfois gonflé.

✦ Ils grincent des dents.

✦ Leur respiration est souvent rapide mais faible.

✦ Ils ont généralement la diarrhée.

✦ En l'absence de traitement, ils meurent dans les 5 à 6 jours.

La surface des deux poumons des **cadavres** a d'importantes taches grises ou rougeâtres et les voies respiratoires sont remplies de mucus. Chez les animaux qui ont été malades pendant plusieurs jours, le thorax et l'enveloppe entourant le cœur sont remplis d'un liquide jaunâtre.

Maladies dont les signes sont voisins : la pleuropneumonie contagieuse bovine (p. 211) et la pneumonie (p. 210).

La transmission

C'est en respirant au contact d'animaux infectés que l'animal sain est contaminé, notamment dans les collectivités surpeuplées et les locaux chauds, humides et mal aérés, pendant les transports par exemple (d'où l'appellation de fièvre des transports). Cette maladie peut aussi être provoquée par d'autres stress. La pasteurellose est due à des bactéries *(Pasteurella multocida/haemolytica).*

Que faire ?

Beaucoup d'antibiotiques sont efficaces (p. 356).

La prévention

• Evitez de maintenir les animaux en collectivités surpeuplées, dans des locaux chauds et humides. Assurez-vous de la bonne ventilation des bateaux et des véhicules de transport.

• Il existe des vaccins tués contre la pasteurellose, qui ne sont pas toujours efficaces. Les animaux doivent être vaccinés tous les ans. Seuls les vaccins préparés à partir des bactéries présentes dans votre région sont efficaces.

• Les animaux qui ont eu la pasteurellose sont immunisés contre la maladie, mais pour quelques mois seulement.

La schistosomose

La forme nasale de la schistosomose, ou bilharziose, ne sévit que sur le sous-continent indien où elle atteint les **bœufs**, les **buffles** domestiques et les **chevaux**.

Les signes

Selon l'espèce de parasite.

✦ L'animal respire difficilement et bruyamment. Un liquide blanchâtre, jaunâtre ou gris s'écoule de son nez.

✦ Soit il a une diarrhée, qui contient souvent du sang, et une anémie.

La transmission

Les animaux sont infestés par des douves par l'intermédiaire de mollusques aquatiques contaminés. Ils s'infectent par la peau ou en buvant de l'eau où vivent les mollusques. Ils peuvent aussi s'infecter par l'intermédiaire de mollusques contaminés par l'homme. La schistosomose se rencontre habituellement dans les endroits où il y a de l'eau tout au long de l'année. La schistosomose est due à des douves, les schistosomes (p. 240), qui vivent à l'état adulte soit dans les veines du nez soit dans les vaisseaux sanguins de l'abdomen.

Que faire ?

• Le métrofinate, le trichlorfon et le praziquantel (un médicament cher utilisé pour traiter l'homme contre la bilharziose) et d'autres produits sont efficaces (p. 381). Certains de ces médicaments sont dangereux pour les animaux.

La prévention

Les schistosomes se combattent comme les douves du foie (p. 104), c'est-à-dire en évitant les endroits humides où les mollusques vecteurs des parasites sont abondants.

La gourme

La gourme atteint les **chevaux**, les **mulets** et les **ânes**, notamment les jeunes en collectivités surpeuplées.

Les signes

L'incubation dure de 4 à 8 jours.

✦ L'animal cesse de s'alimenter.

✦ Il a de la fièvre.

✦ Son nez coule. Le liquide qui s'écoule de son nez s'épaissit rapidement et devient blanc jaunâtre.

✦ Certains animaux souffrent des yeux et cherchent à éviter la lumière vive.

✦ L'animal tousse, éternue et étire la tête en avant.

✦ Il respire très bruyamment.

✦ Il rejette parfois l'eau et les aliments par le nez.

✦ Des gonflements dus à des abcès des ganglions lymphatiques apparaissent sous la mâchoire et à l'encolure. Les gonflements percent au bout de 1 à 2 semaines en libérant du pus de couleur blanche ou jaunâtre.

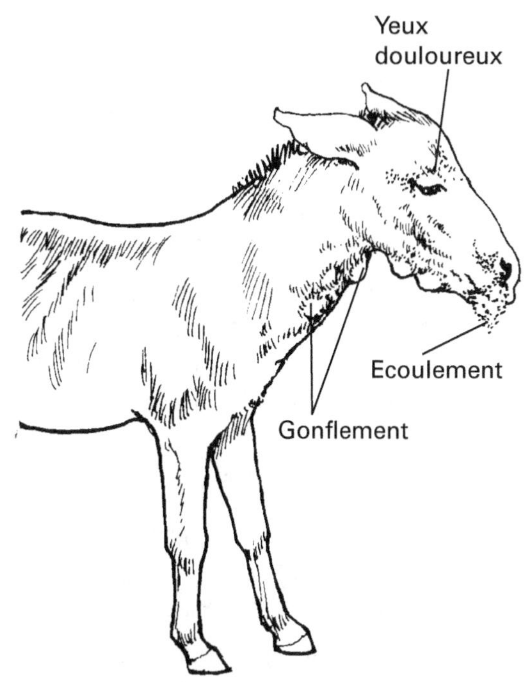

Signes de gourme.

✦ La plupart des animaux guérissent au bout de 3 à 4 semaines mais sont affaiblis. Quelques animaux meurent s'ils ne sont pas traités, alors que d'autres semblent guéris mais rechutent quelques mois plus tard à l'occasion d'un stress.

La transmission

La gourme se transmet par contact direct avec des animaux atteints, mais aussi dans les pâturages ou au contact d'objets contaminés par des animaux malades. Ce sont les abcès et les écoulements du nez qui servent de vecteurs à l'infection. La gourme est due à une bactérie *(Streptococcus equi).*

Que faire ?

• Isolez et traitez les animaux le plus rapidement possible.

• Donnez un antibiotique (p. 356).

• Au Sénégal, on utilise des feuilles de *Boscia senegalensis.* Deux poignées de feuilles broyées sont placées dans un sac pour les faire respirer aux animaux (p. 390). L'essence de ces feuilles, en stimulant la production de mucus par le nez, favorise la guérison des animaux. **Ces feuilles sont vénéneuses : ne les faites pas respirer plus de 5 minutes.**

• Les techniciens expérimentés peuvent inciser les abcès pour évacuer le pus (p. 201). Vous pouvez aussi le faire. **Mais faites attention : c'est dangereux car les abcès se situent souvent près de veines, d'artères ou de nerfs importants.**

La prévention

• Nettoyez et désinfectez les endroits fréquentés par des animaux malades.

• La vaccination contre la gourme est efficace.

La tuberculose

Les **bœufs**, les **buffles**, les **chameaux** et les **dromadaires** peuvent être atteints de tuberculose. Les **moutons**, les **chèvres** et les **chevaux** l'attrapent rarement. Les **volailles**, les **porcs** et d'autres animaux ont parfois des formes différentes de tuberculose. L'**homme** peut être infecté (p. 6).

Les signes

Chez les animaux, la tuberculose ne se déclare qu'après plusieurs années d'incubation, ce qui explique que les signes apparaissent généralement chez des animaux âgés.

✦ L'animal âgé tousse occasionnellement, puis de plus en plus souvent. Il s'agit au début d'une toux sèche, qui s'accompagne ensuite d'un mucus blanc ou jaunâtre, très infectieux.

✦ Il maigrit.

✦ Certains ganglions lymphatiques produisent des gonflements sous la peau, visibles à l'œil nu et sensibles au toucher, notamment sur l'encolure et sur les membres antérieurs.

✦ Les mamelles des femelles enflent parfois, deviennent dures, parsemées de grosseurs. Le lait peut prendre une couleur jaunâtre à cause de la présence de pus.

✦ L'animal s'affaiblit lentement jusqu'à la mort.

La maladie est rarement très grave chez les **volailles**. Certains animaux âgés maigrissent et leur crête devient parfois pâle ou jaunâtre. Parfois, ils se mettent à boiter. Il arrive qu'ils meurent sans signes apparents d'infection.

Les **cadavres** ont des grosseurs internes remplies de pus, ou abcès, dont le nombre peut se limiter à un ou deux. On observe parfois une multitude d'abcès de petite taille dans le thorax et l'abdomen.

Maladies dont les signes sont voisins : le farcin (p. 207).

La transmission

La contamination se produit par contact direct avec des animaux infectés, notamment lorsque les animaux sont proches les uns des autres dans un local. Chez les jeunes, la maladie se transmet par l'intermédiaire de lait infecté. Les animaux élevés à l'extérieur sont moins exposés à la tuberculose. Il est rare que les chameaux et les dromadaires soient atteints de tuberculose, excepté lorsqu'ils vivent à côté de bœufs infectés. La tuberculose est due à une bactérie *(Mycobacterium)*.

Que faire ?

Il n'existe pas de traitement permettant de guérir la tuberculose.

La prévention

• Il n'existe pas de vaccin pour les bœufs.

Lorsque les animaux sont élevés à l'intérieur :

• Assurez-vous qu'ils ne sont pas trop nombreux.

• Aérez le local et nettoyez-le souvent.

• Nourrissez correctement les animaux.

• Nettoyez et désinfectez les locaux où des animaux malades ont séjourné.

Il est déconseillé de consommer la viande d'animaux atteints de tuberculose. Cependant, en cas de grands besoins alimentaires, si le nombre d'abcès est très limité et que vous pouvez les repérer avec précision, retirez-les à l'aide d'une lame en prenant soin de ne pas les percer et détruisez-les avant de faire cuire la viande convenablement et de la consommer. S'il y a beaucoup d'abcès dans le cadavre de l'animal, éliminez-le : il serait dangereux d'en consommer la viande.

Le test de la tuberculose

Certains pays mènent des programmes de lutte contre la tuberculose : il est vivement conseillé d'y participer pour contribuer à son éradication. La seule méthode permettant de combattre cette maladie chez les bœufs consiste à procéder à un test et à éliminer les animaux atteints. Ce sont des techniciens expérimentés qui procèdent à ce test en pratiquant des injections sous la peau, au cou et près de la base de la queue. L'apparition dans les 3 jours de gonflements aux endroits des injections signifie que l'animal est atteint de tuberculose ou a été en contact avec des animaux infectés.

Le coryza aviaire

Il s'agit d'une maladie des **poules** et autres **volailles**.

Les signes

L'incubation dure de 1 à 10 jours.

◆ L'animal respire difficilement et bruyamment (voir p. 139). Il éternue et un liquide clair puis blanc ou jaune, nauséabond, coule de son nez.

◆ Il secoue la tête, étire le cou. Ses yeux coulent. Il a des gonflements sur la tête.

◆ Les poules cessent de pondre.

◆ Dans sa **forme bénigne**, la maladie se caractérise par un écoulement clair du bec, une toux et des éternuements occasionnels.

Maladies dont les signes sont voisins : la maladie de Newcastle (p. 225).

La transmission

La contamination se produit par l'intermédiaire de l'eau et des aliments ainsi que par contact avec des volailles infectées ou porteuses de la maladie mais ne l'ayant pas déclarée. Le coryza aviaire est dû à des bactéries (*Haemophilus*, notamment).

Que faire ?

• Si les gonflements sur la tête sont nombreux, donnez un antibiotique (p. 356).

• Maintenez les volailles propres, veillez à ce qu'elles soient bien nourries et donnez-leur beaucoup d'eau claire.

Le choléra aviaire

Il s'agit d'un type de pasteurellose qui atteint les **poules**, les **canards** et de nombreuses autres **volailles**.

Les signes

L'incubation dure de 2 à 10 jours.

Dans sa **forme grave**, la maladie évolue rapidement et certains animaux meurent soudainement sans signes apparents de maladie.

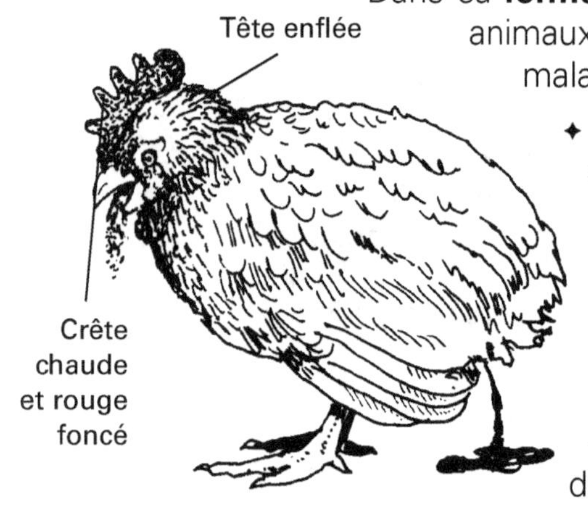

Signes de choléra aviaire.

✦ L'animal est souvent atteint de torpeur et affaibli. Il s'alimente peu, son plumage semble terne, sa tête est parfois enflée, sa crête et sa caroncule sont chaudes et rouge foncé.

✦ Il respire difficilement et rapidement. Il tousse et éternue. Ses yeux et son bec coulent ce qui rend sa respiration difficile.

✦ Il a généralement une forte diarrhée, très fluide, de couleur verte, grise ou jaune. Les plumes de sa queue sont salies par les excréments.

✦ La plupart des animaux meurent en 2 ou 3 jours.

Dans sa **forme bénigne**, la maladie évolue plus lentement (cette forme touche habituellement les mâles).

✦ La crête et la caroncule deviennent souvent chaudes et pâles, un liquide clair s'écoule du bec et des gonflements apparaissent autour des yeux.

Maladies dont les signes sont voisins : la maladie de Newcastle (p. 225), la salmonellose (p. 253) et le coryza aviaire (p. 223).

La transmission

C'est par contact avec des animaux malades ou par l'intermédiaire d'eau ou d'objets contaminés que se transmet la maladie. Les oiseaux sauvages en sont parfois porteurs. La pasteurellose aviaire est due à une bactérie *(Pasteurella multocida)*.

Que faire ?

• Lorsque certains signes sont déjà apparus, le traitement de la maladie est généralement inefficace.

• Transportez les animaux sains dans un endroit propre et traitez-les ou retirez les volailles malades et traitez les autres.

• Ajoutez un antibiotique à l'eau ou aux aliments pendant quelques jours (p. 356).

• Vous pouvez essayer de traiter les volailles ayant une valeur marchande en leur injectant un antibiotique dans le muscle (p. 356), mais ce traitement n'est pas toujours efficace.

La prévention

• Si les volailles sont élevées à l'intérieur, assurez-vous que les locaux sont propres.

• Donnez-leur de l'eau propre à boire, et évitez de leur donner de l'eau contaminée par d'autres volailles.

• Videz tout local occupé par des volailles malades, nettoyez-le et désinfectez-le.

• La vaccination contre la pasteurellose aviaire est efficace mais un technicien expérimenté doit vérifier qu'il s'agit bien de cette maladie. Il faut alors renouveler la vaccination tous les ans.

La maladie de Newcastle, ou pseudo-peste aviaire

La maladie de Newcastle touche les **poules** et autres **volailles** ainsi que les oiseaux sauvages. C'est la principale maladie des basses-cours.

Les signes

Dans une collectivité, la maladie frappe généralement de nombreux animaux. Elle peut être **très grave**, notamment pour les oisillons.

✦ Beaucoup de volailles meurent subitement sans aucun signe de maladie. Dans une collectivité, presque tous les jeunes meurent alors que seuls quelques adultes meurent.

La maladie peut se présenter sous une **forme légèrement moins grave**.

✦ Les volailles cessent de s'alimenter, s'affaiblissent et sont atteintes de torpeur.

✦ Elles arrêtent de pondre.

✦ Elles ont une diarrhée liquide et verte et se déshydratent.

✦ Elles toussent, éternuent. Leur nez coule.

✦ Elles ont souvent des gonflements sur la tête et le cou. Leur crête devient bleue.

✦ Leurs ailes et leurs pattes se paralysent, leur cou se tord. Elles ont parfois des convulsions.

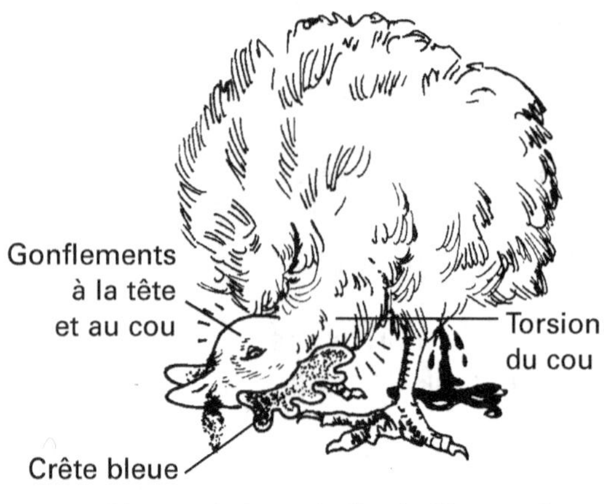

Signes de la maladie de Newcastle.

✦ Elles tombent souvent et meurent brutalement.

La maladie se présente parfois sous une **forme bénigne**.

✦ Les volailles respirent difficilement.

✦ Elles perdent l'appétit et pondent moins d'œufs que d'habitude.

Sur les **cadavres** des volailles atteintes de la forme grave de la maladie, l'intestin est marqué de taches de sang. On y observe parfois des poches d'air jaunes et épaisses et souvent du mucus dans la trachée.

Maladies dont les signes sont voisins : le coryza aviaire (p. 223) et la pasteurellose (p. 219).

La transmission

Les volailles sont contaminées par l'intermédiaire de l'air, des œufs, des excréments et des cadavres de volailles infectées. Elles attrapent souvent la maladie en buvant de l'eau contaminée par les excréments d'animaux malades. Les oiseaux sauvages propagent la maladie. Les autres animaux sauvages et les chiens la propagent aussi, en transportant les cadavres infectés pour les consommer. C'est le plus souvent au début de la saison humide que se déclare la maladie de Newcastle, et les oiseaux sauvages la propagent généralement tous les ans à la même période. Cette maladie est due à un virus *(Paramyxovirus)*.

Que faire ?

Il n'existe pas de traitement contre la maladie de Newcastle.

• Abattez les animaux atteints et enfouissez-les loin des volailles saines.

• Conservez les volailles correctement vaccinées mais surveillez-les attentivement pour détecter tout signe de la maladie. Vendez toutes les volailles qui n'ont pas été vaccinées : leur viande est consommable. Si vous les gardez trop longtemps, elles développeront la maladie rapidement jusqu'à en mourir. Dès que les signes de la maladie seront apparus, elles deviendront invendables.

• Nettoyez les enclos et les locaux occupés par des volailles infectés : éliminez les excréments et utilisez un désinfectant (p. 350).

• Attendez au moins 4 semaines avant d'y réintroduire des volailles et vaccinez-les dès leur arrivée.

La prévention

• Eloignez les volailles de l'eau contaminée par les excréments d'animaux malades.

• Donnez aux volailles de l'eau claire à boire, dans des récipients propres, et changez-la souvent.

• Lorsque les volailles sont élevées dans des bâtiments, prévoyez un système de caillebotis pour les isoler de leurs excréments.

• N'élevez pas dans le même local des poules, des pintades, des pigeons et des canards : certaines volailles, notamment les pigeons et les canards, peuvent être porteuses de la maladie de Newcastle sans la déclarer.

• Certains éleveurs évitent la maladie de Newcastle en vendant ou en consommant leurs volailles dès le début de la saison humide.

La vaccination

Il existe des vaccins très efficaces, morts ou vivants. Certains gouvernements laissent le choix du type de vaccin : utilisez le vaccin vivant. Le vaccin mort n'est utile que dans le cas d'élevage de lots importants de volailles ou de pondeuses. (Des essais sur de nouveaux vaccins à diluer dans l'eau de boisson sont en cours.)

La plupart des vaccins sont déshydratés et doivent être dilués dans de l'eau distillée : n'utilisez pas l'eau du robinet.

•Versez une goutte de vaccin dilué dans l'œil et une goutte dans la narine de l'animal.

•Vaccinez les adultes en leur injectant le vaccin sous la peau, sous l'aile.

Le vaccin ne reste valable que quelques heures après avoir été dilué dans l'eau et le contenu d'une bouteille permet généralement de vacciner beaucoup de volailles.

• Proposez aux éleveurs de votre voisinage de venir chercher du vaccin lorsque vous le diluez. Ils pourront ainsi vacciner leurs animaux pendant que le vaccin est encore efficace.

•Vaccinez les volailles âgées de 7 à 10 jours et faites un rappel au bout de 2 mois.

•Vaccinez les volailles avant le début de la saison humide. Les volailles sont immunisées contre la maladie pendant 6 mois environ, mais les éleveurs vaccinent généralement leurs animaux tous les 3 mois parce que des poussins naissent et qu'ils ne savent plus quels animaux ont été vaccinés.

Certains utilisent des méthodes traditionnelles de vaccination, mais les vaccins modernes sont bon marché, efficaces et faciles à utiliser (p. 394).

23 Les maladies de l'alimentation et de la digestion

Les maladies et les problèmes traités dans ce chapitre sont les plus courants dans le domaine de l'alimentation et de la digestion, mais il en existe d'autres. Reportez-vous aux rubriques suivantes : l'alimentation pauvre (p. 45), la douve du foie (p. 304), l'intoxication par des plantes (p. 331).

La diarrhée

Les animaux atteints de diarrhée ont des excréments liquides et les expulsent fréquemment. Leurs excréments ont une couleur inhabituelle, sentent mauvais et contiennent parfois du sang. Leurs membres postérieurs sont salis. La diarrhée est un signe commun à de nombreuses maladies, surtout dues aux vers (p. 236) ou aux douves (p. 304) (voir p. 141 le guide pour ce type de maladies).

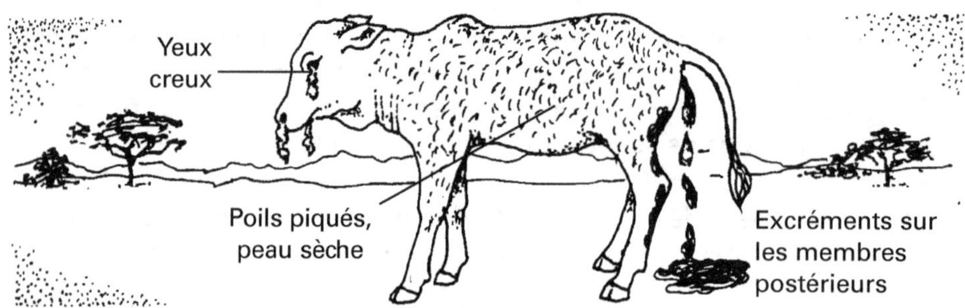

Veau atteint de diarrhée.

Les signes

✦ L'animal est déshydraté (p. 284) si la diarrhée dure. Il devient faible et ne rumine pas. Il a la peau sèche, les poils piqués et les yeux creux.

✦ La diarrhée est dangereuse pour les jeunes. Ils perdent rapidement beaucoup d'eau dans leurs excréments et se déshydratent.

✦ Les animaux ont souvent la diarrhée s'ils ont des vers. C'est aussi le signe de nombreuses maladies (p. 141).

Les causes

La diarrhée peut avoir de multiples causes.

✦ L'animal change brutalement d'alimentation, surtout au moment du sevrage.

✦ Il a trop de lait ou d'aliments verts. Il consomme trop d'un seul type d'aliment, par exemple des céréales.

✦ Il est infecté par des microbes qu'il combat.

✦ Il souffre de stress, c'est souvent le cas pour les **chevaux**.

Le **poulain** nouveau-né, âgé d'une semaine environ, a la diarrhée lorsque sa mère est en chaleur.

Le **dromadaire** mâle a parfois la diarrhée pendant la saison de monte.

Les animaux guérissent généralement sans traitement. Si la diarrhée ne s'arrête pas après 1 à 2 jours, si elle est très grave ou si elle s'accompagne de fièvre, elle doit être soignée.

Que faire ?

• Empêchez l'animal de téter pendant 2 jours.

• Donnez-lui beaucoup d'eau à boire, de préférence avec un peu de sucre et de sel (voir solutions de réhydratation, p. 384). **Il est indispensable de donner à l'animal des liquides pour remplacer ceux qu'il a perdus, surtout s'il est très jeune. Donnez-lui à boire toutes les heures.**

• On donne souvent une boisson préparée en faisant bouillir des écorces d'arbre dans l'eau et en laissant refroidir.

• Il existe des médicaments contre la diarrhée (p. 383).

• Les antibiotiques sont inefficaces, ils ne traitent que les diarrhées causées par les bactéries qu'ils peuvent tuer.

La prévention

• Assurez-vous que les nouveau-nés boivent du colostrum aussitôt que possible (p. 62).

• Traitez les vers (p. 99).

• Donnez aux animaux une alimentation adaptée et de l'eau propre.

• Ne faites pas pâturer subitement les animaux sur des pâturages humides. Attendez que le pâturage ait séché, plus tard dans la journée. Evitez de donner tout à coup beaucoup de nourriture verte et humide puis beaucoup d'eau à boire.

• Vaccinez les animaux contre les maladies les plus graves qui provoquent la diarrhée dans votre région. Certains vaccins donnés à la mère protègent leurs petits.

• Enlevez souvent les excréments des lieux où vivent les animaux.

• Evitez de garder trop d'animaux dans un même endroit.

La constipation

Les animaux atteints de constipation expulsent peu d'excréments et souvent douloureusement.

Les signes

✦ Les excréments sont secs et durs.

✦ Il n'y a pas de traces d'excréments expulsés pendant la nuit.

Les causes

Plusieurs causes peuvent provoquer la constipation.

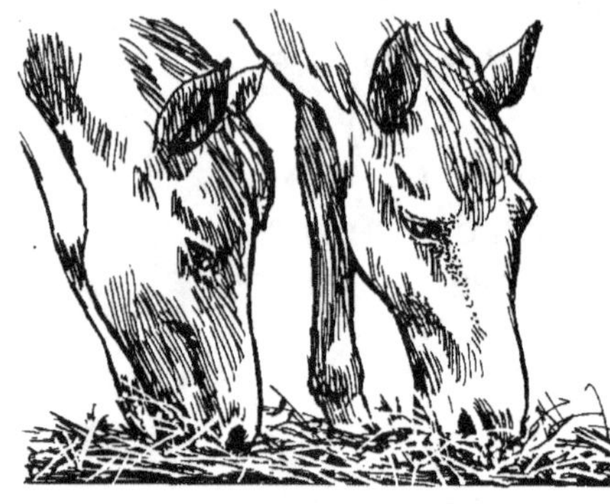

Foin sec, très fibreux.

✦ L'animal change brusquement d'alimentation.

✦ L'animal a une maladie grave, il a souvent une constipation puis une diarrhée.

✦ Il mange des aliments peu fibreux et il n'a pas assez d'eau à boire.

✦ L'animal est gardé à l'intérieur et ne peut pas se promener.

✦ La constipation peut survenir en cas de blocage de l'intestin ou lors de blessures sérieuses des membres postérieurs.

✦ La constipation est aussi le signe de plusieurs maladies (p. 141).

Les **truies** sont souvent constipées avant de mettre bas.

Les **chevaux**, les **ânes** et les **mulets** sont parfois constipés peu après la naissance. Le nouveau-né ne reste pas couché tranquillement, il se lève, se couche et envoie des ruades autour de lui. Il expulse douloureusement ses excréments. S'il ne les a pas expulsés 12 h après la naissance, aidez-le en lui introduisant un liquide dans le rectum. Utilisez un tube de caoutchouc, lubrifié avec un peu d'huile végétale ou d'eau savonneuse. Poussez le tube délicatement par l'anus et versez dedans environ 0,5 litre d'eau tiède savonneuse ou une demi-tasse (100 ml) de paraffine liquide ou une tasse (200 ml) d'huile végétale.

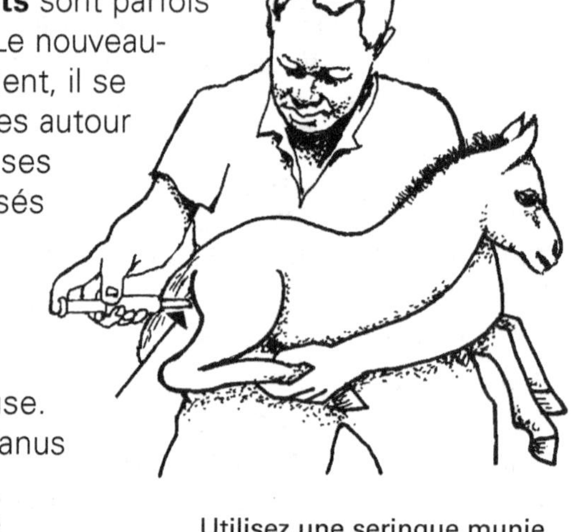

Utilisez une seringue munie d'un tube en caoutchouc à la place de l'aiguille pour aider le poulain à expulser ses excréments.

Que faire ?

- Assurez-vous que l'animal a beaucoup d'eau à boire.
- Donnez-lui un laxatif (p. 385).

La prévention

- Assurez-vous que les animaux ont beaucoup d'eau à boire et qu'ils ont de la place pour se promener.
- Donnez des aliments verts chaque jour.
- Ne stressez pas les animaux.
- Maintenez propres les lieux où vivent les animaux.

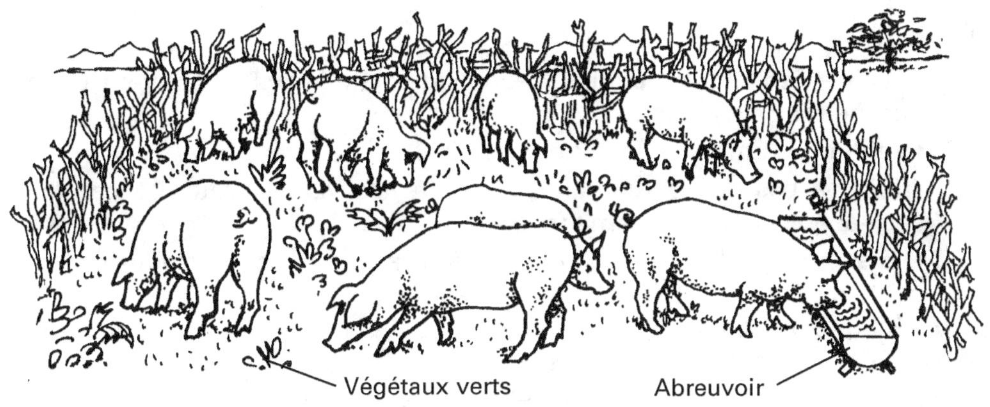

Mesures de prévention contre la constipation.

La perte d'appétit

Les animaux qui mangent moins que la normale paraissent tristes. Ils sont fatigués et faibles. Ils maigrissent vite.

Les causes

- ✦ L'animal a un problème à la bouche ou aux dents.
- ✦ Il a de la fièvre ou une maladie.
- ✦ Il a une douleur.
- ✦ Il est exposé à la forte chaleur du soleil.
- ✦ Il a trop travaillé.
- ✦ Ses aliments sont de mauvaise qualité ou lui sont donnés de façon irrégulière.
- ✦ Il a beaucoup de vers parasites.
- ✦ Il a des problèmes d'estomac ou d'intestin.
- ✦ Il souffre de stress.

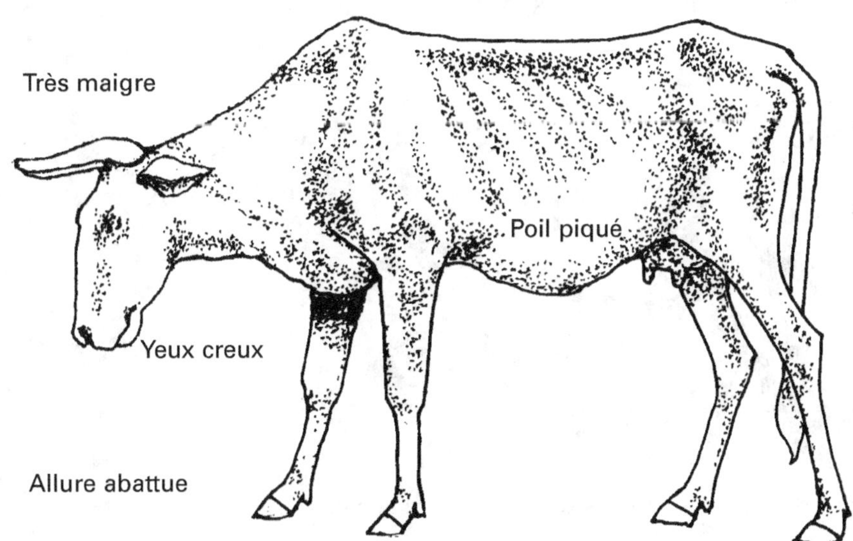

Une vache sous-alimentée.

Que faire ?

S'il n'y a rien de bloqué dans l'œsophage et que vous ne pouvez trouver aucune raison évidente :

• Vérifiez si l'animal a de la fièvre (p. 283).

• S'il n'a pas de fièvre, traitez-le contre les vers si vous pensez que ceux-ci posent un problème (p. 236).

• Essayez de changer l'alimentation graduellement. Introduisez une petite quantité à la fois d'un nouvel aliment.

• Ajoutez quelque chose à la nourriture pour stimuler l'appétit : une demi-tasse (100 ml) de mélasse par kilo d'aliment pendant quelques jours, une petite cuillère de sel et deux petites cuillères de sucre par kilo d'aliment, de la pulpe ou du jus du fruit du tamarinier *(Tamarindus indica)*.

Le météorisme, ou météorisation

Les **bœufs**, les **buffles**, les **moutons** et les **chèvres** peuvent être atteints de météorisme. Les **dromadaires** sont atteints occasionnellement.

Les signes

✦ L'abdomen est très gros du côté gauche. S'il est très gonflé, l'animal respire difficilement.

✦ Il arrête de manger.

✦ Parfois, une écume verte sort de son nez et de sa bouche.

✦ Quelques animaux ont un peu la diarrhée.

✦ Parfois, l'animal frappe son côté ou se couche et tend les membres. S'il a du météorisme longtemps, il tombe dans le coma, la tête allongée.

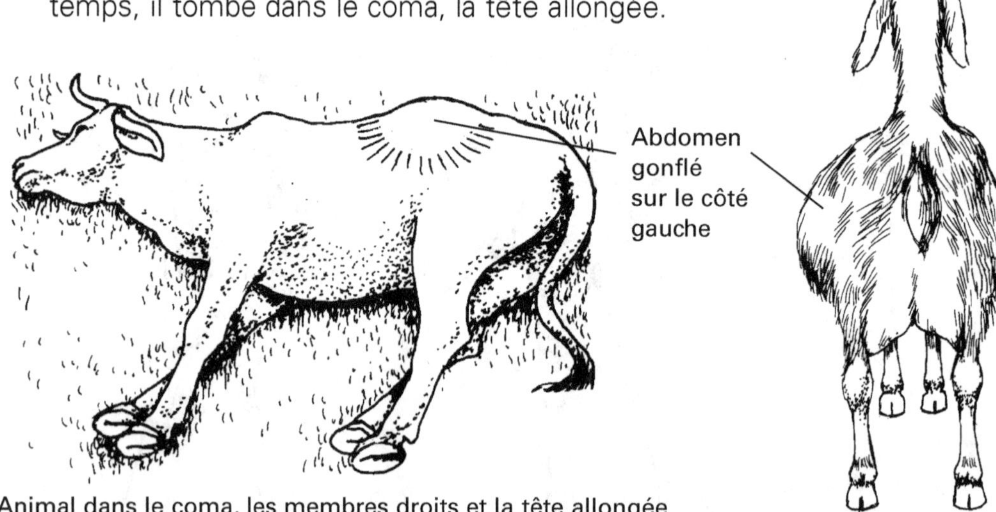

Animal dans le coma, les membres droits et la tête allongée

Signes de météorisme.

Les causes

Lorsque la digestion est bloquée, les animaux ont un **météorisme spumeux** : le rumen est rempli d'écume. En général, plusieurs animaux sont atteints en même temps. Cela se produit lorsqu'ils mangent beaucoup d'herbe verte humide, surtout riche en légumineuses, ou lorsqu'ils mangent des fruits mûrs ou un aliment qui fermente facilement. Certaines plantes et certains poisons déclenchent un météorisme brusque et grave. Le météorisme spumeux apparaît souvent au début de la saison humide et se reproduit si les animaux continuent à brouter sur des pâturages humides. Amenez-les dans un pâturage moins riche et plus sec.

Quand l'œsophage est bloqué, les animaux ont un **météorisme gazeux**. En général, seulement un ou deux animaux sont atteints en même temps. Il peut s'agir d'un aliment ou d'un corps étranger coincé (p. 246), d'un sac en plastique avalé (p. 245) ou d'une maladie comme le tétanos (p. 280) qui les paralyse.

Le météorisme apparaît parce que le gaz ou l'écume du rumen (p. 35) ne peut pas s'échapper. La digestion des aliments dans le rumen produit toujours beaucoup de gaz. Normalement, les animaux évacuent ce gaz en éructant toutes les 1 ou 2 minutes. Mais quand les animaux ont mangé un aliment qui provoque de l'écume dans le rumen ou s'ils ont l'œsophage bloqué, ils ne peuvent pas éructer le gaz ou l'écume et le rumen gonfle.

Que faire ?

• Ne nourrissez pas l'animal pendant quelques heures. Faites-le sortir.

Pour un animal atteint d'un **météorisme spumeux léger** :

• Faites-lui avaler un médicament contre le météorisme (p. 386). Frottez le côté gauche de son abdomen pour aider le médicament à se mélanger.

• Donnez ce médicament chaque jour pendant 2 ou 3 jours jusqu'à la guérison. Soyez prudent. Le rumen est déjà plein d'écume et l'animal ne va pas avaler facilement. Donner lentement de petites quantités de médicament.

• Si l'animal n'avale pas, utilisez une autre méthode : en Asie, on passe une corde en travers de la bouche et on l'attache autour de la tête pour que l'animal la mâche pour stimuler l'éructation.

Pour le **météorisme gazeux** ou pour le **météorisme spumeux grave** avec une respiration difficile :

• Ponctionnez la peau et le rumen pour laisser le gaz sortir. Utilisez un couteau ou un objet pointu désinfecté. Le mieux est d'utiliser un trocart et une canule (p. 13).

• Faites un trou à une largeur de main sous la dernière côte et à une main du bord de la colonne vertébrale. Poussez fort car la peau est épaisse. Le gaz et l'écume sortent par le trou.

• Il est utile de mettre un tube (une canule) dans le trou pour le garder ouvert. Verser un peu de médicament contre le météorisme ou d'huile végétale par le tube dans le rumen pour aider à stopper le météorisme. Quand vous enlèverez le tube, le trou se refermera et cicatrisera sans que vous ayez à le coudre.

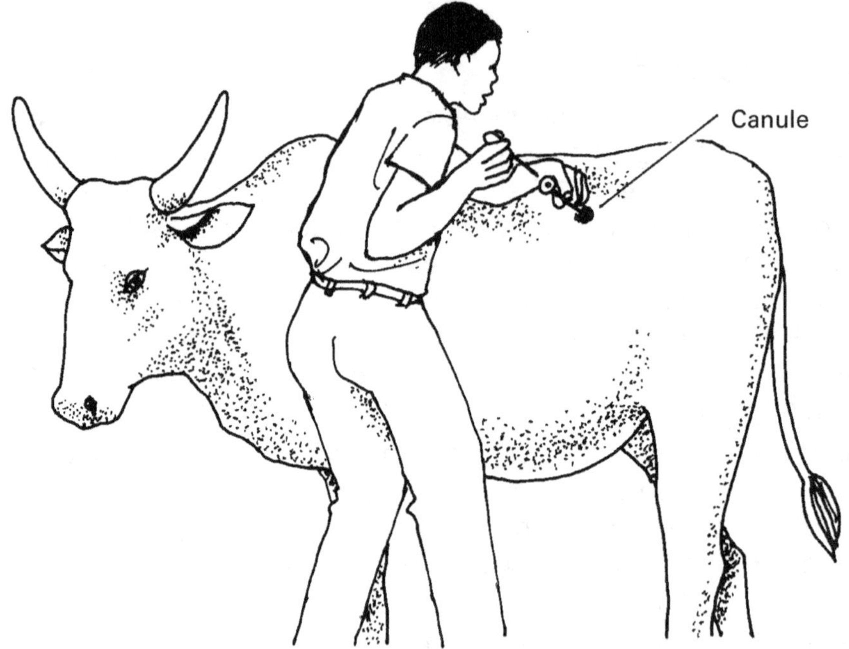

Faites un trou dans le rumen avec un trocart et une canule (p. 13).

• Les techniciens expérimentés mettent parfois une sonde œsopha-gienne (p. 343) le long de l'œsophage pour laisser le gaz et la mousse sortir, puis versent le médicament par ce tube.

La prévention

• Faites manger de l'herbe sèche aux animaux pour remplir leur estomac avant de les mettre dans un nouveau pâturage humide.

• Ne donnez pas à boire aux animaux juste avant de les mettre dans un pâturage humide.

• Ne mettez pas les animaux dans un pâturage vert tôt le matin mais attendez que le soleil ait séché le pâturage.

• Mettez les animaux sur un nouveau pâturage vert humide 1 ou 2 heures chaque jour puis augmentez progressivement cette durée. Au bout d'une semaine, ils seront habitués et auront moins de risque de faire du météo-risme.

• Quand vous changez d'aliment pour vos animaux, faites-le progressive-ment. Si vous commencez à donner des céréales, donnez-en une petite quantité chaque jour.

Les coliques

Les **chevaux**, les **ânes** et les **mulets** peuvent avoir brusquement de graves douleurs dans l'abdomen. Ces douleurs, qui leur donne un com-portement anormal, peuvent être causées par une colique. La colique est plus fréquente chez le cheval que chez l'âne et le mulet. Elle est occasion-nelle chez d'**autres espèces.**

Les signes

✦ L'animal mange peu et paraît fatigué et faible.

✦ Il devient nerveux. Il se lève et se couche et peut ruer ou se mordre. Parfois, il s'assied les membres antérieurs allongés. Parfois, si la colique est grave, l'animal se couche et rue en l'air (p. 75).

✦ Il arrive que son abdomen soit enflé du côté droit et qu'il n'urine pas.

✦ Il souffre souvent d'une constipation suivie d'une diarrhée.

✦ Il transpire souvent beaucoup et respire très vite.

✦ Ses muqueuses sont souvent d'un rouge brillant ou bleu-rouge foncé.

✦ Il arrive que l'animal semble guéri puis qu'il ait de nouveau des coliques et même qu'il meure brusquement si l'estomac se rompt.

Problèmes dont les signes sont voisins : si une femelle a l'abdomen très enflé et des douleurs et qu'un liquide s'écoule de la vulve, elle peut être sur le point de mettre bas.

Les causes

✦ L'animal a mangé trop d'aliments secs (surtout s'il n'a pas eu assez d'eau), trop de céréales, trop d'aliments très verts ou des aliments pourris. Les fourrages pourrissent s'ils sont mal conservés ou humides.

✦ L'animal a mangé des aliments qui produisent beaucoup de gaz dans les intestins.

✦ L'animal a bu beaucoup d'eau froide trop tôt après avoir travaillé.

✦ L'animal a de mauvaises dents et n'a pas mâché correctement les aliments.

✦ Les coliques se produisent souvent au début de la saison des pluies quand il y a des pousses vertes pour les animaux mais que le sol est encore sec et poussiéreux et que les animaux mangent beaucoup de terre avec les pousses ou du sable.

✦ L'animal a une torsion ou une occlusion intestinale. **C'est très grave** et souvent l'animal meurt.

✦ L'animal a des calculs.

✦ Un étalon peut avoir une hernie.

✦ Lorsque les vers sont très nombreux, ils peuvent bloquer l'intestin.

Les **chevaux** ont la colique pour différentes raisons. Il est difficile, même pour un technicien expérimenté, de savoir pourquoi un cheval a la colique. Il est parfois possible de le savoir en examinant son corps après sa mort.

Que faire ?

Quand la colique est causée par une mauvaise alimentation ou des vers mais que l'intestin n'est pas bloqué, vous pouvez traiter l'animal.

• Faites bouger le cheval. Ne le laissez pas couché. Faites le marcher plusieurs fois jusqu'à ce qu'il guérisse.

• Donnez-lui un laxatif comme de l'huile végétale ou du sulfate de magnésium (p. 385), de préférence avec une sonde œsophagienne (p. 343).

• Si l'animal mange beaucoup d'aliments secs, il guérit souvent de la colique.

• Certains éleveurs donnent des médicaments avec du poivre ou du gingembre pour aider l'animal à se remettre.

Si le cheval n'est pas guéri après 2 à 3 heures, essayez de vous faire aider par un technicien expérimenté. Celui-ci peut lui donner un médicament spécial contre les coliques. Ces médicaments relâchent l'estomac et les intestins, mais ne sont pas toujours efficaces.

Si l'intestin est complètement bloqué ou tordu, l'animal ne guérira probablement pas. Les techniciens expérimentés ne peuvent pas toujours traiter les coliques des chevaux et certains chevaux meurent.

La prévention

• Examinez souvent les dents de l'animal et limez-les si c'est nécessaire (p. 86).

• Vermifugez-le (p. 369).

• Ne laissez pas l'animal boire immédiatement après un travail difficile.

• Ne laissez pas à l'animal trop de céréales à la fois.

• Donnez-lui à boire **avant** de manger.

Les vers ronds (helminthes), la gastro-entérite vermineuse

Tous les animaux, y compris les **volailles**, peuvent être parasités par plusieurs types de vers ronds (p. 97), surtout les jeunes pendant la saison des pluies. Les vers ronds parasitent rarement les animaux dans les endroits très secs, ils ne posent des problèmes que dans les endroits humides, près de l'eau ou quand il pleut. Les animaux des régions sèches qui n'ont jamais eu de vers peuvent attraper une maladie grave s'ils sont infestés.

Les animaux mal nourris ont souvent des vers. Ils sont maigres parce qu'ils sont mal nourris **et** parce qu'ils ont des vers. Il leur faut un traitement contre les vers **et** une meilleure alimentation.

Les signes

L'animal qui a des vers n'a généralement pas de fièvre.

✦ Sa croissance n'est pas bonne, même s'il est bien nourri. Il mange moins que la normale, maigrit, s'affaiblit. Il est facilement fatigué.

✦ Il a les poils piqués.

✦ Il a souvent la diarrhée et peut se déshydrater.

✦ Il a parfois les muqueuses pâles (anémie).

✦ Il peut avoir un gonflement (œdème) sous la mâchoire inférieure ou sous le ventre.

Les **chèvres** ont une maladie grave. Les adultes souffrent plus que les jeunes.

Les **chevaux**, les **ânes** et les **mulets** ont parfois une forte douleur dans l'abdomen, une colique (p. 234), due à des vers. Ils ont parfois de longs vers blancs à la queue fine dans les excréments : ce sont des oxyures (p. 240).

Les **porcs** ont souvent de grands vers ronds *(Ascaris suum)*. Les adultes ne sont pas malades. Les jeunes de moins de 4 mois ne grandissent pas normalement et maigrissent. Ils attrapent facilement d'autres maladies. Parfois, ils ont du mal à respirer et certains ont la diarrhée.

Les **volailles** s'infestent surtout lorsqu'elles vivent en collectivités sur-peuplées : elles ont souvent en même temps des vers ronds et des vers plats. Les jeunes volailles en souffrent plus.

✦ Les volailles mangent moins et leur croissance est moins bonne. Elles maigrissent. Leurs plumes ne paraissent plus lisses et certaines tombent. Elles pondent peu.

✦ Elles ont une diarrhée qui revient. Leurs excréments contiennent par-fois du sang ou du mucus, et pour certaines des vers.

✦ Elles en meurent parfois.

Il arrive, mais rarement, que les vers abîment certaines parties du corps comme le cerveau et causent des signes inhabituels, la cécité et les mou-vement désordonnés par exemple. C'est parfois le cas quand les vers infestent des espèces inhabituelles.

Sur un **animal mort**, quelques grands vers sont visibles à l'œil nu, mais la plupart sont trop petits pour être visibles. Certains vers vivent dans la caillette, d'autres dans les intestins. Les ténias (p. 106) sont de très grands vers qui vivent souvent près de la fin de l'intestin.

Maladies dont les signes sont voisins : les douves du foie (p. 304). Cherchez si les animaux ont des vers digestifs ou des douves du foie parce que le traitement est différent.

La transmission

Les pâturages riches en œufs de vers ou en larves contaminent les ani-maux (p. 99). Les vers rendent les animaux malades généralement au début de la saison des pluies parce que beaucoup de larves commencent à se développer en même temps. Les vers font maigrir les animaux et ralentissent leur croissance :

– ils prennent une partie des aliments de l'animal et l'empêchent de digérer normalement ;

– ils bloquent parfois l'intestin (c'est une occlusion) lorsqu'ils sont très nombreux ;

– certains vers abîment des parties du corps, par exemple le foie ou les poumons ;

– certains vers se nourrissent du sang de l'animal, ses muqueuses sont alors pâles (c'est une anémie, p. 285).

– les animaux qui ont beaucoup de vers mangent moins.

Que faire ?

• Donnez des médicaments contre les vers (p. 369) aux animaux qui maigrissent et qui ont une diarrhée mais pas de fièvre.

• Si vous pensez que les vers causent un problème brusque et grave, traitez immédiatement tous les bœufs de moins de 3 ans et tous les moutons et les chèvres de moins de 2 ans. Si possible, amenez les animaux aussitôt après le traitement dans un pâturage sain (p. 99).

• Lorsque les **vers digestifs** sont courants, il est recommandé de traiter systématiquement les troupeaux, d'abord en fin de saison sèche puis en fin de saison des pluies. Il est aussi possible de traiter au moment de la mise bas (p. 97).

Les ascaris

Les **bœufs**, les **buffles**, les **chevaux**, les **ânes**, les **mulets**, les **porcs** et les **chiens** peuvent avoir des ascaris. Les jeunes animaux en ont plus souvent, surtout s'ils restent longtemps au même endroit. Les jeunes buffles ont souvent des ascaris. L'**homme** peut attraper certains ascaris des animaux, surtout ceux des chiens.

Les signes

La **forme grave** apparaît rapidement.

✦ L'animal tousse et respire difficilement.

La **forme chronique** dure longtemps.

✦ L'animal a une croissance ralentie et maigrit.

✦ Ses poils sont piqués.

✦ Parfois, il a la diarrhée ou il vomit. Il peut avoir l'abdomen enflé.

Sur les **cadavres** de porc, on observe des points blancs sur le foie.

Maladies dont les signes sont voisins : les douves du foie (p. 304), la pneumonie (p. 210) et les vers digestifs (p. 236).

La transmission

Les animaux sont infestés par des œufs d'ascaris présents sur le pâturage ou sur le sol des enclos ou des bâtiments. Les œufs proviennent des excréments des animaux infestés par des ascaris adultes. Ils se transforment en larves dans les intestins. Les larves percent l'intestin et passent dans le foie et les poumons. Elles se développent dans les poumons et remontent par la trachée dans la bouche, où l'animal les avale. Elles se transforment en ascaris adultes dans l'intestin de l'animal. Les ascaris adultes produisent des œufs qui sont expulsés dans les excréments environ 2 mois après l'infestation. Les **chiens** peuvent être contaminés par leur mère avant la naissance. Les nouveau-nés peuvent l'être par le lait. Les ascaris sont des vers ronds (nématodes). Il en existe plusieurs espèces : l'ascaris du **cheval** *(Parascaris equorum)*, l'ascaris du **bœuf** et du **buffle** *(Toxocara vitulorum)*, l'ascaris du **porc** *(Ascaris suum)* et l'ascaris du **chien** *(Toxocara canis)*.

Que faire ?

Voir p. 99 comment lutter contre les vers ronds.

• Beaucoup de traitements contre les vers comme le fenbendazole ou la pipérazine sont efficaces (p. 371, 373).

• Eloignez les chiens des très jeunes enfants. Assurez-vous que les enfants ont les mains propres avant de manger. Maintenez propre et sec l'endroit où les chiens vivent. Ces vers ne survivent pas longtemps au sec.

• Traitez les mères avant la mise bas et les petits quand ils sont très jeunes. Donnez un vermifuge comme le fendendazole (50 g/kg) chaque jour aux chiennes de 2 semaines avant à 2 semaines après la mise bas. Donner un vermifuge aux chiots âgés de 2 semaines. Si la mère n'a pas été traitée auparavant, traitez-la en même temps que les chiots. Traitez la mère et les chiots à nouveau 3 semaines après.

• Nettoyez et désinfectez avec de l'eau bouillante ou une solution de soude caustique à 5 % les lieux où vivent les animaux.

Les ankylostomes

Les **bœufs**, les **buffles**, les **moutons**, les **chèvres** et les **chiens** peuvent avoir des ankylostomes. En général, ils s'infestent lorsqu'ils vivent en collectivités surpeuplées.

Les signes

✦ L'animal n'a pas de fièvre. Il arrête de manger, sa croissance est ralentie et il maigrit.

✦ Il a le poil piqué.

✦ Il a parfois les muqueuses pâles.

Les **chiens** ont des plaies sur la peau là où les larves d'ankylostome ont pénétré. Ils ont souvent la diarrhée et du sang dans les excréments. Leurs muqueuses sont pâles. Les très jeunes chiens meurent parfois en 1 à 4 jours. Les chiens ont souvent plusieurs espèces de vers en même temps.

La transmission

Les animaux sont infestés par une larve qui creuse leur peau ou en mangeant un aliment contaminé par une larve d'ankylostome. L'infection provient souvent d'un endroit humide contaminé par les excréments d'un animal atteint. Chaque espèce animale est contaminée par un type différent d'ankylostome. Les ankylostomes sont des vers ronds *(Ancylostoma, Bunostomum, Gaigeria, Agriostomum)*. Ils mesurent 2 à 3 cm de long, vivent dans l'intestin grêle et sucent le sang.

Que faire ?

• Traitez les animaux atteints d'ankylostomes comme ceux atteints d'autres vers ronds avec un médicament approprié (p. 369).

Les trichures et les oxyures

Les signes

✦ Le **cheval** peut avoir des oxyures blancs, longs (15 cm), avec une queue fine dans les excréments.

✦ Le cheval frotte alors sa queue contre des objets. Les oxyures pondent autour de l'anus et causent une irritation autour de la queue.

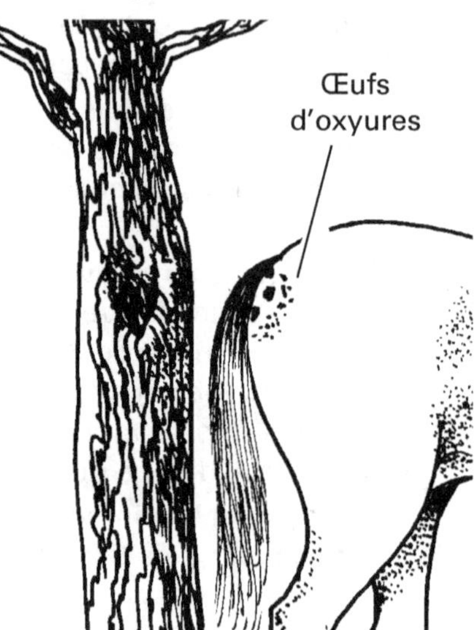

La transmission

Les oxyures adultes vivent dans l'intestin du cheval et sortent pondre autour de l'anus. L'œuf donne une larve et tombe sur le sol. Un autre cheval est infesté lorsqu'il mange les larves sur le pâturage. Les oxyures sont des vers ronds *(Oxyuris)*.

Que faire ?

• Nettoyez et brossez souvent les chevaux pour enlever les œufs d'oxyures autour de la queue.

• Utilisez un médicament contre les vers ronds, comme la pipérazine ou le thiabendazole (p. 373).

Les douves vasculo-sanguines, la schistosomose

Tous les animaux peuvent attraper des douves vasculo-sanguines. L'**homme** aussi *(Bilharzia)* (p. 6)

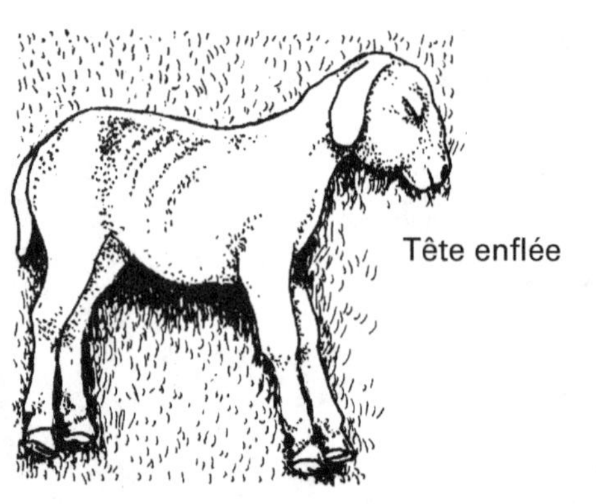

Tête enflée

Signes de schistosomose.

Les signes

L'animal est malade 7 à 9 semaines après avoir été infesté.

Sous une **forme légère**, qui est rare, la croissance est ralentie et l'animal maigrit. Il est faible et facilement atteint par une autre maladie.

Sous une **forme plus grave**, qui touche parfois les moutons et les chèvres, quelques animaux ont la diarrhée, avec souvent du sang dans leurs excréments. Les animaux cessent de s'alimenter et se déshydratent. Ils peuvent avoir des muqueuses pâles.

✦ Certains sont très malades. Leur tête est enflée. Certains tombent dans le coma et meurent.

Les techniciens expérimentés peuvent examiner les excréments d'un animal malade pour rechercher les œufs de douves vasculo-sanguines.

Maladies dont les signes sont voisins : les douves du foie (p. 304) et les vers digestifs (p. 236).

La transmission

Les animaux s'infestent par la peau ou en buvant de l'eau où vivent des escargots infestés. Les animaux peuvent être infestés par des escargots infestés par l'homme. La maladie existe en général là où l'eau est présente toute l'année. Les douves adultes vivent dans les vaisseaux sanguins de l'abdomen. Elles produisent des œufs qui vont dans l'intestin et sont expulsés dans les excréments. Les formes jeunes vivent chez l'escargot comme celles des douves du foie. Les douves vasculo-sanguines sont des types de douve *(Schistosoma)*.

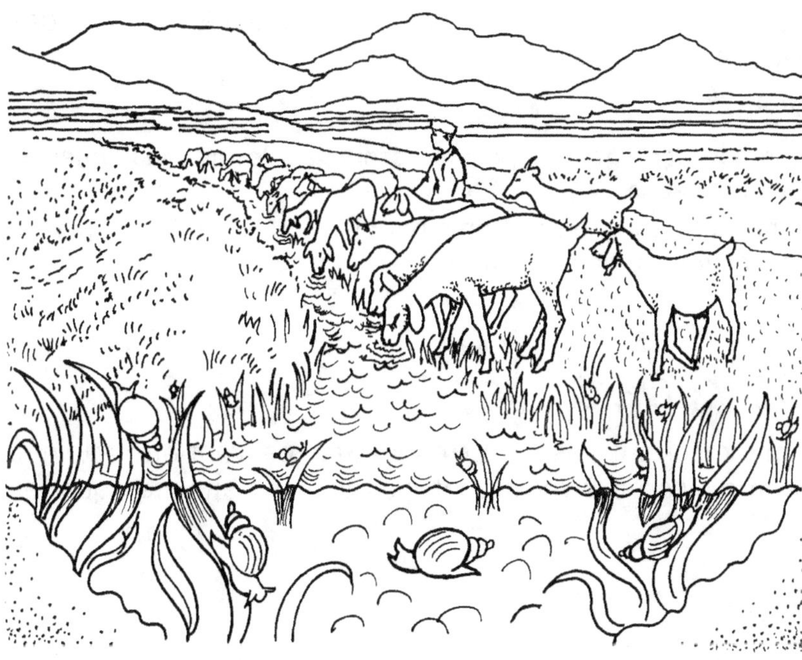

Escargots infestés dans l'eau potable.

Que faire ?

Le métrifonate, le trichlorfon et le praziquantel (un médicament cher utilisé contre la bilharziose chez l'homme) sont efficaces (p. 373). **Certains sont dangereux pour l'animal.**

La prévention

Les mesures de prévention sont les mêmes que pour la douve du foie (p. 104).

• Eloignez les animaux des endroits humides où de nombreux escargots peuvent héberger les parasites.

La douve de l'estomac, la paramphistomose

Les **jeunes bœufs**, les **moutons** et les **chèvres** peuvent avoir des douves de l'estomac.

Les signes

✦ L'animal atteint est rarement malade. Il a parfois une diarrhée qui dure longtemps, il s'arrête de grandir et maigrit.

✦ Ses excréments sentent mauvais et peuvent contenir des douves de l'estomac.

Chez un **animal mort**, les douves se voient facilement. Elles ressemblent à des grains de riz rouge de 5 à 15 mm, collés à l'intérieur du rumen.

La transmission

Les douves de l'estomac proviennent d'escargots infestés. Ce sont des types de douve *(Paramphistoma)*.

Que faire ?

- Le traitement n'est en général pas nécessaire, car les animaux infestés sont rarement malades.
- S'ils sont malades, traitez-les comme pour les douves du foie et prenez les mêmes mesures de prévention (p. 104).

La coccidiose

Tous les animaux, surtout s'ils sont **très jeunes**, peuvent être atteints. Les **volailles** de moins de 2 mois sont plus souvent atteintes que les volailles plus âgées.

Les signes

✦ L'animal mange moins que la normale. Il est fatigué et faible.

✦ Il a une diarrhée qui peut être grave, avec du sang et du mucus dans les excréments. Il expulse douloureusement ses excréments.

✦ La plupart des animaux guérissent sans traitement. Si la maladie est grave, ils peuvent mettre quelques semaines à guérir et maigrissent. Quelques animaux peuvent mourir.

Les **lapins**, surtout s'ils ont moins de 4 mois, peuvent attraper la coccidiose.

✦ Ils ont souvent la diarrhée, avec du sang dans les excréments. Ils perdent du poids et ont souvent l'abdomen enflé.

✦ Beaucoup de lapins meurent.

Les **volailles** sont fatiguées et faibles.

✦ Les jeunes volailles ont souvent du sang dans les excréments après 4-5 jours. Après, il y a encore plus de sang. Beaucoup de jeunes volailles meurent après 2 à 3 semaines.

✦ Les volailles plus âgées ont la diarrhée et maigrissent. Elles mangent peu, sont fatiguées et faibles. Leurs yeux sont fermés et leurs ailes pendent. Beaucoup de volailles meurent.

Les techniciens expérimentés peuvent examiner les excréments des volailles et d'autres animaux pour diagnostiquer la coccidiose.

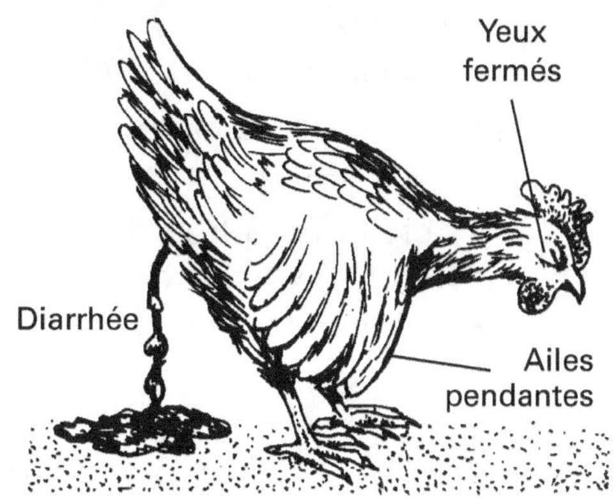

Signes de la coccidiose.

La transmission

Les animaux sont infestés à partir d'aliments ou d'eau contaminés par les excréments d'animaux atteints. Ils tombent malades seulement en cas d'infestation importante, en général en vivant dans des endroits humides, sales, très contaminés par les excréments. Chaque espèce animale est infestée par un type de coccidie qui n'infeste pas les autres espèces. La coccidiose est due à un protozoaire (*Eimeria* ou *Isospora*).

Que faire ?

• Commencez le traitement aussitôt que possible. Plusieurs sulfamides peuvent être utilisés (p. 363).

• Certains médicaments sont donnés dans l'aliment ou dans l'eau potable.

La prévention

• Séparez les animaux malades des animaux sains et traitez-les aussi vite que possible.

• Gardez les animaux sur une litière sèche.

• Nettoyez les excréments, amenez-les loin des animaux. Les microbes de la coccidiose vivent dans les excréments, surtout s'ils sont humides.

• Mettez en hauteur les mangeoires et les abreuvoirs pour empêcher les excréments d'y pénétrer.

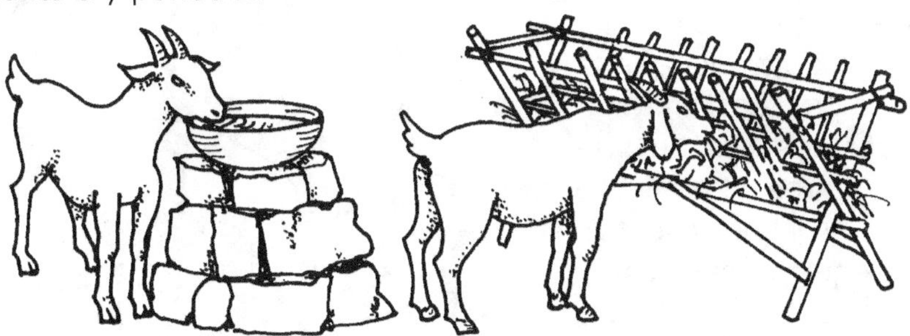

Maintenez les aliments et l'eau loin du sol.

- Séparez les adultes des jeunes.
- Réduisez le nombre d'animaux dans un même local.
- Si la coccidiose devient un problème dans un bâtiment, sortez toutes les volailles et autres animaux et nettoyez-le avec un désinfectant (p. 350).
- Lorsqu'il y a trop d'animaux dans un même local et que l'endroit est sec, on ne traite généralement pas la coccidiose. Laissez la maladie s'établir à un premier stade pour que les animaux s'immunisent.

Les mauvaises dents

Les **chevaux**, les **ânes** et les **mulets** ont parfois des parties pointues sur le côté des dents, là où elles ne se sont pas usées normalement. Ces parties pointues blessent l'intérieur de la bouche.

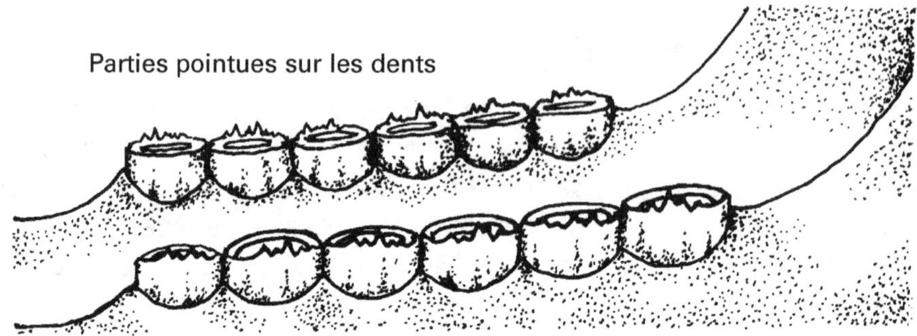

Que faire ?

- Limez les dents avec une râpe (p. 86).

Les tics à l'appui

Les **chevaux** gardés enfermés attrapent parfois des tics. Ils mâchent ou sucent les portes ou autres parties du bâtiment. Pour qu'ils arrêtent de le faire, mettez quelque chose d'amer sur ce qu'ils mangent, par exemple de l'aloès (*Aloe* sp.). Vous pouvez aussi faire un collier spécial qui rend difficile l'accès aux endroits que le cheval mord. Les chevaux attrapent ces tics en imitant d'autres chevaux : séparez les jeunes chevaux de ceux qui ont ces tics.

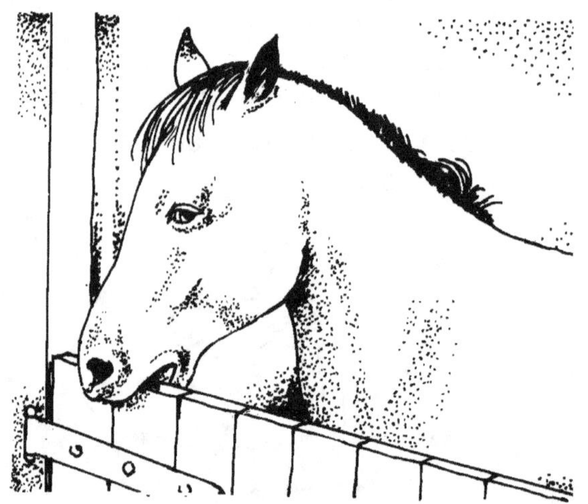

Tic du cheval gardé à l'écurie.

244

La polyphagie, l'hyperphagie

Les **bœufs**, surtout jeunes, mangent parfois trop de grains de céréales ou d'aliments concentrés d'un coup, par exemple quand ils forcent un magasin d'aliments et se servent.

Les signes

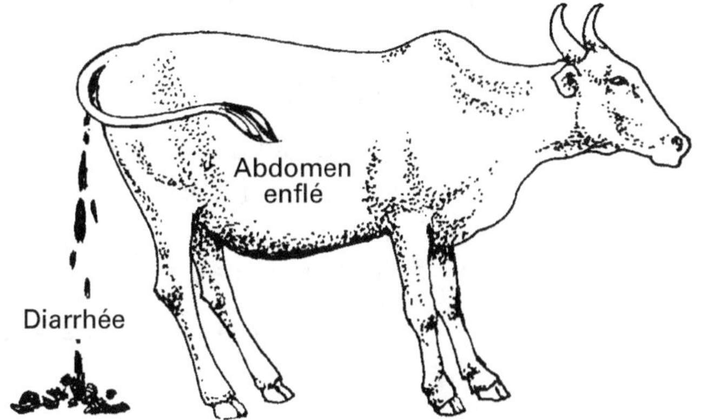

Signes d'hyperphagie.

+ L'animal titube. Il paraît soûl.

+ La partie droite de son abdomen est enflée et ferme.

+ L'animal a souvent la diarrhée.

+ Il se déshydrate.

+ Il peut tomber dans le coma et mourir en quelques jours.

Que faire ?

• Assurez-vous que l'animal ne pourra pas avoir encore accès à des céréales.

• Donnez-lui à boire à volonté.

• Donnez-lui un médicament alcalin, par exemple de l'hydroxyde de magnésium ou d'aluminium (p. 387), par la bouche aussitôt que possible. Les céréales sont transformées en acide dans le rumen. Le médicament alcalin neutralise l'acide.

• Les techniciens expérimentés peuvent injecter dans une veine des solutions spéciales contre la déshydratation.

Les sacs en plastique

Les animaux, surtout les **chèvres**, mangent souvent des sacs en plastique. Ces sacs ne sont généralement pas dangereux mais ils peuvent parfois rendre l'animal très malade.

Les signes

+ Quelques jours après avoir mangé un sac en plastique, l'animal arrête brusquement de manger.

+ Il a mal à l'abdomen, il a la diarrhée et parfois du sang dans les excréments.

+ Certains animaux deviennent très faibles et meurent en quelques jours.

Que faire ?

• Il n'existe pas de traitement facile. Si vous pensez qu'un animal est malade parce qu'il a mangé un sac en plastique, tuez-le pour la viande avant qu'il soit très malade.

• Essayez d'empêcher les animaux de manger des sacs en plastique.

Quelque chose est coincé dans la gueule

Cela peut arriver à **n'importe quel animal**, surtout au **chien**.

Les signes

✦ De la salive coule de la bouche.

✦ L'objet est souvent coincé entre les dents, surtout en travers de la bouche, entre les dents supérieures.

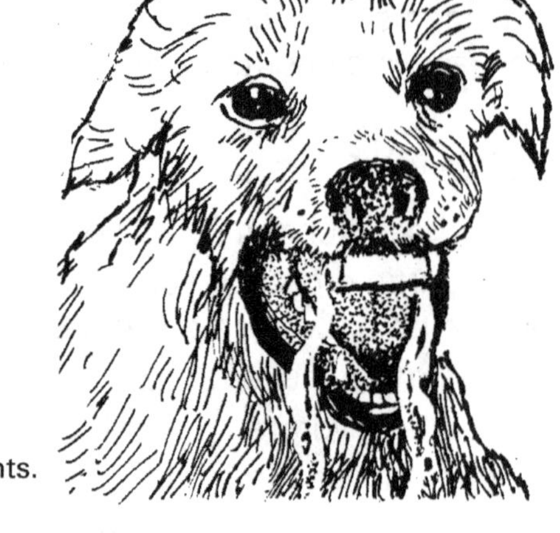

Morceau de bois coincé entre les dents.

Que faire ?

• Ouvrez la bouche (p. 24) et enlevez l'objet.

• Nettoyez la plaie de la bouche avec de l'eau salée ou un antiseptique léger (p. 350).

Quelque chose est coincé dans l'œsophage, étouffement

Cela se produit surtout chez les **chevaux**, les **ânes** et les **mulets** lorsqu'ils mangent quelque chose de volumineux comme un gros morceau de légume.

Les signes

✦ L'animal respire souvent difficilement.

✦ Il tousse et il est nerveux.

✦ Il salive beaucoup. Parfois les aliments et la salive ressortent des narines.

✦ Parfois, on peut voir et sentir une boule du côté gauche de l'encolure, à l'endroit où se trouve l'objet.

Que faire ?

• Ne laissez pas l'animal boire ou manger jusqu'à ce que l'œsophage soit débloqué.

• Essayez de faire remonter l'objet jusqu'à la bouche en massant la boule pour la faire sortir.

• Si c'est difficile, mettez un peu (25 ml) d'huile végétale dans la bouche pour lubrifier l'œsophage. Cela facilite le massage de la boule et peut permettre à l'animal d'avaler normalement.

• Les techniciens expérimentés peuvent enlever ces objets en les poussant vers le bas dans l'œsophage avec une sonde œsophagienne. **Il est dangereux de le faire vous-même.** Si l'œsophage se rompt, l'animal va mourir.

La carence en minéraux

Tous les animaux peuvent souffrir de carences minérales. En général, ils souffrent d'une carence de plusieurs minéraux à la fois. Il est difficile, même pour un technicien expérimenté, de savoir de quels minéraux ils manquent. Si un animal ne grandit pas bien, cela peut être dû à une alimentation insuffisante ou à des vers, plutôt qu'à une carence minérale.

Les signes

+ L'animal mange peu et maigrit, même s'il a assez de nourriture.
+ Sa production de lait diminue.
+ Son poil est piqué et raide.
+ Sa croissance est ralentie et sa puberté retardée.
+ Il suce des os ou la terre et creuse parfois le sol avec ses pattes.
+ Les femelles ne montrent pas de signes nets de chaleurs et ne sont pas facilement fécondées. Certaines deviennent stériles.

Carence en sel

+ L'animal lèche le sol, certains animaux boivent l'urine des autres.

Carence en phosphore

Cette carence est courante car dans beaucoup de régions le sol et les plantes sont pauvres en phosphore.

+ Les femelles qui produisent beaucoup de lait en souffrent le plus.
+ En cas de carence grave, l'appétit change. Les animaux lèchent le sol et mangent des os ou des cadavres.

Carence en fer

+ La plupart des animaux ont assez de fer dans leur nourriture. Les très jeunes porcelets qui vivent enfermés et ne se nourrissent que de lait manquent parfois de fer car le lait est pauvre en fer. Les plus forts sont les premiers touchés.
+ Ils s'affaiblissent, tremblent et ne mangent pas. Ils tombent facilement malades.
+ Ils ont des muqueuses très pâles.

Carence en iode

+ Les nouveau-nés et les jeunes peuvent être imberbes.
+ En cas de carence grave, le cou est enflé (c'est la glande thyroïde). Là où les gens ont des goîtres par carence en iode, les animaux ont souvent aussi un manque d'iode.

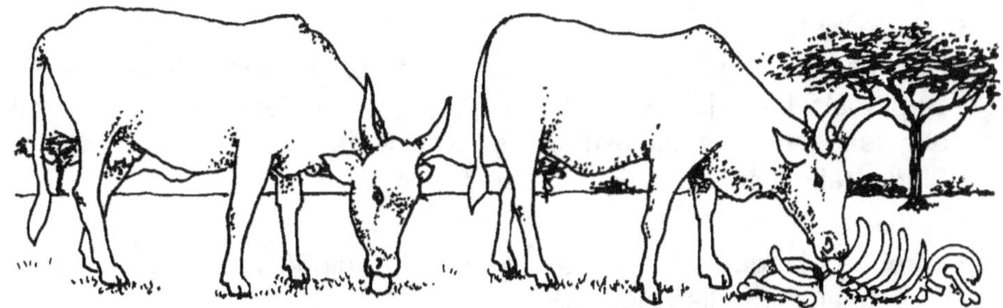

Signe de carence en phosphore.

Que faire ?

- Quelques mélanges simples peuvent apporter assez de minéraux (voir tableau page suivante).

- Laissez les animaux manger autant de ces mélanges minéraux qu'ils veulent.

- Mettez les minéraux dans des récipients pour empêcher les animaux de les répandre et de les gaspiller.

- Essayez d'éviter que la pluie ne tombe sur les minéraux afin qu'ils ne soient pas dissous.

- Faites pâturer les animaux là où le sol et les plantes sont riches en minéraux, au moins une partie de l'année. Sur les collines, il arrive par endroits que les minéraux aient été délavés, les éleveurs amènent alors leurs animaux pâturer dans les vallées.

Carence en sel

- Donnez environ 500 g de sel par 100 kg d'aliments aux animaux. Les dromadaires ont besoin d'environ 1 kg de sel par semaine : c'est à peu près 8 fois les besoins d'un bœuf ou d'un mouton. Les volailles trouvent seulement la moitié de leurs besoins dans leur alimentation normale : donnez-leur en plus 2 g de sel par kg d'aliment.

Cet éleveur, au Kenya, utilise un vieux pneu pour donner des minéraux au bétail. Coupez en deux un vieux pneu et mettez dedans un mélange minéral.

- Donnez de petites quantités de sel à la fois. **Ne donnez pas une grande quantité de sel le même jour aux animaux qui n'ont pas de sel d'habitude**. Cela peut les rendre très malades, les perturber et faire apparaître d'autres maladies.

- Amenez les animaux dans des pâturages salés.

- Donnez à lécher aux animaux un bloc de sel. C'est un bon moyen de leur donner du sel mais il est cher.

Carence en phosphore

- La farine de viande permet de prévenir la carence en phosphore, de même que quelques aliments, comme le tourteau de graines de coton, très riche en phosphore.

- Là où les animaux manquent souvent de phosphore, mettez de l'engrais phosphoré sur les champs pour que les plantes soient plus riches en phosphore.

Carence en fer

- Donnez du fer supplémentaire aux porcelets qui vivent enfermés.

- La plupart des sols, surtout les sols rouges, contiennent du fer. Mettez donc de la terre à la disposition des porcelets.

- Sinon, faites-leur des injections de fer.

Carence en iode

- Là où le manque d'iode pose un grave problème, vous devez donner de l'iode aux femelles pleines.

- Le plus simple est de donner du sel auquel on a ajouté de l'iode.

248

Mélanges simples pour apporter assez de minéraux.

Mélange 1	Mélange 2	Mélange 3	Mélange 4	Mélange 5
1 g environ de cendre de bois mélangé à la nourriture par 10 kg vif	2 parts de sel 2 parts de farine d'os* ou d'os broyés	2 parts de sel 2 parts de farine d'os 1 part de phosphate	2 parts de sel 2 parts de farine d'os 1 part de chaux	1 part de sel 4 parts de cendre

* La farine d'os est une poudre d'os séchés.

La typhose aviaire, ou la salmonellose aviaire

Les **volailles** peuvent être atteintes de typhose aviaire. L'**homme** peut être contaminé en mangeant des œufs insuffisamment cuits.

Les signes

La maladie commence entre 4 et 7 jours après l'infection. **La maladie est grave** là où elle était absente auparavant.

✦ Quelques volailles meurent avant d'avoir des signes de maladie.

✦ Certaines volailles, fatiguées et faibles, ont une forte fièvre. Elles se tiennent les ailes tombantes, les yeux clos. Leurs plumes sont rêches et leur crête est rouge sombre. Elles arrêtent de manger mais boivent beaucoup. Elles ont une diarrhée jaune, brune ou verte, qui sent mauvais (p. 141, 243).

✦ Beaucoup meurent en 2 à 7 jours.

Parfois, **la maladie n'est pas grave** et dure longtemps. La plupart des volailles ont cette forme de maladie là où la maladie est fréquente.

✦ Certaines volailles meurent en 2 à 4 semaines, d'autres guérissent mais restent porteuses.

La transmission

Les volailles attrapent la maladie par contact direct avec des volailles infectées ou à partir d'aliments, d'eau ou d'objets contaminés par les excréments de volailles infectées, ou encore à partir de cadavres. L'homme répand l'infection avec ses vêtements et ses pieds. L'œuf peut aussi transmettre l'infection. La typhose aviaire est due à une bactérie (*Salmonella gallinarum*).

Que faire ?

• La furazolidone et d'autres médicaments sont efficaces (p. 360).

• Mettez le médicament dans l'eau de boisson aussitôt que la maladie apparaît.

• Il est difficile de lutter contre la typhose aviaire sans l'aide de techniciens expérimentés. Si des volailles malades semblent avoir la typhose aviaire, il vaut mieux les tuer. Cuisez-les bien avant de les manger. Enterrez toutes les parties qui n'ont pas été cuites ou mangées pour empêcher l'infection de se propager.

• Il existe un vaccin.

La maladie de Johne, la paratuberculose

La maladie de Johne n'apparaît que dans les endroits frais et humides. Les **bœufs**, les **buffles**, les **dromadaires**, les **moutons** et les **chèvres** peuvent être atteints.

Les signes

L'animal est infecté quand il a moins de 6 mois et tombe malade après l'âge de 2 ans.

✦ L'animal produit moins de lait et maigrit lentement bien qu'il mange normalement.

✦ Il a la diarrhée de temps en temps, puis au bout de 1 ou 2 mois la diarrhée devient liquide et constante. Les excréments sentent mauvais.

✦ Habituellement, l'animal ne guérit pas. Après 2 à 6 mois, il devient faible. Il tombe dans le coma et meurt.

Les **moutons** attrapent rarement la maladie de Johne et ne tombent malades qu'après l'âge de 3 ans. Ils maigrissent beaucoup et ont le poil piqué. Puis, ils ont la diarrhée et meurent en quelques jours.

Chez l'**animal mort**, des parties d'intestins sont épaissies.

La transmission

Les animaux sont infectés par la nourriture, l'eau ou le lait contaminés par les excréments d'animaux infectés. Généralement les animaux infectés ne sont pas malades. La maladie de Johne est due à une bactérie *(Mycobacterium paratuberculosis)*.

Que faire ?

Il n'y a pas de traitement contre la maladie de Johne.

La prévention

• Isolez les animaux malades. Abattez-les pour leur viande avant qu'ils n'aient contaminé les autres animaux. Les animaux nouveau-nés d'une mère infectée sont généralement infectés. Tuez-les avant qu'ils ne tombent malades. Evitez d'acheter des animaux malades (p. 47).

• Evitez que des excréments infectés n'arrivent dans les aliments ou dans l'eau. Placez les mangeoires en hauteur.

• Nettoyez les lieux où les animaux infectés ont séjourné avec un désinfectant fort (p. 350). Chaulez ou épandez des scories de déphosphoration sur les pâturages contaminés. **Les pâturages seront sains au bout d'un an.**

• Les techniciens expérimentés peuvent vacciner les animaux, mais c'est souvent inutile. On ne vaccine alors que les veaux de moins de 1 mois.

L'entérite hémorragique de l'agneau

Seul, l'**agneau** de moins de 2 semaines peut être atteint d'entérite hémorragique.

Les signes

✦ L'agneau a des douleurs abdominales. Son dos est voûté et ses membres sont raides.

✦ Il a une diarrhée jaunâtre, parfois avec du sang. Il meurt rapidement.

Chez l'**animal mort**, les intestins sont d'un rouge très foncé et certaines parties sont parfois collées.

La transmission

Les agneaux sont infectés par le sol ou par les mamelles de leur mère. L'entérite hémorragique des agneaux est due à des bactéries qui vivent dans le sol (*Clostridium perfringens* type B). Elles produisent un poison qui cause la maladie.

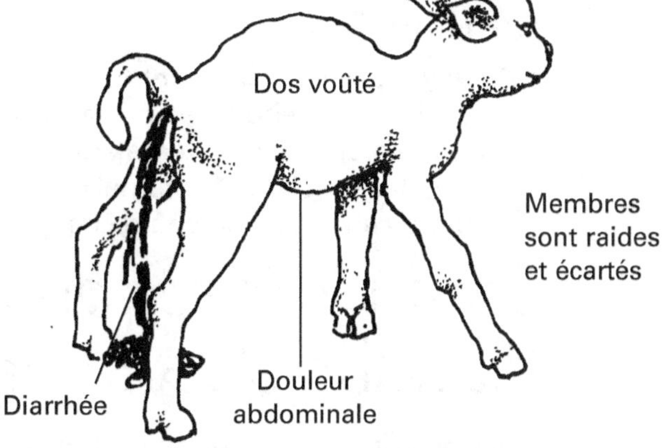

Signes de l'entérite hémorragique de l'agneau.

Que faire ?

• Des antibiotiques peuvent être efficaces s'ils sont donnés assez tôt. Mais ils ne le sont pas si la diarrhée a commencé et qu'elle contient du sang.

La prévention

• Si quelques animaux d'un troupeau sont atteints d'entérite hémorragique de l'agneau, donnez un antibiotique comme de la tétracycline (p. 363) à ceux qui sont encore sains pour leur éviter d'être malades.

• Il existe un vaccin efficace contre l'entérite hémorragique des agneaux (ce vaccin est souvent mélangé au vaccin contre l'entérotoxémie, p. 158). Vaccinez les mères pleines, un peu plus de 1 mois avant la date de mise bas prévue soit 3-4 mois après la saillie.

• Les nouveau-nés s'immunisent en buvant le colostrum de leur mère.

La maladie des muqueuses, la diarrhée virale bovine

Seuls les **bœufs** sont atteints de maladie des muqueuses.

Les signes

La maladie des muqueuses et sa forme légère, appelée diarrhée virale bovine (BVD-MD), sont des maladies complexes qui ressemblent à la peste bovine (p. 309) mais, généralement, seuls un ou deux animaux sont malades en même temps. Vous aurez besoin de l'aide d'un technicien expérimenté pour éliminer et combattre cette maladie.

✦ Certains animaux atteints de maladie des muqueuses mettent bas des jeunes qui ne voient pas bien ou qui ont des membres déformés.

La transmission

Les adultes sont infectés par l'air. Les vaches pleines infectent leur fœtus. La maladie des muqueuses est due à des virus *(Pestivirus)*.

Que faire ?

Il n'y a pas de traitement contre la maladie des muqueuses ni contre la diarrhée virale bovine. Les vaccins sont difficiles à utiliser et vous aurez besoin d'aide. Là où la maladie pose un problème, les techniciens expérimentés vaccinent les femelles 2 à 3 semaines avant leur saillie. La lutte contre cette maladie coûte cher.

La pullorose, ou diarrhée blanche des poussins

Les **poussins** sont atteints de pullorose.

Les signes

✦ Les poussins de moins de 20 jours deviennent brusquement fatigués et faibles.

✦ Ils se tiennent les ailes basses et les yeux clos. Leurs plumes sont rêches. Ils crient tout le temps.

✦ Beaucoup ont une diarrhée blanc grisâtre. Les plumes autour de l'anus se couvrent d'excréments.

✦ Beaucoup tombent dans le coma et meurent à l'âge de 10 à 20 jours.

✦ Certains guérissent mais sont porteurs de l'infection.

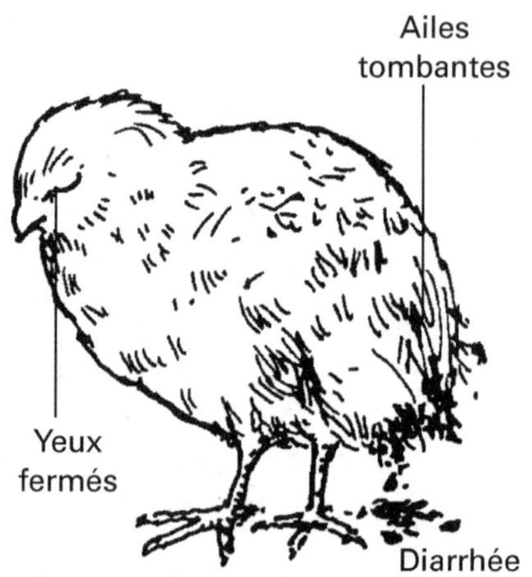

Signes de la pullorose.

La transmission

Les poussins sont infectés par les œufs à l'éclosion ou par contact direct avec des volailles infectées ou des objets contaminés. Beaucoup de volailles guéries sont porteuses et peuvent pondre des œufs infectés. La pullorose est causée par une bactérie *(Salmonella pullorum)*.

Que faire ?

La maladie est difficile à guérir. Les techniciens expérimentés doivent faire des prélèvements de sang pour identifier l'infection.

• Tuez les animaux malades et cuisez-les bien avant de les manger.

• Enterrez toutes les parties qui n'ont pas été cuites ni mangées pour empêcher l'infection de se propager.

La salmonellose

Les **volailles** et les **autres animaux** ainsi que l'**homme** (p. 6) peuvent être atteints de salmonellose. Il existe plusieurs types de microbes, qui provoquent des signes différents et il est difficile de savoir si la salmonellose est responsable de la maladie sans faire appel à un technicien expérimenté et à des tests de laboratoire compliqués. Les salmonelloses rendent les animaux malades, surtout dans les endroits frais et humides, là où ils sont enfermés ou en collectivité. Les animaux vivant toujours au pâturage ont rarement une salmonellose.

Les signes

Les animaux sont malades en général quelques jours après avoir été infectés.

✦ Les **adultes** ont souvent une forte fièvre. Ils ont une forte diarrhée liquide qui sent mauvais, avec du sang ou du mucus dans les excréments. Les femelles pleines avortent souvent.

✦ Les **animaux âgés de 1 mois environ** ont souvent une forte fièvre. Ils ont une diarrhée liquide qui sent très mauvais, avec du sang ou du mucus dans les excréments. Ils se déshydratent. Ils peuvent tousser et avoir une respiration rapide. Certains ont les articulations chaudes et enflées, et des tissus morts noirs aux extrémités des oreilles et de la queue.

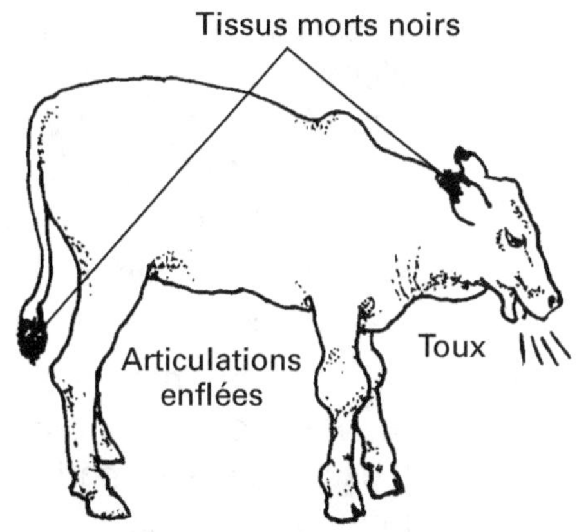

Signes de salmonellose.

✦ Les **animaux âgés de 1 à 14 jours** ont souvent une forte fièvre. Leurs excréments sont pâles, brun blanchâtre et contiennent du sang. Ils titubent, tombent dans le coma et meurent en 1 à 7 jours sans traitement.

✦ Les **animaux** peuvent avoir à **tout âge** des formes très graves de salmonellose et mourir rapidement. Tous les animaux mettent longtemps à guérir s'ils ne sont pas traités.

Les **chevaux**, les **ânes**, les **mulets** et les **dromadaires** sont rarement touchés. Mais si les dromadaires sont atteints, ils ont une maladie grave et meurent souvent.

Les **porcs** ont souvent des taches rouge foncé sur la peau de l'abdomen.

Les **volailles** ont principalement deux types de salmonellose : la pullorose (p. 252) et la typhose aviaire (p. 249). Ces deux maladies provoquent une diarrhée chez l'animal et peuvent entraîner sa mort. D'autres types de salmonellose peuvent aussi causer une diarrhée.

La transmission

L'infection vient d'aliments ou d'eau contaminés par des excréments d'animaux ou d'hommes infectés. Les animaux adultes sont plus souvent malades s'ils sont stressés.

La salmonellose est due à une bactérie (*Salmonella* sp.). Beaucoup de maladies dues à ces bactéries sont appelées « paratyphoïdes ».

Que faire ?

- Traitez aussitôt que possible.
- De nombreux antibiotiques sont efficaces (p. 356).
- Vous pouvez donner des médicaments par injection, par la bouche ou les mettre dans l'aliment ou l'eau de boisson.
- Donnez des solutions de réhydratation (p. 384) aux animaux jeunes gravement atteints et déshydratés.

La prévention

- Eloignez les animaux sains des animaux malades. Il est difficile d'empêcher la salmonellose de se propager parce que certains animaux infectés ne montrent pas de signes de la maladie : ils sont cependant porteurs de la maladie et peuvent rester infestés pendant plusieurs mois et transmettent la salmonellose à d'autres animaux.

- Evitez la contamination de l'eau et de la nourriture par les excréments d'animaux qui peuvent être infectés.

- Il est difficile de lutter contre la salmonellose. Les techniciens expérimentés peuvent identifier les microbes en examinant des échantillons d'excréments et parfois vacciner les animaux. Mais c'est compliqué et rarement efficace.

24 Les maladies de la reproduction et de la mamelle

Ce chapitre concerne les problèmes courants de la reproduction et de la mamelle mais il en existe d'autres, comme la leptospirose (p. 303) et la dourine (p. 318).

Les femelles ne sont pas en chaleur au moment attendu

En général, si une femelle n'a pas de chaleurs, c'est qu'elle est pleine (p. 52). Les femelles bien séparées des mâles, qui ne sont pas stimulées, ne montrent pas non plus de signes de chaleurs. Cela peut parfois rendre difficile le diagnostic des chaleurs. Certaines femelles sont en chaleur pendant une courte période ou durant la nuit quand personne ne les voit. Les femelles n'ont pas de chaleurs quand elles sont mal nourries et maigres, quand elles ont beaucoup de vers parasites ou une autre maladie.

Que faire ?

• Donnez une meilleure alimentation ou des médicaments contre les vers parasites (p. 369). Si les animaux sont maigres c'est souvent parce qu'ils ont des vers parasites et sont mal nourris.

• Maintenez les femelles assez près d'un mâle pour qu'elles le voient et le sentent. Ou gardez-les avec le mâle qui peut les saillir lorsqu'elles l'acceptent.

• Les techniciens expérimentés peuvent sentir les ovaires. Ils utilisent parfois des hormones pour faire venir de nouvelles chaleurs. Si ces médicaments sont donnés par erreur à des femelles pleines, ils peuvent les faire avorter.

• Chez les **brebis** et les **chèvres**, en dehors de la saison sexuelle, l'effet du mâle peut être efficace. Les mâles sont retirés et gardés hors de tout contact avec les troupeaux de femelles pendant au moins 3 semaines. Puis, ils sont remis avec celles-ci, en comptant au moins 1 mâle pour 25 femelles.

• Mettez une **truie** en chaleur avec d'autres que vous voulez faire venir en chaleur. Mettez un verrat adulte là où les truies peuvent le voir et le sentir. Mettez pendant quelques jours de l'urine d'un verrat dans le parc des truies.

Les femelles saillies ne deviennent pas pleines

Parfois un reproducteur mâle est stérile : aucune des femelles qu'il a saillies n'est pleine.

Que faire ?

• Vérifiez si le mâle a de la fièvre, s'il est bien nourri et s'il n'est pas maigre.

• Vérifiez qu'il n'a pas trop de femelles à saillir.

• Si un reproducteur mâle est malade et a de la fièvre, attendez environ 2 semaines après la fin de la fièvre avant de le laisser saillir à nouveau.

• Si un reproducteur mâle a rendu certaines femelles pleines et pas d'autres, il est probable que ces dernières femelles n'ont pas été fécondées.

• Souvent, elles n'ont pas été fécondées parce qu'elles ont été saillies à un mauvais moment de leurs chaleurs, surtout trop tardivement.

• Si malgré les traitements donnés par un technicien expérimenté et plusieurs tentatives de saillies, une femelle n'est pas pleine, il vaut mieux l'éliminer de la reproduction (par exemple l'engraisser s'il le faut et l'abattre pour sa viande).

Les femelles sont trop souvent en chaleur

Il arrive qu'une femelle soit en chaleur plus souvent que la normale et que ses chaleurs soient très marquées. C'est en général dû à une maladie des ovaires : l'ovaire produit trop d'hormones sexuelles, ce qui déclenche ce comportement anormal. Les techniciens expérimentés peuvent examiner les ovaires et parfois utiliser des hormones pour traiter le problème.

Les avortements

Les femelles peuvent avorter après un traumatisme, un stress, de la fièvre, la consommation d'aliments moisis ou à la suite d'anomalies génétiques. Certaines femelles avortent à cause d'une infection, qui peut être dangereuse pour d'autres femelles pleines. Il arrive que plusieurs femelles avortent en même temps.

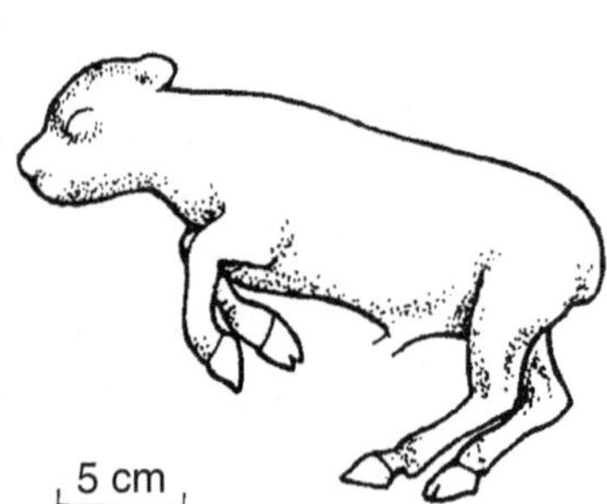

Fœtus mort.

Les avortements multiples

Même pour un technicien expérimenté, il est difficile de trouver la cause d'un avortement. En cas d'avortement multiples ou répétés, il doit prélever le placenta, des échantillons de sang et le fœtus lui-même.

Que faire ?

- Isolez des autres animaux une femelle qui avorte. Surtout, gardez-la séparée des autres femelles pleines.
- Conduisez les animaux sains dans un endroit propre. Le sol où l'avortement a eu lieu peut être infecté.
- Enterrez ou brûlez un fœtus mort ainsi que son placenta.
- Nettoyez l'endroit où il a été expulsé et lavez-vous.
- Si une seule femelle avorte, c'est probablement qu'il ne s'agit pas d'une infection.
- Si plusieurs femelles avortent, c'est souvent qu'il y a une infection.
- Vérifiez si la femelle qui avorte a de la fièvre ou paraît malade :
– si c'est le cas : traitez-la avec un antibiotique (p. 354).
– si ce n'est pas le cas : surveillez de près la venue de signes de maladies.
- Vérifiez s'il y a plus d'un animal atteint :
– si c'est le cas : traitez les animaux malades et ceux qui ont été en contact avec eux avec un antibiotique.
– si ce n'est pas le cas : surveillez les signes de maladie chez les autres animaux du troupeau mais ne les traitez pas.

La brucellose

Les **bœufs**, les **moutons**, les **chèvres** et les **porcs** peuvent être atteints de brucellose, les chèvres plus souvent que les moutons. L'**homme** peut être atteint.

Les signes

Les animaux sont malades plusieurs mois après avoir été infectés.

✦ La femelle avorte en général 5 à 6 mois après la saillie. Après l'avortement, le placenta n'est généralement pas expulsé (p. 260).

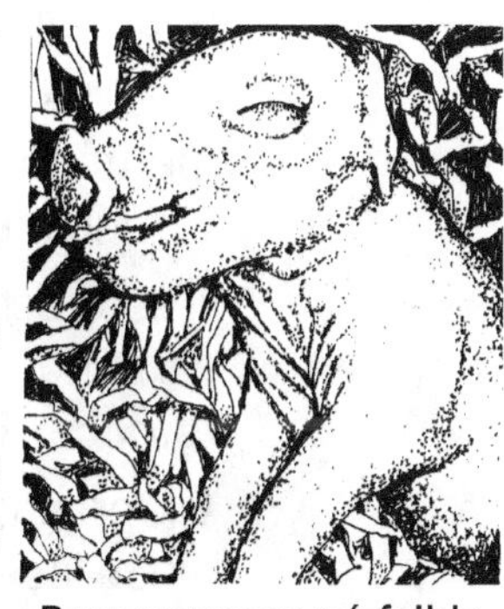

Porc nouveau-né faible.

✦ Son utérus est infecté (p. 259). En général, l'infection est légère, elle dure longtemps et peut rendre la vache stérile. Dans certains cas, elle peut être grave et la femelle meurt.

✦ Quand plusieurs femelles sont atteintes au même moment, quelques-unes avortent. D'autres donnent naissance à des petits morts-nés. D'autres encore ont des nouveau-nés très faibles. Beaucoup ont l'utérus infecté et deviennent infertiles.

✦ Quand les vaches n'ont jamais été infectées et qu'elles arrivent là où la maladie est courante, elles attrapent une forme grave de la maladie et sont nombreuses à avorter en même temps.

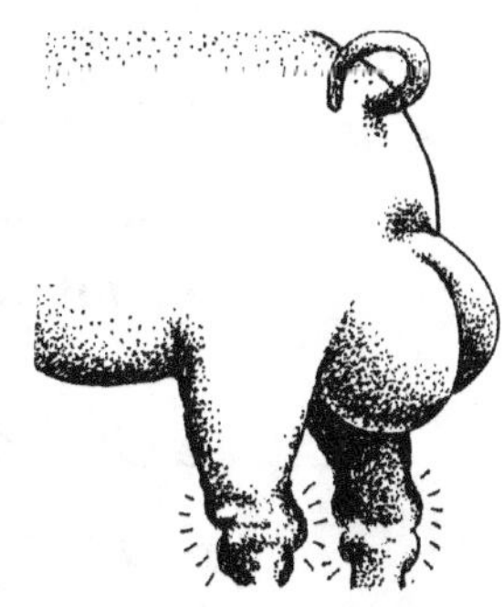

Articulations et testicules enflés.

✦ Les mâles ont souvent les articulations enflées, surtout les genoux. Ils ont aussi les testicules très enflés. Le gonflement dure longtemps. Quand il s'arrête, l'animal est généralement stérile.

La transmission

Les animaux attrapent l'infection par contact direct avec des animaux infectés ou en mangeant de l'herbe ou des aliments contaminés par des animaux infectés. La contamination a lieu généralement par l'intermédiaire des avortons, des placentas et des écoulements du vagin, peu après qu'un animal infecté a mis bas. Les animaux infectés ont souvent la queue couverte d'écoulement, ce qui facilite la propagation de la maladie. L'infection peut se faire aussi à travers la peau ou les muqueuses. La brucellose pose des problèmes dans les grands troupeaux sédentaires. Elle ne pose pas de problèmes chez les animaux élevés sur pâturage extensif, qui peuvent cependant parfois transmettent l'infection sans présenter les signes de la maladie. La brucellose est due à une bactérie (*Brucella abortus* et autres).

Que faire ?

Il n'y a pas de traitement efficace contre la brucellose.

La prévention

• Isolez pendant 3 semaines les vaches qui ont avorté.

• Eliminez tout ce qui a été contaminé, de préférence en l'enterrant.

• Certains font un feu autour de l'endroit où l'avortement s'est produit pour nettoyer le sol.

• Les vaccins contre la brucellose sont efficaces mais leur usage est réglementé. Faites vacciner les femelles vers l'âge de 6 mois si les services vétérinaires l'autorisent.

• Les techniciens expérimentés peuvent détecter les animaux infectés à partir du sang. Eliminez ces animaux. **Les animaux infectés sont dangereux car l'homme peut être infecté en buvant leur lait.**

• Certains Etats ont mis sur pied des programmes de contrôle de la brucellose.

L'écoulement du pénis

Tous les animaux, mais plus particulièrement les **chevaux**, les **ânes** et les **mulets**, peuvent avoir ce problème.

Les signes

✦ Un liquide, souvent blanc jaunâtre, s'écoule du pénis ou du fourreau qui l'entoure (le prépuce).

✦ Les animaux se frottent le pénis sur des objets car il est irrité. Le pénis sort du fourreau.

✦ Les replis du pénis ont du pus et des croûtes cireuses.

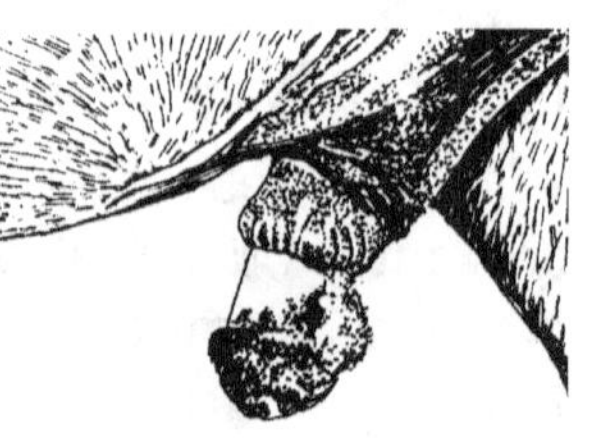

Ecoulement
et croûtes cireuses.

Que faire ?

- Tenez le fourreau d'une main et tirez le pénis à l'extérieur avec l'autre main.
- Nettoyez le pénis à l'eau salée ou savonneuse puis à l'eau propre pour le rincer.
- Mettez un pansement huileux (p. 350) sur le pénis.
- Certains chevaux ont souvent le pénis infecté. Vous devrez recommencer ce traitement 1 mois après. Si l'écoulement ne s'arrête pas, injectez un antibiotique (p. 356).

L'infection de l'utérus, ou métrite

Après la mise bas d'un petit en bonne santé, un liquide clair ou contenant du sang, qui ne sent pas mauvais, s'écoule souvent du vagin. Si le liquide est blanc jaunâtre ou sent mauvais, c'est que l'utérus est infecté : il s'agit d'une métrite. Les femelles ont souvent une métrite peu après la mise bas. Elles attrapent cette infection par la vulve et le vagin, quand la mise bas a eu lieu dans un endroit sale ou quand le placenta n'a pas été expulsé.

Les signes

Dans le cas d'une **infection légère** :

- Un liquide blanchâtre s'écoule de la vulve. Il ne sent pas mauvais.

- L'animal n'a pas de fièvre. Il n'est pas malade.

Dans le cas d'une **infection grave** :

- Un liquide jaunâtre ou brun foncé s'écoule de la vulve. Il sent mauvais.

- La femelle a parfois de la fièvre. Elle tombe très malade et cesse de manger. Parfois, elle est couchée et ne se lève pas. Les microbes produisent un poison puissant dans l'utérus.

- Certaines femelles meurent en quelques jours. D'autres guérissent mais ne peuvent plus avoir de petits : elles sont stériles. D'autres encore guérissent, mais sont difficilement fécondées : elles sont infertiles.

Que faire ?

- Si la femelle a de la fièvre ou si elle a des écoulements et semble malade, traitez-la immédiatement.
- Injectez un antibiotique (p. 356). (Certains déposent à la main un gros comprimé d'antibiotique dans l'utérus mais ce n'est pas le meilleur moyen de traiter une métrite.) Même une infection grave peut être traitée.

La prévention

• Assurez-vous que l'endroit où la femelle met bas est propre et sec. N'utilisez pas toujours le même endroit sans le nettoyer.

• Nettoyez vos bras et vos mains soigneusement au savon et au désinfectant (p. 350) avant d'aider la femelle à mettre bas : vous risquez de l'infecter si vos bras et vos mains sont sales.

• Les femelles ont souvent une métrite après la mise bas parce que le vagin ou le col de l'utérus a été blessé.

La rétention du placenta, ou non-délivrance

Le placenta doit sortir peu après que la femelle a mis bas. Mais il arrive qu'il reste à l'intérieur et se putréfie, ou qu'il pende longtemps de la vulve avec les membranes du fœtus.

Vulve

Placenta et membranes pendent de la vulve

Que faire ?

Pour les **vaches** et les **bufflonnes**, si le placenta et les membranes n'ont pas été expulsés dans les 12 heures qui suivent la mise bas.

• Nettoyez vos bras et vos mains au savon ou avec un désinfectant. (En Afrique du Sud, un désinfectant est fait à partir de la plante *Cotyledon barbeyi*.)

• Enfoncez votre bras dans le vagin et maintenez le placenta.

• Tirez très doucement. Si le placenta vient facilement, faites-le sortir. Sinon, laissez-le en place. Si une partie du placenta pend au dehors, coupez-la.

• Mettez un gros comprimé d'antibiotique (p. 391) dans l'utérus à travers le col.

• Si la femelle a de la fièvre ou paraît malade, injectez un antibiotique (p. 356).

• Encouragez le nouveau-né à téter aussitôt que possible après la naissance. Cela provoque la contraction de l'utérus et l'expulsion du placenta.

• Au Kenya, on donne une boisson à base de *Salvadora persica* aux vaches pour faire expulser le placenta.

Chez les **juments** et les **ânesses**, le placenta est normalement expulsé en moins de 3 heures après la naissance. Il arrive qu'une partie du placenta pende encore de la vulve pendant 4-5 heures avant de tomber.

• Faites un nœud avec les membranes pour empêcher la femelle de marcher dessus. Ne tirez jamais sur le placenta et les membranes, sauf très doucement, sinon vous allez abîmer l'utérus.

• Les techniciens expérimentés font des injections d'antibiotiques et utilisent des médicaments particuliers pour faire sortir le placenta. Les juments peuvent tomber très malades s'il n'est pas sorti au bout de 8 heures.

Le prolapsus du vagin

Les femelles de la **plupart des animaux** peuvent avoir un prolapsus du vagin : leur vagin sort par la vulve. Ce problème est fréquent chez les **bufflonnes**, les **chamelles** et les **dromadaires**, et se reproduit au cours des gestations suivantes. Le prolapsus du vagin se produit en général en fin de gestation, peu avant la mise bas.

Les signes

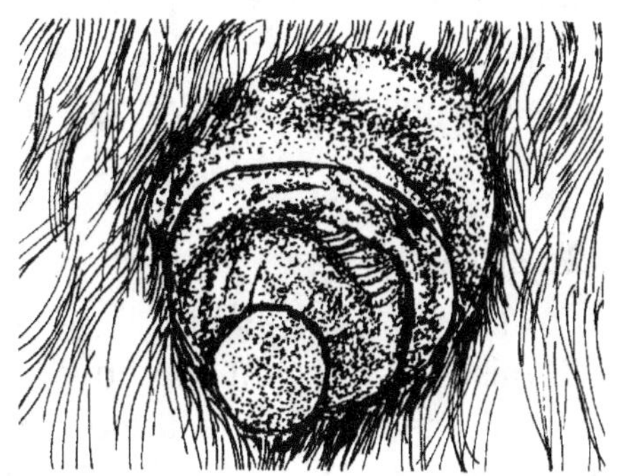
Nettoyez
le vagin extériorisé.

✦ Une grosseur rouge sort de la vulve : c'est le vagin qui a été retourné et poussé à l'extérieur. Ce n'est pas très dangereux pour la femelle, sauf en cas d'infection.

✦ L'infection peut faire avorter la femelle ou la rendre très malade.

Que faire ?

• Nettoyez avec soin la partie du vagin sortie.

• Traitez les blessures avec de la poudre antibiotique ou un pansement pour blessures (p. 350). Les mouches peuvent pondre sur le vagin : vérifiez qu'il n'y a pas de lésions dues aux mouches et traitez-les avec un pansement qui détruit les larves de mouches (p. 354).

• Maintenez l'animal debout, la queue plus haute que la tête. Poussez des deux mains la partie sortie vers l'intérieur.

• Maintenez la vulve fermée quelques minutes. Gardez la femelle debout aussi longtemps que possible. Elle peut repousser le vagin dehors, une fois couchée.

• On peut coudre la vulve pour maintenir le vagin à l'intérieur (p. 78), mais ce n'est pas toujours nécessaire et les points peuvent s'infecter. Ne cousez la vulve, avec un ruban solide, que si le prolapsus se reproduit. **N'oubliez pas d'enlever les points avant la mise bas.**

• Si la femelle est attachée, relevez l'arrière de l'endroit où elle repose.

Le prolapsus de l'utérus

Voir les urgences (p. 76). C'est une urgence. Commencez le traitement immédiatement.

Les plaies des trayons

Les **vaches**, les **bufflonnes** et d'autres femelles ont souvent des plaies des trayons quand elles commencent à être traites peu après la mise bas, surtout si c'est leur première mise bas.

Les signes

✦ Les trayons ont la peau craquelée avec des plaies ouvertes douloureuses. Ces petites craquelures s'infectent à partir des excréments ou du sol. L'infection s'étend d'un pis à l'autre ou d'une femelle à une autre par l'intermédiaire des mains du trayeur.

✦ La mamelle devient enflée et rouge. La femelle s'agite quand on la trait.

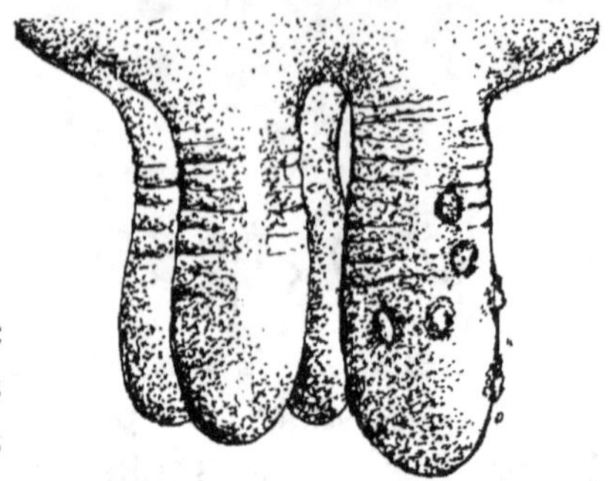

Craquelures et plaies ouvertes.

Que faire ?

• Frottez doucement les trayons avant la mise bas et avant la première traite.

• Contenez bien la femelle pendant la traite. Ne la maintenez pas à sa place par les trayons.

• Si la mamelle est nettoyée à l'eau ou rendue humide par la tétée du veau, séchez les trayons avec un linge propre avant la traite.

• Gardez propre l'endroit où les femelles sont traites.

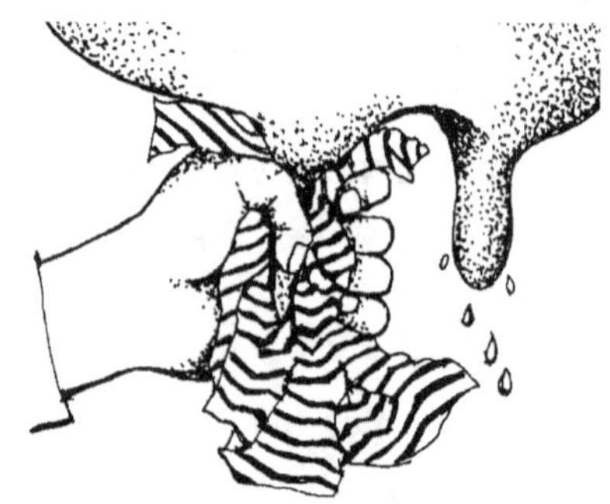

Séchez les trayons
avec un linge propre.

Les mammites

Tous les animaux qui produisent du lait peuvent avoir une infection de la mamelle, ou mammite. Elle est parfois légère et modifie très peu le lait. Elle peut aussi être grave : elle apparaît rapidement et provoque de graves maladies chez les femelles, qui peuvent mourir. Les **brebis** et les **chèvres** ont une mammite grave appelée

Les signes

Les signes apparaissent quelque temps fection, et les femelles donnent parfois moi

✦ Le lait paraît modifié. Il est dilué, décol grumeaux. Il peut être de couleur rose veiné de sang.

✦ Les trayons sont tuméfiés et mous, pa fois craquelés ou blessés.

✦ Les femelles ne se laissent pas traire fa ment.

✦ La mamelle est chaude et rouge. Elle peut aussi être dure ou molle et douloureuse.

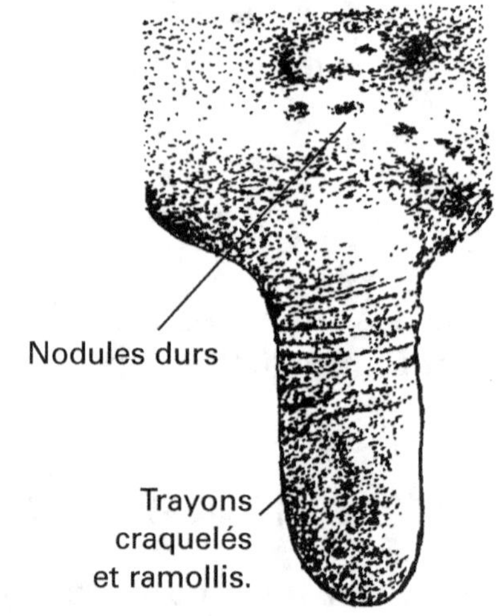

Nodules durs

Trayons
craquelés
et ramollis.

Signes de mammite.

Généralement, un seul trayon est malade.

✦ La mamelle a des nodules durs internes, douloureux quand on les touche.

✦ Dans certains cas de mammites très graves, la mamelle devient bleu sombre à noirâtre. Elle paraît froide au toucher. Ce sont de très mauvais signes : la femelle arrête de manger et tombe très malade.

✦ Certains tests permettent de détecter les mammites avant que les signes n'apparaissent.

La transmission

En général, les femelles sont infectées par l'extrémité du trayon. L'infection peut provenir d'une blessure du trayon ou de la mamelle, ou du sang, surtout si la femelle souffre d'une autre maladie. Les femelles sont infectées quand elles viennent d'avoir un nouveau-né et qu'elles donnent beaucoup de lait. Il arrive que les **truies** aient des mammites quand leurs trayons sont mordus par les dents pointues des porcelets.

Que faire ?

• Traitez aussitôt que possible les mammites visibles.

• Si beaucoup de femelles sont positives au test de dépistage, traitez toutes les femelles après la fin de leur lactation.

• Trayez pour vider la mamelle aussi souvent que possible. Le lait infecté peut propager l'infection à d'autres animaux : évitez de répandre le lait de vaches atteintes de mammite.

• Mettez un antibiotique dans la mamelle. Beaucoup d'antibiotiques sont efficaces (p. 356, 361). Si la mammite est grave, injectez l'antibiotique. Attention : le lait d'une femelle traitée ne peut pas être commercialisé pendant le temps d'attente qui dépend de l'antibiotique utilisé.

• Les femelles à mammites non guéries, à mammites récidivantes ou à quartier fibreux doivent être éliminées.

La prévention

• Tout doit être aussi propre que possible pendant la traite.

• Nettoyez la mamelle et les trayons avant et après la traite. Trempez les trayons dans une solution antiseptique après la traite.

• Nettoyez l'endroit où la femelle est traite.

• Trayez à la fin les femelles qui ont une mammite pour éviter de contaminer les autres.

• Après la traite, gardez les femelles pendant au moins 1 heure dans un endroit propre. Donnez-leur à manger après la traite. Faites-les manger debout. Evitez qu'elles s'étendent sur le sol sale. L'infection pénètre facilement dans la mamelle après la traite : **les trayons ne se ferment complètement qu'environ 1 heure après la traite.**

• Si vous utilisez une machine à traire, contrôlez-la et nettoyez-la régulièrement.

L'agalactie contagieuse, ou agalaxie

Les **moutons** et les **chèvres** sont atteints d'agalactie contagieuse.

Les signes

✦ La mamelle est chaude et douloureuse.

✦ Le lait est épais, vert jaunâtre avec des grumeaux. Il est parfois dilué, avec des grumeaux. Si la maladie dure, la production de lait s'arrête.

✦ La femelle est faible et fatiguée. Elle ne mange plus et a de la fièvre.

✦ Elle avorte souvent en fin de gestation.

✦ Elle a parfois les articulations enflées et boite quand plusieurs articulations sont touchées. Elle peut avoir des abcès sur certaines articulations.

✦ Un liquide clair s'écoule parfois de ses yeux. Elle évite la lumière vive. Le centre de l'œil devient blanc puis rouge. En général, l'œil guérit en quelques jours mais certains animaux deviennent aveugles.

✦ Certaines femelles ont une pneumonie (p. 210) et, dans ce cas, beaucoup d'animaux meurent. Dans les autres cas, la plupart des femelles guérissent.

La transmission

Les animaux sont infectés par contact direct avec des animaux malades, par l'intermédiaire d'objets et de lieux contaminés et aussi par le lait. Les jeunes animaux s'infectent en tétant. L'agalactie contagieuse est due à un mycoplasme *(Mycoplasma agalactiae)*, une sorte de petite bactérie.

Que faire ?

En général, le traitement n'est pas efficace. Vous pouvez essayer d'utiliser un antibiotique comme la tétracycline ou la tylosine (p. 363, 365). Ce traitement est efficace s'il est donné très tôt.

La prévention

• Isolez les animaux malades et désinfectez les bâtiments où ils ont habité.

• Les vaccins ne sont pas toujours efficaces.

• Les techniciens expérimentés utilisent des échantillons de sang ou de lait pour vérifier si les animaux sont porteurs. Cela peut vous éviter de mélanger des animaux malades avec des animaux sains.

25

Les maladies du système urinaire

La lithiase urinaire

La lithiase urinaire est fréquente chez les ruminants mâles (taureaux, béliers et boucs), jeunes ou castrés. Ils ne peuvent pas uriner parce que l'urètre (p. 37) est blessé ou bloqué par des calculs (pierres) faits de minéraux venus de l'urine. Parfois, l'urètre est blessé parce que l'animal a été mal castré.

Les signes

✦ L'animal a mal quand il urine.

✦ Il urine peu ou il n'urine pas : le sol autour de l'animal n'est pas sali par l'urine.

✦ Son poil est piqué. Il ne se couche pas et ne se repose pas. Après quelques jours, l'air qu'il expire sent mauvais. Il peut avoir une forte fièvre.

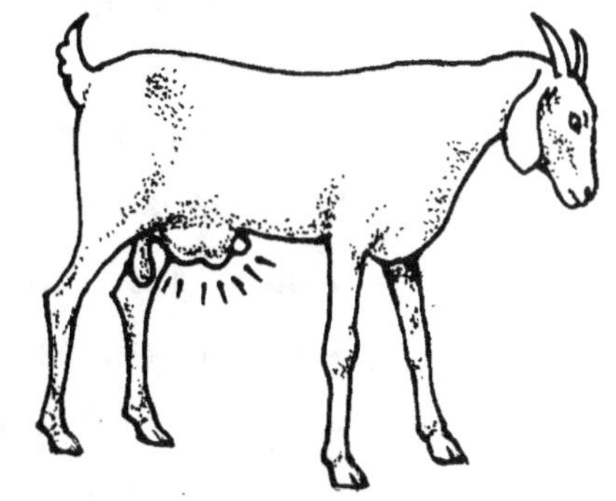

Le fourreau autour du pénis est gonflé.

Que faire ?

• Le traitement et difficile. En général, il vaut mieux tuer l'animal pour sa viande.

• Sa vessie est parfois tellement remplie d'urine qu'elle éclate. L'animal est très malade et meurt. Les techniciens expérimentés peuvent pousser un tube fin par le pénis pour laisser l'urine sortir ou opérer pour réparer les dommages. Cette opération est compliquée et coûteuse.

• Par mesure de prévention, donnez beaucoup d'eau fraîche à boire.

La babésiose

Les **bœufs** et les **chiens** sont souvent atteints par la babésiose, les **buffles**, les **chevaux**, les **ânes**, les **mulets**, les **moutons**, les **chèvres** et les **porcs**, parfois.

Les signes

L'animal est malade 1 à 4 semaines après avoir été piqué par des tiques infectées. L'adulte a une forme plus grave de la maladie que le jeune.

✦ Son urine est rouge.

+ Il est faible et fatigué. Il se déplace peu et mange peu. Il a une forte fièvre. Ses muqueuses sont pâles et deviennent jaunes.

+ Il respire difficilement et rapidement. Son cœur bat fort et très vite. On peut parfois l'entendre en se tenant près de l'animal.

+ Certains animaux meurent après 2 à 4 jours, mais la plupart survivent quelques semaines sans traitement. Certains guérissent longtemps après. D'autres, surtout les bœufs de moins de 6 mois, ont une forme légère de la maladie et guérissent en 3 à 4 semaines.

+ Les animaux qui guérissent continuent à être porteurs. S'ils subissent un stress, ils retombent malades.

Les **chevaux**, les **ânes** et les **mulets** ont généralement une forme légère de la babésiose, surtout les jeunes. Ils peuvent aussi en avoir une forme chronique.

+ Ils ont souvent un peu de fièvre et leurs muqueuses sont pâles, sans autre signe.

+ Ils peuvent avoir les urines rouges et les muqueuses pâles.

Les **chiens** ont en général une forme légère et chronique.

+ Ils ont les muqueuses pâles.

+ Ils sont faibles et fatigués.

+ Ils ont un peu de fièvre pendant quelques jours.

Les chiens qui n'ont jamais eu cette maladie en attrapent une forme très grave quand ils vont là où la maladie est répandue.

+ Ils ont une forte fièvre.

+ Leurs muqueuses sont très pâles et jaunissent.

+ Certains chiens meurent en quelques heures.

Les chiens qui guérissent restent porteurs. Les tiques peuvent propager la maladie à partir de ces chiens. Les animaux sauvages sont également porteurs et peuvent transmettre l'infection par les tiques.

Les techniciens expérimentés font le diagnostic de la babésiose en examinant des frottis sanguins (p. 128) au microscope.

Chez l'**animal mort**, la viande est jaune. Le sang est dilué. Le foie et les ganglions lymphatiques sont gros.

La transmission

Les animaux sont infectés quand ils sont mordus par des tiques infectées (p. 112). La babésiose apparaît surtout en saison humide, quand les tiques sont nombreuses. Chaque espèce animale a un type de babésiose différent : une espèce animale n'attrape pas la babésiose à partir de tiques infectées par une autre espèce animale. La babésiose est due à un protozoaire (*Babesia bigemina* et autres), parfois appelé piroplasme, qui détruit les globules rouges (p. 40).

Que faire ?

• Donnez de l'imidocarbe (p. 361). C'est efficace, mais on utilise souvent l'acétate de diminazène (Berenil, p. 359) parce qu'il agit aussi contre la trypanosomose (p. 316). Plus tôt le traitement est commencé, plus tôt l'animal est guéri.

• Les médicaments efficaces utilisés contre la babésiose sont aussi des **poisons**, surtout pour le cheval et le chien. Ces animaux sont difficiles à traiter car il leur faut des doses élevées qui peuvent les empoisonner. Vous aurez besoin de l'aide d'un technicien expérimenté.

• Pour une babésiose légère, il vaut mieux ne pas traiter, surtout si l'animal est jeune : il va s'immuniser et sera protégé contre une réinfection.

La prévention

• Luttez contre les tiques qui transmettent la maladie (p. 112).

• Il existe des vaccins vivants contre la babésiose, mais leur utilisation est difficile et vous aurez besoin de l'aide d'un technicien expérimenté. Il n'y a pas encore de vaccin efficace facile à utiliser.

• Traitez les animaux qui n'ont jamais eu la maladie avant qu'ils n'aillent dans un endroit infecté. Surveillez les signes de maladie sur les animaux pendant plusieurs semaines après leur arrivée. Traitez-les s'ils tombent malades.

Dans le cas des **chevaux**, des **ânes**, des **mulets** et des **chiens**, il vaut mieux, en général, laisser l'animal s'infecter naturellement et doucement pour qu'il s'immunise. Mais surveillez les signes de maladie. Traitez-le immédiatement s'il est trop malade.

26

Les troubles de comportement et du mouvement

Ce chapitre traite de la plupart des causes de comportement inhabituel mais il en existe d'autres, comme la fièvre de trois jours (p. 296), les infestations par des mouches (p. 172), la tremblante (p. 196).

La boiterie

Tous les animaux peuvent boiter. Les animaux boitent en général parce qu'ils ont un membre blessé, sans fracture complète (p. 73).

Les signes

+ L'animal boîte, il ne marche pas normalement.

+ Il est plus lent que les autres.

+ Il ne s'appuie pas ou s'appuie peu sur le membre blessé. Il n'aime pas être manipulé ni examiné.

+ L'endroit blessé est souvent chaud, enflé et douloureux (inflammation).

Que faire ?

Pour traiter les blessures des membres non fracturés.

• Mettez l'animal au repos jusqu'à sa guérison.

• Faites-le pâturer à proximité de l'habitation.

• Placez un cataplasme sur la partie blessée pendant quelques jours (p. 351). Assurez-vous que le pansement n'est pas trop chaud. Vous devriez pouvoir le manipuler sans effort.

• Les techniciens expérimentés donnent des médicaments particuliers, les corticostéroïdes.

L'arthrite

Tous les animaux peuvent avoir de l'arthrite, c'est-à-dire une inflammation d'une articulation. L'arthrite est parfois causée par une infection. Les nouveau-nés peuvent être atteints lorsque leur sang est infecté à travers l'ombilic peu après la naissance. L'infection atteint les articulations en passant par le sang : il s'agit d'une polyarthrite (p. 269).

Les animaux âgés et ceux qui ont eu une infection grave ont une arthrite chronique qui dure longtemps. Les animaux ont aussi de l'arthrite lorsqu'ils ont certaines maladies graves.

Les signes

✦ L'animal boite d'un membre, qui est douloureux.

✦ L'articulation atteinte est chaude et tuméfiée. L'animal ne peut pas bien plier cette articulation.

✦ Si l'arthrite dure longtemps, l'articulation est tuméfiée, mais n'est pas chaude.

✦ L'articulation peut grincer quand l'animal se déplace. En mettant la main sur l'articulation, on peut sentir les surfaces rugueuses des os grincer l'une sur l'autre.

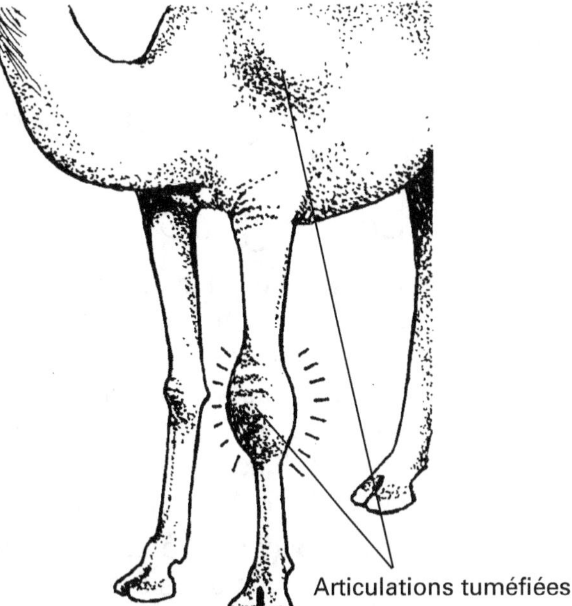

Signes de l'arthrite chez le dromadaire.

Que faire ?

• Les antibiotiques (p. 356) agissent quand l'arthrite ne dure pas depuis trop longtemps. Dans le cas contraire, l'articulation est endommagée et l'antibiotique est inefficace.

• Les techniciens expérimentés peuvent utiliser des médicaments spéciaux qui arrêtent l'inflammation et diminuent la douleur. (Ils donnent des corticostéroïdes, de la butazolidone ou de l'aspirine.)

La polyarthrite, l'omphalophlébite

Les signes

✦ Le nouveau-né boite. Il peut boiter beaucoup et avoir toutes ses articulations tuméfiées. Il ne mange pas, il est faible et fatigué.

✦ Il peut avoir un abcès tuméfié avec du pus autour de l'ombilic.

✦ Parfois ses yeux sont troubles.

Signes de la polyarthrite chez l'agneau.

Que faire ?

• Drainez l'abcès (p. 201).

• Utilisez un antibiotique (p. 356).

• Mettez un antiseptique sur l'ombilic du nouveau-né (p. 62).

L'abcès du pied

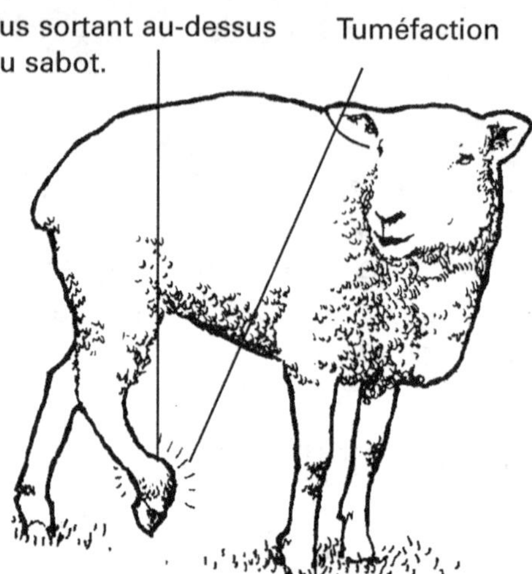

Abcès du pied chez un mouton.

Les signes

✦ L'animal qui a un abcès au pied boite d'un membre. Son pied peut être chaud avec une tuméfaction au-dessus du sabot. Lorsqu'on lui presse le dessous du pied, il a mal. L'abcès peut être profond. Il est dû à une infection qui a pénétré par une fente sous le pied.

Les **chevaux**, les **ânes** et les **mulets** peuvent avoir du pus blanc jaunâtre sortant d'une blessure. Le dessous de leur pied peut être humide, noir et sentir mauvais.

Les **dromadaires** sont souvent blessés par des épines au pied. En général, l'épine est éliminée sans problème. Parfois, il se forme un abcès qui nécessite un pansement (p. 354).

Que faire ?

• Nettoyez le pied entier à l'eau aussi chaude que possible mais dans laquelle vous pouvez mettre la main sans vous brûler.

• Coupez et éliminez les zones sombres ou abîmées sous le pied, surtout s'il y a une fêlure, pour atteindre l'abcès. Lorsque vous l'avez atteint, du pus sort de l'abcès. Le pus des bœufs est en général gris-brun et aqueux, parfois avec un peu de sang.

• Lavez le trou que vous avez fait avec un antiseptique dilué dans de l'eau (p. 350).

• Si l'endroit où vit l'animal est sale, enveloppez le pied dans un bandage pendant quelques jours pour éviter que les saletés n'entrent dans le trou ouvert. Si le pied ne cicatrise pas, mettez un cataplasme (p. 351). Certains éleveurs attachent une peau de chèvre humide autour du pied.

• Injectez un antibiotique ou déposez-le dans la plaie (p. 356).

• Laissez l'animal se reposer quelques jours.

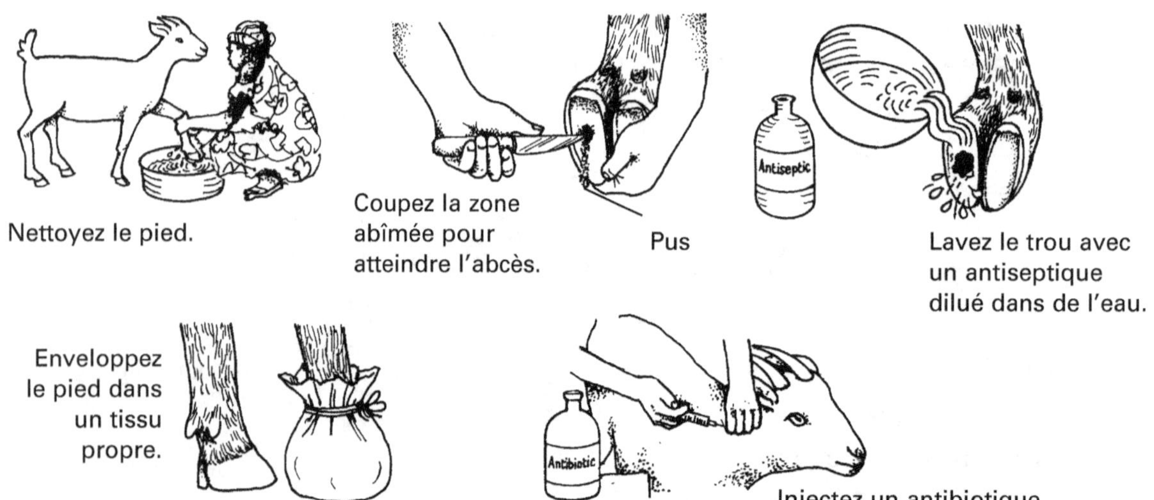

Nettoyez le pied.

Coupez la zone abîmée pour atteindre l'abcès.

Pus

Lavez le trou avec un antiseptique dilué dans de l'eau.

Enveloppez le pied dans un tissu propre.

Injectez un antibiotique.

Le piétin

Le piétin touche surtout les **moutons**, mais aussi les **bœufs** et les **buffles** et parfois les **chèvres**. C'est une maladie qui n'atteint que les animaux qui vivent dans des endroits humides.

Les signes

✦ L'animal boite beaucoup d'un ou de plusieurs membres.

✦ Une tuméfaction apparaît entre les deux onglons et parfois plus haut sur le membre. Il y a de la chair morte entre les deux onglons, qui semble croûteuse. La chair morte est parfois très profonde.

✦ Le piétin est rarement grave mais il rend l'animal malade. Il a de la fièvre et maigrit.

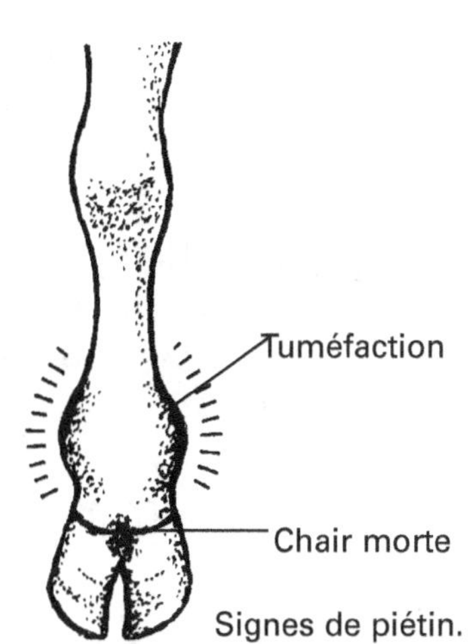

Signes de piétin.

La transmission

La transmission se fait par le sol où des animaux infectés ont séjourné. Le piétin est dû à des bactéries (*Fusobacterium necrophorum* et autres).

Que faire ?

• Isolez les animaux gravement atteints.

• Lavez les pieds, surtout entre les onglons. Utilisez de l'eau chaude si possible (aussi chaude que vous pouvez le supporter). Mettez un antiseptique dans l'eau (p. 350).

• Coupez les parties pourries du sabot.

• Pour des bœufs, déposez un produit caustique (p. 391) avec une baguette ou une plume sur les parties attaquées entre les onglons.

• Appliquez un antibiotique en bombe ou en poudre sur la partie nettoyée des chairs mortes.

• Injectez un antibiotique, une injection suffit généralement (p. 356).

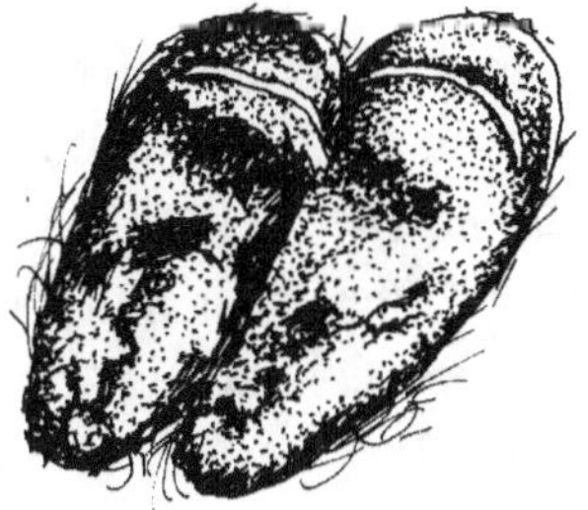

Sabot avant que les parties infectées et pourries aient été enlevées.

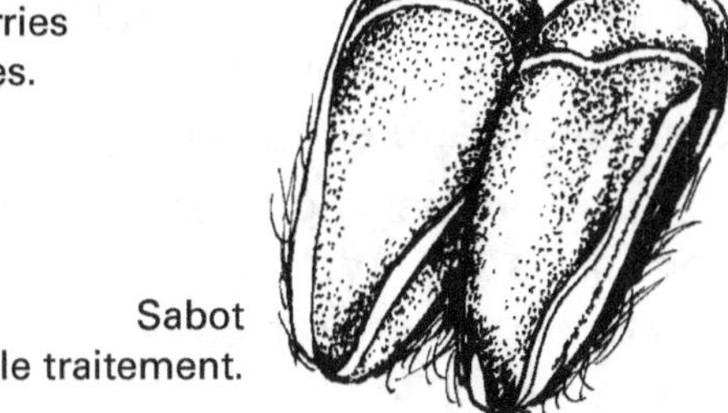

Sabot après le traitement.

Attention

N'utilisez pas de cuivre pour les moutons car ils peuvent s'empoisonner s'ils le lèchent ou s'ils le mangent.

La prévention

• Traitez les animaux aussitôt que possible pour éviter l'extension de l'infection.

• En Afrique de l'Est, on amène les animaux dans des endroits secs en les faisant marcher sur le sable chaud.

• Le vaccin est parfois efficace.

• Des pédiluves peuvent être installés.

La myopathie d'effort, l'azoturie

Seuls les **chevaux**, les **ânes** et les **mulets** sont atteints de myopathie d'effort.

Les signes

L'animal est malade 1 à 4 jours après qu'il commence à travailler.

✦ Il sue beaucoup.

✦ Ses membres postérieurs sont raides. Il ne se déplace pas, même s'il est encouragé à le faire.

✦ S'il est laissé au repos, il peut guérir après quelques heures. S'il n'est pas au repos, il se tient souvent assis sur ses membres postérieurs. Puis il s'effondre et reste couché sur le côté. Il paraît en détresse et essaie de se relever. Il respire vite et peut avoir de la fièvre.

✦ Souvent l'animal urine un peu, avec difficulté, une urine rouge-brun foncé.

Signes de myopathie d'effort.

✦ Si l'animal est au repos, il guérit en quelques jours après l'apparition des signes. Les animaux qui restent couchés longtemps ne guérissent pas. Souvent, ils arrêtent d'uriner et meurent en quelques jours.

Chez un **animal mort**, les gros muscles du membre postérieur incisés sont pâles (comme de la viande cuite). Souvent, la vessie contient de l'urine rouge-brun foncé.

La transmission

Ce n'est pas une maladie infectieuse : elle ne se propage pas d'un animal à l'autre. L'azoturie se produit quand des animaux qui sont restés au repos quelque temps travaillent brusquement beaucoup.

Que faire ?

• Mettez l'animal au repos, mais faites-le tenir debout, même s'il faut l'aider avec une corde pour le soutenir.

• Quand l'animal commence à aller mieux, encouragez-le à marcher, lentement au début.

• Encouragez l'animal à boire autant d'eau que possible. S'il urine normalement, c'est bon signe.

• Il n'y a pas de traitement efficace. Les techniciens expérimentés donnent des médicaments qui peuvent aider l'animal à guérir.

La prévention

• Quand des animaux de travail sont au repos, assurez-vous qu'ils font de l'exercice et qu'ils ne mangent pas trop de grains.

• Après un long repos, faites travailler les animaux progressivement.

Le botulisme

Tous les animaux, y compris les **volailles**, peuvent être atteints de botulisme. Les **poulets** et les **canards** le sont souvent.

Les signes

Généralement, seulement un ou deux animaux sont atteints, mais s'ils manquent de phosphore plusieurs animaux peuvent l'être en même temps (p. 274). Ils sont malades 4 à 5 jours après avoir mangé la nourriture contenant le poison du botulisme.

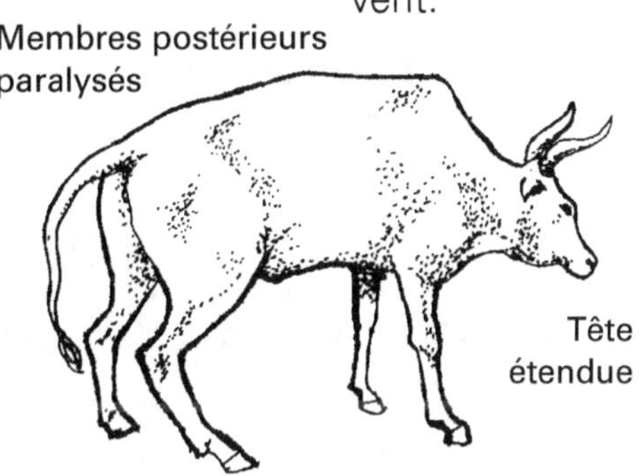

Signes de botulisme.

✦ Les animaux bougent beaucoup mais n'ont pas de fièvre.

✦ Leurs pattes arrière s'affaiblissent puis se paralysent et souvent les animaux s'effondrent. Leurs membres avant, leur encolure et leur tête se paralysent. Les bœufs reposent sur la poitrine, la tête sur le sol d'un côté.

✦ Leur langue est paralysée et pend hors de la bouche. Ils salivent beaucoup. Ils ne peuvent ni mastiquer ni avaler.

Si l'animal a mangé beaucoup d'aliment empoisonné, la maladie apparaît vite. Certains animaux meurent en quelques jours, la plupart après 3 à 5 jours. Certains guérissent en 1 mois environ.

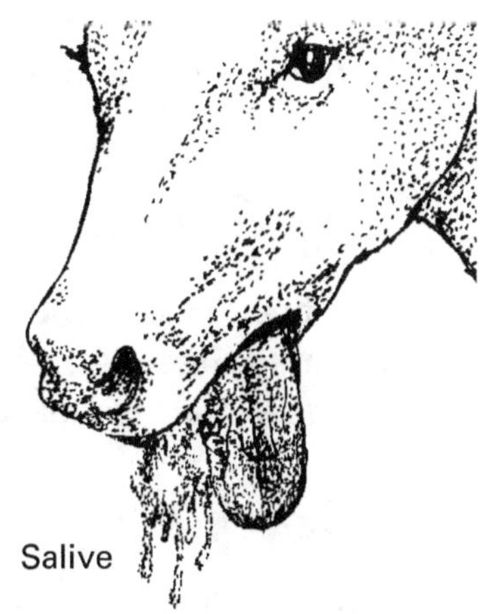

Langue paralysée pendante.

La transmission

Les volailles et les autres animaux s'infectent en mangeant des aliments ou en buvant de l'eau contenant un poison produit par les microbes du botulisme. Ces microbes sont des bactéries *(Clostridium botulinum)*. Ces aliments sont putréfiés ou ont été salis par des excréments ou des cadavres d'animaux atteints ou de rongeurs. L'homme peut avoir un autre type de botulisme, généralement à partir d'aliments mal conservés. Il n'est pas infecté directement par l'animal.

Botulisme et carence en phosphore

Les animaux qui manquent de phosphore ont un comportement anormal : ils mangent tout, même les cadavres, les pierres, les bâtons et les os. Si les os qu'ils mangent ont encore des morceaux de viande qui pourrissent et qu'ils proviennent d'un animal atteint de botulisme, ils vont s'infecter par l'intermédiaire de ces morceaux de viande. Le poison du botulisme est très puissant : un morceau de viande plus petit qu'un doigt peut tuer une bœuf adulte. Là où le sol et les plantes sont pauvres en phosphore, de nombreux animaux sont carencés et mangent des os. Par temps très sec, beaucoup meurent, de nombreux cadavres sont disponibles et beaucoup d'animaux sont atteints de botulisme.

Que faire ?

• Soignez seulement les animaux légèrement atteints. Ils ont de la peine à manger, aussi donnez-leur des aliments mous et humides comme de l'herbe fraîche.

La prévention

• Ne donnez pas d'aliments moisis.

• Assurez-vous que les animaux reçoivent suffisamment de phosphore. Donnez-leur de la farine d'os ou une pierre à lécher contenant du phosphore (p. 248).

• Le vaccin contre le botulisme est efficace. Si un ou plusieurs animaux meurent de botulisme, vaccinez les autres, qui peuvent avoir consommé le même aliment. Là où il existe une carence en phosphore, il est bon de vacciner les animaux chaque année, surtout les bœufs.

La cowdriose, *heartwater*

Les **bœufs**, les **moutons**, les **chèvres** et, rarement, les **chameaux** et les **dromadaires** peuvent en être atteints. La maladie est commune en Afrique et à Madagascar, elle est très rare en Asie.

Les signes

Les animaux sont malades 1 à 4 semaines après avoir été piqués par des tiques infectées.

La maladie est parfois **très grave** et apparaît très vite.

✦ L'animal a soudain une forte fièvre.

✦ Il s'effondre, a des convulsions et meurt en quelques heures.

En général, la maladie est **grave.**

✦ L'appétit diminue. L'animal a une forte fièvre presque jusqu'à la mort.

Il est nerveux et facilement effrayé. Il a des mouvements désordonnés et monte les membres très haut en marchant. Il fait des cercles. Parfois, il charge les gens et les objets. Il grince des dents et lèche ses lèvres.

✦ Il s'effondre, d'abord sur la poitrine, puis sur le côté. Il rue, a des convulsions et meurt en 1 à 7 jours.

Certains animaux ont une forme **légère** de la maladie. C'est le cas habituel des moutons, des chèvres et des jeunes bœufs.

✦ Certains animaux ont la diarrhée, souvent avec du sang.

✦ Ils ont un peu de fièvre, mais peu d'autres signes de maladie.

Chez les **animaux morts**, le sac autour du cœur est plein de liquide. Les moutons et les chèvres ont plus de liquide autour du cœur que les bœufs. La poitrine et l'abdomen ont aussi du liquide. La rate et beaucoup de ganglions lymphatiques sont tuméfiés.

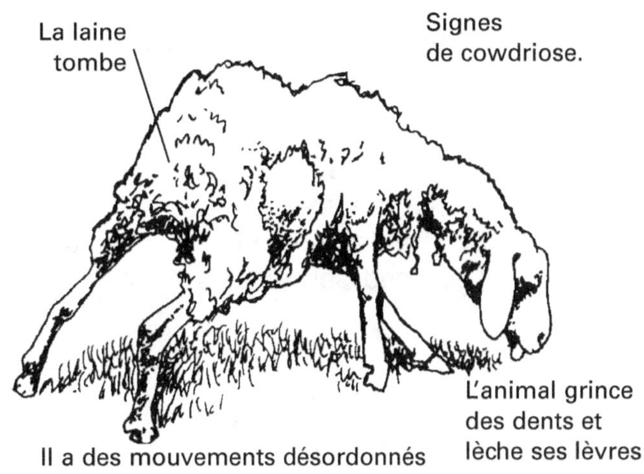

Maladies dont les signes sont voisins : le charbon bactéridien (p. 153), la theilériose (p. 294), l'empoisonnement à la strychnine (p. 333), le tétanos (p. 280) et la rage (p. 277).

La transmission

Les animaux attrapent la cowdriose lorsqu'ils sont mordus par des tiques porteuses *(Amblyomma)* (p. 113). Ils ne sont pas contaminés par contact direct. Les tiques sont infectées par les animaux malades et par des porteurs sains. Ces tiques vivent aussi sur beaucoup d'animaux sauvages qui les infectent parfois.

La cowdriose peut être très grave pour les jeunes animaux nés dans des pâturages ouverts et sans tiques, qui sont amenés en saison sèche dans des pâturages où il y a des tiques. Comme ils ne sont pas immunisés, ils ont une maladie grave. Beaucoup meurent. Les animaux importés de pays où la cowdriose n'existe pas ont souvent une forme grave de la maladie. La cowdriose est due à une rickettsie *(Cowdria ruminantium)*, qui ressemble à une petite bactérie.

Que faire ?

• Le traitement n'est efficace que s'il est suffisamment précoce. La tétra-cycline et d'autres médicaments sont efficaces (p. 363).

• Surveillez les autres animaux du troupeau où il y a un animal malade et traitez immédiatement ceux qui ont de la fièvre.

• La plupart des animaux malades qui ont un comportement anormal, comme marcher en faisant des cercles, vont mourir. Mais vous pouvez aider les autres à guérir (p. 151).

• Les techniciens expérimentés peuvent utiliser certains médicaments pour soigner les animaux.

La prévention

• Luttez contre les tiques qui propagent la maladie.

• Les fourrages ont parfois des tiques : évitez si possible d'utiliser du fourrage qui contient des tiques.

• Il est possible d'immuniser les animaux contre la cowdriose mais c'est compliqué et vous aurez besoin de l'aide d'un technicien expérimenté. L'immunisation se fait en injectant du sang infecté dans une veine. Mais cela rend souvent les animaux malades et il faut les traiter en même temps.

La fourbure

Les **chevaux** et parfois les **ânes** et les **mulets** peuvent avoir une fourbure. Ils sont contaminés s'ils mangent trop de grain ou trop de végétaux verts ou quand ils ont bu trop d'eau froide lorsqu'ils ont encore chaud après avoir travaillé. Parfois, les femelles ont une fourbure en cas de rétention du placenta.

Les signes

✦ L'animal ne se déplace pas. Il reporte son poids d'une patte sur l'autre et il est parfois couché.

✦ Il transpire.

✦ Ses pattes sont chaudes.

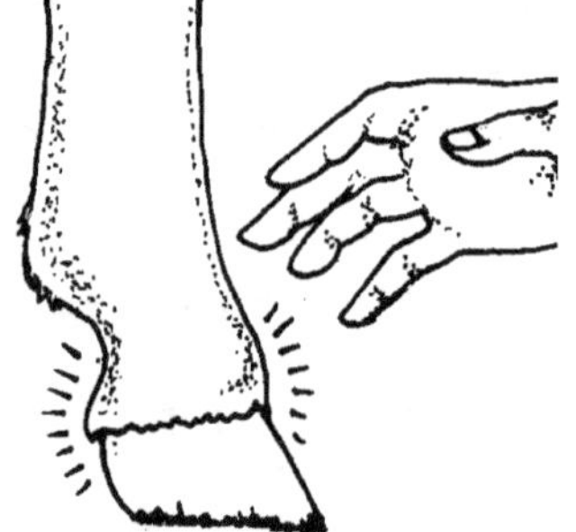

Les pieds des 4 membres ou de 2 membres sont douloureux et chauds.

Que faire ?

• Enlevez l'aliment qui peut être en cause et donnez un autre aliment ou un aliment moins riche pendant quelques jours. Evitez l'excès de grains.

• Donnez un laxatif léger comme du son mouillé (p. 386).

• Refroidissez le pied par un bain prolongé. Mettez l'animal debout dans une rivière ou faites couler de l'eau froide sur le pied posé dans un récipient de métal.

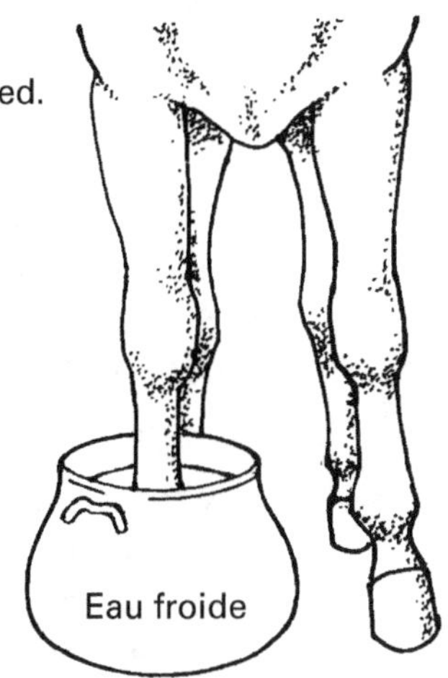

• Faites marcher l'animal autant qu'il peut sur un sol meuble. Faites-lui reprendre le travail progressivement.

• Certains animaux guérissent sans traitement. Les techniciens expérimentés peuvent donner certains médicaments comme des corticoïdes si la fourbure dure trop longtemps.

La paralysie

Il arrive que les **animaux** ne puissent pas bouger toutes les parties de leur corps : c'est la paralysie. Les animaux sont paralysés quand ils sont gravement blessés ou quand une maladie a endommagé leur système nerveux.

Dans la paralysie **rigide**, les animaux paralysés sont droits et rigides. Ils ne peuvent pas bouger leurs membres et vous ne pouvez pas les plier parce qu'ils sont trop raides.

Dans la paralysie **flasque**, les animaux paralysés sont tranquilles et détendus. Ils ne peuvent pas bouger leurs membres mais ceux-ci sont détendus et peuvent être facilement pliés.

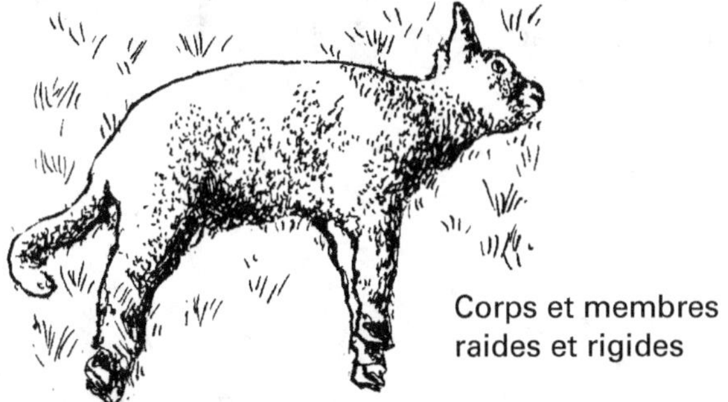

Paralysie rigide.

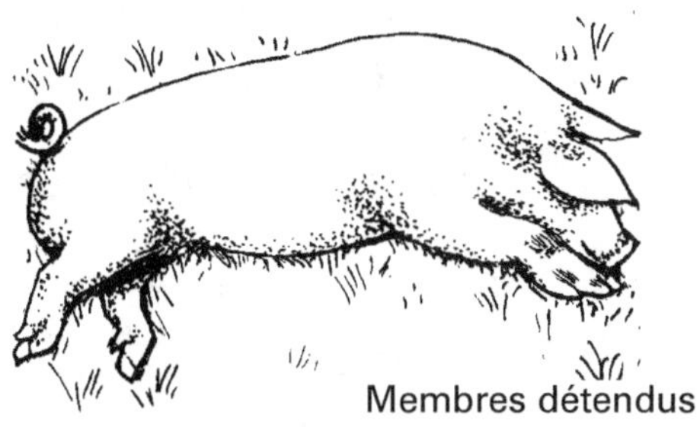

Paralysie flasque.

La rage

Tous les animaux sauf les volailles peuvent être enragés. L'**homme** peut être atteint et en mourir (p. 6).

Attention

On peut vous proposer de vous protéger vous-même ou de protéger votre animal contre la rage par des pratiques magiques ou religieuses. Certains y croient et c'est très dangereux : l'homme et les animaux ne sont pas protégés par ces pratiques. Ceux qui croient qu'ils sont protégés ainsi peuvent ne pas voir un technicien de la santé pour être soigné. Quiconque est mordu par un animal enragé et ne va pas immédiatement se faire soigner par un technicien de la santé peut mourir. Quand quelqu'un présente des signes de rage, il n'y a plus de traitement.

L'**homme** est infecté par la salive d'un animal enragé. Il est infecté s'il est mordu ou lorsque la salive de l'animal pénètre dans son sang par une blessure ou une égratignure. L'animal est souvent fou et agressif. L'infection n'est presque jamais transmise par une autre personne.

• Ecartez les enfants des animaux qui ont un comportement anormal.

• Evitez les animaux qui ont été mordus par un chien et deviennent agressifs. Si vous devez manipuler un tel animal, évitez sa salive. Pour avoir la rage, il n'est pas nécessaire d'être mordu. Vous pouvez l'avoir si la salive de l'animal pénètre par une coupure de votre peau, même légère.

• Nettoyez-vous bien avec un antiseptique fort (p. 350) après avoir manipulé un animal suspect de rage.

Les signes

L'animal tombe malade 1 à 2 mois après avoir été mordu par un animal infecté, rarement plus tôt mais parfois 1 an après. L'animal qui a des signes de rage ne guérit pas. Il est malade quelques jours puis meurt.

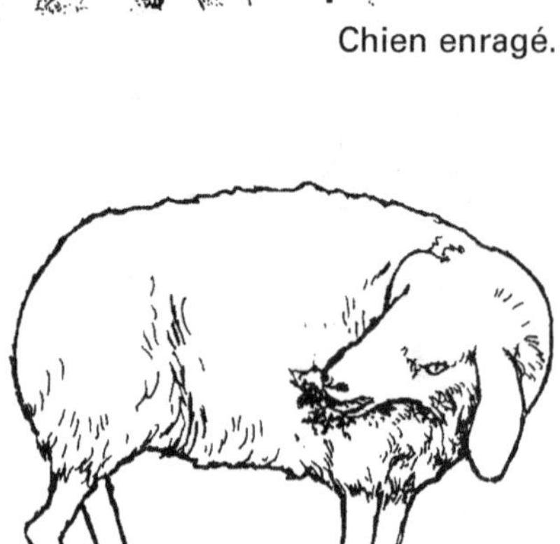

Chien enragé.

✦ La maladie apparaît généralement par étapes mais les signes varient beaucoup. Certains animaux enragés ne sont jamais agressifs, d'autres sont très agressifs tout le temps jusqu'à ce qu'ils s'effondrent et meurent.

Au début de la rage, l'animal a un comportement anormal.

✦ Un animal tranquille peut devenir bruyant ou un animal agressif peut devenir calme.

✦ L'animal ne mange pas et ne boit pas. En général, il n'a pas de fièvre.

✦ Parfois, de la salive sort de la bouche. La salive est infectée avant que l'animal ne paraisse malade.

L'animal mordille la partie de son corps qui a été mordue.

✦ Certains animaux commencent à mordre et à aboyer comme un chien. Certains mordillent la partie de leur corps qui a été mordue. Les mâles peuvent tenter de saillir.

Dans la deuxième période du développement de la rage, certains animaux sont **agressifs**.

✦ Après 3 à 5 jours, l'animal n'a plus peur et devient très agressif. Il mord tout et attaque soudain des hommes, des animaux ou des objets. De la salive sort de sa bouche.

✦ Il a des mouvements désordonnés et sa voix change.

D'autres, au contraire, sont **calmes**.

✦ Après 3 à 5 jours, l'animal est paralysé. Les membres postérieurs et les muscles des mâchoires et de l'encolure sont paralysés d'abord, puis le reste du corps (p. 277). Tous les muscles se détendent. L'animal est calme. Il ne peut ni avaler ni mâcher. De la salive sort de sa bouche.

Ensuite, les animaux qui ont été agressifs et ceux qui ont été tranquilles deviennent inconscients et meurent en quelques heures.

Les **bœufs** atteints s'écartent souvent des autres animaux du troupeau. Ils émettent une plainte continue et basse et grincent des dents. Ils frappent le sol de leur pied et courent sur les gens et les objets.

Les **moutons** et les **chèvres** émettent une plainte en permanence. Ils sont nerveux et excités.

Les **chevaux**, les **ânes** et les **mulets** se roulent souvent sur le sol. Ils grincent des dents et se plaignent beaucoup. Les membres postérieurs se paralysent. Ils s'effondrent et meurent.

Les **dromadaires** et les **chameaux** deviennent nerveux et très sensibles. Ils mordent la queue des autres animaux. Parfois, ils portent la tête haute et foncent, levant les membres plus haut que la normale. Parfois ils sont agressifs envers les gens. Les mâles se conduisent comme pendant la saison de reproduction (p. 51).

Les **chiens** attaquent d'autres chiens et l'homme sans prévenir. Ils mangent des objets bizarres comme des pierres et des morceaux de bois ou de métal. Ils se plaignent d'un son bas. Ils maigrissent beaucoup et rapidement. Certains ont des larmes. En général, ils meurent après avoir été malades 10 jours environ. Les chiens malades pendant plus de 10 jours ont en général une autre maladie que la rage.

Chez l'**animal mort**, rien de visible à l'œil nu n'indique qu'il est mort de rage. Certains chiens ont dans l'estomac des pierres ou des morceaux de bois ou de métal qu'ils ont avalés. Les techniciens expérimentés peuvent examiner au laboratoire le cerveau d'un animal mort pour voir s'il avait la rage.

Maladies dont les signes sont voisins : la babésiose (p. 265), la cowdriose (p. 274) et la theilériose (p. 314). Un animal effrayé, par exemple par un lion, ou mordu par un serpent peut sembler avoir la rage.

La transmission

Les animaux sont infectés par la salive quand ils sont mordus par un animal atteint. Les animaux qui mordent et transmettent la rage sont surtout les chiens, les renards, les loups, les hyènes et les chauves-souris. Le microbe de la rage se déplace de la blessure infectée le long des nerfs jusqu'au cerveau. Plus la plaie est proche du cerveau, plus l'animal est malade rapidement. Les microbes de la rage sont des virus *(Rhabdovirus)*.

Que faire ?

Il n'y a pas de traitement pour la rage. Les animaux atteints de la rage meurent.

N'essayez pas de traiter un animal enragé. C'est très dangereux. Vous pouvez très facilement être infecté par la salive de l'animal.

• Isolez l'animal suspect et soyez très prudent en le manipulant. Quand un animal suspect a mordu quelqu'un, il est bon de le garder vivant pendant quelque temps pour voir s'il avait la rage ou non. Mais attachez bien l'animal ou gardez-le dans un lieu sûr où il ne peut mordre personne. Si l'animal est vivant 14 jours ou plus après, il n'avait probablement pas la rage. Si l'animal meurt, enterrez le cadavre ou brûlez-le (p. 154). Ne le mangez pas.

• Si vous n'êtes pas sûr, ou si vous pensez encore que l'animal a la rage, tuez-le, enterrez ou brûlez son cadavre, ne le mangez pas.

La prévention

• Surveillez les chiens errants. Si un chien est suspect de rage, appelez un technicien expérimenté aussitôt que possible. Tuez le chien et enterrez-le (ou attachez-le pour quelque temps, voir ci-dessus). Si le chien a mordu quelqu'un, amenez la personne mordue chez un technicien de santé pour la traiter aussitôt que possible.

• Lorsqu'un chien, errant ou non, a mordu quelqu'un faites-le examiner par un vétérinaire le plus tôt possible.

• Les vaccins contre la rage sont efficaces : il est rare qu'un animal vacciné soit infecté par un type de virus de la rage contre lequel le vaccin ne protège pas. La vaccination des chiens est utile pour les empêcher de propager la rage aux animaux et aux hommes. (Les scientifiques essayent de fabriquer un vaccin que l'on puisse donner aux chiens avec leur nourriture pour rendre la vaccination facile sans obliger à attraper les chiens.) La vaccination des bœufs est rarement utile sauf si beaucoup sont malades.

• Participez avec les autres éleveurs aux programmes de contrôle de la rage s'il y en a dans votre région.

Le tétanos

Tous les animaux peuvent avoir le tétanos. Les **chevaux**, les **jeunes moutons** et les **chèvres** sont les plus atteints.

Les signes

L'animal est malade 3 à 100 jours après l'infection.

✦ Ses membres sont rigides et l'animal se déplace avec raideur.

✦ Il devient nerveux, surtout lorsqu'il est dérangé.

✦ Les muscles de ses mâchoires et de ses joues se contractent par spasmes et l'animal ne peut ni manger ni boire. Après plusieurs jours, plusieurs muscles se contractent par spasmes et le corps entier se raidit.

✦ La 3e paupière vient devant l'œil.

✦ L'animal a de la peine à respirer.

✦ Après 5 à 7 jours, il a des convulsions, il ne peut plus respirer et il meurt.

Les animaux guérissent rarement du tétanos.

Maladies dont les signes sont voisins : l'empoisonnement à la strychnine (p. 333).

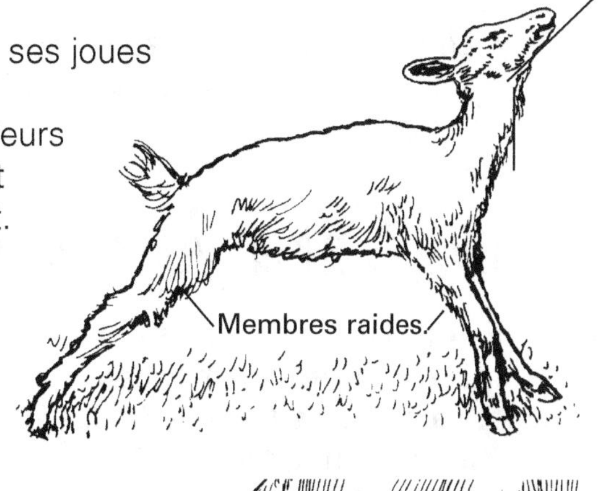

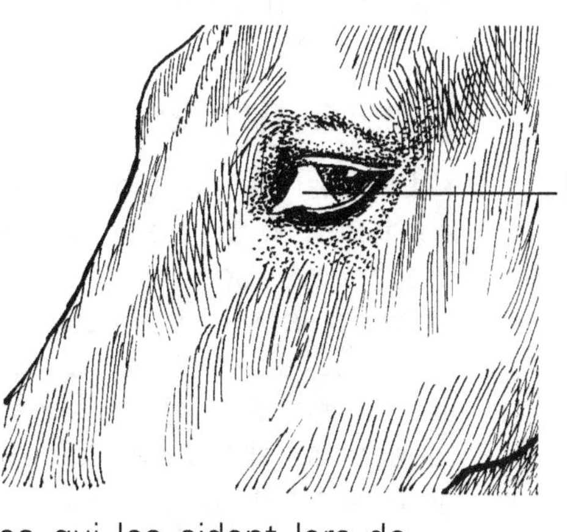

La transmission

Les animaux sont infectés en se blessant. L'infection vient du sol et pénètre dans le corps par une plaie. Les mâles attrapent le tétanos après la castration et les femelles par l'intermédiaire des mains des personnes qui les aident lors de mises bas difficiles. Les chevaux sont souvent atteints à partir de plaies aux pieds et les nouveau-nés par l'ombilic. Les animaux infectés rejettent le microbe du tétanos dans leurs excréments. Ces microbes peuvent vivre plusieurs années dans le sol. Les hommes transportent les microbes du sol sur leurs bras et leurs mains. Le tétanos est dû à une bactérie *(Clostridium tetani)*.

Que faire ?

Le traitement du tétanos est généralement inefficace. Les techniciens expérimentés peuvent utiliser certains médicaments pour aider les animaux à guérir, mais ce n'est pas toujours efficace.

La prévention

• Nettoyez les plaies profondes avec un antiseptique (p. 350). Dans les régions où la maladie sévit, injectez du sérum antitétanique, surtout au cheval.

• Opérez (castrez par exemple) les animaux dans un lieu propre. Stérilisez les instruments utilisés pour les castrations et les autres opérations (p. 71). Dans les régions où la maladie sévit, injectez du sérum antitétanique après l'intervention.

• Nettoyez vos bras et vos mains (p. 55) avant d'aider une femelle à mettre bas.

• Mettez un antiseptique (p. 62) sur l'ombilic des nouveau-nés. L'iode est excellent.

• Le vaccin contre le tétanos est efficace pendant 1 an. La vaccination n'est utile que si le tétanos pose un grave problème ou pour les chevaux de valeur.

La paralysie due aux tiques

La **plupart des espèces**, surtout les **bœufs**, les **dromadaires**, les **chameaux** et les **chiens**, peuvent être atteints. Les **volailles**, surtout les **canards**, sont touchées occasionnellement. L'**homme**, surtout l'enfant, est rarement atteint (p. 6).

Les signes

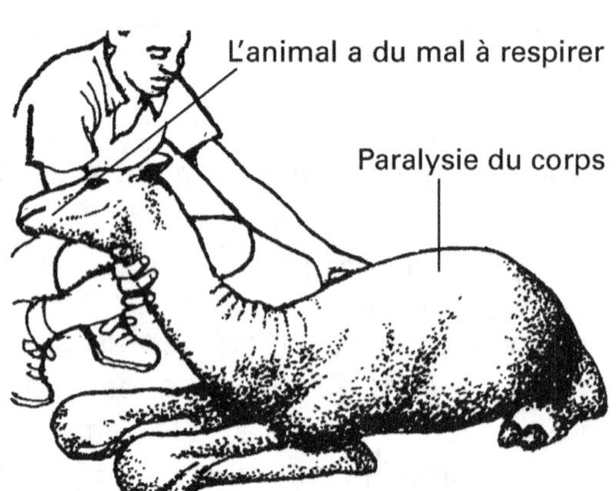

✦ L'animal ne peut pas marcher normalement. Ses membres postérieurs sont d'abord paralysés, puis ses membres antérieurs et le reste de son corps. Les muscles autour de sa poitrine se paralysent et l'animal ne peut plus respirer.

✦ Sa température est plus basse que la normale.

✦ Les chiens vomissent parfois.

✦ L'animal s'effondre et, sans traitement, meurt en 1 à 5 jours.

La transmission

L'animal attrape la maladie quand il est mordu par des tiques. Cette paralysie n'est pas une maladie infectieuse. La salive de certaines tiques est empoisonnée, même une seule tique peut causer la maladie.

Que faire ?

• Enlevez toutes les tiques de l'animal aussitôt que possible (p. 115) et mettez l'animal à l'ombre. Il guérit rapidement après que les tiques ont été enlevées.

• Ecartez les animaux des zones à tiques. En Somalie, là où la maladie existe, les dromadaires sont même enlevés par camion des régions affectées.

• Les techniciens expérimentés peuvent soigner les chiens avec des médicaments spéciaux.

• Luttez contre les tiques par mesure de prévention (p. 113).

27

Les maladies affectant plusieurs parties du corps

La fièvre

Tous les animaux peuvent souffrir de fièvre. Ils ont une forte fièvre lorsque la température de leur corps dépasse de 2 °C la température normale. Ils ont un peu de fièvre si la température de leur corps dépasse d'environ 1 °C la température normale (voir p. 119 les températures normales).

Les animaux ont souvent de la fièvre lorsqu'ils sont infectés par des microbes. La plupart des microbes responsables de maladies donnent de la fièvre. A l'inverse, les vers **ne donnent pas de fièvre** bien qu'ils rendent aussi les animaux malades. Une température trop élevée peut être dangereuse pour les animaux mais la fièvre aide aussi à combattre l'infection. Lorsque le corps est plus chaud qu'il ne l'est normalement, cela accélère les réactions qui s'y déroulent habituellement, y compris les réactions qui aident l'animal à se défendre contre les microbes. La fièvre seule ne permet pas de savoir ce qui ne va pas chez l'animal parce qu'elle est un signe de maladie très commun. Elle avertit cependant que l'animal souffre d'une infection. Avec d'autres signes de maladie, elle vous aide à identifier la maladie.

Les signes

Le corps de l'animal est chaud au toucher. Vérifiez sa température à l'aide d'un thermomètre (p. 118).

+ L'animal semble faible et fatigué (voir p. 112).

+ Son poil est rêche et terne.

+ L'animal mange moins que d'habitude mais boit beaucoup d'eau.

+ Ses yeux sont ternes et son nez est parfois sec.

Que faire ?

• Isolez l'animal qui a de la fièvre des autres animaux du troupeau (p. 93). Protégez-le du soleil et donnez-lui beaucoup d'eau propre à boire.

• Si l'animal a une **forte** fièvre, ne lui donnez aucune nourriture pendant une journée. Observez-le de près pour voir si la fièvre baisse. Lorsqu'elle tombe, donnez une nourriture de bonne qualité à l'animal.

• Cherchez d'autres signes permettant de comprendre pourquoi l'animal a de la fièvre. Si vous trouvez de quelle maladie il souffre, soignez-le dès que possible.

• Si l'animal est malade et a de la fièvre, un antibiotique efficace contre plusieurs maladies (p. 356) peut lui être donné pour détruire les microbes, même si vous ne savez pas exactement de quoi il souffre. Si la fièvre est toujours là après un traitement complet avec cet antibiotique, en général après 3 à 5 jours, il est inutile de continuer le traitement.

La déshydratation

Un animal est déshydraté quand il n'y a pas assez d'eau dans son corps. Les animaux se déshydratent quand :
– ils ont la diarrhée et perdent beaucoup d'eau avec leurs excréments ;
– ils sont malades, surtout si la maladie dure depuis longtemps ou si elle atteint les reins (p. 37) ;
– ils n'ont pas assez d'eau à boire, surtout lorsqu'ils sont malades, ou bien ils ne peuvent pas boire normalement parce que quelque chose empêche l'eau de passer dans leur œsophage ;
– ils ont très chaud (p. 286) ;
– ils perdent beaucoup de sang.

Plus de la moitié du poids d'un animal correspond à de l'eau. Le sang (environ un dixième du poids de l'animal) est presque entièrement fait d'eau. Le reste de l'eau se trouve dans la chair, les entrailles et dans les os. Toute l'eau qui se trouve dans le corps contient du sel, des sucres et d'autres éléments chimiques. **Les animaux perdent de l'eau tout le temps.** Ils en perdent avec les urines et les excréments, par la peau avec la sueur, et dans l'air humide qu'ils rejettent en respirant. Ils perdent encore plus d'eau lorsqu'ils produisent du lait ou mettent bas. **Ils doivent absolument remplacer cette eau perdue** en buvant ou en consommant une nourriture qui contient de l'eau.

Les signes

✦ L'animal a la peau sèche et le poil rêche et piqué.

✦ Ses yeux s'enfoncent dans la tête.

✦ Il veut boire souvent, il est faible et fatigué.

✦ Quand on soulève sa peau, elle ne revient pas à sa place aussi rapidement que d'habitude.

✦ L'animal urine peu ou a une urine très foncée. Il est constipé et ses excréments sont secs.

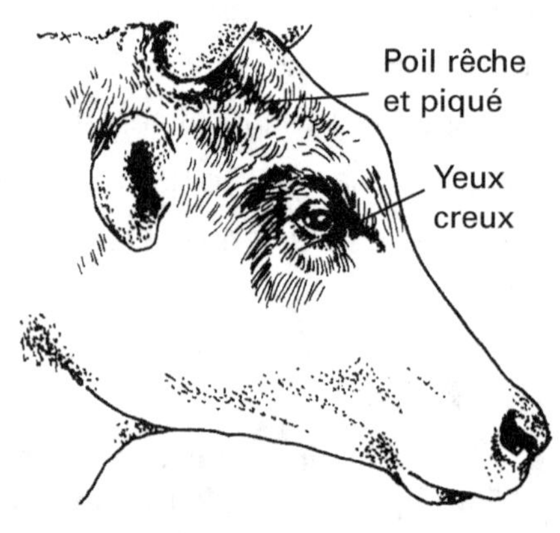

Signes de déshydratation.

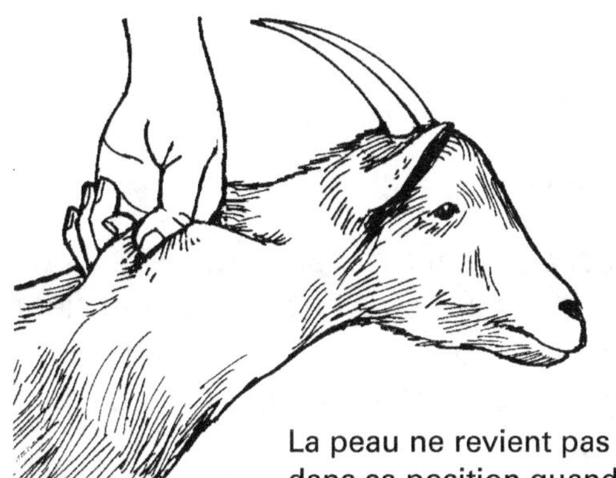

Quand ces différents signes sont visibles, l'animal a sans doute déjà perdu environ un dixième de l'eau contenu dans son corps (pour un grand bovin, cela représente à peu près 20 à 30 litres).

La peau ne revient pas aussi vite que d'habitude dans sa position quand on la soulève.

Que faire ?

- Donnez beaucoup d'eau à boire à l'animal. Mieux, donnez de l'eau contenant du sel et du sucre. Voir les solutions de réhydratation (p. 384).
- Traitez-le rapidement contre la diarrhée (p. 228).

La prévention

- Ne faites pas pâturer les animaux trop loin d'un point d'eau. Donnez-leur toujours assez d'eau à boire. Il est très important de donner beaucoup d'eau aux animaux malades.
- Mettez si possible les animaux à l'ombre pendant les heures les plus chaudes de la journée.
- Maintenez les animaux en bon état pour éviter les diarrhées ou les autres maladies.
- Soignez les animaux malades aussi vite que possible, surtout en cas de diarrhée (p. 228).

L'anémie, les muqueuses pâles ou blanches

Les animaux qui souffrent d'anémie ont les muqueuses de couleur pâle ou blanche. C'est un signe courant de maladie : par exemple, les porcelets qui manquent de fer ont les muqueuses pâles (p. 247). Ce signe, avec d'autres signes visibles, permet de déterminer de quelle maladie souffre l'animal. L'anémie correspond à un manque de globules rouges dans le sang ou à leur détérioration. Les globules rouges ont un rôle important : ils transportent l'oxygène dont le corps a besoin pour rester en vie.

Que faire ?

En général, les animaux dont les muqueuses sont devenues pâles **rapidement** ont perdu beaucoup de sang ou bien souffrent d'une maladie grave et aiguë. Il est possible que le sang se perde à l'intérieur du corps. Essayez de trouver d'où l'animal saigne et essayez d'arrêter le saignement (p. 66).

Les animaux dont les muqueuses ne deviennent pâles que **petit à petit** ont souvent des vers ou une autre maladie dont ils sont atteints depuis longtemps, c'est-à-dire une maladie chronique (p. 236). Traitez-les pour les vers ou pour la maladie dont vous pensez qu'ils souffrent.

Le coup de chaleur
et le coup de soleil

Tous les animaux, même les **volailles**, peuvent avoir un coup de chaleur. Ce sont les **moutons** qui en souffrent le plus souvent à cause de leur laine épaisse. Un animal ne peut pas transmettre un coup de chaleur à une **personne**, mais les gens peuvent aussi attraper un coup de chaleur s'ils sont exposés à un soleil très chaud.

Les signes

✦ L'animal est faible et titube.

✦ Sa respiration est beaucoup plus rapide que normalement et les battements de son cœur sont accélérés. La fièvre est très forte, souvent bien plus élevée que celle causée par la plupart des maladies.

✦ Certaines femelles pleines peuvent avorter, même après qu'elles semblent s'être remises.

Les **moutons** souffrant d'un coup de chaleur perdent souvent de la laine, mais elle repousse après la guérison.

✦ Après quelques heures, ils s'écroulent. Certains animaux ont des convulsions puis meurent.

Les causes

Le coup de chaleur survient lorsque les animaux ont trop chaud, soit en plein soleil, soit dans un bâtiment surchauffé, en particulier si les animaux n'ont pas assez d'eau à boire et s'ils doivent travailler dur sous un soleil violent. Les animaux ont tellement chaud qu'ils ne peuvent plus contrôler la température de leur corps.

Que faire ?

• Rafraîchissez l'animal le plus vite possible : douchez-le à l'eau froide ou faites-le tremper dans de l'eau froide. Mettez-le à l'ombre. Si l'animal fait partie d'un troupeau, déplacez tout le troupeau à l'ombre.

• Continuez à rafraîchir l'animal jusqu'à ce qu'il semble aller mieux et que sa fièvre soit tombée.

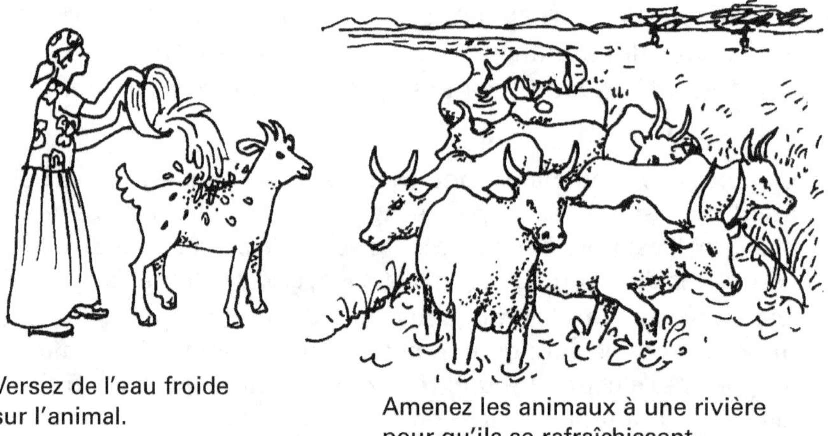

Versez de l'eau froide sur l'animal.

Amenez les animaux à une rivière pour qu'ils se rafraîchissent.

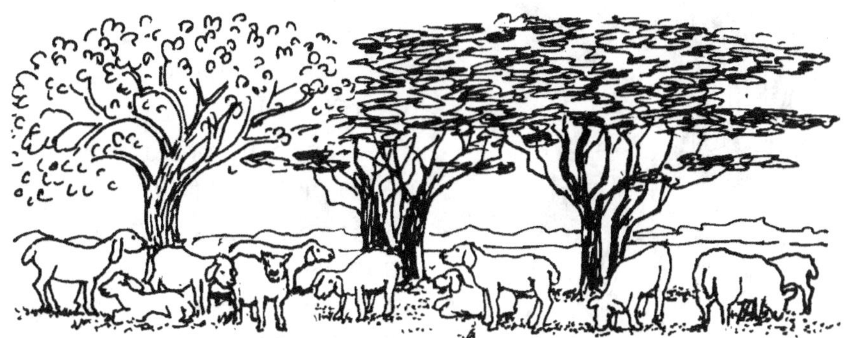

Mettez les animaux à l'ombre.

La prévention

• Donner assez d'eau à boire aux animaux.

• Gardez-les à l'ombre pendant les heures chaudes de la journée et ne les faites pas travailler trop dur sous un soleil brûlant.

La peau des **buffles** et des **porcs** a peu de glandes qui produisent de la sueur : ils ne peuvent donc pas se rafraîchir en transpirant et ils ont besoin d'eau ou de boue pour y arriver.

La peste équine

La peste équine, encore appelée peste équine africaine, est présente en Afrique et en Asie. Elle atteint les **chevaux**, les **mulets** et les **ânes**. Le plus souvent, les animaux importés sont les seuls à attraper cette maladie. Les chevaux et les ânes originaires du pays sont rarement atteints.

Les signes

Généralement, beaucoup d'animaux attrapent cette maladie en même temps. Ils tombent malades de 2 à 20 jours après avoir été infectés. Il arrive que la peste équine pose surtout des problèmes de respiration.

La maladie devient rapidement **très grave** et les animaux ont une forte fièvre.

✦ Ils ont du mal à respirer et toussent. Beaucoup de liquide mousseux blanc ou jaune s'écoule des naseaux.

✦ Les muqueuses sont foncées et les petits vaisseaux sanguins qui s'y trouvent semblent gonflés.

✦ Les animaux ne tardent pas à s'écrouler et à mourir. Ils meurent souvent dans les 24 heures.

Parfois, la peste équine produit surtout des gonflements à la tête et se développe **plus lentement.**

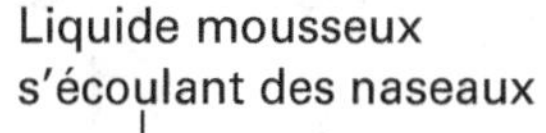

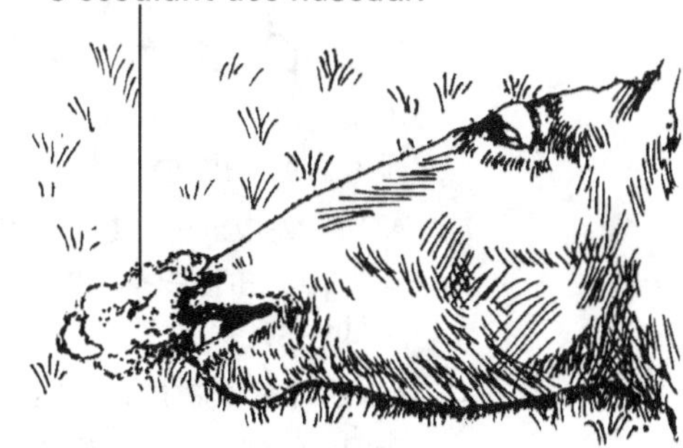

Respiration difficile, toux.

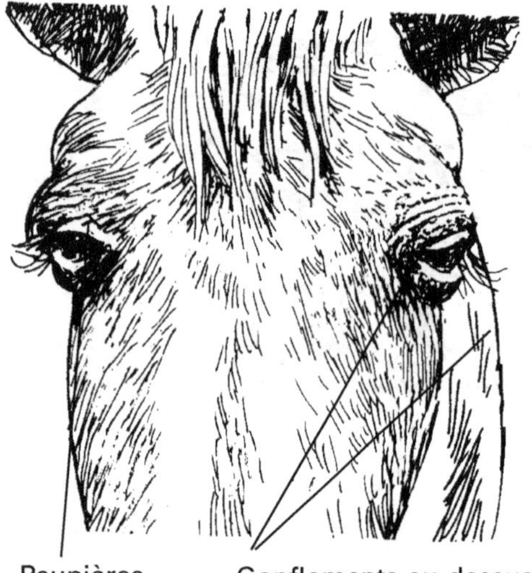

Paupières
enflées

Gonflements au-dessus
des yeux et le long
de l'encolure

+ Le tissu des creux situés au-dessus des yeux est enflé et le gonflement peut se propager le long de l'encolure jusqu'au poitrail.

+ Les animaux ont une fièvre qui dure parfois plusieurs jours.

+ Les muqueuses sont de couleur rouge-bleu foncé. Après quelques jours, les petits vaisseaux sanguins qui s'y trouvent se mettent à saigner. Les gencives et la langue sont souvent rouge-bleu foncé. Les yeux sont rouges.

+ Après quelques jours, les animaux commencent à respirer très vite et ont l'air en détresse.

+ Certains animaux meurent en 1 ou 2 semaines. Quelques-uns guérissent après 2 ou 3 semaines.

On trouve souvent des signes des deux types de peste équine africaine chez les animaux malades.

La transmission

Les animaux attrapent cette maladie lorsqu'ils sont piqués par des moucherons piqueurs *(Culicoides)* infectés (p. 111) qui sont actifs la nuit. Le vent peut entraîner ces moucherons sur des centaines de kilomètres et propager la maladie dans des endroits où elle ne se trouve pas normalement. Cette maladie survient surtout au début de la saison des pluies, quand il y a beaucoup de ces moucherons. Les animaux qui y sont les plus sensibles sont ceux qui ont été importés d'endroits où elle n'est pas présente : vaccinez-les. En Afrique, ce virus se développe chez les zèbres mais ne les rend pas malades. Les chiens attrapent de temps en temps cette maladie en mangeant de la viande infectée. La peste équine est causée par un virus *(Orbivirus)*.

Que faire ?

Il n'existe pas de traitement efficace contre la peste équine.

La prévention

Il est important de se protéger contre la peste équine parce qu'il n'existe pas de traitement pour cette maladie.

• Le vaccin est efficace : vaccinez les chevaux dès qu'ils ont 6 mois, chaque année avant la saison des pluies. Ne vaccinez pas les juments pleines.

• Pendant la nuit durant la saison des pluies, gardez les chevaux importés dans des bâtiments où les moucherons ne peuvent pas entrer. Il est pratiquement impossible de les éliminer (p. 111).

L'anaplasmose

L'anaplasmose atteint le plus souvent les **bœufs** et parfois les **buffles**, les **chèvres** et les **moutons**. Elle est grave chez les animaux qui n'ont jamais été en contact avec cette maladie et qui sont importés dans des endroits où elle est courante. Les autres animaux ne souffrent en général que d'une forme légère de la maladie.

Les signes

Les animaux tombent malades 2 à 4 semaines après avoir été infectés.

✦ Leurs muqueuses deviennent vite pâles, puis parfois jaunes.

✦ Leur respiration s'accélère et leur pouls devient très rapide. La fièvre est parfois forte.

✦ Les animaux ne mangent plus et n'expulsent plus d'excréments.

✦ Les femelles pleines avortent.

✦ Les animaux de moins de 6 mois ne sont pas gravement malades. Mais les animaux plus âgés qui n'ont jamais eu la maladie auparavant sont très gravement atteints et meurent parfois en 3 ou 4 jours.

Certains animaux souffrent d'une forme **moins grave** de la maladie qui peut durer quelques semaines.

✦ Ils s'affaiblissent, sont fatigués et maigrissent. Ils ne sont plus très stables sur leurs pieds.

✦ Ils ont une fièvre qui monte et descend.

✦ Ils guérissent après quelques semaines mais restent très faibles.

Les animaux qui ont eu l'anaplasmose restent faibles pendant longtemps. Ils peuvent facilement attraper une autre maladie et mourir.

Chez les **animaux morts**, le sang semble peu épais et aqueux. La chair est pâle ou jaune. Le foie est jaune ou orange. La vésicule biliaire est grosse et remplie d'un liquide marron verdâtre. Les reins sont grands et mous. La rate est grosse et foncée.

Maladies dont les signes sont voisins : la babésiose (p. 265), la trypanosomose (p. 316) et les douves du foie (la distomatose hépatique, p. 304).

Les animaux attrapent souvent en même temps d'autres maladies par l'intermédiaire des tiques, par exemple la babésiose (p. 265), ce qui complique les signes de la maladie. Un technicien expérimenté peut examiner des frottis sanguins pour y rechercher l'anaplasmose mais les microbes ne sont pas toujours visibles parce qu'ils quittent le sang quand les signes de la maladie sont les plus visibles.

La transmission

Les animaux attrapent généralement cette maladie lorsqu'ils sont piqués par des tiques infectées. La maladie survient surtout pendant la saison des pluies, quand il y a beaucoup de tiques. Certaines mouches piqueuses peuvent également la transmettre. Les animaux peuvent aussi être contaminés par l'intermédiaire des aiguilles lors d'une injection ou des couteaux utilisés pour les castrer. Tous les animaux qui guérissent de l'anaplasmose restent infectés. Beaucoup s'infectent quand ils sont jeunes, sans pour autant développer la maladie. Un stress peut parfois déclencher la maladie chez ces animaux porteurs. L'anaplasmose est causée par des rickettsies (*Anaplasma* sp.) dans les globules rouges. Ces microbes ressemblent à de petites bactéries.

Que faire ?

Le traitement est efficace s'il est commencé assez tôt. Si les muqueuses sont déjà devenues très pâles, il n'est plus efficace.

• Donnez un antibiotique du groupe des tétracyclines (p. 363) ou de l'imidocarbe (p. 361), en respectant bien la dose adaptée au poids de l'animal.

• Donnez une bonne nourriture et beaucoup d'eau à boire aux animaux, et donnez des aliments verts gorgés d'eau ou bien des médicaments pour que l'animal puisse expulser ses excréments (p. 385).

La prévention

• Pour protéger vos animaux de l'anaplasmose, vous devez lutter contre les tiques qui la propagent (p. 113).

• Normalement, quand ils sont infectés, les jeunes animaux ne tombent pas très malades et peuvent s'immuniser. Il est donc plus sûr d'introduire des animaux jeunes dans des endroits où l'anaplasmose est courante.

• La lutte contre cette maladie est difficile et compliquée. Elle nécessite une aide technique spécialisée. Des techniciens expérimentés pourront trouver les animaux porteurs de l'infection en examinant des frottis sanguins. Ils peuvent parfois vacciner les animaux en utilisant le sang de ceux qui sont infectés. Cette méthode est souvent efficace, mais comme les animaux peuvent tomber malades juste après le vaccin, il faut parfois les traiter. D'autres types de vaccin existent.

La fièvre catarrhale du mouton

La fièvre catarrhale du mouton est commune dans la plus grande partie de l'Afrique et de l'Asie. Cette maladie atteint les **moutons** et les **chèvres**. Les moutons (plus que les chèvres) de races exotiques en souffrent ainsi que les animaux importés d'endroits où cette maladie n'existe pas ou vivant dans des régions où la maladie vient d'arriver. Les **bœufs** et d'autres animaux peuvent être porteurs de l'infection mais ne tombent pas malades.

Les signes

L'animal tombe malade en moyenne une semaine après avoir été infecté.

✦ Les muqueuses de sa bouche et de son nez deviennent bleu-rouge foncé après 1 à 2 jours.

✦ Sa langue et ses lèvres deviennent parfois bleu-rouge foncé et enflées (d'où le nom anglais *bluetongue*, ou langue bleue). Il arrive que toute sa tête soit enflée. L'animal salive beaucoup.

✦ Un liquide limpide s'écoule de son nez. Il devient vite blanc-gris-jaune, avec plus tard des traces de sang. Le liquide sèche et forme des croûtes qui bouchent les narines.

✦ L'animal cesse de manger. Il a une forte fièvre qui monte et descend pendant plusieurs jours.

✦ Après 5 à 10 jours, l'animal devient raide et se met à boiter. La peau autour du haut des onglons s'échauffe et rougit. Certains animaux ont des cercles rouges ou bleus autour du haut de leurs pieds.

✦ Beaucoup d'animaux ont tellement mal aux pieds qu'ils se couchent et refusent de bouger. Ils maigrissent et s'affaiblissent rapidement. Les moutons perdent souvent de la laine.

✦ Certains animaux meurent en 1 semaine envi-ron. D'autres guérissent en 1 ou 2 mois.

Maladies dont les signes sont voisins : l'ecthyma contagieux (p. 181), la fièvre aphteuse (p. 298), la peste des petits ruminants (p. 300) et la clavelée (p. 191).

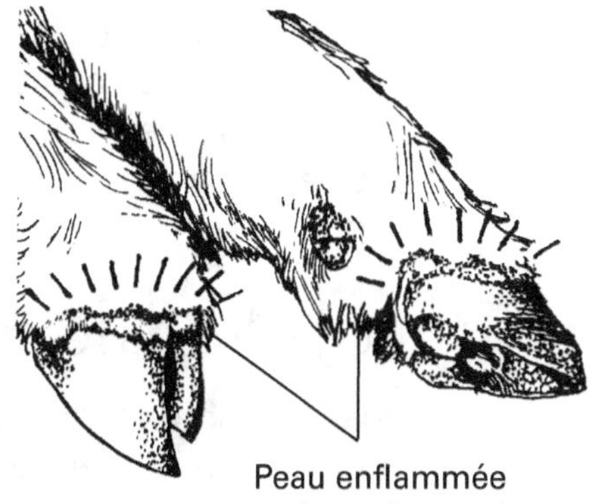

Peau enflammée
en haut des onglons.

La transmission

Comme pour la peste équine (p. 287), les animaux s'infectent lorsqu'ils sont piqués par des moucherons du genre *Culicoides* (p. 111), qui sont porteurs de l'infection. La maladie apparaît surtout pendant la saison des pluies, quand il y a beaucoup de moucherons. Là où l'infection est très répandue, comme dans la plus grande partie de l'Afrique et une bonne partie de l'Asie, les animaux sont immunisés et ne tombent pas malades. En revanche, là où la maladie est moins courante, les animaux qui s'infec-tent tombent malades : ils doivent être vaccinés. La fièvre catarrhale du mouton est causée par des virus *(Orbivirus)*.

Que faire ?

Il n'existe pas de traitement pour la fièvre catarrhale du mouton. Un antibiotique donné par injection (p. 356) peut empêcher les infections bactériennes et éviter une pneumonie.

• Protégez les animaux du soleil brûlant

• Nettoyer les croûtes autour du nez et de la bouche avec de l'eau et un antiseptique (p. 350).

La prévention

• Ne gardez pas les animaux dans des endroits où il y a beaucoup de moucherons. Pendant la saison des pluies, déplacez-les vers les terres d'altitude, où il n'y a pas de moucherons (p. 111).

• Vous pouvez allumer des feux la nuit pour que leur fumée repousse les moucherons.

• Vous pouvez aussi utiliser des insecticides pour tuer et repousser les moucherons mais ces produits sont chers à l'achat (p. 374).

• Dans les pays du sud de l'Afrique, on met des bœufs dans les troupeaux de moutons et de chèvres pendant la nuit. Les moucherons préfèrent piquer les bœufs et épargnent un peu les moutons et les chèvres. Les bœufs n'attrapent pas cette maladie, mais ils sont porteurs de l'infection.

• Il existe des vaccins contre la fièvre catarrhale du mouton. Il faut vacciner les animaux 1 mois avant le début de la saison des pluies. Le vaccin devient efficace après 10 jours et protège les animaux pendant 1 an. Il est déconseillé de vacciner les brebis pleines.

• Evitez de déplacer les animaux d'un endroit non infecté vers une région où l'infection est courante, ou alors vaccinez-les. Dans les endroits où l'infection n'existe pas mais qui sont proches de lieux infectés, il faut vacciner les animaux chaque année.

L'ehrlichiose canine

Seuls les **chiens** peuvent attraper l'ehrlichiose canine. Cette maladie existe dans la plupart des pays tropicaux et subtropicaux.

Les signes

Les chiens tombent malades 1 à 4 semaines après avoir été infectés.

✦ Le chien ne mange plus et vomit. Il a de temps en temps de la fièvre. Il est faible et fatigué.

✦ Certains chiens guérissent en 7 à 14 jours.

✦ Chez la plupart des chiens, on peut voir de petits points de saignement sur les muqueuses, et parfois aussi sur la peau là où il n'y a pas beaucoup de poils.

✦ Leur nez saigne. Leur urine peut être rouge. Il y a du sang dans les excréments et dans le vomi.

✦ Certains chiens maigrissent beaucoup et meurent. Il arrive que les saignements reprennent plusieurs semaines après chez un chien qui semblait aller mieux. Généralement, le sang se met à couler de l'une ou des deux narines tout à coup. Ces saignements sont parfois si abondants que le chien meurt en quelques heures.

Maladies dont les signes sont voisins : la babésiose (p. 265), que les chiens attrapent souvent en même temps que l'ehrlichiose, la maladie de Carré (p. 293), les empoisonnements au raticide (p. 334) et la trypanosomose (p. 316).

La transmission

Ce sont des tiques infectées qui transmettent cette maladie aux chiens lorsqu'elles les piquent. Les chiens qui n'ont jamais été infectés tombent très gravement malades. L'ehrlichiose canine est causée par des rickettsies *(Ehrlichia canis)*, ce sont des microbes qui ressemblent à des bactéries. Elle est propagée par la tique brune du chien, *Rhipicephalus sanguineus* (p. 111).

Que faire ?

• Donnez **immédiatement** de la tétracycline (p. 363). Ce médicament est efficace au début de la maladie, s'il est donné pendant au moins 1 semaine. Il n'est pas efficace quand la maladie traîne depuis longtemps ou quand elle réapparaît. L'imidocarbe (p. 361) peut également être utilisé.

• Lorsque les chiens doivent quitter un endroit sans tiques pour aller dans une région où cette maladie existe, il faut les observer de près pendant plusieurs semaines, surtout si c'est la saison des pluies et que les tiques sont nombreuses. Traitez-les s'ils tombent malades.

• Luttez contre les tiques qui sont responsables de l'infection (p. 111).

La maladie de Carré

La maladie de Carré concerne les **chiens**.

Les signes

Les animaux tombent malades 1 à 3 semaines après avoir été infectés.

✦ L'animal a de la fièvre pendant quelques jours. La fièvre tombe mais remonte ensuite.

✦ Il devient faible et fatigué et mange moins que d'habitude.

✦ Ses yeux rougissent. Un liquide gris-blanc-jaune s'écoule de ses yeux et de son nez.

✦ Il arrive que la peau de son nez et du dessous de ses pieds s'épaississe et durcisse.

✦ Le chien a souvent la diarrhée.

✦ Certains chiens guérissent.

Parfois, le chien semble aller mieux mais retombe malade.

Soigner ses animaux

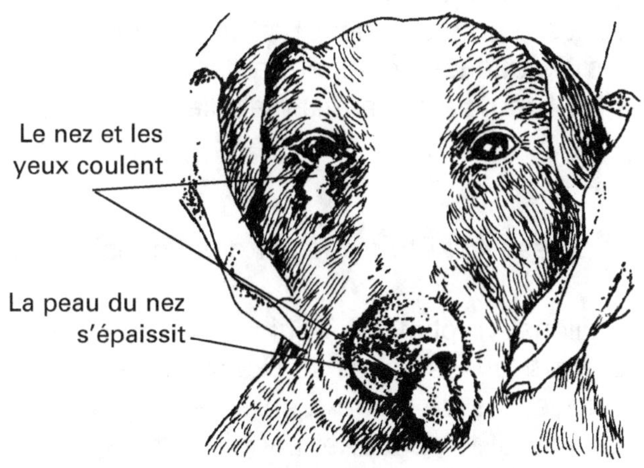

Chien faible et fatigué.

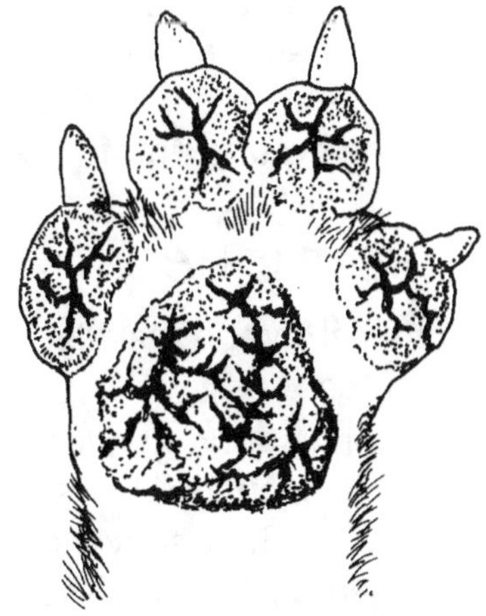

Coussinets épais et craquelés.

◆ Son comportement est étrange. Il ne marche pas normalement et il arrive que ses pattes arrière se paralysent. Ses muscles tremblent. Il salive beaucoup. Il s'affaisse, a des convulsions, urine et expulse des excréments.

◆ Certains chiens meurent en 2 à 3 semaines, d'autres mettent des mois à mourir.

La transmission

Les chiens attrapent cette maladie lorsqu'ils sont en contact direct avec des chiens infectés ou par l'air ou des objets qui ont été contaminés par des chiens infectés. La maladie de Carré est causée par des virus *(Paramyxovirus)*.

Que faire ?

Il n'existe pas de traitement mais il est possible d'aider les chiens à surmonter la maladie.
- Donnez-leur beaucoup d'eau à boire et de la nourriture de bonne qualité.
- Gardez-les à l'ombre.
- Certaines personnes donnent de l'aspirine ou du paracétamol pour faire tomber la fièvre.
- Les techniciens expérimentés peuvent utiliser certains médicaments pour aider les chiens à guérir. Un antibiotique efficace contre plusieurs maladies (p. 358) peut permettre d'éviter les complications bactériennes.

La prévention

- Le vaccin contre la maladie de Carré est efficace.

La fièvre de la côte Est, la theilériose bovine

La fièvre de la côte Est, ou *East coast fever*, n'existe qu'en Afrique de l'Est, en Afrique centrale et en Afrique australe. La theilériose rhodésienne en est une forme moins grave qui sévit au Zimbabwe. La *corridor disease* est une maladie proche que les bœufs attrapent par des tiques infectées sur des buffles sauvages, mais que les tiques ne transmettent pas de bœuf à bœuf (p. 296). Seuls les **bœufs** attrapent la maladie.

Les signes

L'animal tombe malade 10 à 20 jours après avoir été piqué par des tiques infectées.

◆ L'animal a un gonflement des ganglions lymphatiques qui se trouvent sous la peau (p. 41) juste sous les oreilles (où les tiques se fixent de préférence). Bien souvent, on ne remarque pas ce signe. Peu après, des gonflements apparaissent devant l'épaule et le genou, et parfois ailleurs au fur et à mesure que les ganglions grossissent.

✦ L'animal a une forte fièvre. Il est fatigué et affaibli. Il mange peu et maigrit. Il produit peu de lait.

✦ Parfois l'animal tousse et a des signes de pneumonie (p. 210).

✦ Certains ont la diarrhée avec du sang mêlé.

✦ Il arrive que les yeux se voilent et que les animaux se mettent à battre beaucoup des paupières.

✦ Les bœufs ont parfois un comportement étrange et marchent en cercle. Leurs pattes arrière peuvent se paralyser.

La fièvre de la côte Est est particulièrement grave chez les animaux qui viennent de régions où elle est peu commune et qui arrivent là où elle est fréquente. Bien souvent, cette maladie les tue presque tous. Ils s'écroulent et meurent environ 3 semaines après avoir été infectés par les tiques.

✦ Des techniciens expérimentés peuvent rechercher la présence de fièvre de la côte Est en examinant des frottis sanguins au microscope.

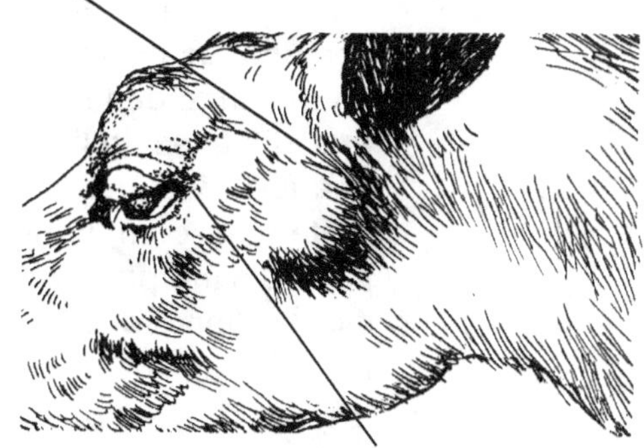

Les yeux sont voilés et les animaux battent beaucoup des paupières

Chez un **animal mort**, il y a souvent de la mousse dans la trachée et de la mousse qui sort du nez. Beaucoup de ganglions lymphatiques sont enflés. Ils sont souvent de couleur foncée à cause du sang qui s'y trouve.

Maladies dont les signes sont voisins : la fièvre catarrhale maligne (p. 306), la theilériose tropicale (p. 314) et la *corridor disease* (p. 296).

La transmission

Les bœufs attrapent cette maladie lorsqu'ils sont piqués par des tiques infectées (p. 111). La maladie ne se transmet pas directement d'un animal à l'autre. Les tiques infectées peuvent se déplacer sur de grandes distances avec les animaux qui pâturent et elles peuvent se trouver dans l'herbe du bord des routes. La fièvre de la côte Est fait partie des theilérioses. Elle est causée par un protozoaire *(Theileria parva parva)*. Les tiques qui transmettent cette maladie sont des tiques brunes de l'oreille *(Rhipicephalus appendiculatus)*. Ce ne sont pas les mêmes tiques que celles qui transmettent la babésiose bovine (p. 265).

Que faire ?

• Le traitement est cher. Il existe des médicaments efficaces (au début de la maladie), comme la buparvaquone et la parvaquone (p. 360, 361). L'oxytétracycline (p. 364) est aussi efficace si elle est donnée juste après que l'animal a été piqué par les tiques infectées, au début de la période d'incubation.

• Les bœufs peuvent facilement attraper une pneumonie (p. 210) environ une semaine après s'être remis de la fièvre de la côte Est. Il faut les observer de près et les traiter avec un antibiotique si des signes de pneumonie apparaissent.

La prévention

• Pour se protéger de la fièvre de la côte Est, il faut lutter contre les tiques qui la transmettent (p. 111).

• Aucun vaccin efficace et facile à utiliser n'est encore disponible.

Infection contrôlée et traitement

Un bon moyen d'éviter la fièvre de la côte Est consiste à donner exprès la maladie aux animaux tout en les soignant en même temps, ce qui immunise les animaux. Dans certains pays africains, les techniciens vétérinaires injectent sous la peau des bœufs, juste devant les épaules, un mélange de tiques infectées écrasées. En même temps, ils traitent la maladie avec de l'oxytétracycline à longue action. Il faut vérifier la température des animaux tous les jours. Si une fièvre apparaît, il faut un traitement complémentaire. Un technicien expérimenté prend alors un peu de sang pour vérifier s'il s'agit de la fièvre de la côte Est. Si c'est le cas, il donne tout de suite de la buparvaquone (p. 360).

Là où la fièvre de la côte Est est commune, les jeunes animaux l'attrapent souvent une ou deux fois. Ils sont alors immunisés pour la vie et n'attraperont plus cette maladie. S'ils sont solides et bien nourris, ils guériront sans que leur croissance ne s'arrête, surtout s'ils sont de race locale.

La maladie de la frontière, *corridor disease*

La *corridor disease* ressemble à la fièvre de la côte Est (p. 294). Elle est transmise aux **bœufs** par des tiques (la tique brune de l'oreille) qui se sont nourries sur des buffles noirs sauvages infectés. La maladie ne se répand pas chez les bœufs qui ne fréquentent pas les mêmes pâturages que les buffles. La *corridor disease* fait partie des theilérioses. Elle est elle aussi causée par un protozoaire *(Theileria parva lawrencei)*.

Le traitement et la lutte contre cette maladie sont les mêmes que pour la fièvre de la côte Est (p. 295).

La fièvre de trois jours

La fièvre de trois jours, ou fièvre éphémère bovine, n'atteint que les **bœufs** et les **buffles domestiques.** Ce sont généralement les animaux bien nourris et bien portants qui attrapent cette maladie. Les jeunes animaux, en revanche, sont rarement atteints.

Les signes

Les animaux tombent malades après avoir été piqués par des moucherons *(Culicoides)* ou des moustiques infectés.

✦ Les animaux donnent soudain beaucoup moins de lait et cessent de manger.

✦ Ils ont une forte fièvre qui tombe rapidement, puis une fièvre qui monte et descend. Certains ont des liquides aqueux qui coulent des yeux et du nez. Ils salivent souvent beaucoup.

✦ Après 1 ou 2 jours, ils ont des tremblements dans les muscles. Leurs pattes deviennent raides et faibles et ils ne marchent pas normalement. Bien souvent, ils se couchent par terre. Leurs pattes arrière sont raides et restent tendues sans pouvoir se replier. Certains des animaux qui se couchent ainsi souffrent de météorisme (p. 232).

✦ Quelques animaux s'affaissent et meurent, mais la plupart recommencent à manger environ 3 jours après le début de la maladie. Leurs pattes restent raides et faibles pendant encore à peu près 2 jours. Ils se remettent bien par la suite, mais les femelles ne produiront plus de lait jusqu'à la prochaine lactation.

Chez un **animal mort** tous les ganglions lymphatiques (p. 41) sont gros et remplis de liquide.

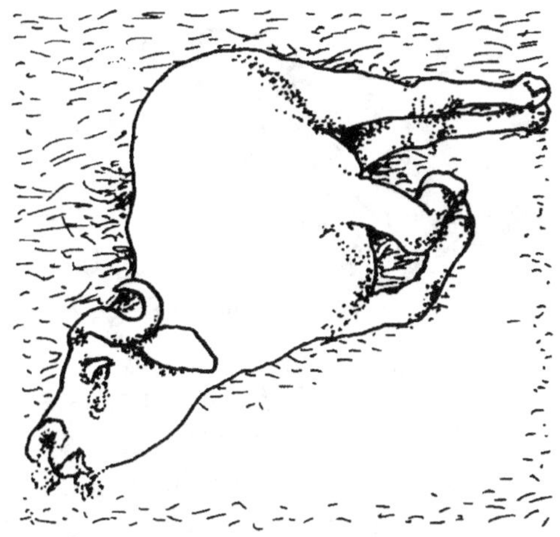

Signes de la fièvre de trois jours.

La transmission

Cette maladie ne se transmet pas directement d'un animal à l'autre. Les animaux ne l'attrapent qu'en étant piqués par certains moucherons *(Culicoides)* ou des moustiques infectés (p. 111). Ces insectes deviennent parfois porteurs après avoir piqué des animaux sauvages infectés. Ils peuvent être poussés par le vent sur des centaines de kilomètres. La fièvre de trois jours est causée par un virus *(Rhabdovirus)*.

Que faire ?

• Il n'existe pas de traitement. Presque tous les animaux guérissent après quelques jours.

• Lorsqu'un animal reste allongé pendant plusieurs heures, il faut le retourner de temps en temps d'un côté sur l'autre.

La prévention

• Il n'y a pas encore de bon vaccin contre la fièvre de trois jours.

• Il est impossible de lutter efficacement contre les insectes qui transmettent cette maladie.

• Les animaux guéris de cette maladie ne l'attrapent généralement plus par la suite.

La fièvre aphteuse

Les **bœufs**, les **buffles**, les **chameaux**, les **dromadaires**, les **moutons**, les **chèvres** et les **porcs** peuvent tous attraper la fièvre aphteuse. Cette maladie atteint beaucoup plus gravement les bœufs de race européenne que les zébus et les autres races locales.

Les signes

Les animaux tombent malades 2 à 14 jours après avoir été infectés.

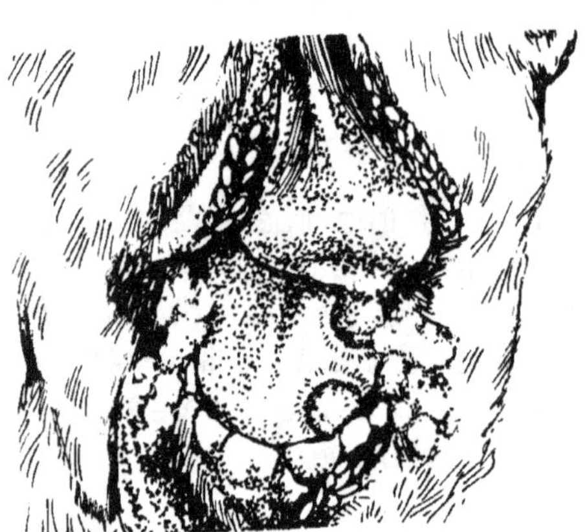

✦ Les animaux boitent beaucoup, généralement les 4 pieds sont douloureux.

✦ Ils sont faibles et fatigués et souffrent d'une forte fièvre. Ils s'arrêtent de manger et maigrissent. Leur poil semble rêche et terne. Ils ne produisent plus de lait.

✦ Ils ont des cloques appelées aphtes dans la bouche, surtout sur la langue, et salivent beaucoup. Ils ont des aphtes sur les pieds, surtout juste au-dessus et entre les onglons. Certains ont des aphtes sur les mamelles. Il arrive que l'onglon tombe lorsqu'il y a vraiment beaucoup d'aphtes autour du pied. Les aphtes guérissent en général après 2 semaines, mais ils peuvent s'infecter avec des bactéries et, dans ce cas, ils mettent plus longtemps à guérir.

Mouton boiteux.

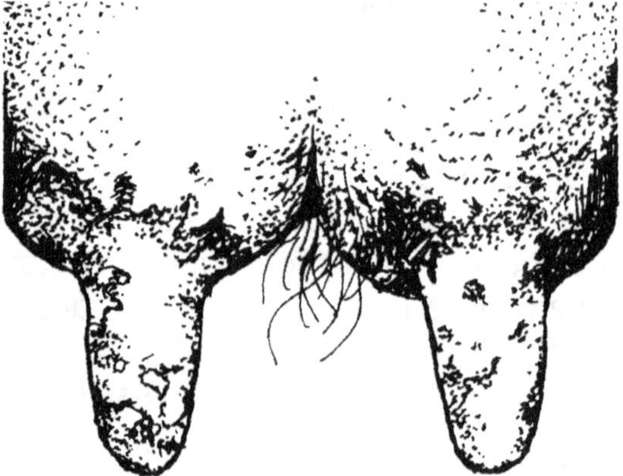

Aphtes autour des lèvres et sur la langue d'un dromadaire.

Aphtes sur les mamelles et sur les pis.

✦ Souvent, les femelles pleines avortent.

✦ La plupart des animaux guérissent quand la maladie n'est pas trop grave. Beaucoup d'animaux parviennent à se remettre d'une forme grave de cette maladie, mais ils restent souvent très maigres longtemps.

✦ Les tout jeunes animaux souffrent parfois très gravement de la fièvre aphteuse et peuvent mourir tout à coup avant que les signes apparaissent.

✦ Cette maladie atteint bien moins gravement les **moutons** et les **chèvres.**

Ils ont des aphtes dans la bouche. Ces aphtes sont souvent très petits et la plupart se trouvent sur le bourrelet incisif (sur la gencive au bout de la mâchoire supérieure). Cependant, leurs pieds sont douloureux et souvent les animaux boitent. En général, les animaux guérissent mais restent maigres longtemps.

Les **porcs** infectés mangent très peu, salivent beaucoup et ont beaucoup de mousse qui sort du nez et de la bouche. Ils ont des aphtes sur le nez, la bouche, les pieds et parfois sur les mamelles. Leurs pieds sont très douloureux et il arrive souvent que leurs onglons tombent. Les tout jeunes porcs meurent souvent sans montrer de signes de la maladie.

Chez un **animal mort** on peut voir des aphtes dans la bouche et le long de l'œsophage, mais pas dans les intestins. Il y a parfois des aphtes dans le rumen. Chez les tout jeunes animaux, il y a des rayures ou des taches grises sur le muscle du cœur.

La transmission

Les animaux s'infectent directement auprès d'autres animaux déjà infectés par la maladie. L'infection vient de la salive, des liquides du nez et de l'air projeté par la toux des animaux malades. La nourriture est contaminée par la salive des animaux infectés. La maladie peut être transmise par des personnes ou par des objets que des animaux malades ont touché. Les personnes portent l'infection pendant environ 24 heures après avoir été en contact avec des animaux malades. Cette maladie peut se propager sur des centaines de kilomètres dans l'air, surtout s'il fait frais et humide.

Les animaux guéris ne transmettent plus la maladie. La fièvre aphteuse est causée par un virus *(Aphtovirus)*.

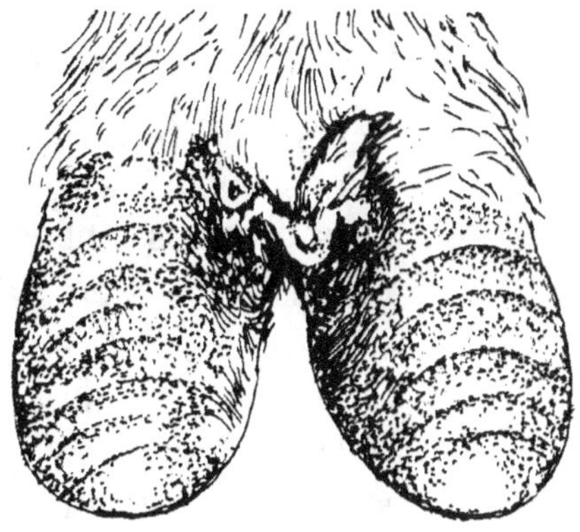

Aphtes entre les onglons
du pied d'une chèvre.

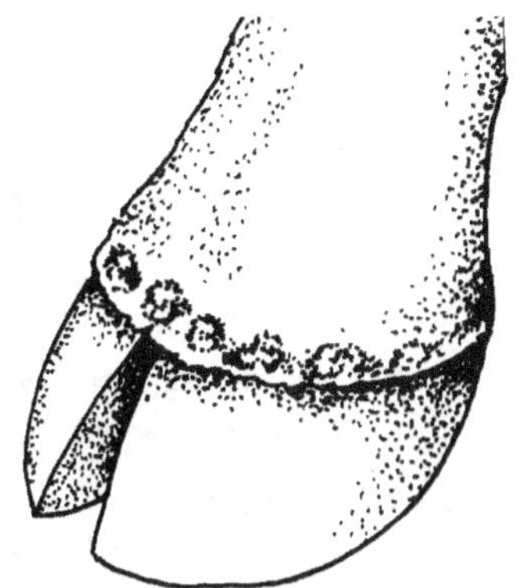

Aphtes autour du haut du pied.

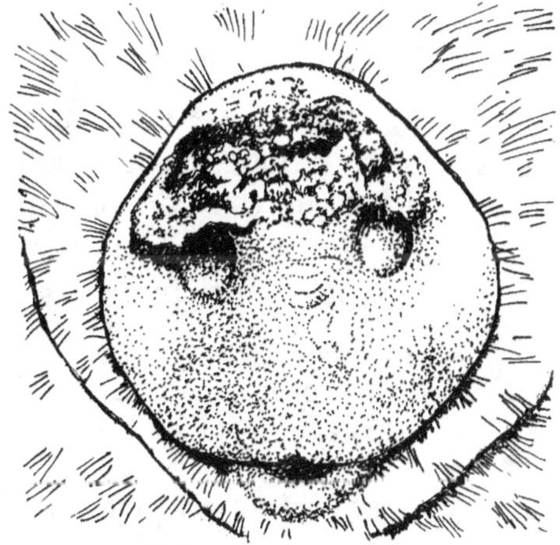

Aphtes sur le nez d'un porc.

Que faire ?

Il n'existe pas de traitement pour la fièvre aphteuse mais il est possible d'aider les animaux à mieux guérir.

• Donnez-leur beaucoup d'eau et protégez-les d'un soleil trop chaud.

• Encouragez-les à manger. Donnez-leur une nourriture bien tendre et verte, l'herbe fraîche est meilleure que le foin (les animaux ont mal quand ils mangent à cause des aphtes qui se trouvent dans leur bouche).

• Un antibiotique à large spectre (p. 356) peut être utile pour que les aphtes ne s'infectent pas avec des bactéries.

La prévention

La fièvre aphteuse est une des maladies les plus contagieuses des animaux domestiques. Elle se propage facilement sur de grandes distances. De nombreux pays essaient de lutter contre elle et certains sont arrivés à l'éradiquer.

• Participez aux programmes de lutte contre cette maladie.

• Gardez les animaux sains loin des endroits où il y a une infection.

• Les vaccins contre la fièvre aphteuse sont efficaces mais coûtent cher et il vous faut un vaccin qui corresponde exactement aux types de fièvre aphteuse qui existent dans votre région. En général, il suffit de vacciner les bœufs une fois par an.

• Vaccinez les animaux qui travaillent pour éviter qu'ils ne boitent, même là où la maladie n'est pas très grave et où les autres animaux ne sont pas vaccinés, si la vaccination est autorisée par les services vétérinaires de votre pays.

Dans les régions où la fièvre aphteuse est fréquente et souvent sans gravité, certaines personnes la propagent volontairement pour que les animaux infectés soient immunisés, et que la maladie soit rapidement terminée dans le troupeau. Ils mélangent les animaux sains et les animaux malades. Les animaux s'infectent, le plus souvent sans tomber gravement malades, guérissent rapidement et n'attrapent plus la maladie par la suite. Les nouveau-nés de mères qui ont été traitées de cette façon sont eux aussi immunisés et seront épargnés par la forme grave de la fièvre aphteuse qui atteint les jeunes animaux. Quelques animaux boitent, mais les gens qui utilisent cette technique font attention d'infecter leurs animaux à temps pour qu'ils soient guéris avant de commencer une longue marche vers d'autres pâturages.

Certains éleveurs qui vivent dans des endroits où la fièvre aphteuse est commune infectent leurs animaux directement. Ils piquent un aphte de la langue d'un animal malade avec une épine, puis égratignent la langue d'un animal sain avec l'épine contaminée. Cela infecte l'animal sain qui se trouve ainsi immunisé contre la maladie.

La peste des petits ruminants

Les **chèvres** et parfois les **moutons** peuvent souffrir de la peste des petits ruminants.

Les signes

Généralement, beaucoup d'animaux tombent malades en même temps. Là où la maladie n'est encore jamais passée, les animaux attrapent une forme grave qui ressemble à la peste bovine (p. 309) et beaucoup d'entre eux meurent. Là où elle est courante, même les **chèvres** n'attrapent parfois qu'une forme bénigne. La plupart du temps, la maladie est sans gravité chez les **moutons.**

✦ Un liquide limpide s'écoule du nez.

✦ Des plaies apparaissent et disparaissent dans la bouche.

✦ L'animal a une diarrhée qui se calme et revient sans cesse.

✦ Il a un peu de fièvre.

✦ La plupart des animaux guérissent en 10 à 20 jours.

Chez un **animal mort** les yeux et le nez sont recouverts de liquides de couleur blanc-gris sale. La peau est en général couverte d'excréments liquides qui sentent mauvais. Il y a de nombreuses plaies dans la bouche. Il y a du pus dans les poumons.

Maladies dont les signes sont voisins : la fièvre catarrhale du mouton (p. 290), la pleuropneumonie contagieuse caprine (p. 212). En Inde, les chèvres et les moutons peuvent aussi attraper la peste bovine (p. 309), qui ressemble à la peste des petits ruminants.

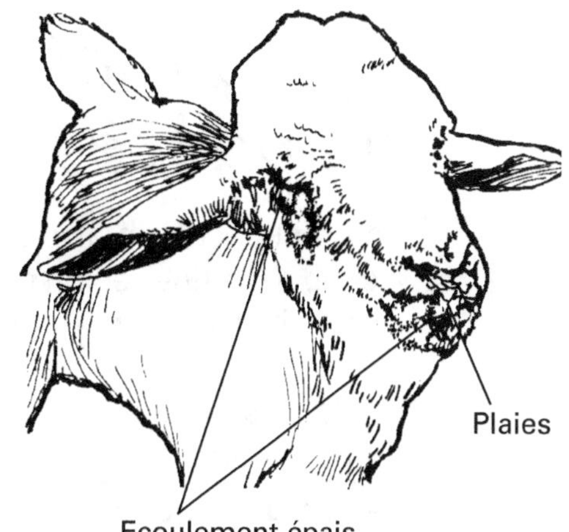

La transmission

Les animaux s'infectent lorsqu'ils se trouvent en contact étroit avec un autre animal malade. Cette maladie se propage comme la peste bovine (p. 309). La peste des petits ruminants est causée par un virus *(Morbillivirus)*, proche de celui de la peste bovine.

Que faire ?

Il n'existe pas de traitement contre la peste des petits ruminants mais les techniciens expérimentés peuvent utiliser des médicaments spéciaux pour aider les animaux à surmonter la maladie.

Un antibiotique efficace sur plusieurs maladies (p. 358) peut permettre d'éviter les infections causées par des bactéries.

La prévention

• Isolez tout de suite les animaux qui ont des signes de peste des petits ruminants. Eloignez les animaux sains vers un endroit propre.

• La vaccination est efficace. Vaccinez tous les moutons et les chèvres qui ont été en contact avec des animaux malades. Observez les animaux vaccinés de près tous les jours. Si l'un d'entre eux montre des signes de la maladie, mettez-le avec les animaux malades isolés.

Là où la maladie n'est pas courante, il est important de vacciner les animaux si des animaux malades originaires d'autres endroits ont pu passer. Les moutons et les chèvres des bergers nomades sont souvent résistants à la peste des petits ruminants mais peuvent parfois être infectés même s'ils n'ont pas l'air malades. Les animaux des éleveurs qui sont fixés à un endroit ne sont généralement pas résistants et peuvent tomber gravement malades s'ils sont infectés par les animaux des nomades. Les animaux peuvent s'infecter sur les marchés. Si vous amenez des animaux au marché mais si vous ne les vendez pas et si vous les ramenez chez vous, il vaut mieux les garder séparés du reste du troupeau.

La septicémie hémorragique, ou pasteurellose

En Afrique, cette maladie survient de temps en temps et peut arriver tout à coup dans une région où elle était inconnue jusque là. En Asie, elle pose des problèmes importants et survient souvent, en général au début de la saison des pluies. A ce moment-là, les bœufs et les buffles sont affaiblis par la saison sèche et commencent à travailler. Ils tombent plus facilement malades parce qu'ils sont faibles.

Les **bœufs** et les **buffles domestiques** sont les animaux qui attrapent le plus la septicémie hémorragique. Il arrive que les **chameaux** et les **dromadaires** soient aussi atteints.

Les signes

Les animaux restent debout immobiles la plupart du temps et ne veulent pas bouger. Ils sont fatigués et faibles. Ils ont une forte fièvre. Ils salivent beaucoup et un liquide limpide s'écoule de leur nez. Un gonflement apparaît sous la mâchoire et se propage, tout le cou se met à enfler. Il arrive que le gonflement atteigne la tête et les pattes de devant. La peau est chaude sur les parties enflées. La langue gonfle aussi et sort parfois de la bouche. L'animal a du mal à respirer à cause de ces gonflements. Certains animaux respirent bruyament et difficilement.

La plupart des animaux s'écroulent et meurent en 1 à 2 jours.

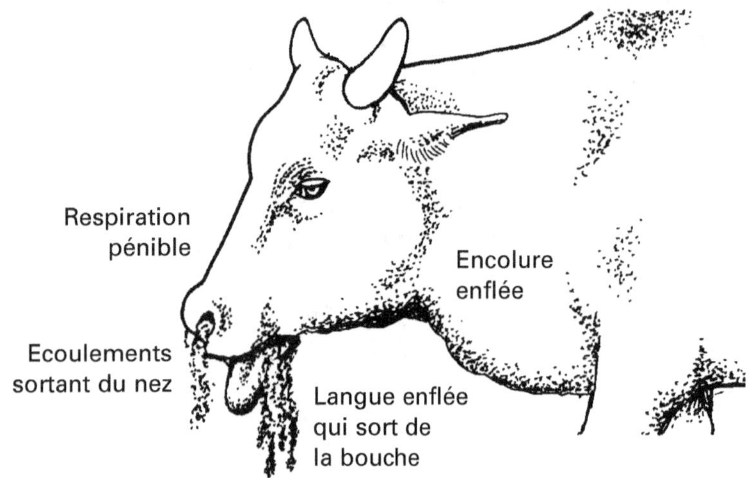

Signes de pasteurellose.

Chez un **animal mort** on peut voir beaucoup de liquide jaune-brun qui sort des parties enflées si on les ouvre.

Maladies dont les signes sont voisins : le charbon bactéridien (p. 153), le charbon symptomatique (p. 156) et d'autres pasteurelloses (p. 219).

La transmission

Les animaux attrapent cette maladie lorsqu'ils se trouvent en contact direct avec un animal infecté. Cette maladie se transmet souvent d'un animal à l'autre quand ils sont rassemblés pour la nuit ou pour des vaccinations ou bien, par exemple, quand plusieurs troupeaux viennent boire ensemble à un point d'eau. Certains animaux peuvent être porteurs sans pour autant montrer des signes d'infection. La septicémie hémorragique est causée par une bactérie *(Pasteurella multocida)*.

Que faire ?

Le traitement est efficace s'il est commencé assez tôt. Mais si on commence le traitement trop tard, il peut même aggraver la maladie et tuer l'animal.

• Donnez un antibiotique du groupe des tétracyclines (p. 363), dès que vous soupçonnez une septicémie hémorragique. Donnez-le aussi à tous les animaux qui ont été près de l'animal malade.

La prévention

• Gardez les animaux malades, et ceux qui ont été près d'eux, dans un endroit éloigné des animaux sains.

• Il faut bien faire attention à ne pas transporter la maladie soi-même et à ne pas infecter les animaux sains. Les gens peuvent la transporter sur leurs pieds, leurs vêtements et sur d'autres objets qui ont pu être contaminés.

• Le vaccin est utile dans les endroits où la maladie est fréquente. Il devient efficace après 2 semaines mais il est difficile de l'utiliser correctement. Les meilleurs vaccins sont valables pendant 1 an, alors que d'autres types de vaccin ne sont efficaces que pendant quelques mois. Vaccinez les animaux 1 mois avant le moment où vous pensez que la maladie surviendra. Dans beaucoup d'endroits, le meilleur moment pour vacciner est 1 mois avant la saison des pluies.

Les **buffles** sont très sensibles à la septicémie hémorragique. Il faut les vacciner.

Les **chameaux** et les **dromadaires** attrapent cette maladie de temps en temps. Il est possible de les vacciner.

La leptospirose

Tous les animaux peuvent attraper la leptospirose, et les **hommes** aussi (p. 6).

Les signes

Les animaux tombent malades 5 à 20 jours après avoir été infectés. Les signes sont si nombreux et si variables qu'il est impossible d'être sûr qu'un animal a cette maladie sans faire des tests compliqués en laboratoire.

✦ Beaucoup d'animaux peuvent être porteurs de l'infection sans pour autant montrer des signes de maladie.

✦ Les femelles avortent ou mettent bas des petits chétifs.

✦ Certains animaux ont de la fièvre, sont faibles et fatigués, ont une mammite (p. 262), produisent moins de lait, refusent de manger, ont les muqueuses jaunes, ou du sang dans les urines.

Les **chiens** présentent plusieurs formes de la maladie : ils vomissent et saignent de la bouche et des muqueuses ; ou ils ont la diarrhée, avec du sang mêlé aux excréments ; ou ils ont de la fièvre et leurs muqueuses sont jaunes. Quelques chiens guérissent, mais la plupart meurent.

Les **chevaux**, les **mulets** et les **ânes** ont parfois des problèmes aux yeux (appelés fluxion périodique) plusieurs mois après l'infection. Ils se mettent à avoir peur du soleil. Leurs yeux produisent un liquide limpide, deviennent voilés et rouges. Ils se remettent dans un premier temps, mais les signes reviennent et les animaux finissent par devenir aveugles. Il n'existe pas de traitement.

La transmission

Les animaux attrapent cette maladie par l'intermédiaire de l'eau et des sols mouillés contaminés par l'urine ou les liquides des autres animaux qui sont déjà infectés. La leptospirose peut aussi se transmettre directement par contact entre les animaux. La leptospirose est causée par des bactéries (des leptospires, *Leptospira*). Beaucoup de ces microbes vivent dans les reins des animaux.

Que faire ?

Il est difficile d'être sûr qu'un animal souffre de la leptospirose. Si un technicien expérimenté soupçonne cette maladie, il peut donner le traitement tout de suite. Les antibiotiques, comme la streptomycine (p. 363), sont efficaces.

La prévention

Les vaccins sont efficaces et la vaccination est valable pendant 1 an. Cependant, sauf pour les chiens, il est difficile de choisir le bon type de vaccin étant donné la variété des leptospires.

La distomatose hépatique, la fasciolose

La distomatose hépatique peut atteindre les **bœufs**, les **buffles**, les **chameaux**, les **dromadaires**, les **chevaux**, les **mulets**, les **ânes**, les **moutons**, les **chèvres**, les **porcs** et les **lapins**. Il arrive aussi que l'**homme** souffre de cette maladie (p. 6).

Les signes

La **forme grave** de la maladie, qui survient rapidement, s'appelle la distomatose aiguë. Les moutons et les chèvres, surtout quand ils sont jeunes, ont souvent cette forme de la maladie. Les bœufs, en revanche, l'attrapent rarement. En général, les animaux s'infectent au début de la saison sèche en broutant dans des endroits qui étaient inondés juste avant.

✦ Certains animaux meurent avant qu'aucun signe de la maladie n'apparaisse. Mais généralement, les animaux sont très malades pendant quelques jours.

✦ Les animaux sont fatigués, faibles et ne mangent plus, mais ils n'ont généralement pas de fièvre.

✦ Leurs muqueuses sont pâles.

✦ Certains animaux meurent en 1 à 3 jours. Beaucoup guérissent mais souffrent encore longtemps d'une forme moins grave de la maladie.

La **forme moins grave** de la maladie, qui dure longtemps, s'appelle la distomatose chronique. Cette forme atteint les bœufs, les moutons et les chèvres.

✦ Les animaux maigrissent et s'affaiblissent petit à petit. Ils produisent peu de lait.

✦ Ils n'ont généralement pas de fièvre.

✦ Ils ont souvent la diarrhée. Ils ont parfois un gonflement sous la mâchoire inférieure et certains ont l'abdomen enflé.

✦ Leurs muqueuses sont pâles et peuvent devenir jaunes.

✦ Sans traitement, quelques animaux meurent après environ 8 semaines. Beaucoup guérissent en 3 à 6 mois mais sont très amaigris.

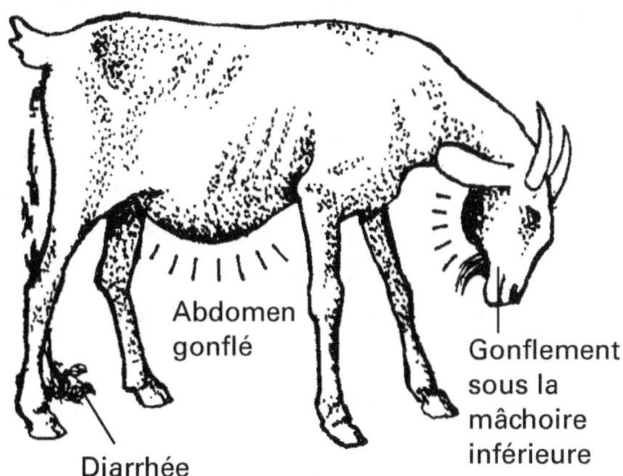

Signes de fasciolose.

Chez un **animal mort** de distomatose aiguë, on peut voir les petites douves brun-noir dans le foie. Le foie est gros et de couleur foncée. Il y a beaucoup de liquide rouge-brun dans l'abdomen, surtout chez les moutons et les chèvres. La chair est souvent pâle.

Chez un **animal mort** de distomatose chronique, généralement on ne peut pas voir de douves dans le foie mais certaines parties du foie peuvent être épaisses et dures. La chair est souvent pâle.

La transmission

Les animaux attrapent des douves du foie (p. 103) dans des endroits humides où il y a des escargots. Certains animaux s'infectent dans des endroits humides mais ne tombent malades que plus tard, une fois revenus dans un lieu sec. Il arrive donc que des animaux souffrent de distomatose hépatique dans des endroits secs où il n'y a pas de douves du foie, loin d'où ils se sont infectés. La distomatose hépatique est causée par de petits vers plats (*Fasciola gigantica*, et parfois *Fasciola hepatica*).

Que faire ?

• Beaucoup de médicaments contre les vers (anthelminthiques) sont efficaces pour la distomatose hépatique chronique, mais seuls quelques médicaments comme le triclabendazole tuent les jeunes douves du foie et agissent contre la forme aiguë de la maladie.

• Il est difficile de traiter les animaux qui souffrent de la distomatose hépatique depuis longtemps parce que le foie est abîmé. Des techniciens expérimentés peuvent donner des injections de certaines vitamines pour aider les animaux à guérir.

La prévention

Voir p. 104.

La fièvre catarrhale maligne, ou coryza gangréneux

La fièvre catarrhale maligne atteint les **bœufs** et les **buffles**. Il en existe deux types, causés par deux virus différents. Le premier, présent dans le monde entier, est causé par un virus dont les moutons sont porteurs. Le second, présent dans certaines régions de l'Afrique, est causé par un autre virus, dont les gnous sont porteurs.

Les signes

Normalement, un ou deux animaux à la fois seulement tombent malades dans un troupeau. Pour le reste, cette maladie ressemble à la peste bovine (p. 309). L'animal tombe malade 3 à 4 semaines après avoir été infecté.

✦ L'animal devient très faible et fatigué, il ne mange plus. Il a une forte fièvre qui ne tombe pas. Les ganglions lymphatiques de sa tête et de son cou se mettent à gonfler (p. 41).

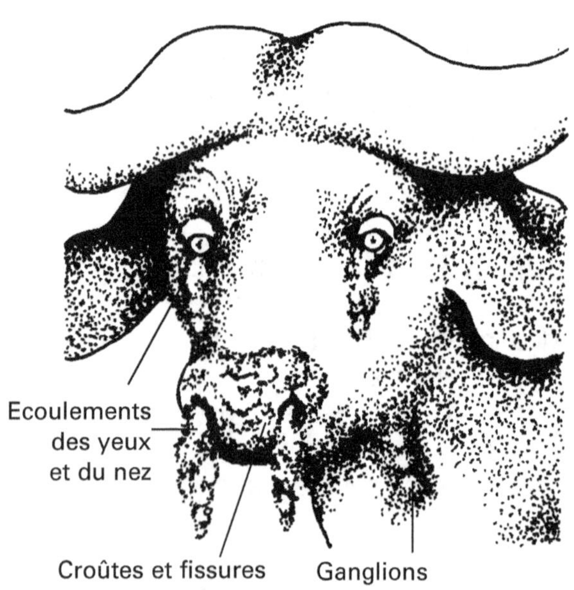

✦ Ses muqueuses deviennent rouge foncé. Des plaies se développent sur les muqueuses de son nez et de sa bouche.

✦ Des liquides, d'abord limpides, puis vite blanc grisâtre, s'écoulent de ses yeux et de son nez. L'animal salive beaucoup. Son nez se craquelle et se couvre de croûtes. Ses narines sont souvent bouchées par des écoulements qui ont séché.

✦ L'animal cligne beaucoup des yeux et essaie d'éviter la lumière vive. Le centre des yeux devient blanc.

✦ L'animal qui a été infecté par des moutons a souvent la diarrhée, parfois avec du sang mêlé dans les excréments.

✦ L'animal qui a été infecté par des gnous a rarement la diarrhée.

✦ Certains animaux se mettent à boiter. D'autres souffrent de tremblements juste sous la peau, leurs mouvements deviennent désordonnés (incoordination) et ils deviennent agressifs.

✦ La plupart des animaux meurent après 1 à 2 semaines. Ceux qui surmontent la maladie ont souvent des petits chétifs ou mal formés.

Chez un **animal mort**, le corps est recouvert d'excréments liquides. Les ganglions lymphatiques de la tête et du cou sont très gros. L'intérieur de la trachée est recouvert de tissus morts grisâtres.

Maladies dont les signes sont voisins : la maladie des muqueuses (p. 251), la fièvre aphteuse (p. 298) et la peste bovine (p. 309).

La transmission

Partout dans le monde, cette maladie est transmise par des moutons infectés, et surtout par les petits qui viennent de naître. En Afrique, il arrive qu'elle soit aussi transmise par des gnous nouveau-nés. Les animaux peuvent être infectés par le sol jusqu'à 24 h après le passage d'un tout jeune gnou infecté. La maladie ne se transmet pas directement d'un bœuf à l'autre. La fièvre catarrhale maligne, dont les gnous sont porteurs, est causée par un virus *(Herpes)*.

Que faire ?

Il n'existe pas de traitement contre la fièvre catarrhale maligne.

La prévention

• Il n'y a pas de vaccin efficace contre la fièvre catarrhale maligne.

• Ne laissez pas les vaches s'approcher de gnous en train de mettre bas. Dans les régions où la maladie est transmise par les moutons, gardez les vaches éloignées des moutons, surtout des brebis en train de mettre bas.

La maladie de Nairobi

La maladie de Nairobi n'existe que dans l'est et le centre de l'Afrique, mais il y a en Inde une maladie qui lui ressemble (due au virus de Ganjam). Cette maladie atteint les **moutons** et les **chèvres.**

Les signes

Les animaux tombent malades 4 à 14 jours après qu'ils ont été infectés. Les adultes sont atteints plus gravement que les jeunes.

✦ Un liquide gris-blanc s'écoule du nez et des yeux.

✦ L'animal a la diarrhée. Ses excréments sont souvent verts et liquides, avec du sang et du mucus mêlés.

✦ Il est fatigué et faible, il cesse de manger et a tout à coup une forte fièvre qui tombe puis remonte.

✦ Les femelles pleines avortent souvent.

✦ Beaucoup d'animaux meurent en 3 à 10 jours.

Maladies dont les signes sont voisins : la peste des petits ruminants (p. 300).

La transmission

Ce sont des tiques infectées (*Rhipicephalus,* surtout *R. appendiculatus,* la tique brune des oreilles et *Amblyomma*) qui transmettent cette maladie aux animaux. La maladie ne se transmet pas directement d'un animal à un autre. Seuls les animaux qui ne l'ont encore jamais eue peuvent l'attraper. Les animaux qui arrivent pour la première fois dans une région où les tiques sont infectées attrapent une forme plus grave de la maladie. Parfois les animaux apportent des tiques infectées dans des endroits où la maladie était inconnue jusque là. La maladie de Nairobi est causée par un virus *(Nairovirus).*

Que faire ?

- Il n'existe pas de traitement mais il y a des vaccins efficaces. Vaccinez les animaux qui vont aller dans un endroit où il y a des tiques infectées. Vaccinez-les avant qu'ils ne partent, ou le plus tôt possible après leur arrivée.
- Les animaux qui ont surmonté la maladie de Nairobi sont immunisés et ne l'attraperont plus.

La fièvre de la vallée du Rift

La fièvre de la vallée du Rift, ou hépatite enzootique, existe dans le nord et le centre de l'Afrique, et maintenant aussi dans certaines parties de l'Afrique de l'Ouest. Cette maladie atteint les **bœufs**, les **buffles**, les **moutons**, les **chèvres** et les **dromadaires**. Les **hommes** peuvent aussi l'attraper, et parfois ils en meurent. Les personnes qui attrapent la fièvre de la vallée du Rift sont généralement des techniciens de laboratoire ou du personnel vétérinaire par exemple, qui manipulent les cadavres d'animaux infectés.

Les signes

Les animaux tombent malades 1 à 5 jours après avoir été infectés. Les signes qu'ils montrent dépendent de leur âge. Chez les **nouveau-nés** et les **jeunes**, la maladie est très rapide et très grave.

+ Ils ont une forte fièvre

+ Leur nez coule et la nourriture ressort de la bouche.

+ Ils titubent. Les jeunes animaux s'écroulent et meurent en quelques jours. Les nouveau-nés s'affaissent et meurent en quelques heures.

Chez les **adultes**, la maladie est moins grave et plus lente.

+ Ils semblent fatigués et faibles. Ils ont un peu de fièvre.

+ Le plus souvent, les femelles pleines avortent.

+ La plupart des adultes se remettent, mais certains peuvent avoir la forme plus grave, comme les jeunes, et mourir en 1 ou 2 jours.

Attention

Il est dangereux d'ouvrir un animal qui a la fièvre de la vallée du Rift parce que cette maladie peut se transmettre aux hommes. Débarrassez-vous des cadavres en prenant beaucoup de précautions, comme pour les animaux atteints du charbon bactéridien (p. 153).

La transmission

Les animaux attrapent cette maladie lorsqu'ils sont piqués par des moustiques infectés. Cette maladie n'apparaît que de temps en temps. En général, elle survient après une période très pluvieuse, quand beaucoup d'œufs infectés présents dans la boue sèche éclosent et donnent des moustiques. La fièvre de la vallée du Rift est causée par un virus *(Phlebovirus)*.

Que faire ?

Il n'existe pas de traitement contre la fièvre de la vallée du Rift.

La prévention

Il existe des vaccins contre cette maladie mais on ne les utilise pas systématiquement, car la maladie est rare. Les autorités de certains pays font vacciner les animaux à risque quand les conditions sont vraiment pluvieuses et qu'elles craignent que cette maladie se déclare. Les vaccins comportent en plus certains risques.

Il vaut mieux déplacer les animaux pour qu'ils quittent un endroit où sévit la fièvre de la vallée du Rift.

La peste bovine

La peste bovine existe encore en Afrique et dans certaines parties de l'Asie. Elle a été éradiquée dans la plupart des régions. Elle est maintenant devenue rare mais elle subsiste dans des endroits isolés où il est difficile de vacciner. Cependant, **il faut toujours faire très attention à la peste bovine** parce que c'est une maladie qui se répand vite et qui tue beaucoup d'animaux. Beaucoup de pays s'en sont débarrassé mais elle peut revenir même dans des endroits d'où elle a disparu depuis longtemps. Des foyers de peste bovine peuvent se déclarer dans des régions où cette maladie était absente, à la suite de l'arrivée d'animaux infectés.

Partout dans le monde, les **bœufs** et les **buffles** peuvent être victimes de la peste bovine. En Asie, cette maladie atteint aussi les **porcs**, ainsi que les **moutons** et les **chèvres** en Inde. En revanche, elle n'attaque jamais les **chevaux**, les **mulets** et les **ânes**. Les **chameaux** et les **dromadaires** ne l'attrapent pas non plus, et la plupart des scientifiques pensent qu'ils ne peuvent pas être porteurs de la peste bovine et qu'ils ne peuvent pas la transmettre aux autres animaux.

Dans presque tous les foyers de peste bovine, certains animaux en souffrent beaucoup plus que d'autres. Certains microbes de la peste bovine sont responsables d'une forme très grave de la maladie, d'autres sont moins dangereux. Certains animaux sont en partie immunisés contre cette maladie et ne développent pas la forme grave (par exemple, les animaux qui ont été mal vaccinés ou les jeunes jusqu'à environ six mois qui profitent encore de l'immunité de leur mère). Les animaux d'environ 1 an attrapent facilement la forme grave de la maladie parce qu'ils ont perdu l'immunité que leur mère leur avait donnée et n'ont souvent pas encore été vaccinés.

Les signes

L'animal tombe malade 1 à 3 semaines après avoir été infecté.

Dans les cas **graves** de peste bovine.

✦ L'animal a une forte fièvre, souvent plus de 40 °C, 2 jours avant de commencer à avoir l'air malade. Après 3 jours, la fièvre tombe petit à petit.

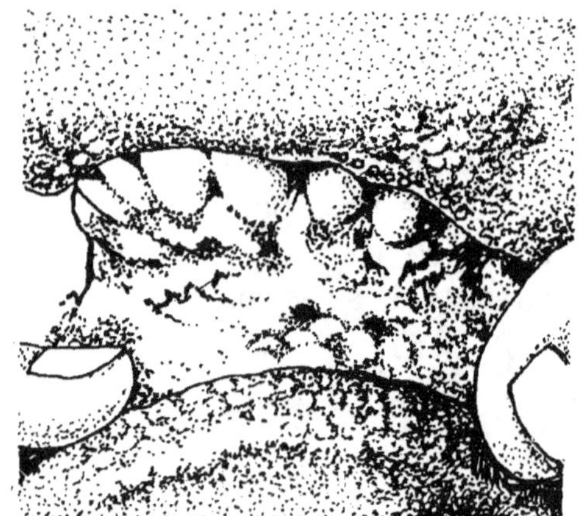

Plaies rouges.

✦ L'animal refuse de se reposer et se tient debout isolé. Il est fatigué et faible et ne bouge pas beaucoup. Sa tête et ses oreilles pendent. Il ne mange plus.

✦ Deux jours après le début de la fièvre, un liquide, d'abord limpide puis blanc grisâtre, s'écoule de ses yeux et de son nez.

✦ Beaucoup de salive coule de sa bouche. De petites taches grises apparaissent dans sa bouche, surtout sur les gencives et sur le bourrelet incisif. Ces taches se couvrent de croûtes blanches (ressemblant un peu à du fromage) qui laissent des plaies rouges quand on les enlève.

✦ L'animal respire péniblement, tousse souvent et grince des dents. Son haleine sent mauvais et son nez devient sec et craquelé.

✦ Environ 5 jours après le début de la fièvre, il a une mauvaise diarrhée liquide. Ses excréments contiennent du sang, du mucus et des lambeaux de muqueuse d'intestin (qui ressemblent à des bandes de tissus). L'animal se raidit de douleur quand il expulse ses excréments. Il se déshydrate très vite et maigrit.

✦ Les animaux les plus atteints commencent à mourir environ 14 jours après le début de la fièvre. Ceux qui l'ont eue un peu moins fortement peuvent commencer à guérir lentement.

Dans le cas d'une forme **moins grave**.

✦ L'animal a de la fièvre. Ses yeux et son nez coulent. De la salive coule de sa bouche.

✦ Dans la bouche, il a de petites plaies pâles ou blanches qui deviennent rouges.

✦ Il a parfois un peu de diarrhée.

Chez un **animal mort**, on peut voir beaucoup d'ulcères dans la caillette et dans les intestins. Le contenu des intestins et du rectum est liquide, souvent avec du sang mêlé.

Maladies dont les signes sont voisins : la fièvre catarrhale maligne (p. 306), la fièvre aphteuse (p. 298), la maladie des muqueuses (p. 251) et la kérato-conjonctivite (p. 162).

La transmission

Les animaux attrapent cette maladie lorsqu'ils se trouvent près d'un animal infecté ou quand ils boivent de l'eau qui a été contaminée par les excréments d'animaux malades. Le souffle, la salive, les excréments et les écoulements des animaux malades peuvent transmettre l'infection. L'animal s'infecte en respirant les microbes de la peste bovine. En général, les pieds ou les vêtements des gens ne transmettent pas la maladie. Des animaux sauvages peuvent être porteurs de la maladie et peuvent aussi l'attraper des animaux domestiques. Dès que les animaux domestiques d'une région ne sont plus infectés (quand la maladie a été éradiquée), les animaux sauvages cessent le plus souvent eux aussi d'être porteurs.

Les bœufs de type zébu sont plus résistants à la peste bovine que les taurins. Les races européennes de taurins y sont très sensibles. Seuls les animaux adultes qui ont été correctement vaccinés et ceux qui ont pu guérir de la maladie sont complètement immunisés. Les animaux qui guérissent de la peste bovine ne restent porteurs que pendant quelques jours. La peste bovine est causée par un virus *(Paramyxovirus)*.

Que faire ?

Il n'existe pas de traitement pour la peste bovine mais il est possible de sauver les animaux qui souffrent de la forme la moins grave (p. 151).

La prévention

• Isolez les animaux qui semblent avoir la peste bovine du reste du troupeau.

• Eloignez ceux qui sont sains.

• Si vous pensez qu'il y a la peste bovine, prévenez **immédiatement** les services vétérinaires.

• Evitez d'acheter des animaux qui viennent de régions infectées ou d'emmener des animaux sains dans des endroits où cette maladie s'est propagée. N'achetez que des animaux qui ont été correctement vaccinés et marqués.

• Gardez les nouveaux animaux à l'écart des autres animaux pendant 3 semaines. Vérifiez bien qu'ils ne montrent aucun signe de cette maladie avant de les introduire dans le troupeau.

• **Coopérez avec les programmes de lutte : vos animaux seront vaccinés contre la peste bovine** et marqués officiellement. Les animaux ainsi marqués seront plus facile à vendre et plus recherchés parce qu'ils sont vaccinés et n'ont rien à craindre de cette maladie. Les vaccins modernes contre la peste bovine sont efficaces. Certains vaccins supportent même de ne pas être gardés au froid tant qu'ils ne sont pas dilués. Mais ensuite, ils doivent être conservés au froid et utilisés rapidement (p. 394). Laissez le personnel vétérinaire faire des prises de sang pour vérifier si les vaccins ont été efficaces. Cela ne fait aucun mal aux animaux. Apprenez à reconnaître la peste bovine et aidez les autres à le faire.

Les programmes de lutte contre la peste bovine

La plupart des pays ont un programme de lutte contre la peste bovine. La campagne panafricaine de lutte contre la peste bovine (Parc, devenue Pace, Programme panafricain de contrôle des épizooties) opère en concertation avec les gouvernements de plusieurs pays d'Afrique et a pour objectif de vaincre cette maladie par la vaccination. Il existe un programme semblable en Asie. Collaborez avec les autres pour soutenir le programme de lutte qui agit dans votre région. Aidez le personnel vétérinaire en lui donnant de bonnes informations (p. 47).

La peste porcine classique

La peste porcine classique existe dans beaucoup de régions d'Asie. Elle est normalement absente d'Afrique, sauf de certaines parties d'Afrique de l'Ouest et de Madagascar. Les **porcs** sont les seuls animaux qui attrapent cette maladie.

Les signes

Certains porcs attrapent la peste porcine **avant leur naissance.**

+ Souvent, la mère avorte.

+ Certains nouveau-nés sont très faibles et meurent rapidement. D'autres ne semblent pas malades mais ils portent l'infection pendant longtemps et la transmettent plus tard à leurs petits.

D'autres porcs attrapent la peste porcine **après leur naissance.**

+ Ils tombent malades 4 à 10 jours après avoir été infectés.

+ Ils ont une diarrhée grave et vomissent. Ils ne mangent plus mais boivent beaucoup d'eau.

+ Ils deviennent faibles et fatigués, et se couchent souvent les uns contre les autres. Ils ont bientôt une forte fièvre.

+ Leurs paupières sont fermées par un liquide collant qui s'écoule des yeux.

+ Bien souvent, les bouts de la queue et des oreilles noircissent. Certains porcs ont des taches brunes sur l'abdomen, la tête et les pattes.

+ Les animaux marchent en titubant et en faisant des cercles. Ils ont des tremblements.

+ Leurs pattes arrière se paralysent et beaucoup s'écroulent et meurent. Quelques-uns s'en remettent mais traînent une fièvre qui monte et descend sans cesse. Ils restent malades longtemps.

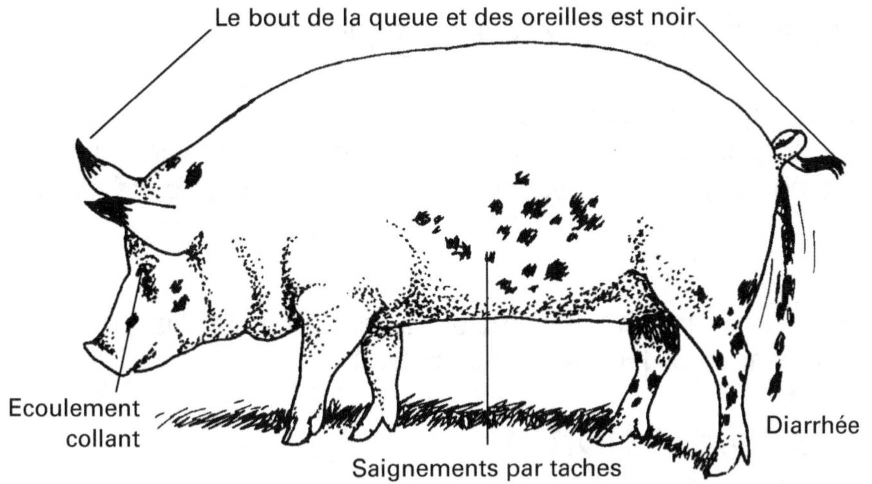

Chez un **animal mort** il y a souvent des taches de sang sur les intestins, les poumons, les reins et les ganglions lymphatiques.

Maladies dont les signes sont voisins : la peste porcine africaine (p. 314).

La transmission

Certains porcs sont infectés par leur mère avant leur naissance. Dans d'autres cas, la maladie est transmise par l'air ou par le contact direct avec des animaux déjà infectés. La nourriture peut être contaminée par les écoulements, l'urine ou les excréments d'animaux malades. Les animaux peuvent aussi attraper cette maladie en mangeant des restes de viande de porcs qui étaient infectés. La peste porcine est causée par un virus *(Pestivirus)*.

Que faire ?

Il n'y a pas de traitement pour la peste porcine.

La prévention

La peste porcine est une maladie si grave et qui se répand si vite que beaucoup de pays ont mis en place des programmes de lutte. Si vous pensez que des animaux sont atteints par cette maladie, avertissez tout de suite les services vétérinaires. Certains pays luttent contre la peste porcine en vaccinant les animaux. D'autres essaient d'empêcher la maladie d'entrer sur leur territoire : ils interdisent aux gens d'importer des porcs ou de la viande de porc et aux éleveurs de porcs de leur donner de la nourriture récupérée (de bateaux, d'avions, de cantines, etc.) à manger.

• Vaccinez régulièrement les animaux : le vaccin est efficace.

• Evitez de donner de la viande de porc à vos animaux parce qu'elle peut être infectée. Il est possible d'empêcher l'infection en faisant bouillir toute nourriture récupérée qui pourrait contenir de la viande de porc infectée, mais cela reste une pratique dangereuse, à ne pas recommander.

• Enterrez les cadavres des porcs qui meurent de la fièvre porcine.

La peste porcine africaine

La peste porcine africaine existe principalement en Afrique et, depuis quelques années, à Madagascar. Elle ne sévit pas normalement en Asie. Seuls les **porcs** (y compris les porcs sauvages) attrapent cette maladie.

Les signes

La peste porcine africaine ressemble à la peste porcine classique que les porcs attrapent après leur naissance (p. 312).

La transmission

A l'origine, en Afrique les porcs attrapent cette maladie lorsqu'ils sont piqués par des tiques infectées. Les tiques s'infectent en piquant des porcs sauvages (phacochères, potamochères et hylochères), qui portent l'infection mais n'en sont pas malades. Les animaux tombent aussi malades en mangeant de la nourriture récupérée qui contient des morceaux de viande de porc. Ils peuvent aussi s'infecter par contact direct avec des porcs malades. La maladie se transmet rapidement d'un animal à l'autre dans un troupeau. La peste porcine africaine est causée par un virus *(Iridovirus)* qui est différent de celui qui provoque la peste porcine classique. Elle est transmise par des tiques molles (*Ornithodoros*, p. 113), mais aussi par contagion.

Que faire ?

Il n'existe aucun traitement contre la peste porcine africaine.

La prévention

Il n'existe pas de vaccins contre la peste porcine africaine. Le vaccin contre la peste porcine classique n'est pas du tout efficace contre la peste porcine africaine.

• Gardez les porcs dans un enclos pour les empêcher d'approcher les porcs sauvages.

La theilériose tropicale, ou fièvre méditerranéenne

Cette maladie, aussi appelée theilériose bovine à *Theileria annulata*, est largement répandue dans le nord de l'Afrique et en Asie. Elle atteint les **bœufs** et les **buffles**, en particulier les animaux importés. Les bœufs l'attrapent surtout quand ils sont jeunes. En Afrique du Nord et dans certaines parties de l'Asie et de l'Europe, les moutons attrapent un autre type de theilériose qui est très semblable, la theilériose ovine maligne.

Les signes

L'animal tombe malade 7 à 28 jours après avoir été infecté.

✦ Il respire difficilement mais ne tousse pas. Il a de la fièvre.

✦ Un liquide limpide s'écoule de ses yeux et de son nez.

✦ Les ganglions lymphatiques qui se trouvent juste sous la peau se mettent à gonfler (p. 41).

✦ Ses muqueuses sont pâles et jaunissent.

✦ L'animal mange moins que d'habitude. Il est constipé. Après environ une semaine, la constipation fait place à la diarrhée. Il arrive qu'il y ait du sang mêlé aux excréments.

✦ Les femelles pleines avortent souvent.

✦ Beaucoup d'animaux meurent en 10 à 14 jours.

✦ Les techniciens expérimentés peuvent regarder des frottis sanguins au microscope pour vérifier si la maladie est bien la theilériose tropicale.

Maladies dont les signes sont voisins : l'anaplasmose (p. 289), la babésiose (p. 265). La fièvre de la côte Est, la theilériose bovine à *T. parva* (p. 294), est une autre theilériose bovine qui lui ressemble, mais elle n'existe que dans l'est, le centre et le sud de l'Afrique, où la theilériose tropicale ne se trouve pas.

La transmission

Cette maladie est transmise par la piqûre de tiques infectées *(Hyalomma)*. La theilériose tropicale, comme les autres theilérioses, est causée par des protozoaires, qui ne sont pas les mêmes pour les bœufs *(Theileria annulata)* que pour les moutons *(Theileria lestoquardi)*.

Que faire ?

•Traitez la theilériose tropicale comme la theilériose bovine (p. 294).

• Le meilleur traitement est la buparvaquone (p. 360). La tétracycline n'est pas très efficace.

La prévention

• Luttez contre les tiques qui la transmettent (p. 111).

• Dans certains endroits, les animaux s'infectent mais ne tombent pas malades, à cause d'une résistance innée. Il existe un équilibre entre l'infection et la résistance des animaux à cette infection. Ce n'est pas la peine de lutter contre la maladie dans ces régions.

• Dans quelques pays, les techniciens expérimentés peuvent protéger les animaux par des vaccins vivants atténués, obtenus par des cultures du parasite.

La trypanosomose transmise par les mouches tsé-tsé

La trypanosomose qui est transmise par les mouches tsé-tsé, ou glossines (p. 109), n'existe que dans les régions d'Afrique situées au sud du Sahara, où il y a des mouches tsé-tsé : dans ces régions, **c'est une maladie commune, et c'est même sans doute la maladie la plus importante dont peuvent souffrir les animaux domestiques.**

Tous les animaux peuvent attraper cette maladie. Les **hommes** aussi peuvent être piqués par des mouches tsé-tsé infectées : ils attrapent alors la maladie du sommeil (p. 6). Aussi bien en Afrique qu'en Asie, les animaux peuvent attraper d'autres types de trypanosomose qui ne sont pas transmises par les mouches tsé-tsé : la dourine (p. 318) et le surra (p. 320). L'ancien nom de trypanosomiase est devenu trypanosomose.

Les signes

Les animaux attrapent la trypanosomose 1 à 3 semaines après avoir été piqués par des mouches tsé-tsé infectées. La maladie dure en général longtemps.

+ L'animal est faible et se fatigue vite. Il traîne à l'arrière du troupeau.

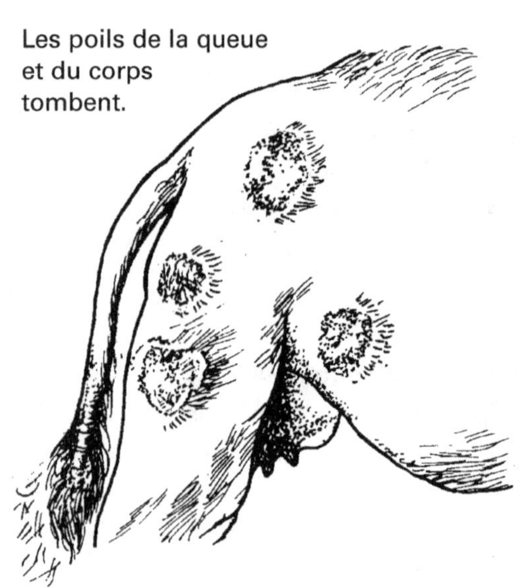

+ Il a le poil rêche et terne. Il maigrit petit à petit. Les femelles ont moins de lait.

+ Un liquide aqueux s'écoule de ses yeux, qui sont parfois voilés. L'animal cligne beaucoup des yeux.

+ Ses ganglions lymphatiques grossissent (p. 41) et on peut facilement les voir juste sous la peau.

+ Ses muqueuses sont souvent pâles et continuent à pâlir pendant plusieurs semaines.

+ L'animal a une fièvre qui monte et descend sans cesse. En général, la fièvre dure pendant plusieurs semaines, puis tombe pour revenir ensuite. L'animal est maigre et faible, même quand il n'a pas de fièvre.

+ Souvent, les femelles pleines avortent ou ont des petits chétifs. Certains animaux deviennent stériles.

+ La maladie est aggravée par une nourriture de mauvaise qualité, le stress ou trop de travail.

+ Si on ne donne pas de traitement, certains animaux finissent quand même par guérir lentement, mais d'autres tombent très malades, s'écroulent et meurent après quelques mois. Il arrive de temps en temps que la maladie évolue beaucoup plus rapidement, et certains animaux meurent alors en 2 semaines environ.

Les animaux peuvent aussi avoir d'autres signes.

Les **chevaux**, les **mulets** et les **ânes** ont parfois les pattes enflées et un gonflement sur le dessous de l'abdomen.

Chez les **dromadaires**, la bosse devient plus petite et les poils tombent, surtout ceux de la queue (d'autres maladies qui durent longtemps peuvent aussi provoquer ces signes).

Les **porcs** souffrent parfois très gravement de cette maladie, qui évolue alors très vite (il est donc difficile d'élever des porcs dans les endroits où il y a des mouches tsé-tsé). Ils se mettent à respirer très rapidement, cessent de manger et ont une forte fièvre. Ils s'écroulent et meurent en 1 ou 2 jours.

Les **chiens** ont parfois les yeux voilés ou ne voient plus du tout.

Les techniciens expérimentés peuvent rechercher cette maladie dans le sang avec un microscope, mais les microbes de la trypanosomose ne se trouvent pas toujours dans le sang des animaux malades et ils sont parfois difficiles à voir.

Chez un **animal mort**, la chair est plus pâle que d'habitude et il y a parfois beaucoup d'eau dans la région du cœur.

Maladies dont les signes sont voisins : les vers (p. 236) et une mauvaise alimentation (p. 45).

La transmission

Les animaux attrapent cette trypanosomose lorsqu'ils sont piqués par des mouches tsé-tsé infectées (p. 109). Les mouches tsé-tsé s'infectent en piquant des animaux malades. Certains animaux portent l'infection pendant des années sans tomber malades pour autant. Beaucoup d'animaux sauvages ont des trypanosomes sans en souffrir, et les mouches tsé-tsé qui les piquent peuvent alors transmettre la maladie aux animaux domestiques. Les mouches tsé-tsé ne sont pas tout de suite infectieuses après avoir piqué un animal infecté, mais elles le restent par la suite pendant toute leur vie, les trypanosomes se multiplient et persistent dans ces mouches. Les trypanosomoses sont causées par des protozoaires appelés trypanosomes. La plupart des trypanosomes qui infectent les animaux sont transmis par les mouches tsé-tsé *(Trypanosoma brucei, T. congolense, T. simiae, T. vivax)*. Il existe d'autres trypanosomes qui ne sont pas transmis par les mouches tsé-tsé, comme la dourine (p. 318) et le surra (p. 320).

Que faire ?

• Les médicaments contre la trypanosomose sont efficaces mais ils sont difficiles à bien utiliser parce que les trypanosomes deviennent facilement résistants aux médicaments (p. 365).

• Il y a des médicaments qui préviennent cette maladie et d'autres qui la soignent (p. 367).

• Aucun remède local ou traditionnel n'est efficace contre la trypanosomose.

Certains animaux se remettent avec une bonne nourriture et du repos mais ils peuvent retomber malades plus tard.

La prévention

• Si vous le pouvez, évitez les endroits où il y a des mouches tsé-tsé. La plupart des personnes qui gardent les troupeaux savent où se trouvent les mouches tsé-tsé et savent bien où et quand faire pâturer les animaux sans danger (p. 111).

• Utilisez les médicaments contre les trypanosomes pour protéger les animaux quand ils doivent traverser un endroit où il y a des mouches tsé-tsé.

• Essayez de ne pas utiliser trop régulièrement les médicaments qui protègent contre la trypanosomose ou bien faites-vous aider par un technicien expérimenté. Il vaut mieux, si vous le pouvez, lutter contre les mouches tsé-tsé (p. 111).

Les races de bœufs trypanotolérantes

Certains types de bœuf, comme la race **N'Dama** et la race **Baoulé**, qui existent en Afrique depuis des milliers d'années, tolèrent les trypanosomes jusqu'à un certain point et ne sont pas aussi sensibles que les autres races à la trypanosomose. On élève parfois ces animaux pour éviter d'avoir des problèmes avec cette maladie. Ils sont bons pour la viande, mais ils sont petits, pas très utiles pour le travail, et les vaches ne produisent pas beaucoup de lait. Les bœufs de type **zébu** sont plus courants en Afrique et plus productifs, mais ils ne sont généralement pas devenus assez tolérants aux trypanosomes, bien qu'ils vivent en Afrique depuis plus de 1 000 ans. Certains éleveurs ont essayé de croiser les races trypanotolérantes et le zébu, mais les animaux croisés sont insuffisamment tolérants.

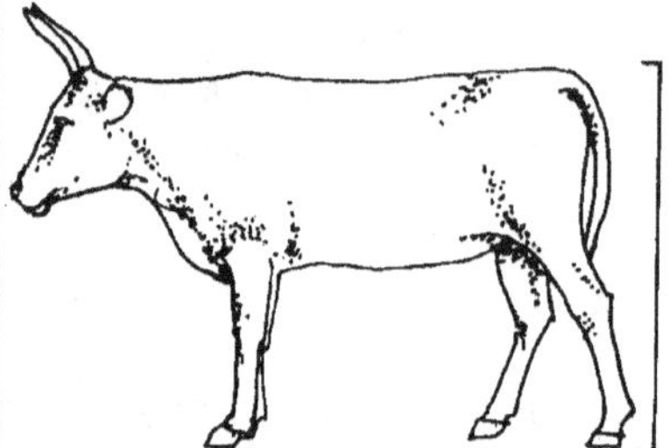

Bœuf de type N'Dama.

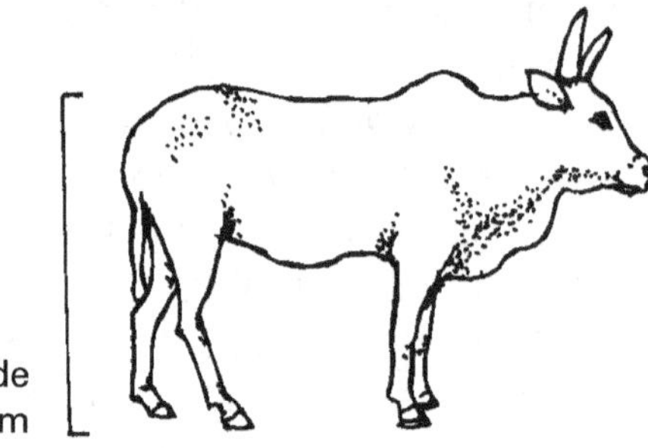

Bœuf de type zébu.

Les trypanosomoses : la dourine

La dourine existe en Asie et en Afrique, surtout dans le nord-est, le sud et certaines parties de l'ouest. Cette maladie n'atteint que les **chevaux** et les **ânes.**

Les signes

L'animal tombe malade plusieurs semaines après avoir été infecté. La dourine est une maladie qui s'installe **lentement**.

✦ Un mucus limpide sort de son pénis ou de son vagin. Ses parties génitales gonflent. Ce gonflement peut se propager vers l'avant sous l'abdomen ou même sous la poitrine.

✦ Des taches en saillie apparaissent parfois sur les côtés et disparaissent en une journée.

✦ L'animal devient très faible et maigre, avec de temps en temps un peu de fièvre.

✦ Ses pattes arrière maigrissent beaucoup. L'animal se met à boiter. Après plusieurs mois, l'animal est paralysé. Il a parfois des mouvement désordonnés.

✦ Sans traitement, l'animal meurt après 1 an ou plus.

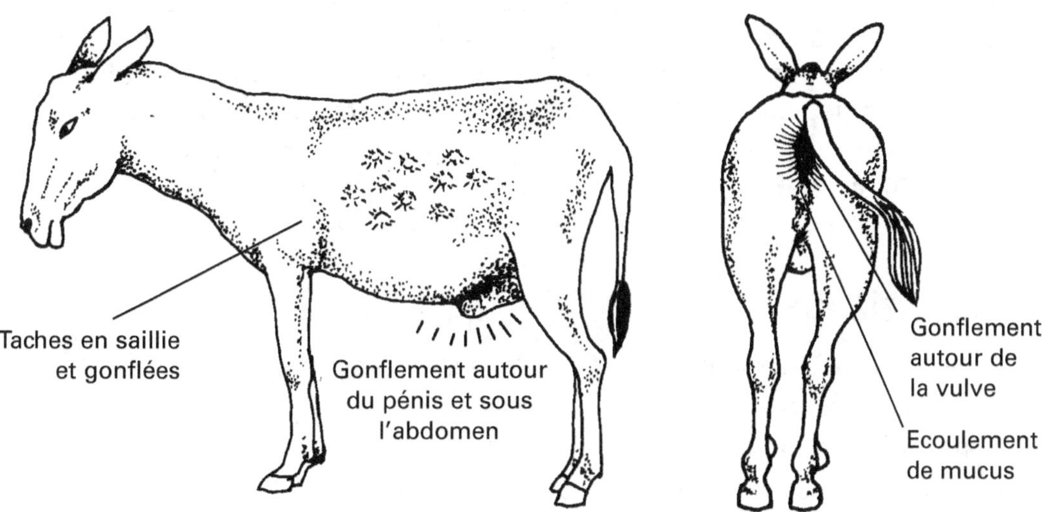

Signes de dourine chez une mâle.

Signes de dourine chez une femelle.

La transmission

Les animaux attrapent cette maladie lorsqu'ils s'accouplent avec un animal infecté. Un mâle infecté peut très vite transmettre la maladie à beaucoup de femelles. La dourine est causée par des protozoaires *(Trypanosoma equiperdum)*.

Que faire ?

• Le traitement est rarement efficace. Il vaut mieux éviter que les animaux attrapent cette maladie.

• Certains médicaments contre les trypanosomes peuvent être utiles (p. 365), mais le meilleur moyen de lutter contre cette maladie est d'éliminer les animaux infectés.

La prévention

• N'amenez pas d'animaux infectés dans les endroits où cette maladie n'existe pas.

• Attendez d'être sûr qu'un animal n'est pas infecté avant de l'utiliser pour la reproduction. Les techniciens expérimentés peuvent le vérifier en examinant un prélèvement sanguin.

• Si un animal attrape la dourine, abattez-le ou castrez-le pour éviter qu'il se reproduise.

Les trypanosomoses : le surra

Cette maladie existe en Asie et en Afrique, surtout en Afrique du Nord. De temps en temps, elle survient aussi dans les régions d'Afrique où se trouve la trypanosomose transmise par les mouches tsé-tsé. Ce sont les **chameaux**, les **dromadaires** et les **chevaux** qui attrapent le surra le plus souvent, mais cette maladie touche aussi parfois les **bœufs**, les **buffles**, les **mulets**, les **ânes**, les **chiens** et les **éléphants d'Asie**. D'autres animaux peuvent être infectés, mais en général ils ne tombent pas malades. C'est probablement la principale maladie infectieuse des chameaux et des dromadaires. Le surra n'atteint pas les hommes.

Les signes

L'animal tombe malade 7 à 10 jours après avoir été infecté par des mouches.

Dans sa forme **grave**, la maladie évolue vite.

+ L'animal est fatigué et faible. Il cesse de manger. Il a une forte fièvre.

+ Un liquide limpide s'écoule de ses yeux. Parfois ses yeux se voilent et l'animal ne peut plus voir.

+ Son urine devient foncée et certains animaux ont la diarrhée.

+ Certaines femelles pleines avortent.

+ Il arrive que l'animal meure en quelques jours.

Les **chevaux** ont souvent des gonflements sous l'abdomen et le long des pattes.

Les **chameaux** et les **dromadaires** malades restent au soleil sans rechercher l'ombre comme les autres animaux du troupeau. L'intérieur des cuisses devient blanc ou de couleur pâle (normalement, l'intérieur des cuisses est teinté par les taches d'urine sèche, de couleur orangé noir). On peut parfois reconnaître un dromadaire infecté à l'odeur de son urine.

Dans les cas **moins graves**, l'animal a quelques signes de la forme grave mais il est malade longtemps.

+ Il perd du poids et a de temps en temps de la fièvre.

+ Sans traitement, il devient très faible et meurt.

Les **chameaux** et les **dromadaires** perdent souvent des poils, surtout ceux de la queue (voir p. 317) mais cela arrive en général quand l'animal a été malade longtemps, même d'une autre maladie. Les techniciens expérimentés peuvent vérifier s'il s'agit du surra en regardant du sang au microscope ou par d'autres tests de laboratoire.

La transmission

Le surra est transmis par des mouches piqueuses qui se sont infectées en piquant des animaux malades. Cette maladie survient surtout pendant les périodes chaudes et humides, quand les mouches sont nombreuses. Ces mouches ne sont **pas** des mouches tsé-tsé, mais des mouches piqueuses, comme les stomoxes (p. 174). Elles vivent dans les endroits humides et broussailleux et transmettent très vite le surra des animaux malades aux animaux sains qui vivent à côté. Il arrive souvent que des moutons ou des chèvres, qui portent le surra sans avoir l'air malade, infectent les mouches, qui à leur tour transmettent la maladie aux chameaux ou aux dromadaires. Le surra est causé par un protozoaire (*Trypanosoma evansi*).

Que faire ?

- Les médicaments contre les trypanosomes sont efficaces mais difficiles à utiliser correctement. Ils sont dangereux si on les donne en trop grande quantité.
- Les trypanosomes deviennent facilement résistants aux médicaments (p. 365).
- **Faites très attention si vous soignez des chameaux ou des dromadaires contre les trypanosomes avec des médicaments faits pour des bœufs.** Beaucoup ne sont pas efficaces chez les chameaux et les dromadaires, et certains sont même toxiques pour ces animaux. **Ne donnez jamais de Berenil (acétate de diminazène) aux chameaux ni aux dromadaires** : en général, ce médicament les tue (p. 367).

La prévention

- Ne laissez pas les animaux aller dans des endroits très fréquentés par les mouches piqueuses, comme le bord des rivières où il y a beaucoup d'arbres. Si d'autres animaux s'y trouvent déjà, faites encore plus attention et attendez au moins une demi-heure après leur départ pour y amener vos animaux. En général, les mouches transmettent cette maladie d'un animal à un autre tout à côté parce que les trypanosomes du surra ne peuvent pas survivre longtemps dans la mouche.

- Si vous devez absolument amener vos animaux là où d'autres animaux sont déjà infectés par les trypanosomes, faites-le pendant les heures les plus chaudes de la journée. A ce moment-là les mouches sont moins nombreuses.

- Changez souvent vos chameaux ou vos dromadaires de place pour les éloigner des mouches qui éclosent dans les excréments. Les mouches qui transmettent le surra pondent leurs œufs dans les excréments.

28

Les poisons et l'empoisonnement

L'empoisonnement

Un animal empoisonné peut présenter une multitude de signes, qui peuvent être confondus avec ceux d'autres maladies.

Les signes possibles

✦ L'animal tombe brutalement malade ou bien meurt tout à coup sans paraître malade.

✦ Son comportement peut être très étrange.

✦ Il souffre d'une photosensibilisation (p. 177).

✦ Il peut ne plus voir et se cogner aux objets.

✦ Il respire difficilement.

✦ Il salive beaucoup.

✦ Il a une diarrhée grave qui commence brutalement ou il vomit.

✦ Il a des douleurs aiguës et brutales dans l'abdomen, des coliques (p. 234).

✦ Il a du météorisme (p. 232).

✦ Il peut tomber inconscient.

✦ Il titube, ses mouvements sont mal coordonnés, il a des convulsions et s'écroule.

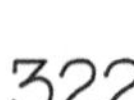

Les signes d'empoisonnement.

Il est bien souvent difficile de savoir ce qui a empoisonné l'animal, ou même si les signes sont ceux d'une maladie ou d'un empoisonnement. Les empoisonnements ne sont pas faciles à soigner, même pour des techniciens expérimentés.

Les soins d'urgence

• Essayez de savoir ce qui a empoisonné l'animal. Si vous trouvez ce que c'est : enlevez-le ou bien éloignez les animaux. Si vous trouvez le récipient qui a contenu le produit toxique : regardez l'étiquette qui est dessus, on peut généralement y lire des instructions à suivre en cas d'intoxication.

• Si vous êtes sûr que l'animal s'est empoisonné mais que vous ne trouvez pas ce qui peut en être la cause : soignez l'animal pour les signes que vous voyez.

Il y a des choses simples et sans danger que vous pouvez faire pour l'aider à se remettre.

• Donnez-lui beaucoup d'eau et essayez l'un des traitements suivants.

• Si l'animal semble très fatigué, titube ou s'écroule : encouragez-le à marcher, donnez-lui à boire, s'il l'accepte, un thé ou un café bouilli très fort après l'avoir laissé refroidir. Si l'animal ne veut pas le boire directement, forcez-le à l'avaler.

• Si l'animal est nerveux, angoissé ou qu'il a des douleurs dans l'abdomen : faites-lui avaler 100 g de sulfate de magnésium dans 0,5 litre d'eau, s'il est petit, et 500 g dans un litre d'eau, s'il est grand. Pour les chevaux, n'utilisez que 50 g. Le sulfate de magnésium est utile en cas d'empoisonnements parce qu'il fait entrer de l'eau dans les intestins et provoque une diarrhée. Le poison se dilue dans l'eau et est rapidement expulsé avec les excréments.

Sinon, donnez 1 à 2 litres des remèdes liquides suivants aux gros animaux (ou environ 0,5 à 1 litre aux petits animaux).

• Mélangez une petite poignée de poudre fine de charbon de bois dans 1 litre d'eau environ. Faites boire ce mélange à l'animal tous les jours, pendant plusieurs jours si nécessaire.

• Mélangez du kaolin (de l'argile fine en poudre) dans de l'eau jusqu'à ce que le liquide devienne comme du lait. Faites-le boire à l'animal. Pour un grand animal, utilisez environ 20 g de kaolin et seulement 10 g pour un petit animal. Si nécessaire, donnez-le-lui tous les jours pendant quelques jours.

• Faites avaler de l'huile végétale.

• Faites avaler du lait ou du lait de coco.

• Mélangez avec de l'eau des céréales ou du riz moulus et faites-lui avaler ce mélange.

• Mélanger 6 œufs et 0,5 kilo de sucre avec environ 1 litre d'eau et faites-lui avaler ce mélange.

La prévention

Vous pouvez éviter que vos animaux s'empoisonnent.

• Nourrissez bien vos animaux et gardez-les en bon état. Ils seront alors bien moins tentés de manger par erreur des plantes toxiques ou des produits dangereux en cherchant de la nourriture.

• Ne laissez pas vos animaux pâturer là où vous savez qu'il y a des plantes vénéneuses (p. 331).

• Ne laissez pas vos animaux pâturer là où l'on a mis du désherbant ou des pesticides il y a peu de temps.

• Ne laissez pas vos animaux chercher leur nourriture près des poubelles, là où des choses dangereuses ont peut-être été jetées, des vieux pots de peinture, par exemple.

Les produits toxiques les plus courants et les soins à donner

Les acides

Il arrive que des animaux s'empoisonnent avec l'acide des batteries de voitures.

Les signes

+ L'animal a la diarrhée.
+ Il vomit.
+ Il a des douleurs dans l'abdomen.

Que faire ?

• Donnez du bicarbonate de soude (il y en a beaucoup dans la levure chimique de pâtisserie), de la craie ou de l'argile (p. 384, 387).

• Mélangez l'un de ces produits avec de l'eau et donnez-en beaucoup à boire à l'animal. Si l'animal ne veut pas boire, forcez-le à avaler le remède avec une bouteille (p. 343). Ensuite, faites-lui avaler de l'huile végétale ou du lait.

L'aflatoxine

L'aflatoxine est un poison produit par un champignon *(Aspergillus flavus)* qui se trouve dans les farines d'arachide mal séchées.

Les signes

Les **bœufs** grincent des dents, perdent la vue, marchent en cercle, s'écroulent.

Chez les **porcs**, les muqueuses deviennent jaunes. Les animaux s'affaiblissent et refusent de manger.

Les **chiens** ont une diarrhée très grave, presque toute faite de sang. Beaucoup de chiens meurent.

Les **volailles** respirent très difficilement. Elles bougent peu et s'affaiblissent. Elles ne marchent pas normalement et maigrissent. Beaucoup meurent. Les poules qui ne sont que faiblement intoxiquées pondent peu et ne grandissent pas normalement. Les canards et les dindons sont très sensibles à ce poison.

Que faire ?

Il n'y a pas de traitement.
• Changez la nourriture.
• Evitez de donner de la farine d'arachide ou des aliments en contenant aux canards et aux dindons.

L'arsenic

Les animaux s'empoisonnent parfois avec de vieux insecticides à base d'arsenic.

Les signes

✦ L'animal est faible et fatigué.

✦ Il salive beaucoup. Il a des douleurs dans l'abdomen. Il titube, s'écroule et meurt.

Que faire ?

• Le traitement est difficile.
• Les techniciens expérimentés utilisent certains médicaments (Dimercaprol ou thiosulfate de soude).

L'eau de Javel

Les animaux peuvent s'empoisonner avec de l'eau de Javel ou avec d'autres bases.

Les signes

✦ L'animal a la diarrhée.

✦ Il vomit parfois.

✦ Il a des douleurs dans l'abdomen.

Que faire ?

• Mélangez du vinaigre, si possible (ou bien du jus de fruit), avec de l'eau et des céréales moulues. Faites-en avaler environ 2 litres aux grands animaux ou entre 0,5 et 1 litre aux petits animaux.
• Faites ensuite avaler de l'huile végétale ou du lait (p. 379, 388).

Le manioc

Certaines variétés de manioc contiennent du cyanure dans leurs racines (mais il n'y a plus de cyanure si le manioc est bouilli). Voir **cyanure** (p. 326) pour les signes et les soins à donner.

Le ricin (plante et tourteau)

Le ricin est une plante commune dont les gens écrasent les graines pour en tirer de l'huile de ricin. Le tourteau de ricin est ce qui reste après que les graines ont été écrasées.

Les signes

✦ L'animal tombe malade quelques heures après avoir mangé ce poison.

✦ Il a une diarrhée très liquide et très grave, avec parfois du sang.

✦ Il est faible et fatigué. Il a l'air très malade.

Les **bœufs** s'écroulent, ont des convulsions et meurent.

Les **porcs** vomissent.

Les **chevaux**, les **mulets** et les **ânes** ont des douleurs aiguës dans l'abdomen (des coliques, p. 234), ils suent et titubent.

Que faire ?

- Il n'existe pas de traitement.
- Beaucoup d'animaux se remettent s'ils arrêtent de manger du ricin, mais certains peuvent mourir.
- Les techniciens expérimentés peuvent donner des sédatifs aux animaux pour les calmer.

Le sulfate de cuivre

Le cuivre est très toxique pour les **moutons**. Ils peuvent s'empoisonner avec le cuivre contenu dans certains bains pour les pieds ou le cuivre utilisé pour tuer les escargots qui transmettent la douve du foie.

Les signes

- ✦ L'animal a des douleurs dans l'abdomen.
- ✦ Il salive beaucoup.
- ✦ Il a la diarrhée.
- ✦ Il s'écroule et meurt.

Que faire ?

- Essayer l'un des remèdes liquides proposés à la p. 323.
- Les techniciens expérimentés utilisent des médicaments spéciaux (le molybdate d'ammonium et le sulfate de sodium).

Le cyanure

Un certain nombre de plantes contiennent du cyanure, par exemple le manioc, le lin cultivé, le sorgho herbacé et beaucoup d'autres variétés de sorgho. Les nouvelles pousses qui apparaissent juste après la pluie sont celles qui contiennent le plus de cyanure et qui causent le plus d'empoisonnements. Les **bœufs** s'empoisonnent souvent au cyanure, mais les autres animaux aussi peuvent tomber malades à cause du cyanure, en particulier les **moutons**.

Les signes

L'empoisonnement au cyanure est rapide et l'animal meurt tout à coup.

- ✦ Sa respiration est difficile.
- ✦ Ses muqueuses sont rouge vif.
- ✦ L'animal titube, s'écroule, a des convulsions et, en général, meurt en quelques minutes. Certains animaux peuvent mettre plusieurs heures à mourir.

Que faire ?

- Eloignez tous les animaux de la nourriture que vous pensez être toxique.
- Essayez de donner du charbon de bois dans de l'eau ou bien l'un des remèdes huileux proposés à la p. 323, mais en général ce n'est pas très efficace.

- Les techniciens expérimentés peuvent soigner l'empoisonnement au cyanure, mais seulement s'ils peuvent le faire dès l'apparition des signes. En général, ils font immédiatement une injection dans une veine (nitrite de sodium à 20 mg/kg et thiosulfate de sodium à 40 mg/kg). Après cette injection, d'autres médicaments doivent encore être donnés à l'animal pour qu'il guérisse. Donnez du thiosulfate de sodium (15 g pour les grands animaux ou 5 g pour les petits) à avaler toutes les demi-heures jusqu'à ce que l'animal semble mieux.

Le derris

La plante *Derris elliptica* est utilisée comme insecticide et elle peut aussi empoisonner les animaux qui la mangent fraîche ou en poudre. Les animaux ne marchent plus normalement, ils titubent et meurent. Traitez l'animal comme pour les empoisonnements aux insecticides (voir ci-dessous).

Les piqûres et les morsures d'insectes

Il y a des piqûres ou des morsures d'insectes (abeilles, guêpes, frelons, scorpions) qui donnent des réactions graves, avec des gonflements importants. Les chevaux réagissent souvent fortement.

Les signes

- ✦ L'animal a la diarrhée.
- ✦ Sa respiration est difficile.
- ✦ Ses muqueuses sont parfois jaunes.
- ✦ Son urine est parfois rouge.

Que faire ?

- Lavez la partie enflée avec du bicarbonate de soude et de l'eau.
- Des techniciens expérimentés peuvent donner certains médicaments (des antihistaminiques et des corticostéroïdes).

Les insecticides

Essayez de voir de quel produit chimique est fait l'insecticide. La plupart des insecticides modernes sont des organophosphorés (voir ci-dessous) et quelques-uns des pyréthrinoïdes (p. 328). Si vous ne pouvez pas trouver le produit chimique qui se trouve dans l'insecticide, mais que vous êtes sûr que l'animal s'est bien empoisonné avec, traitez comme pour les organophosphorés.

Les insecticides organophosphorés

De nombreux insecticides modernes sont des organophosphorés. **Ce sont des poisons puissants et dangereux.** Ils peuvent entrer dans le corps (d'un animal ou d'une personne) en étant avalés ou simplement à travers la peau.

Les signes

✦ L'animal a un comportement étrange. Souvent, il titube, a des tremblements ou de petites secousses dans les muscles qui sont juste sous la peau.

✦ Il salive beaucoup. Un liquide limpide s'écoule de ses yeux et ses pupilles deviennent très petites.

✦ L'animal a des douleurs dans l'abdomen. Il mange peu. Certains animaux vomissent. Il leur arrive d'uriner plus souvent que d'habitude.

✦ L'animal a du mal à respirer.

✦ Il se paralyse rapidement, puis s'écroule et meurt.

Que faire ?

• Lavez l'animal avec beaucoup d'eau et, si possible, avec du savon pour enlever toute trace du produit chimique.

• Demandez à un technicien expérimenté d'injecter du sulfate d'atropine (à 0,1 mg/kg, lentement, dans une veine, ou bien à 0,4 mg/kg, sous la peau). Donnez une seconde injection après une demi-heure si l'animal ne va pas mieux.

• Si l'animal a avalé le produit, donnez un remède comme le charbon de bois en poudre (p. 383).

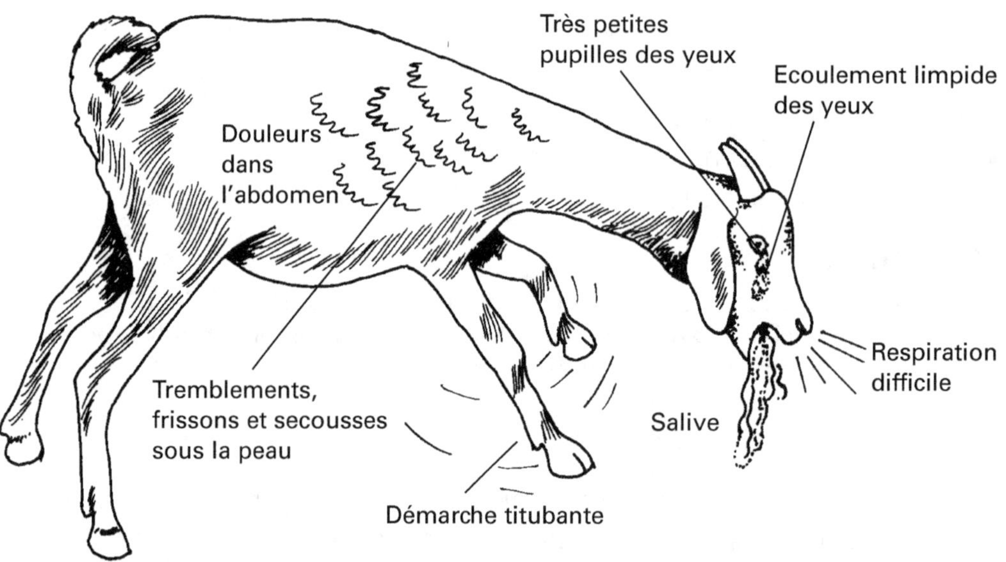

Empoisonnement aux organophosphorés.

Les insecticides aux pyréthrinoïdes

Les insecticides aux pyréthrinoïdes sont des poisons, même si plusieurs d'entre eux sont peu toxiques. La plupart de ces insecticides peuvent passer à travers la peau : les animaux s'empoisonnent facilement si on en met trop sur eux. Les signes et les soins à donner en cas d'empoisonnement aux pyréthrinoïdes sont les mêmes que pour un empoisonnement aux organophosphorés.

Le pétrole lampant

Il arrive que des animaux s'empoisonnent avec du pétrole lampant ou avec un autre carburant, en général quand ils n'ont a pas beaucoup d'eau propre à boire et qu'ils sont tentés de boire de l'eau salie par des carburants.

Les signes

+ L'animal est faible et fatigué.
+ Certains animaux vomissent.
+ L'animal s'écroule.

Que faire ?

• Faites avaler aux animaux de l'huile végétale.

Le lantana

La plante *Lantana camara* est commune dans beaucoup de régions. Ce sont surtout les **bœufs** qui s'empoisonnent avec ses feuilles.

Les signes

+ L'animal est faible et fatigué.
+ Il a une diarrhée avec du sang.
+ Ses muqueuses sont jaunes (p. 121).
+ Il a une photosensibilisation (p. 177).
+ Il titube. Il est parfois en partie paralysé. Certains animaux meurent en 3 ou 4 jours.

Que faire ?

• Protégez les animaux du soleil jusqu'à ce qu'ils aillent mieux et donnez-leur beaucoup d'eau à boire.
• Donnez-leur à boire du charbon de bois dans de l'eau (p. 323).
• Soignez la photosensibilisation (p. 177).
Il vaut mieux arracher les plantes et les brûler mais c'est souvent difficile.

Le plomb

Les animaux s'empoisonnent au plomb avec des peintures et de vieilles batteries de voiture.

Les signes

+ L'animal est faible et fatigué, il mange peu et a des douleurs dans l'abdomen. Il est constipé ou il a la diarrhée.
+ Il salive beaucoup.
+ Il devient nerveux, il ne voit plus et a des convulsions.

Que faire ?

• Faites boire l'un des remèdes liquides proposés à la p. 323.
Des techniciens expérimentés peuvent utiliser certains médicaments (Edta-acide édétique).

Le leucaena

L'arbre *Leucaena leucocephala* est souvent utilisé comme fourrage pour les animaux mais il est toxique s'ils en mangent trop. L'arbre contient un poison qui s'appelle la mimosine. Ce sont surtout les **chevaux** qui s'empoisonnent de cette façon, mais les **bœufs**, les **moutons**, les **chèvres** et les **porcs** peuvent aussi en souffrir. Certains animaux y sont plus sensibles que d'autres.

Les signes

✦ L'animal perd des poils ou de la laine. Les chevaux en particulier perdent des poils, surtout sur le cou et sur la queue.

✦ L'animal maigrit. Ses mouvements deviennent parfois désordonnés. Il arrive qu'il ne voit plus pendant quelque temps.

✦ Il arrive que les femelles pleines avortent quand elles ont mangé beaucoup de leucaena, ou qu'elles mettent bas des petits morts ou chétifs. Les nouveau-nés ont parfois un gonflement sous le cou ou sont mal formés.

Que faire ?

• Arrêtez tout de suite de donner du leucaena. Ne recommencez à en donner que par toutes petites quantités.

• Le leucaena ne doit pas représenter plus de la moitié de ce que les animaux mangent. Le mieux est de leur en donner un dixième de leur ration.

Le mercure

Le mercure vient en général de l'enrobage des semences de plantes.

Les signes

L'animal tombe malade quelques semaines après avoir avalé du mercure.

✦ Il ne mange pas beaucoup.

✦ Il ne marche pas normalement.

✦ Il ne voit plus.

✦ Il a la diarrhée.

Que faire ?

Il est difficile de traiter cet empoisonnement.

Un technicien expérimenté peut donner certains médicaments (le dimercaprol).

L'excès de grains

Les animaux s'empoisonnent en mangeant trop de grains ou de nourriture concentrée (p. 245), par exemple s'ils arrivent à entrer là où les aliments sont gardés en réserve. Si l'animal est très malade, il vaut souvent mieux l'abattre pour sa viande.

Les plantes vénéneuses

Les nouveaux pâturages

Les animaux vivent souvent entourés de plantes toxiques. En général, ils ne les mangent pas ou en trop faible quantité pour se rendre malades. D'une façon ou d'une autre ils « apprennent » à éviter les plantes toxiques. Quand des animaux vont pour la première fois dans un nouveau pâturage, ils doivent apprendre à éviter les plantes toxiques qui s'y trouvent. Pour permettre aux animaux de le faire sans s'empoisonner, il faut commencer par les laisser peu de temps chaque jour dans le nouveau pâturage et augmenter progressivement le temps qu'ils y passent.

Les pâturages dangereux

Après des périodes très sèches, des feux ou trop de pâturage, il arrive que les seules plantes qui restent soient des plantes toxiques aux racines grosses et profondes que les animaux ne touchent pas normalement. Les animaux n'ont rien d'autre à manger et s'empoisonnent. Pour éviter cet empoisonnement, **essayez si possible de donner aux animaux du fourrage en plus** pour qu'ils puissent manger en laissant le pâturage se reconstituer.

Les signes

Il existe beaucoup de signes différents d'empoisonnement par les plantes toxiques, dont, par exemple, la photosensibilisation (p. 177). Pensez à ce type d'empoisonnement quand les animaux sont allés brouter dans des pâturages nouveaux ou dangereux et que vous ne pouvez pas trouver d'autre raison à leur maladie.

Que faire ?

- Quand vous savez qu'un animal a mangé de grandes quantités d'une plante toxique, faites-lui avaler l'un des remèdes liquides proposés à la p. 323.
- Si des **bœufs**, des **buffles**, des **moutons** ou des **chèvres** sont très malades après avoir mangé des plantes toxiques, un technicien expérimenté peut les opérer en leur ouvrant le rumen pour enlever à la main les plantes qu'ils ont avalées. Cette opération peut sauver la vie des animaux.

La mort-aux-rats, le raticide

Voir **warfarine** (p. 334).

Les graines enrobées

Les graines utilisées pour ensemencer les champs sont souvent recouvertes d'un enrobage de produits chimiques qui les protège des insectes et des maladies. Ces produits chimiques sont généralement, mais pas toujours, colorés et ils sont souvent toxiques. Ne laissez pas les animaux manger des graines à semer. Si des animaux en mangent, essayez de trouver avec quoi les semences étaient recouvertes et traitez-les. Les semences sont souvent enrobées de **mercure** (p. 330) ou d'**organophosphorés** (p. 327).

Les séneçons

Il existe des centaines d'espèces de séneçons *(Senecio)*. Elles sont toutes différentes mais presque toutes ont des fleurs jaunes. Les séneçons sont toxiques, et comme ils résistent à la sécheresse et au feu, ils rendent les pâturages dangereux. Tous les animaux peuvent s'empoisonner avec des séneçons, mais les **bœufs**, les **chevaux**, les **moutons** et les **chèvres** sont le plus souvent touchés.

Les signes

Quand l'animal ne mange que **de petites quantités** de séneçon à la fois, l'empoisonnement se fait lentement.

✦ L'animal mange moins et maigrit.

✦ Il souffre de diarrhée ou de constipation et doit parfois forcer pour expulser ses excréments.

✦ Certains animaux ont les muqueuses jaunes.

Si l'animal a mangé **beaucoup** de séneçon à la fois, l'empoisonnement est très rapide. L'animal meurt tout d'un coup sans avoir eu l'air malade.

Que faire ?

Il n'existe pas de traitement contre l'empoisonnement au séneçon.

• Essayez d'éloigner les animaux des séneçons. Dans les pâturages utilisés régulièrement, arrachez les plants de séneçons et brûlez-les. Les plants séchés sont dangereux : les animaux aiment bien les manger parce que leur goût est moins amer que celui des plants frais et encore verts.

Les morsures de serpent

Les serpents évitent en général les animaux mais, s'ils les attaquent, ils les mordent le plus souvent aux pattes ou à la tête.

Les signes

✦ La plupart des animaux enflent là où ils ont été mordus, à la patte ou à la tête. Il n'y a pas beaucoup d'autres signes. Si l'animal a été mordu par un serpent de la famille des cobras, l'endroit de la morsure ne se met à enfler généralement que 3 à 4 jours après.

✦ Certains animaux deviennent nerveux, tendus et ont le dos creux.

✦ Ils ont parfois du sang qui coule du nez et des urines rouges. Quelques-uns peuvent mourir en moins d'une heure.

Que faire ?

• Gardez l'animal dans un endroit calme. Ne le faites ni marcher ni bouger.

• Si vous pouvez trouver la marque de la morsure peu de temps après l'événement, coupez à travers la peau pour que le poison (le venin) puisse sortir. Ne coupez pas profondément dans la partie enflée, cela ne sert à rien.

• Faites couler de l'eau froide sur la partie enflée.

• Entourez la patte avec une corde ou un bandage au-dessus de la morsure et serrez fort. Après 20 minutes, desserrez la corde pendant 1 ou 2 minutes, puis resserrez-la pour 20 minutes encore. Faites-le 2 ou 3 fois.

> • Faites une injection d'antibiotique (p. 356) dans un muscle, surtout si le serpent était de la famille des vipères. Le poison des vipères fait mourir la chair et la chair morte s'infecte vite.
>
> • Faites une injection d'antisérum. Mettez-en une partie dans un muscle et un peu près de la morsure. Les techniciens expérimentés ont souvent des antisérums qu'ils peuvent donner aux gens ou aux animaux. Si les morsures de serpent sont fréquentes dans votre région, gardez de l'antisérum chez vous, au froid dans un réfrigérateur.
>
> • Les techniciens expérimentés peuvent aussi donner certains médicaments (des corticostéroïdes).

Le traitement des morsures de serpent par les chocs électriques

On soigne parfois les gens qui ont été mordus par des serpents ou piqués par des insectes avec des chocs électriques. On peut aussi utiliser cette méthode avec les animaux.

• Donnez 4 ou 5 chocs électriques à l'endroit de la morsure, en laissant 5 à 10 secondes entre chaque choc. Reliez à la terre une partie du corps proche de là où vous donnez les chocs.

• On peut utiliser par exemple un câble de bougie branché sur un moteur ou sur un aiguillon électrique pour les bœufs. Chaque choc doit avoir une puissance de 20 à 25 kilovolts-ampères, une intensité inférieure à 1 milliampère et une durée de 1 à 2 secondes.

Le sorgho

Il arrive que des plants de sorgho contiennent du cyanure, surtout les jeunes pousses qui se développent très vite après la pluie (voir **cyanure**, p. 326, pour les signes d'empoisonnement et les soins à donner).

La strychnine

La strychnine est un poison très puissant. Les gens l'utilisent par exemple pour tuer les chacals. Les chiens s'empoisonnent souvent à la strychnine.

Les signes

✦ L'animal devient nerveux et excitable.

✦ Il salive beaucoup. Certains animaux vomissent.

✦ Il devient raide et a des convulsions.

Que faire ?

> Le traitement est difficile.
>
> • Les techniciens expérimentés utilisent des sédatifs ou des anesthésiques pour calmer l'animal.

Les crapauds

Il arrive que des **chiens** s'empoisonnent en mordant des crapauds qui sont toxiques.

Les signes

+ L'animal salive beaucoup.

+ Il mange peu.

+ Il se sent très mal. Beaucoup d'animaux guérissent tout seuls sans traitement.

Que faire ?

• Rincez la bouche du chien avec de l'eau ou de l'eau avec du bicarbonate de soude.

• Les techniciens expérimentés peuvent donner certains médicaments (de l'atropine, des antihistaminiques ou des corticostéroïdes).

Le tabac, le sulfate de nicotine

Ce sont des poisons puissants qui sont parfois utilisés comme insecticides.

Les signes

+ L'animal salive beaucoup. Certains animaux vomissent.

+ L'animal a des douleurs dans l'abdomen et la diarrhée.

+ Il titube, a des mouvements désordonnés (incoordination) et des convulsions.

+ Il se paralyse et meurt.

Que faire ?

Il n'existe pas de traitement.

La warfarine

La warfarine est un raticide très utilisé. Les animaux en mangent souvent par erreur, surtout les **chiens** et les **volailles**.

Les signes

+ L'animal a les muqueuses pâles, il est faible et fatigué.

+ Il a la diarrhée. Certains animaux vomissent.

+ L'animal se met à boiter.

Que faire ?

Les techniciens expérimentés peuvent donner des médicaments particuliers (de la vitamine K1).

Les désherbants, ou herbicides

Essayez de trouver le bidon qui a contenu le désherbant. L'étiquette qui est dessus explique en général ce qu'il faut faire en cas d'empoisonnement. Sinon, donnez l'un des remèdes liquides proposés à la p. 323, comme le charbon de bois ou le kaolin dilué dans de l'eau.

29

Les médicaments

Il existe une législation des médicaments vétérinaires dans la plupart des pays. Vous devez vous conformer aux lois de votre pays.

Les médicaments seuls ne peuvent pas guérir un animal malade. **Il faut toujours donner aux animaux malades, en plus de leur traitement, de la nourriture de bonne qualité, beaucoup d'eau et de l'air frais.**

Beaucoup de médicaments pour les êtres humains sont efficaces pour les animaux. Vous pouvez les utiliser si vous n'avez pas le choix, mais attention à la dose : donnez celle qui convient à l'animal et **non** celle que l'on donne à une personne. Certains médicaments pour les êtres humains ne sont pas efficaces pour les animaux

Attention

Les médicaments qui ont été fabriqués pour les animaux ne sont pas toujours efficaces pour les hommes. Certains sont dangereux pour les êtres humains. Ne soignez pas des êtres humains avec des médicaments pour animaux, allez plutôt demander de l'aide au dispensaire.

Certains remèdes fabriqués avec des plantes sont utiles. Vous les trouverez dans ce chapitre. Mais il faut du temps pour récolter les plantes et préparer ces remèdes, qui, en plus, ne se gardent pas longtemps. Ils sont généralement moins efficaces ou moins faciles à utiliser que les médicaments modernes.

Lire une étiquette de médicament

La plupart des médicaments ont deux noms : un nom chimique (par exemple « oxytétracycline ») et un nom commercial (par exemple « Terramycine ») donné par les fabricants.

Attention

Certains vendeurs proposent des médicaments qui sont des faux. Ils ne sont pas efficaces et sont même parfois dangereux à utiliser.

Pour vérifier si un médicament est vrai, regardez bien la notice et l'étiquette. La plupart des vrais médicaments sont vendus avec des renseignements qui ressemblent à ceux qu'on peut voir, par exemple, p. 336. Beaucoup sont vendus avec des instructions détaillées imprimées, souvent en plusieurs langues, sur une feuille de papier (la notice) qui est glissée dans la boîte ou le sachet. **Attention aux médicaments dont la**

Notice d'un médicament.

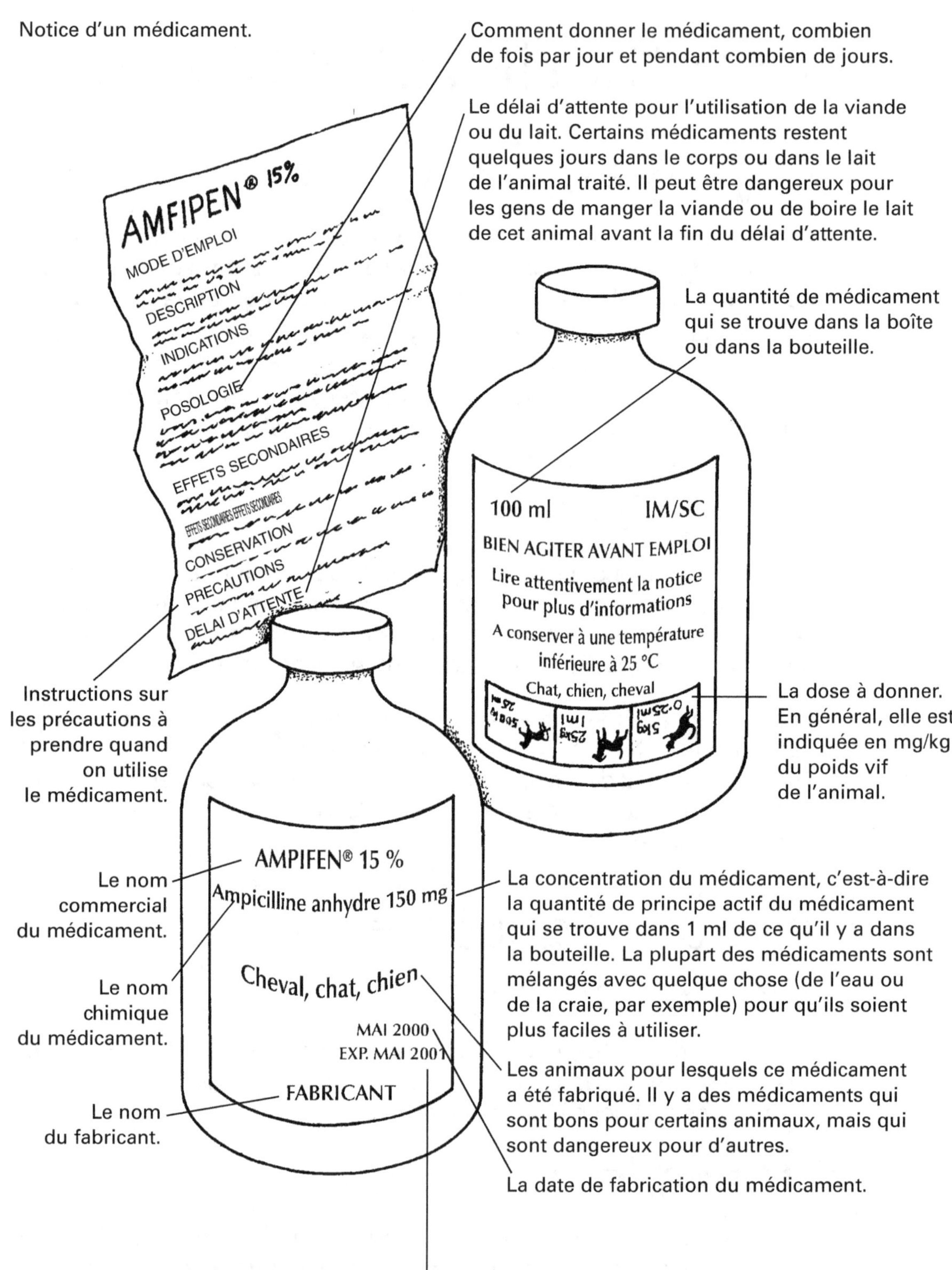

Comment donner le médicament, combien de fois par jour et pendant combien de jours.

Le délai d'attente pour l'utilisation de la viande ou du lait. Certains médicaments restent quelques jours dans le corps ou dans le lait de l'animal traité. Il peut être dangereux pour les gens de manger la viande ou de boire le lait de cet animal avant la fin du délai d'attente.

La quantité de médicament qui se trouve dans la boîte ou dans la bouteille.

La dose à donner. En général, elle est indiquée en mg/kg du poids vif de l'animal.

Instructions sur les précautions à prendre quand on utilise le médicament.

Le nom commercial du médicament.

Le nom chimique du médicament.

Le nom du fabricant.

La concentration du médicament, c'est-à-dire la quantité de principe actif du médicament qui se trouve dans 1 ml de ce qu'il y a dans la bouteille. La plupart des médicaments sont mélangés avec quelque chose (de l'eau ou de la craie, par exemple) pour qu'ils soient plus faciles à utiliser.

Les animaux pour lesquels ce médicament a été fabriqué. Il y a des médicaments qui sont bons pour certains animaux, mais qui sont dangereux pour d'autres.

La date de fabrication du médicament.

La date de péremption (aussi appelée date d'expiration ou limite d'utilisation), c'est-à-dire la date (mois et année) à partir de laquelle le médicament ne sera plus bon, d'après le fabricant. **N'utilisez pas le médicament après la date de péremption parce qu'il ne soignera peut-être pas bien ou même pas du tout votre animal.** Donner des produits dont la date de péremption est passée peut aider les microbes à devenir résistants à ces médicaments. Vérifiez bien cette date avant d'acheter un médicament parce que certains vendeurs essaient de vendre des médicaments trop vieux : **ne les achetez pas.**

336

notice est écrite à la main. En général, les vrais médicaments sont rangés dans des boîtes : ce qui est imprimé sur la boîte ressemble à ce qui se trouve sur la bouteille ou sur le sachet qui est dedans. Les vrais médicaments de la même famille et d'un même fabricant ont en général la même couleur et la même consistance. **Vérifiez que l'emballage est intact, en particulier le couvercle du récipient : il ne doit pas y avoir de traces d'ouverture.** Certains vendeurs ouvrent les bouteilles et volent une partie du médicament, qu'ils remplacent par de l'eau ou par autre chose : ils vendent quelque chose qui n'est plus le vrai médicament mais qui ressemble encore à une bouteille pleine.

Acheter et conserver les médicaments

• Vérifiez la date de péremption (p. 336).

• Il existe des marques bien moins chères que d'autres. Certaines personnes pensent que les médicaments de telle ou telle marque ou nom commercial sont plus efficaces que les autres. En général, c'est faux. Un médicament qui porte un nom commercial différent mais qui a le même nom chimique peut être tout aussi efficace et bien moins cher à acheter.

• Vérifiez la concentration du médicament pour calculer combien coûte réellement la quantité de principe actif qui se trouve dans la bouteille (ou le sachet ou la boîte ou le bidon). Certains médicaments qui portent le même nom chimique peuvent contenir plus de principe actif par ml dans une bouteille.

• Les médicaments reviennent moins cher si on les achète par grandes quantités. Mais n'achetez pas de paquets, de bouteilles ni de bidons que vous ne pourrez pas terminer rapidement parce que les médicaments qui restent dans un récipient après ouverture s'abîment vite à l'air et peuvent même être contaminés. N'achetez que la quantité de médicament que vous pensez pouvoir utiliser bien avant sa date de péremption.

• Les médicaments s'abîment si vous ne les conservez pas dans de bonnes conditions. **Ils peuvent perdre leur efficacité et même devenir dangereux.** Sachez que certains vendeurs proposent des médicaments en mauvais état, par exemple des médicaments qui ont été stockés dans un local surchauffé : faites attention.

• Gardez vos médicaments dans un endroit sombre. Beaucoup de médicaments craignent la lumière et c'est pourquoi ils sont souvent vendus dans des bouteilles de couleur foncée.

• Gardez les médicaments au sec, surtout ceux qui sont en poudre.

• Gardez les médicaments au frais. Certains vaccins doivent être stockés dans une glacière (p. 397).

• Une fois qu'une bouteille de médicament a été ouverte, il faut l'utiliser aussi vite que possible.

• Certains vaccins **doivent être utilisés tout de suite.**

• Ne gardez aucun médicament dont la date de péremption est passée. Détruisez tous ceux qui ont changé d'aspect ou qui semblent abîmés.

• Gardez les médicaments dans un endroit où les enfants ne peuvent pas les prendre.

• Les étiquettes doivent toujours être bien lisibles et chaque médicament doit avoir sa notice.

Quelle quantité de médicament donner ?

Certains médicaments, comme les remèdes huileux qu'on utilise pour soigner le météorisme, n'ont pas besoin d'être donnés en respectant des doses très précises : nous vous indiquons seulement ce qu'il faut donner aux « grands » ou aux « petits » animaux. Un « grand » animal (de la taille d'un bœuf adulte) est un animal qui pèse environ 400 kg, et un « petit » animal (de la taille d'un mouton adulte) pèse environ 50 kg. « Très petit » veut dire entre 1 et 10 kg, comme un tout jeune mouton. La taille des animaux est très variable : il y a des bœufs adultes qui font bien moins de 400 kg et certains moutons pèsent deux fois plus que d'autres. Il faut donc ajuster les doses si on pense qu'un animal n'est ni tout à fait « grand », ni tout à fait « petit ».

En revanche, les médicaments plus forts comme les antibiotiques **doivent être dosés avec précision.** Nous vous indiquons la quantité exacte de médicament, en milligrammes (mg) ou en grammes (g), à donner pour chaque kilogramme (kg) que pèse l'animal, c'est-à-dire, par exemple, en « mg/kg de poids vif » (milligramme par kilo).

• Si vous ne donnez pas assez de médicament, le traitement ne sera peut-être pas efficace et les microbes risquent de devenir résistants au médicament.

• Si vous donnez trop de médicament, vous pouvez empoisonner votre animal. C'est aussi un gaspillage.

• Vous ne soignerez votre animal ni mieux ni plus vite en lui donnant plus de médicament que la dose exacte qu'il lui faut.

Beaucoup de médicaments sont vendus avec les doses déjà calculées. Par exemple, la notice vous conseillera de donner 100 ml du produit à un bœuf adulte, ou bien 40 ml à un mouton. Mais il existe des médicaments de certaines marques, à différentes concentrations, pour lesquels les doses qu'il faut donner ne sont pas précisées : il faut donc les calculer.

Calculer la bonne dose à donner, quelle que soit la marque du médicament

Il faut d'abord savoir combien pèsent les animaux à soigner. Si vous le pouvez, prenez-en quelques-uns et pesez-les. **En général, les gens se trompent en essayant de deviner le poids d'un animal.**

Pour avoir une idée du poids d'un animal sans le peser

• Faites tenir l'animal debout sur un terrain plat et faites le tour de son corps, juste derrière ses pattes avant, avec un ruban à mesurer (ou avec une ficelle, vous pourrez ensuite mesurer la longueur de la ficelle avec la règle qui se trouve sur la couverture de ce livre).

• Mesurez les chevaux, les mulets et les ânes à l'endroit où l'on place la sangle de la selle.

• Mesurez combien de cm il faut pour faire le tour du corps de l'animal à cet endroit. Regardez ensuite dans le tableau ci-dessous pour voir combien pèse l'animal.

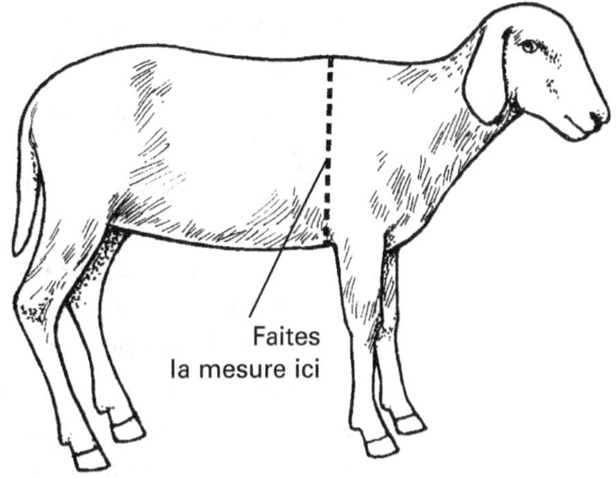

Comment mesurer
le tour du corps de l'animal.

Poids estimé des animaux.

Nombre de cm pour faire le tour de l'animal	Poids approximatif en kg		
	Bœufs et buffles	Moutons et chèvres	Chevaux, mulets et ânes
60		20	
65		24	
70	40	30	
75	45	36	
80	50	42	44
90	70	55	62
100	98	75	87
120	150		147
140	232		222
160	330		313
180	485		426
190	558		490

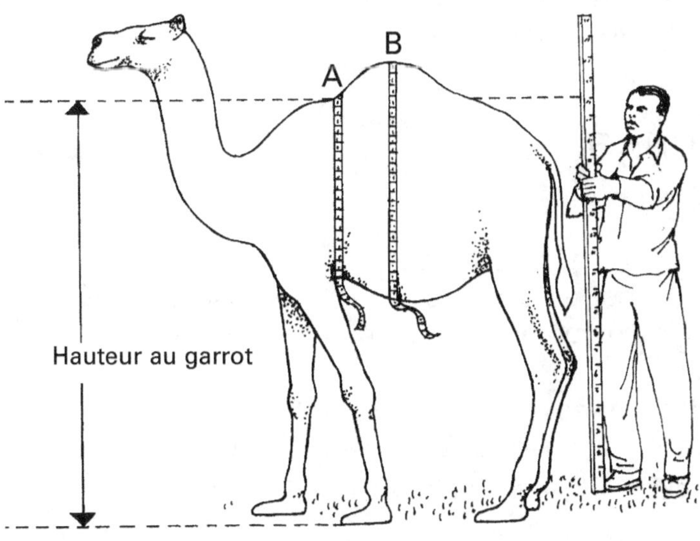

Le **dromadaire** est mesuré d'une autre manière. Pour avoir une idée du poids d'un dromadaire, mesurez la hauteur au garrot et le tour du corps à deux endroits (A et B sur le dessin). Le poids du dromadaire en kg est : hauteur x tour du corps en A x tour du corps en B (tout cela en cm) x 50.

Comment mesurer un dromadaire.

Calculer la quantité de médicament qu'il faut donner

Vous avez estimé le poids de votre animal à 50 kg et la notice vous dit qu'il faut donner de l'oxytétracycline à la dose de 10 mg/kg.

• Multipliez le poids de l'animal (50 kg) par la dose par kg qui est indiquée (10 mg/kg) : vous trouvez que vous devez donner 500 mg de principe actif du médicament à votre animal.

• Sur l'étiquette du médicament, vous lisez qu'il contient 50 mg/ml d'oxytétracycline (la concentration) : cela signifie que vous allez donner 50 mg du principe actif du médicament (c'est-à-dire d'oxytétracycline) par ml de médicament que vous allez injecter.

• Divisez la quantité de principe actif qu'il faut (500 mg) par la concentration du médicament (50 mg/kg) : vous trouvez qu'il faut injecter 10 ml de médicament : 500/50 = 10.

(Certains médicaments sont mesurés en unités internationales, UI, plutôt qu'en milligrammes, mg. La dose est alors donnée en UI/kg de poids vif et la concentration du médicament est donnée en UI/ml. On calcule combien de médicament il faut donner à l'animal exactement de la même façon qu'avec des mg.)

Donner des médicaments par la bouche

Donner des médicaments avec la nourriture ou la boisson

Ne traitez de cette façon que des animaux qui mangent et qui boivent normalement, ou bien un troupeau dans lequel chaque animal mange à peu près la même quantité de nourriture : sinon quelques-uns avaleront trop de médicament et d'autres n'en auront pas assez.

Ne donnez pas d'eau (ni de nourriture) pendant quelques heures aux animaux que vous allez traiter : de cette façon, ils auront soif (ou faim) et prendront tout leur médicament sans problème. Mélangez bien le produit avec l'eau ou la nourriture.

Donner des comprimés, des bols et des pâtes

Les comprimés et les bols (gros comprimés) sont pratiques à utiliser et sûrs. Ils n'ont pas besoin d'être mélangés à l'eau. Ils sont faciles à doser : il est souvent possible de casser le comprimé en 2 ou en 4 morceaux pour donner la bonne dose.

• Enveloppez le comprimé dans des feuilles ou dans une nourriture appétissante pour que les animaux le prennent plus facilement. Les comprimés secs seront plus faciles à avaler si vous les trempez un peu dans de l'huile.

• Tenez bien l'animal, avec une main qui attrape fermement sa mâchoire supérieure pour lui faire ouvrir la bouche, comme on peut le voir sur le dessin (voir aussi p. 24).

• Posez le comprimé sur la langue, au fond de la bouche. Refermez alors la bouche, tenez le museau fermé et levé vers le haut et caressez la gorge pour obliger l'animal à avaler le comprimé.

• Si l'animal s'étouffe ou tousse violemment pendant que vous essayez de lui faire avaler un comprimé, relâchez-le et laissez-lui baisser la tête.

Vous pouvez donner des comprimés à la main ou avec un outil spécial, facile à fabriquer avec un tube (sinon vous pouvez utiliser de longs forceps).

Vous pouvez écraser les comprimés pour en faire une poudre et la mélanger avec de l'eau ou de la nourriture. La dose et alors facile à mesurer et à faire avaler à l'animal. Il faut faire attention à ce que l'animal prenne toute la nourriture ou l'eau qui contient le médicament. Vous pouvez aussi écraser les comprimés dans un peu d'eau, de lait, d'huile ou de miel pour en faire une pâte : étalez cette pâte sur la langue de l'animal avec un bâton ou donnez-la avec une grande seringue sans aiguille.

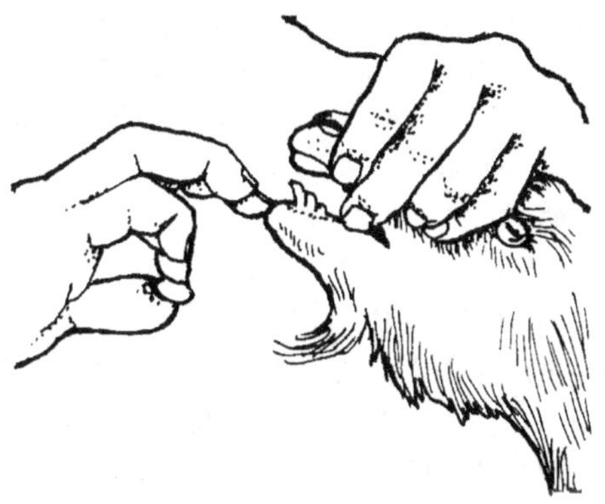

Ouvrez-lui la bouche.

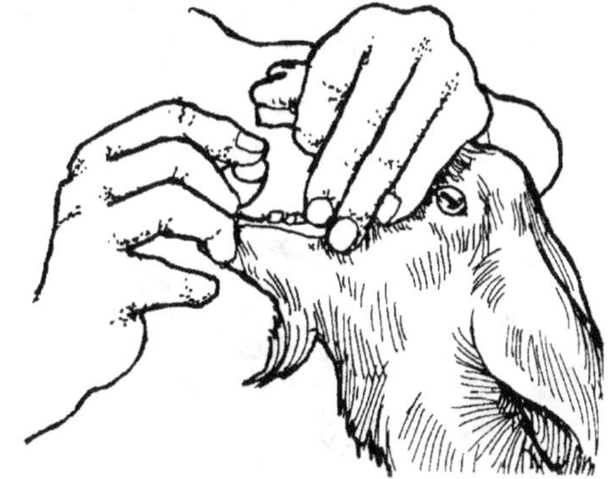

Posez le comprimé sur sa langue, au fond de la bouche.

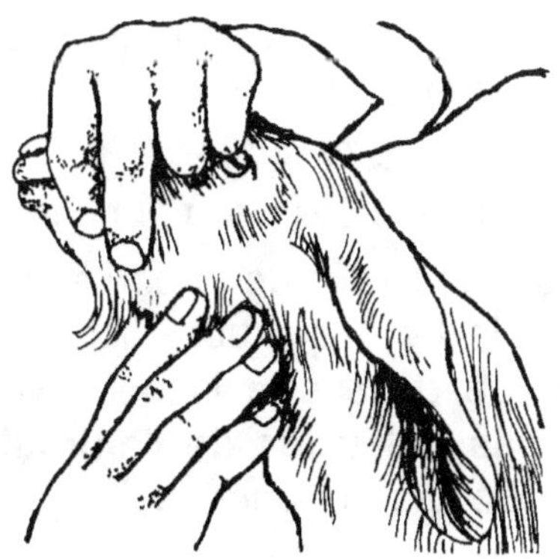

Tenez sa tête levée, la bouche bien fermée, et caressez-lui la gorge.

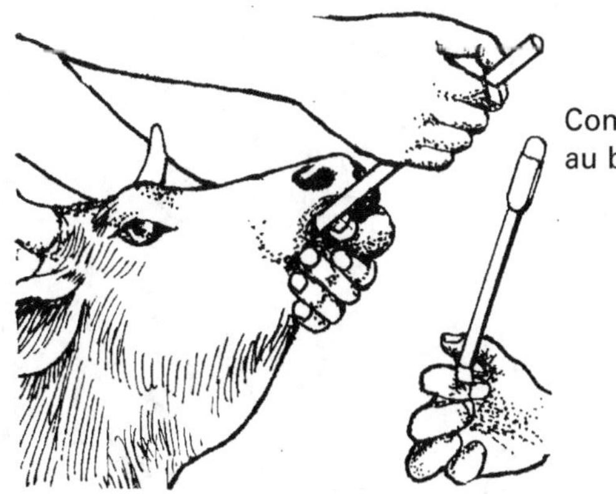

Comment faire avaler un comprimé avec un tube.

Donner des médicaments liquides

Les médicaments liquides sont pratiques pour traiter les animaux.

Attention

Faites très attention à ne pas faire passer de médicament dans la trachée. Il pourrait aller jusqu'aux poumons et provoquer une pneumonie. L'animal peut alors mourir.

Il est dangereux de donner des médicaments liquides aux **chevaux**, aux **mulets** et aux **ânes**. Ces animaux ont une bosse à l'arrière de la langue qui risque de diriger les liquides vers la trachée et dans les poumons. Pour ces animaux, il vaut mieux utiliser des dragées ou des pâtes. Sinon, faites-vous aider par un technicien expérimenté pour placer et utiliser une sonde œsophagienne (p. 343).

Il est dangereux d'essayer de faire avaler un médicament liquide à un animal qui a beaucoup de mal à respirer.

• Préparez le bon médicament à la bonne dose.

• Les petites bouteilles comme celles utilisées pour les sodas sont assez pratiques pour donner des médicaments liquides. Protégez le goulot avec un morceau de caoutchouc au cas où l'animal voudrait le mordre (voir p. 9). Au Népal, les gens se servent d'un tube de bambou.

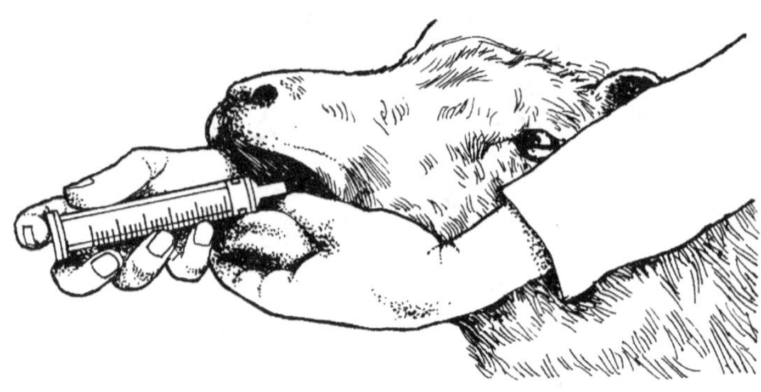

Pour les petits animaux, utilisez une vieille seringue sans son aiguille.

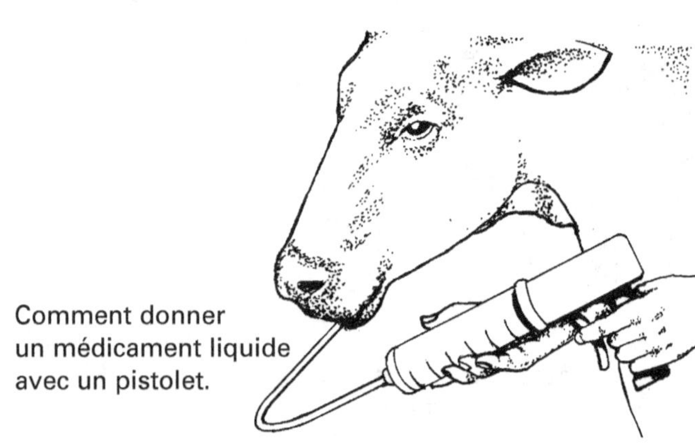

Comment donner un médicament liquide avec un pistolet.

• Pour les petits animaux, utilisez une vieille seringue sans aiguille, ou bien une cuillère.

• Un pistolet réutilisable est pratique pour traiter plusieurs animaux les uns à la suite des autres. Un pistolet avec un crochet est particulièrement pratique parce que l'animal n'a pas besoin d'être tenu aussi fermement.

• Maintenez l'animal pour qu'il ne puisse pas bouger.

• Levez-lui un peu la tête.

• Ouvrez-lui le côté de la bouche.

• Mettez le goulot de la bouteille, ou bien le bout du tube, dans la bouche par-dessus la langue. **Ne tenez pas la langue de l'animal** (il doit pouvoir bouger la langue pour avaler le liquide).

• Donnez le médicament à l'animal sans vous presser. Laissez-lui le temps d'avaler.

• S'il commence à tousser, arrêtez de verser le liquide, abaissez-lui la tête et attendez que la toux se calme.

• Une fois que l'animal a tout avalé, enlevez la bouteille ou le tube. Avec des animaux plus petits, tenez-leur la bouche fermée un petit peu, le temps d'être sûr qu'ils ont bu tout leur médicament.

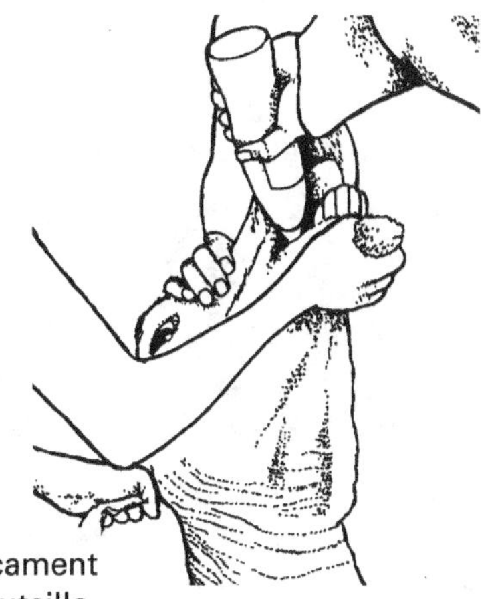

Comment donner un médicament liquide avec une bouteille.

Donner des médicaments avec une sonde œsophagienne

Attention

La sonde œsophagienne est un instrument difficile à utiliser correctement, qui peut être dangereux pour l'animal si vous vous trompez dans la manipulation. Si la sonde va dans la trachée et que vous versez le liquide dans les poumons au lieu de l'estomac, votre animal va probablement mourir. **Demandez l'aide d'un technicien expérimenté pour utiliser une sonde œsophagienne** ou demandez-lui de vous apprendre à le faire correctement.

• Utilisez une sonde œsophagienne quand vous devez donner une grande quantité de médicament à la fois. Le tuyau de la sonde entre par la bouche et descend le long de l'œsophage jusqu'à l'estomac. C'est une bonne méthode pour donner de grandes quantités de liquide. La sonde œsophagienne peut aussi servir à faire sortir les gaz qui se trouvent dans l'estomac d'un animal qui souffre de météorisme (p. 232).

• Utilisez comme sonde un petit tuyau souple dont au moins l'un des bouts n'est pas coupant. Pour les grands animaux, ce tuyau doit faire environ 1,5 m de longueur et à peu près 1,5 à 2 cm de diamètre. Pour les moutons et les chèvres, il devra mesurer à peu près 50 cm de longueur et 0,5 à 1 cm de diamètre.

• Mettez un pas-d'âne (p. 24) pour empêcher l'animal de mordre le tuyau.

• Si vous n'avez pas de pas-d'âne, faites passer le tuyau (la sonde œsophagienne) dans un tube solide d'environ 50 cm de longueur (ou 20 cm pour les moutons et les chèvres). Ce tube de protection peut être en métal ou en bois, par exemple en bambou. Il empêche l'animal d'abîmer la sonde avec ses dents.

• Si vous utilisez un tube de protection, faites-le entrer par le côté de la bouche et passez-le par-dessus la langue, jusqu'au fond de la bouche. Vous pouvez ensuite glisser la sonde œsophagienne à l'intérieur.

Médicaments et vaccins

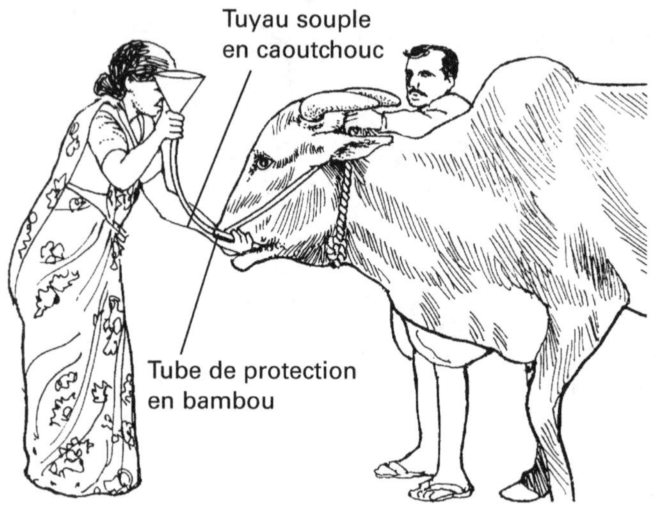

Comment donner un médicament
avec une sonde œsophagienne.

• Sinon, faites passer la sonde œsophagienne le long du haut de la bouche jusqu'à ce qu'elle entre dans l'œsophage.

• Pendant que l'animal est en train d'avaler, poussez la sonde plus loin. On peut quelquefois voir où se trouve le bout du tuyau à travers la peau du cou.

• Si l'animal se met à tousser, c'est probablement que la sonde est entrée dans la trachée. Retirez-la et recommencez. Quand la sonde œsophagienne arrive dans le rumen, on peut souvent sentir l'odeur des gaz qui en sortent.

Vérifiez bien que la sonde œsophagienne se trouve dans l'estomac avant de faire passer les médicaments dedans.

• Soufflez dans la sonde : si vous sentez une résistance, c'est sans doute que le bout du tuyau est bien dans l'estomac ou le rumen.

• Si vous sentez l'odeur des gaz du rumen sortir du tuyau, c'est que la sonde se trouve dans le rumen.

• Si vous ne sentez pas de résistance quand vous soufflez dans le tuyau, c'est que la sonde est peut-être dans un poumon.

• Secouez le cou de l'animal. Si le tube se trouve dans la trachée, on peut quelquefois l'entendre quand il tape contre l'intérieur de la trachée.

• Quand vous êtes sûr que l'extrémité de la sonde se trouve bien dans l'estomac ou dans le rumen, vous pouvez verser le médicament dans le tuyau.

• Quand vous avez fini de tout verser, soufflez un peu dans le tuyau pour faire sortir le médicament qui reste dans la sonde et bouchez vite le bout du tuyau avec votre pouce. Retirez alors la sonde rapidement.

Chez les **chevaux**, les **mulets** et les **ânes**, la sonde œsophagienne doit être enfilée par une narine. **C'est une manipulation dangereuse** qu'il vaut mieux laisser à un technicien expérimenté qui a été correctement formé.

Faire avaler des médicaments

Les **chameaux** et les **dromadaires** : vous pouvez mélanger certains médicaments avec leur nourriture. Il est assez facile de leur faire avaler des médicaments liquides avec une bouteille ou bien un pistolet doseur fait pour les bœufs.

Les **moutons** et les **chèvres** : ne les soulevez pas complètement au-dessus du sol quand vous voulez leur donner un médicament liquide et évitez de leur lever le nez plus haut que les yeux.

Les **volailles** : donnez-leur les médicaments avec une pipette ou une paille. Tenez-leur la tête bien à niveau pour empêcher le liquide de descendre dans la trachée.

Les **porcs** : faites coucher le porc et demandez à quelqu'un de le tenir ou attachez-le par la mâchoire supérieure (p. 22).

Les **chiens** : si le chien est agressif, enveloppez les comprimés, les pilules ou les dragées dans de la nourriture, ou mélangez-y les médicaments liquides. Si le chien est calme, tenez-lui la mâchoire supérieure d'une main, en lui attrapant de chaque côté le haut de l'intérieur de la bouche avec le pouce et l'index (p. 341). Tenez la mâchoire inférieure avec l'autre main. Posez le comprimé sur la langue, le plus loin possible au fond de la bouche. Refermez la bouche du chien et tenez-la lui fermée jusqu'à ce qu'il avale. Pour lui donner un médicament liquide, il vaut mieux utiliser une seringue sans aiguille. Tenez la tête du chien levée. Faites entrer le bout de la seringue dans sa bouche, sur le côté, entre les dents de devant et celles de derrière. Poussez doucement le piston de la seringue pour faire sortir le médicament sur la partie arrière de la langue. Tenez-lui la bouche fermée jusqu'à ce qu'il avale (p. 341).

Faire des injections

Les seringues et les aiguilles

• Gardez toujours propres vos seringues et vos aiguilles pour éviter de transmettre des infections d'un animal à un autre. Stérilisez-les entre chaque utilisation.

• Enlevez l'aiguille et le piston de chaque seringue, lavez toutes les aiguilles, les pistons et les cylindres de seringue, puis plongez-les dans l'eau bouillante pendant 10 minutes (p. 9). Certaines seringues en plastique ne résistent pas à l'eau bouillante : lavez-les bien et rincez-les avec de l'eau qui a été bouillie puis refroidie. Si vous devez traiter beaucoup d'animaux en même temps et que vous ne pouvez pas nettoyer la seringue et l'aiguille entre chaque animal, stérilisez la seringue et l'aiguille (ou bien prenez-en des propres) après avoir traité une vingtaine d'animaux ou avant de traiter un autre groupe d'animaux.

• Pour de grands animaux, on utilise en général des seringues de 20-50 ml.

• Pour de petits animaux, des seringues de 5-10 ml suffisent pour la plupart des doses.

• Les aiguilles existent en plusieurs longueurs et en plusieurs épaisseurs. L'épaisseur d'une aiguille s'appelle le calibre. Plus le calibre est faible, plus l'aiguille est épaisse : les aiguilles de 20 sont minces tandis que les aiguilles de 14 sont plus épaisses. Il vous faudra utiliser des aiguilles plus épaisses si vous devez injecter de grandes quantités de médicament liquide ou des liquides épais. Utilisez l'aiguille la plus fine dans laquelle la dose de médicament dont vous avez besoin pourra passer facilement.

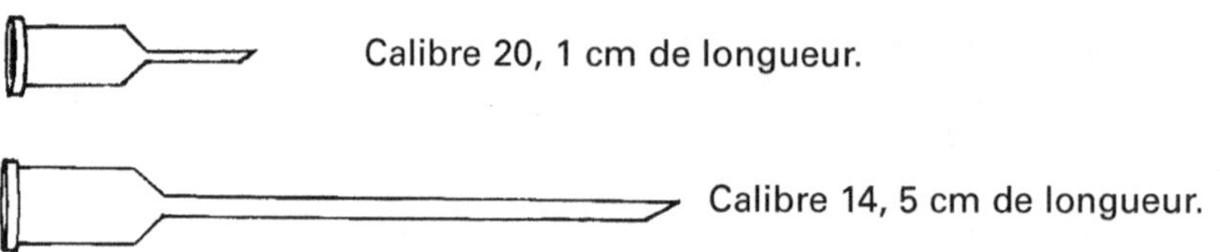

Calibre 20, 1 cm de longueur.

Calibre 14, 5 cm de longueur.

Aiguilles.

	Calibre	Longueur (cm)
Pour de grosses injections sur de grands animaux	14-16	4-5
Pour les moutons et les chèvres	18	2-3
Pour injecter sous la peau	16-18	2-3
Pour les chiens	20	1

• Certaines aiguilles et seringues ont des raccords différents. Achetez les aiguilles qui vont avec vos seringues.

En France, le calibre est exprimé en 1/10 mm. Il est compris, en général, entre 5/10 et 25/10 mm.

Remplir une seringue

• Avant d'aspirer le liquide d'une bouteille de médicament injectable, commencez par injecter à peu près la même quantité d'air dans la bouteille : injectez un peu d'air dans la bouteille avec la seringue vide ou bien enfoncez uniquement l'aiguille dans la bouteille pour laisser entrer un peu d'air dedans, puis fixez la seringue sur l'aiguille.

• Avec l'aiguille dans la bouteille, tirez sur le piston de la seringue pour faire entrer le liquide jusqu'à ce que vous ayez dans le cylindre la dose dont vous avez besoin. Retirez l'aiguille de la bouteille.

• Une fois la seringue remplie, tenez-la avec l'aiguille vers le haut et chassez l'air qui reste dans le cylindre, s'il y en a. Vérifiez encore une fois si la dose de médicament est bien la bonne.

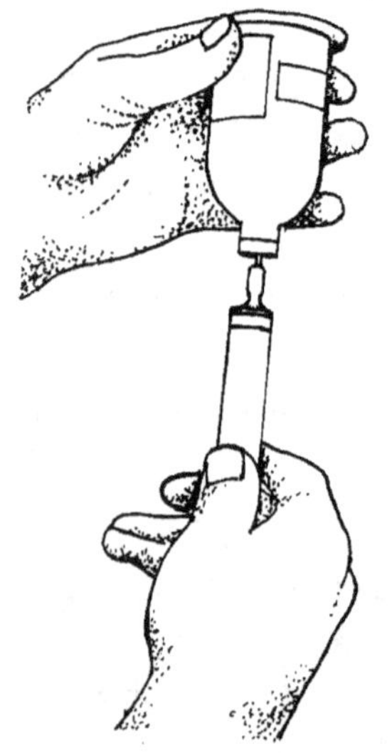

Faites entrer l'aiguille de la seringue dans la bouteille.

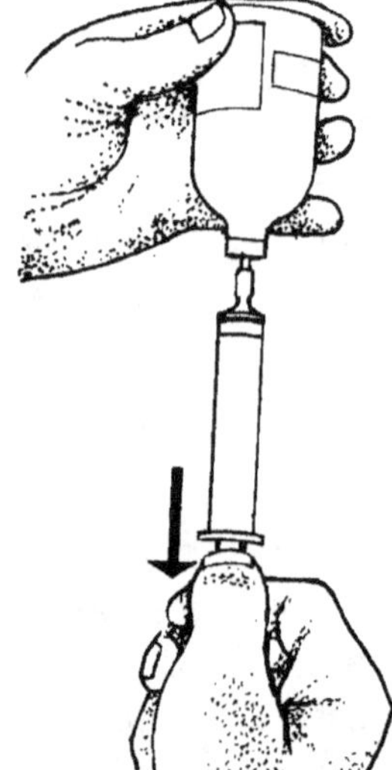

Tirez sur le piston de la seringue.

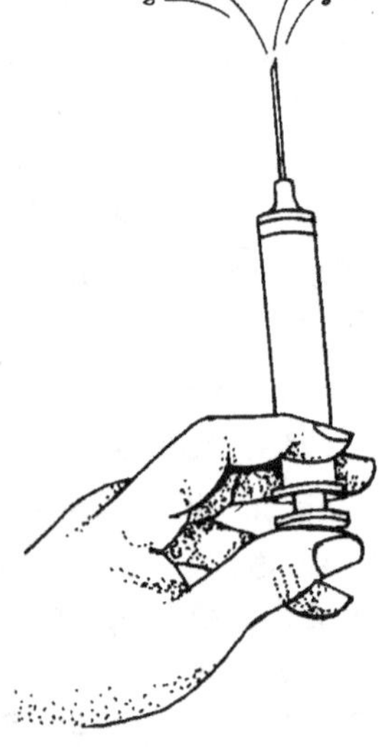

Repoussez un peu le piston pour chasser tout l'air.

• Certains médicaments injectables sont vendus en poudre dans un petit flacon. Vous devez y ajouter de l'eau avant de les utiliser. De nombreux médicaments sont contenus dans une bouteille vidée de son air qui aspire facilement l'eau quand on l'y injecte. Si le flacon n'est pas vide d'air, utilisez l'aiguille et la seringue pour enlever de l'air avant d'y mettre l'eau. Ne diluez la poudre qu'avec de l'eau stérile (qui a été bouillie puis laissée à refroidir) ou bien le liquide spécial qui est vendu exprès avec le médicament.

• Si vous avez beaucoup d'injections à faire à la fois à partir de la même bouteille, vous pouvez utiliser une aiguille que vous laisserez toujours à l'intérieur. Fixez la seringue sur cette aiguille chaque fois que vous devez la remplir, puis décrochez-la et utilisez d'autres aiguilles pour faire les injections. S'il reste du produit dans la bouteille à la fin de vos injections et que vous voulez le conserver, **ne laissez pas l'aiguille sur la bouteille.**

Faire une injection dans un muscle

On peut faire des injections dans n'importe quel muscle de grande taille. Une fois que l'aiguille est enfoncée dans le muscle, tirez un petit peu sur le piston avant d'injecter le médicament : si vous voyez du sang arriver dans la seringue, c'est que l'aiguille se trouve dans une veine. **Vous ne voulez pas injecter dans une veine :** retirez l'aiguille et essayez dans un autre endroit.

Pour les **bœufs** et les **buffles** : faites l'injection au-dessus d'une patte arrière ou bien dans le côté du cou. Pour les animaux qui ont une peau épaisse : enlevez l'aiguille de la seringue et frappez l'animal une ou deux fois avec le dos de la main à l'endroit où vous voulez faire l'injection, puis enfoncez-y l'aiguille rapidement, l'animal ne remarquera rien. Raccordez ensuite la seringue à l'aiguille et enfoncez le piston. Pour les animaux qui ont une peau moins épaisse : laissez l'aiguille sur la seringue et poussez-la vite dans le muscle.

Pour les **chevaux**, les **mulets** et les **ânes** : l'injection dans un muscle peut rendre l'animal un peu raide pendant quelque temps, ce qui peut le faire boiter. Il vaut donc mieux, surtout pour les animaux qui travaillent, faire l'injection dans le côté du cou plutôt que dans une patte arrière. C'est aussi plus sûr parce que l'on se trouve hors de portée des coups de pieds. Mais il faut bien tenir l'animal. Faites l'injection dans la moitié supérieure

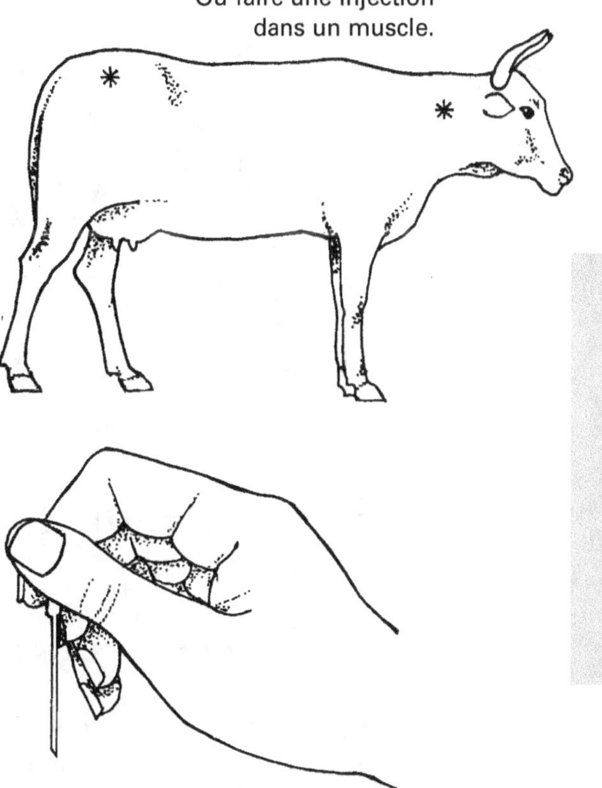

Où faire une injection dans un muscle.

Comment tenir l'aiguille pour faire une injection dans un muscle.

Médicaments et vaccins

du cou, au-dessus des veines et de la trachée. Pincez la peau avec les doigts puis enfoncez l'aiguille à cet endroit. Le cheval ne remarquera rien.

Pour les **moutons**, les **chèvres**, les **chameaux**, les **dromadaires**, les **porcs** et les **chiens** : faites l'injection sur le plat de la cuisse. Chez les chameaux et les dromadaires, vous pouvez aussi la faire dans le côté du cou.

Faire une injection sous la peau

• Prenez un pli de peau entre les doigts et enfoncez-y l'aiguille, sans atteindre les muscles qui se trouvent dessous.

• Chez les petits animaux, faites l'injection sur le dessus du cou.

• Chez les grands animaux, faites l'injection sur l'épaule ou sur le dessous le cou.

• Chez les porcs, faites l'injection derrière l'oreille ou sur le devant d'une patte arrière.

Beaucoup de médicaments peuvent être donnés aux **chiens** par injection sous la peau sur le dessus du cou.

• Demandez à quelqu'un de tenir le chien.

• Prenez un pli de peau avec les doigts et enfoncez l'aiguille sous la peau dans la direction de la tête. Faites attention de ne pas traverser complètement le pli de peau.

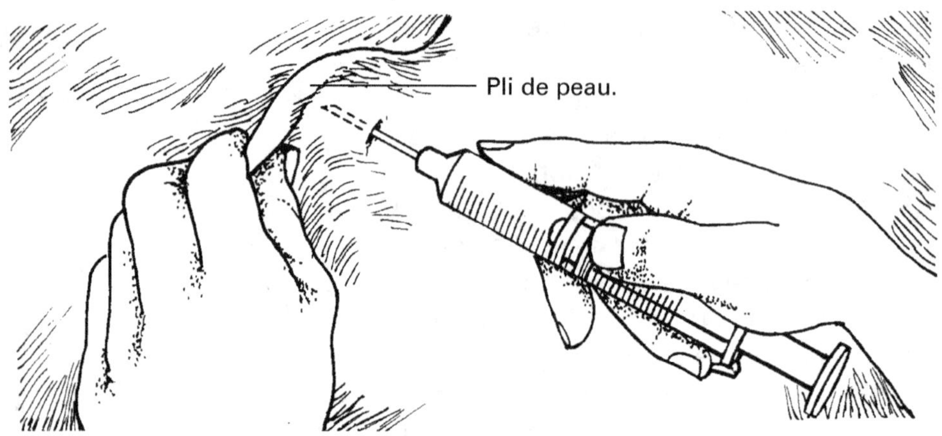

Comment faire une injection sous la peau.

Faire une injection dans une veine

• Tenez bien l'animal.

• Appuyez sur la veine jugulaire jusqu'à ce qu'elle gonfle (1). Vous pouvez le faire avec un doigt ou avec une corde. Mouillez la peau pour mieux voir la veine.

• Enfoncez l'aiguille à travers la peau, puis dans la veine. L'aiguille doit être alignée avec la veine, dans la direction de la tête. De cette façon, vous ne traverserez pas la veine pour aller ressortir de l'autre côté (2). Vous pouvez le faire avec l'aiguille seule : quand la pointe de l'aiguille arrive dans la veine, du sang sort à l'autre bout de l'aiguille.

348

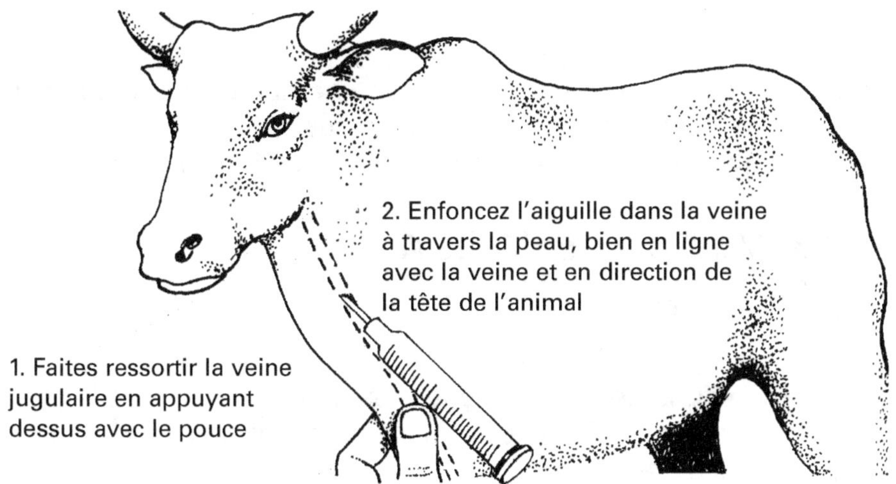

Comment faire une injection dans une veine.

• Raccordez la seringue à l'aiguille qui est enfoncée dans la veine.

• Vous pouvez aussi chercher la veine avec l'aiguille déjà fixée à la seringue. Remplissez la seringue avec la dose de médicament puis cherchez la veine de la même façon qu'avec l'aiguille seule. Quand vous pensez l'avoir trouvée, tirez un peu sur le piston : si vous voyez du sang qui arrive dans la seringue, c'est que la pointe de l'aiguille est bien dans la veine.

• Quand vous êtes sûr d'être dans la veine, poussez **lentement** sur le piston pour injecter le médicament. Il faut entre 5 et 10 secondes pour vider une grande seringue.

Les injections dans une veine sont utilisées quand il faut que le médicament agisse aussi vite que possible, en particulier dans les cas de maladie grave. Certains médicaments ne sont efficaces que lorsqu'ils sont injectés dans une veine.

Il est parfois nécessaire d'injecter dans une veine de très grandes quantités de médicament à la fois : utilisez alors une bouteille équipée d'une valve spéciale et d'un tuyau fin.

Il n'est pas facile de faire une injection dans une veine à un **porc**. Faites-la dans une veine de l'oreille. Les techniciens expérimentés peuvent la faire dans une des veines qui entrent dans la poitrine.

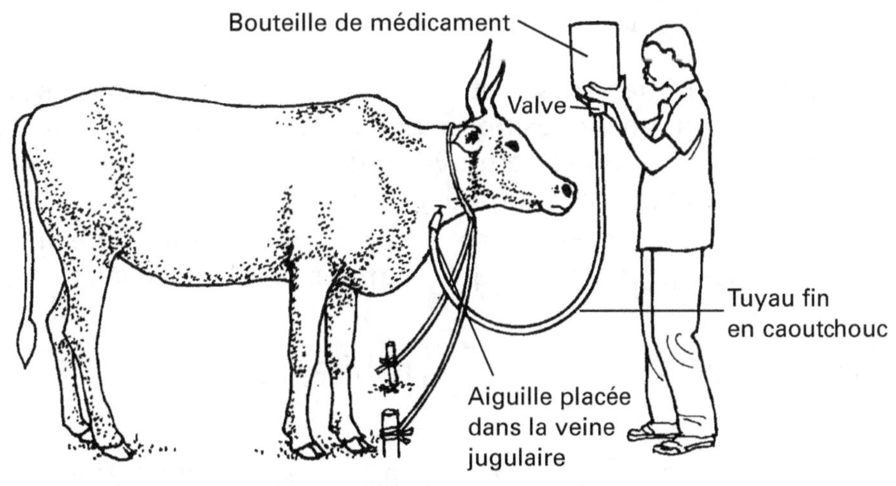

Comment injecter une grande quantité de médicament dans une veine.

Médicaments et vaccins

Pour faire une injection dans une veine à un **chameau** ou à un **droma-daire**, levez-lui la tête et appuyez sur la veine jugulaire à l'aide d'une corde serrée autour de son cou. De cette façon la veine sera bien visible.

Les mauvaises réactions aux médicaments

Il arrive qu'un animal, peu de temps après avoir reçu un médicament, se mette à respirer difficilement ou présente des gonflements, avec la peau qui devient irritée et rougit. Dans ce cas, l'animal est allergique (p. 175) au médicament qui lui a été donné.

Les antiseptiques, les désinfectants et les traitements des plaies

Les désinfectants sont des produits chimiques puissants qui servent à nettoyer des objets contaminés, par exemple des mangeoires, des couteaux et les endroits où il y a eu des animaux infectés. **Il est dangereux** d'utiliser des désinfectants puissants directement sur des plaies ou sur la peau des animaux.

Les antiseptiques sont des produits qui sont moins forts et qui servent à traiter les plaies : ils détruisent les microbes mais ne doivent pas être assez puissants pour attaquer aussi les chairs de l'animal.

Ne mélangez pas différentes sortes d'antiseptiques et de désinfectants et **utilisez de l'eau propre** si vous devez les diluer. Dès que vous devez mettre de l'eau sur une plaie ou une blessure, prenez de l'eau propre : faites-la bouillir et laissez-la un peu refroidir.

Attention

Beaucoup de désinfectants sont des produits **toxiques. Ne laissez pas les gens ou les animaux les boire.** Si vous devez en jeter, faites bien attention à ce qu'ils ne se retrouvent pas ensuite dans de l'eau que les gens ou les animaux pourraient boire.

Si vous n'avez aucun désinfectant ou antiseptique, utilisez de grandes quantités d'eau propre ou, ce qui est mieux, de l'eau salée.

Guide des produits utilisés

Acide borique
- Pour nettoyer les plaies : mélangez-en 20 g dans 1 litre d'eau.
- Pour laver les yeux infectés : mélangez-en 10 g dans 1 litre d'eau.

• Pour appliquer sur les plaies : mélangez-en 1 g dans 50 g d'huile végétale ou de vaseline.

Alcool

On peut utiliser l'alcool éthylique (éthanol) ou bien l'alcool méthylique (méthanol, méthylène). Ces liquides sont généralement limpides mais sont parfois mélangés avec un colorant. Ce sont de bons désinfectants. On peut les utiliser comme antiseptique à condition de les mélanger avec au moins le même volume d'eau : évitez de mettre de l'alcool pur sur une plaie. Les boissons alcoolisées comme le whisky contiennent de l'alcool en mélange avec de l'eau (environ 40 %). Elles ne sont pas aussi puissantes que le méthylène (qui contient environ 70 % d'alcool) mais peuvent être utilisées comme désinfectants ou antiseptiques.

• Pour nettoyer la peau d'un animal ou vous laver les mains avant une opération. L'alcool n'est cependant pas le meilleur désinfectant pour stériliser les couteaux et autres instruments parce qu'il ne détruit pas les spores des microbes. Mélangez l'alcool avec de l'eau avant d'en mettre sur une plaie.

Aloès (*Aloe* sp.)

Le jus des feuilles d'aloès fraîchement écrasées peut aider à arrêter les saignements.

Alun

• Pour les bains de bouche, surtout chez les animaux qui souffrent de maladies comme la fièvre aphteuse (p. 298) : mélangez 10 g d'alun dans 1 litre d'eau.

Annona squamosa

En Inde, on met des feuilles écrasées d'*Annona squamosa* sur les blessures pour éloigner les mouches et tuer leurs œufs.

Antibiotiques (pulvérisations ou sprays et poudres)

Beaucoup d'antibiotiques pour les plaies sont vendus dans des vaporisateurs. L'antibiotique est souvent mélangé avec un colorant et avec un produit qui assèche les plaies. Ces vaporisateurs antibiotiques sont efficaces mais ils coûtent cher. Vous pouvez faire à peu de frais un bon produit de remplacement en mélangeant du violet de gentiane avec de la tétracycline (à 10 %) en poudre. La poudre antibiotique est moins chère et tout aussi efficace sur les plaies.

Cataplasmes

Ce sont des pansements épais que l'on applique sur les blessures très infectées et sur les abcès pour faire sortir le pus et combattre l'infection. Pour faire mûrir les abcès, mais aussi pour les contusions et les foulures.

Pour faire un cataplasme :

• Mélangez une poudre (par exemple du kaolin) avec de l'eau et si possible un antiseptique (par exemple de l'iode).

• Faites une pâte avec de la poudre et de l'eau propre (1).

• Chauffez la pâte en la posant au-dessus d'un récipient d'eau chaude (2).

• Quand la pâte a assez refroidi pour être tenue en main sans brûler (3), étalez-la sur la blessure (4) et maintenez-la en place avec un bandage (5).

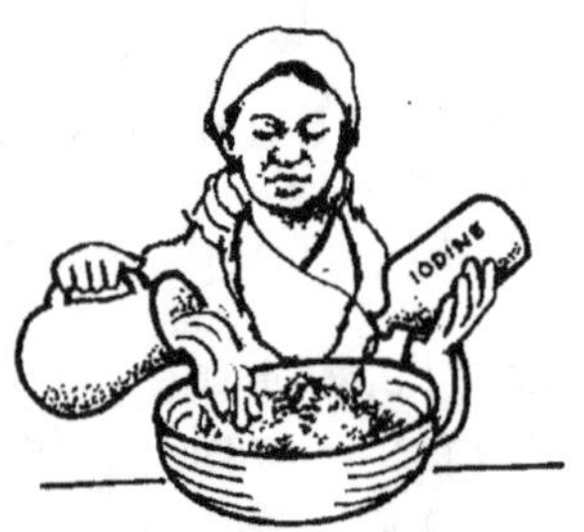

1. Faites une pâte en mélangeant de la poudre avec de l'eau propre

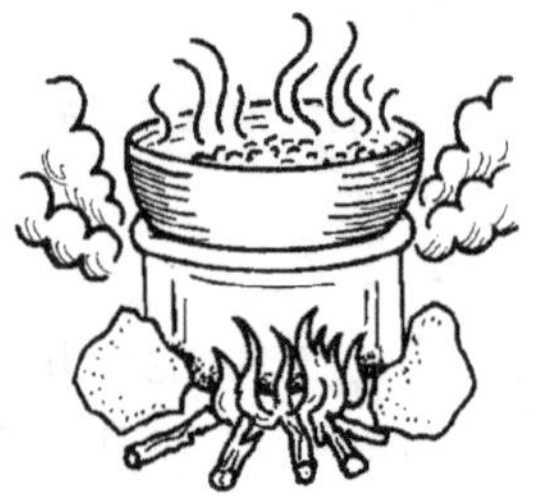

2. Faites chauffer la pâte au-dessus d'un récipient d'eau chaude

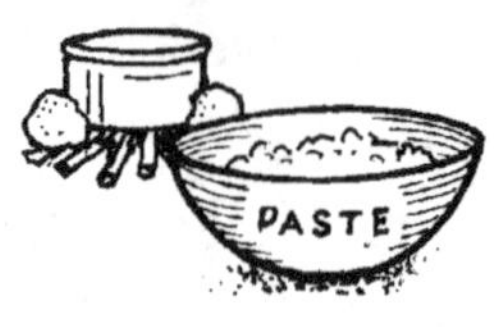

3. Laissez refroidir la pâte

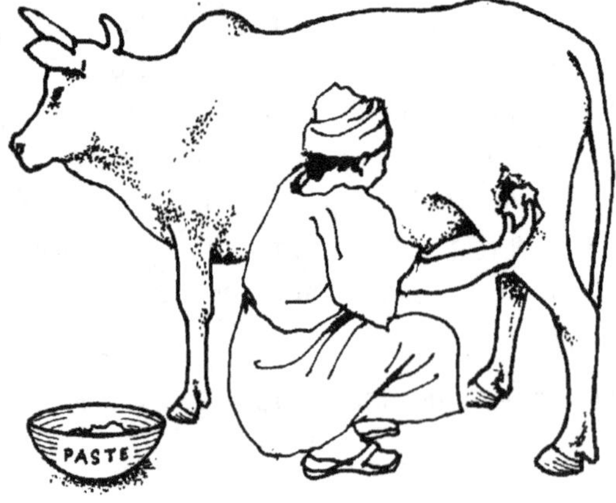

4. Etalez la pâte sur la blessure infectée

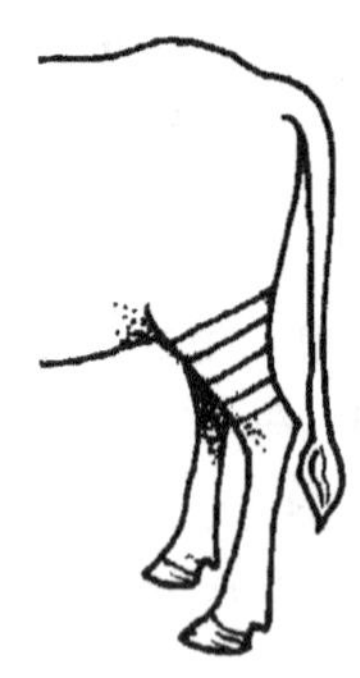

5. Faites un bandage par-dessus le cataplasme

Comment faire un cataplasme.

- La pâte absorbe le pus et le sang : il faut donc refaire un cataplasme neuf au moins une fois par jour.

On peut aussi faire de bons cataplasmes avec les feuilles écrasées de certaines plantes, par exemple le neem ou margousier *(Azadirachta indica)*, et la pulpe de beaucoup de fruits.

Cendre

On utilise la cendre propre d'un feu de bois sur les plaies pour arrêter le saignement, réduire les infections et empêcher les dégâts causés par les mouches. La cendre propre prise sous un feu est stérile et ne donne pas d'infection, mais beaucoup d'autres antiseptiques sont plus efficaces.

Créosote

- Pour désinfecter des bâtiments.

Dettol®

C'est le nom commercial d'un liquide jaune brunâtre qui donne un nuage blanc quand on le met dans de l'eau.

- Pour les blessures et aussi pour se laver les mains et nettoyer les instruments.

Eau de Javel (hypochlorite)

L'eau de Javel est un agent de blanchiment courant et un bon désinfectant, qui tue beaucoup de bactéries et de virus. L'eau de Javel est bon marché et facile à trouver. **Il faut la diluer** dans de l'eau avant de l'utiliser sur des animaux.

• Pour laver les mamelles des animaux ou nettoyer des blessures très infectées : mélangez-en 20 ml dans 1 litre d'eau.

• Pour désinfecter les bâtiments et le matériel : mélangez-en au moins 200 ml dans 1 litre d'eau.

Eau oxygénée

L'eau oxygénée est généralement vendue en solution à 3 % ou à 6 %. Mélangez 300 ml d'eau oxygénée à 3 % avec 1 litre d'eau. Mélangez 150 ml d'eau oxygénée à 6 % dans 1 litre d'eau.

• Pour les plaies profondes. L'eau oxygénée produit une mousse riche en oxygène qui fait sortir les saletés et le pus et tue les microbes des blessures profondes et des abcès. Elle est aussi utile pour les plaies de la bouche.

Formol

En général, le formol est vendu en solution de formaldéhyde à 40 %. Suivez les instructions du fabricant.

• Pour soigner les infections du pied.

• Pour faire un bain de pied : utilisez une solution de formaldéhyde à 1 ou 2 %.

Goyaviers (*Psidium* sp.)

En Asie, on fait macérer ou bouillir une poignée de feuilles de goyavier dans de l'eau, on laisse le liquide refroidir puis on le met sur les plaies pour freiner les infections, repousser les mouches et tuer leurs œufs. Les antiseptiques et insecticides modernes sont cependant plus efficaces.

Iode

L'iode est souvent vendu sous la forme de teinture d'iode (une solution assez diluée d'iode dans de l'alcool). C'est alors un liquide brun foncé.

• Pour faire de la teinture d'iode : mélangez 20 g de cristaux d'iode, 25 g d'iodure de potassium et 25 ml d'eau dans 1 litre d'alcool.

La teinture d'iode est utilisée pour soigner les plaies et pour empêcher l'infection du bout du cordon ombilical d'un nouveau-né. Lavez bien avec ce liquide la partie du nombril qui se trouve à vif.

• Pour faire une crème contre les plaies : mélangez de la teinture d'iode à de la vaseline.

Lumière du soleil

La lumière du soleil est un très bon désinfectant qui tue presque tous les microbes. De plus, elle est gratuite. Grattez ou nettoyez les objets contaminés qui sont recouverts de sang ou d'excréments et mettez-les au soleil. De même, laissez dehors au soleil les animaux qui souffrent d'une infection de la peau comme la teigne (p. 195).

Mercurochrome

C'est un antiseptique utile.

• Pour les blessures : mélangez-en 20 g dans 1 litre d'eau.

Neem

Le neem, nim ou margousier à feuilles de frêne *(Azadirachta indica, Melia azadirachta)* a de nombreux usages. Par exemple, on fait macérer des feuilles et d'autres parties du neem dans de l'eau (ou on fait bouillir les feuilles puis on laisse le liquide refroidir) et on se sert de cette eau pour freiner les infections des plaies. Cette méthode n'est pas toujours efficace et beaucoup d'antiseptiques marchent mieux.

Oxyde de zinc

L'oxyde de zinc est vendu sous la forme d'une poudre blanche.

• Pour n'importe quelle petite plaie ou lésion, comme celles provoquées par des frottements avec des cordes ou une selle : mettez la poudre directement sur la blessure

• Pour traiter les toutes petites plaies : faites une crème avec 10 g de poudre dans 100 g de vaseline.

Pansements insecticides

Pour tuer les mouches et leurs œufs, certaines personnes utilisent des pansements faits avec des plantes. Quelques-uns de ces remèdes sont efficaces mais ils ne détruisent pas les œufs de mouche aussi bien que les insecticides modernes.

Voir aussi : *Annona squamosa* (p. 351), goyaviers (p. 353), neem (p. 353), *Solanum incanum* (p. 355), sulfamides associés à un insecticide (p. 355).

Permanganate de potassium

Le permanganate de potassium est vendu sous la forme d'une poudre foncée, presque noire. Il devient bleu-rouge sombre quand on le mélange avec de l'eau. C'est un antiseptique et un désinfectant utile.

• Pour appliquer sur les plaies et faire des bains de bouche : mélangez-en 1 g dans 1 litre d'eau, la solution doit n'être que légèrement colorée.

• Pour désinfecter des objets : mélangez-en 10 g dans 1 litre d'eau. Pour désinfecter des instruments médicaux, lavez-les (en particulier les traces de sang) puis mettez-les à tremper dans ce liquide pendant une journée.

Phénol

C'est un désinfectant très puissant.

• Pour nettoyer des objets contaminés : mélangez-en 1 volume dans 50 volumes d'eau.

Savlon®

Le Savlon® est un mélange de chlorhexidine (base forte antiseptique) et de cetrimide. Il est vendu comme traitement local pour les plaies ou sous la forme d'un antiseptique concentré qui doit être dilué dans de l'eau.

• Pour appliquer directement sur les plaies : mélangez-en environ 5 ml dans 1 litre d'eau propre.

• Pour nettoyer les instruments : mélangez-en environ 30 ml dans 1 litre d'eau propre. Autrement, suivez les instructions qui vous expliquent comment diluer le produit concentré.

• Ne gardez pas vos instruments médicaux uniquement dans du Savlon® parce qu'ils finiraient par rouiller.

Savon

Le savon utilisé avec de l'eau — chaude, si possible — est un bon nettoyant pour les mains, les objets et les bâtiments.

Sel

L'eau salée est l'un des antiseptiques les moins dangereux et les plus utiles. Le sel de cuisine est bon marché et facile à trouver.

• Pour laver toutes les plaies : mélangez 50-100 g de sel dans 1 litre d'eau. Utilisez l'eau salée en grandes quantités, elle ne fait aucun mal à la chair vivante. Vous pouvez utiliser de l'eau beaucoup moins salée pour rincer les yeux (p. 388).

Solanum incanum

Au Kenya, la pulpe molle des fruits de *Solanum incanum* est utilisée sur les blessures pour éloigner les mouches et tuer leurs œufs.

Solution pour les couteaux et les instruments médicaux

• Pour poser les instruments médicaux pendant une opération afin qu'ils restent stériles : mélangez 10 ml de Savlon® et 4 g de nitrate de sodium dans 1 litre d'eau.

Solution de Jeyes (Jeyes fluid®)

C'est un désinfectant puissant. Suivez les instructions du fabricant.

• Pour désinfecter les bâtiments et les objets contaminés.

Soude caustique (hydroxyde de sodium)

Ce produit est un désinfectant très puissant qui détruit des virus, des bactéries et des spores que d'autres désinfectants ne tuent pas, par exemple les virus de la fièvre aphteuse (p. 298). **Faites attention :** ce produit peut brûler la peau et abîmer les métaux.

• Pour nettoyer des objets contaminés et les endroits où il y a eu des animaux infectés : mélangez-en 10-20 g dans 1 litre d'eau pour désinfecter les bâtiments.

Soude des ménagères, lessive de soude (carbonate de sodium)

Ce produit détruit les virus, comme le virus de la fièvre aphteuse (p. 298).

• Pour désinfecter les bâtiments et les objets contaminés : mélangez 40 g de carbonate de sodium dans 1 litre d'eau.

Sulfamides

Les sulfamides sont des médicaments contenant de l'azote et du soufre. Beaucoup de pansements des plaies contiennent un sulfamide pour combattre les infections, en général sous forme de poudre. Ces produits conviennent pour tous les types de blessures.

• Pour préparer un traitement local qui détruit les microbes et tue les larves et les œufs de mouches sur les plaies : mélangez de la poudre de sulfamide avec un insecticide comme le néguvon. Ce mélange repousse aussi les mouches. Il est possible d'acheter des mélanges en poudre tout prêts, comme le Negasunt®. Ce sont de bons traitements locaux pour les plaies, surtout quand il y a beaucoup de mouches bleues de la viande.

Sulfate de cuivre

• Pour le piétin (p. 271) et d'autres infections du pied : mélangez-en 100-200 g dans 1 litre d'eau.

On peut aussi utiliser les cristaux pour cautériser les plaies.

Attention

Le sulfate de cuivre est toxique pour les moutons s'ils en avalent.

Sulfate de magnésium (sel d'Epsom)

• Pour laver les blessures : mélangez-en 100 g dans 1 litre d'eau.

• Pour faire un cataplasme (p. 351) : faites une pâte avec du sulfate de magnésium, du sucre en poudre fine et de l'eau propre ou de la glycérine, ajoutez quelques gouttes d'iode si vous en avez.

Urine

Beaucoup de gens utilisent l'urine des êtres humains ou des animaux comme antiseptique. L'urine qui vient d'une personne ou d'un animal en bonne santé est acide et ne contient pas d'infection : elle peut donc aider à détruire certains microbes. Les gens utilisent de l'urine de bœuf, de chameau ou dromadaire, ou encore d'être humain. Certains éleveurs de dromadaires ou chameaux urinent sur la plaie d'une castration pour freiner les infections.

L'urine n'est cependant pas le meilleur des antiseptiques. Il vaut déjà mieux utiliser de l'eau salée.

Violet de gentiane

C'est un produit qui assèche les plaies.

• Pour les blessures : mélangez-en environ 20 g dans 1 litre d'eau.

Withania

On utilise les racines de *Withania* pour faire une macération qui sert à laver les plaies. On nettoie les racines, on les coupe en petits morceaux, on les fait tremper dans de l'eau puis on filtre le mélange. Ce liquide est utilisé pour laver les blessures et aussi pour laver les yeux.

Les antibiotiques et autres médicaments contre les infections

En réalité, le mot antibiotique correspond précisément à une seule sorte de médicament. Mais, dans ce livre, ce mot est aussi utilisé pour désigner beaucoup d'autres médicaments qui servent à combattre les infections.

Dans ce chapitre, vous trouverez les doses et le mode d'emploi de quelques antibiotiques courants et utiles. Il en existe cependant beaucoup d'autres. Il vous faudra demander l'aide d'un technicien expérimenté pour choisir le médicament le mieux indiqué. La plupart des antibiotiques sont efficaces chez tous les animaux, mais certains ne doivent pas être utilisés chez certains animaux.

Suivez toujours très attentivement les instructions données par le fabricant.

Utiliser les antibiotiques

Beaucoup d'antibiotiques, par exemple la pénicilline à large spectre, les sulfamides associés au triméthoprime, la tétracycline, **sont efficaces contre plusieurs maladies :** ils détruisent beaucoup de microbes différents. D'autres antibiotiques, comme la griséofulvine, la pénicilline à spectre étroit, la streptomycine, la tylosine, ne sont efficaces que contre **un petit nombre de maladies** parce qu'ils ne détruisent que certains microbes et pas les autres.

• Pour soigner les maladies très graves qui apparaissent très vite, utilisez un antibiotique que vous pouvez injecter dans une veine. Quand vous faites une injection dans une veine, pensez à injecter le médicament **lentement**.

• Les antibiotiques que l'on achète en poudre dans une bouteille doivent être utilisés aussi vite que possible après avoir été dilués dans l'eau. Ils ne se gardent pas longtemps quand ils sont mélangés à de l'eau.

• Essayez de ne pas injecter plus de 20 ml d'antibiotique au même endroit dans un muscle. Si vous devez donner plus de 20 ml, injectez-en la moitié dans un endroit et le reste ailleurs.

• Si vous ne pouvez pas trouver de médicament pour les animaux, vous pouvez utiliser des médicaments pour les êtres humains. Dans ce cas, essayez de voir quelle quantité de principe actif se trouve dans le médicament pour les êtres humains et calculez la dose qu'il faut pour l'animal que vous voulez traiter (p. 340). Certaines personnes écrasent des comprimés d'antibiotiques pour les êtres humains, les diluent dans de l'eau et injectent ce liquide à leurs animaux.

• En général, les antibiotiques ne sont pas efficaces contre les infections produites par des virus. Mais, parce qu'ils combattent les infections bactériennes que les animaux attrapent quand ils sont déjà affaiblis par le virus, les antibiotiques peuvent **éviter qu'un animal meure** d'une maladie virale.

Pendant combien de temps donner un antibiotique

• Continuez à donner un antibiotique jusqu'à un jour après la disparition de la fièvre. Pour la plupart des infections, il suffit de donner l'antibiotique pendant 3-5 jours.

• Essayez un antibiotique pendant au moins 3 jours avant de décider s'il est efficace ou non. Si l'animal ne semble pas aller mieux après 3-5 jours de traitement, recommencez avec une autre sorte d'antibiotique. Quelquefois, quand la maladie traîne depuis longtemps et surtout quand il y a des abcès, il faut donner des antibiotiques pendant longtemps.

• Certains antibiotiques ne sont efficaces que pendant quelques heures, et il faut en donner tous les jours. Les antibiotiques « à action prolongée » ou « à longue action » sont faits spécialement pour rester efficaces plus longtemps (on voit alors souvent les lettres LA ou PA juste après le nom du médicament). Il n'est pas nécessaire de les donner aussi souvent et une seule injection suffit en général pour soigner un animal.

• La plupart des antibiotiques sont vendus avec un mode d'emploi qui précise combien de temps il faut attendre avant de boire le lait ou de manger la viande d'un animal qui a été traité. S'il n'y a aucune instruction, il vaut mieux attendre 3 jours avant d'utiliser le lait et 3 semaines environ avant de tuer l'animal pour sa viande.

Les **chevaux**, les **mulets** et les **ânes** : les chevaux ont souvent une réaction là où ils ont reçu une injection d'antibiotique : l'endroit enfle, devient chaud et douloureux et peut même donner un abcès (p. 201). **N'utilisez que des antibiotiques que le fabricant recommande pour les chevaux.** Ne donnez pas d'antibiotiques huileux aux chevaux (ces médicaments paraissent gras quand on en frotte une ou deux gouttes entre les doigts). Si vous êtes obligé de donner un médicament qui n'est pas recommandé pour les chevaux, ou bien un médicament dont vous n'êtes pas sûr, injectez-le dans le muscle qui se trouve entre les pattes de devant. De cette façon, s'il y a une réaction, l'animal ne boitera pas et la plaie pourra se drainer.

Beaucoup d'antibiotiques ne mentionnent pas les **chameaux** et les **dromadaires** dans leur mode d'emploi, car ils proviennent de pays où il n'y a ni chameaux ni dromadaires. Si vous ne trouvez pas d'indications précises, donnez la dose recommandée pour les bœufs.

Les **lapins** sont sensibles à certains antibiotiques, qui sont toxiques pour eux. **Ne leur donnez pas** de pénicilline ni de streptomycine. Utilisez plutôt la tétracycline.

Attention

Ne donnez pas d'antibiotiques par la bouche aux bœufs, buffles, chameaux, dromadaires, chevaux, mulets, ânes, moutons et chèvres adultes.

Les animaux adultes qui mangent de l'herbe et des feuilles ont certains microbes qui les aident à digérer les fibres coriaces des plantes. Ces microbes fabriquent aussi certains éléments dont l'animal a besoin. Vous rendrez ces animaux malades si vous leur donnez des antibiotiques à avaler, parce que vous détruirez ces microbes qui leur sont si utiles. Après 12 à 24 heures, ils s'arrêtent de manger et ne s'intéressent plus à rien. Les vaches arrêtent vite de donner du lait. Les animaux ne ruminent plus et ne peuvent plus digérer les fibres de leur nourriture. On peut voir ressortir dans leurs excréments les fibres des plantes qu'ils ont mangées.

Les chevaux adultes à qui l'on a donné des antibiotiques à avaler ont en général une diarrhée aiguë, qui peut aller jusqu'à la mort de l'animal.

Guide des antibiotiques et autres médicaments contre les infections

Acétate de diminazène

Nom commercial : Berenil®

Utile contre : la trypanosomose (p. 316), mais aussi contre la babésiose (p. 265). C'est un bon médicament pour les animaux qui souffrent en même temps de trypanosomose et de babésiose. Voir aussi imidocarbe diproprionate (p. 361).

Dose habituelle : pour la babésiose, mélangez un sachet de Berenil® (soit 23,6 g) dans 125 ml d'eau propre. Une fois que vous avez fait le mélange, protégez-le du soleil et utilisez-le dans les quatre jours qui suivent. Injectez-le dans un muscle à 3,5 mg/kg de poids vif :
– pour les grands animaux : 25 ml.
– pour les petits animaux : 2,5 ml.

Demandez à un technicien compétent quels types de babésiose existent dans votre région, car pour certaines d'entre elles, comme *B. bovis, B. equi* ou *B. gibsoni,* la dose à injecter est de 5 mg/kg.

Ces doses permettent de soigner la maladie et de protéger l'animal pendant 2 à 3 semaines.

Attention

Calculez et donnez exactement la dose qu'il faut car ce médicament peut devenir toxique, surtout pour les chevaux, si vous en donnez trop. **Ne donnez jamais de Berenil aux chameaux, aux dromadaires ni aux chiens.**

Amicarbalide

Nom commercial : Diampron®
Utile contre : la babésiose (p. 265).
Dose habituelle : pour les **chevaux**, donnez 8 mg/kg pour soigner la plupart des babésioses.

Attention

Calculez et donnez exactement la dose qu'il faut car ce médicament peut devenir toxique, surtout pour les chevaux, si vous en donnez trop.

Amprolium

Nom commercial : Némaprol®.
Utile contre : la coccidiose (p. 242) des volailles et des ruminants.
Dose habituelle : pour les ruminants, donnez 20 mg/kg chaque jour pendant 5 jours.

Associations d'antibiotiques

Certains fabricants vendent des mélanges tout prêts de différents antibiotiques dans la même bouteille. Quelquefois, deux antibiotiques associés ensemble sont plus efficaces que chacun d'entre eux utilisé seul. On utilise les associations d'antibiotiques parce qu'elles coûtent moins cher que certains antibiotiques à large spectre (qui combattent beaucoup de microbes différents).

Attention

N'essayez pas de mélanger plusieurs antibiotiques vous-même. Beaucoup d'antibiotiques ne supportent pas d'être associés à d'autres. Ils peuvent s'empêcher mutuellement d'être efficaces. N'essayez pas d'injecter plusieurs antibiotiques à un même animal sans avoir d'abord demandé conseil à un technicien expérimenté.

Buparvaquone

Nom commercial : Butalex®

Utile contre : la fièvre de la côte Est (p. 294), la theilériose tropicale (p. 314).

Dose habituelle : suivez les indications du fabricant. Pour soigner la fièvre de la côte Est, faites une seule injection, à 2,5 mg/kg dans un muscle, ou bien injectez 2,5 mg/kg et recommencez 2 jours après.

Furazolidone

Nom commercial : Alasérine®.

Utile contre : la coccidiose (p. 242), la salmonellose (p. 253), la typhose aviaire (p. 249). Aussi pour les veaux et les jeunes porcs atteints de diarrhée.

Dose habituelle : pour la typhoïde aviaire, mettez-en 15-25 g dans 100 litres d'eau et donnez-en pendant 10 jours. Ce traitement évite qu'il y ait des volailles porteuses de la maladie.

Griséofulvine

Noms commerciaux : Dermogine®, Fulsan®, Fulviderm®, Fungekil®.

Utile contre : la teigne (p. 195).

Dose habituelle :
– pour les **chevaux,** les **mulets** et les **ânes,** donnez-en 10 mg/kg chaque jour avec la nourriture.
– pour les **bœufs,** donnez-en 7,5 mg/kg chaque jour avec la nourriture.
– donnez le médicament pendant 7 à 10 jours. **Ce traitement coûte cher.**

Halofuginone

Nom commercial : Halocur®.

Utile contre : la fièvre de la côte Est (p. 294), la theilériose tropicale (p. 314). Aussi pour protéger contre la coccidiose aviaire (p. 242).

Dose habituelle : suivez les instructions du fabricant. Contre la fièvre de la côte Est, donnez 1 mg/kg de médicament liquide par voie orale.

Imidocarbe diproprionate

Nom commercial : Carbésia®.

Utile contre : l'anaplasmose (p. 289) et la babésiose (p. 265).

Vous pouvez traiter les animaux et les protéger contre la babésiose pendant 6 à 8 semaines. Il vous faudra demander l'aide d'un technicien expérimenté pour savoir de quel type de babésiose souffre l'animal. Certains animaux, et surtout les chevaux, en attrapent quelquefois qui sont difficiles à soigner.

Attention

Calculez et donnez exactement la dose qu'il faut car ce médicament peut devenir toxique, surtout pour les chevaux, si vous en donnez trop.

Mammite (antibiotiques contre la)

Certains antibiotiques sont vendus dans un tube spécial (applicateur) qu'on peut faire entrer directement dans le trayon.

• Tirez le lait jusqu'à ce que la mamelle soit vide.

• Nettoyez le bout du trayon (1).

• Faites entrer le bout du tube dans le trayon et appuyez dessus pour pousser l'antibiotique dans la mamelle (2).

• Massez le trayon et cette partie de la mamelle.

• Si l'animal est malade à cause d'une forme grave de mammite, faites aussi des injections d'antibiotiques. Donnez alors de la pénicilline et de la streptomycine ou de la tétracycline.

1. Nettoyez le bout du trayon

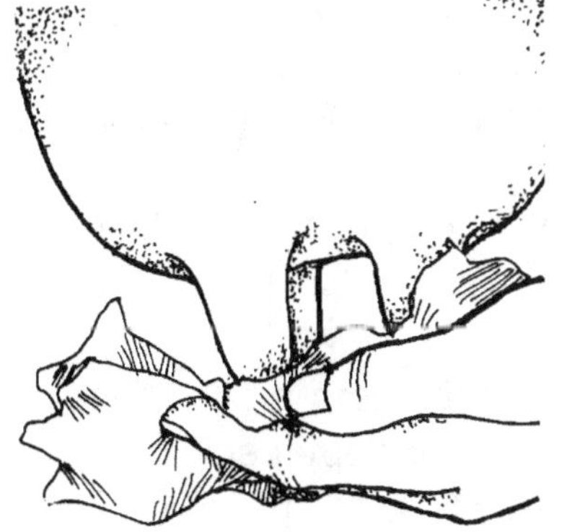

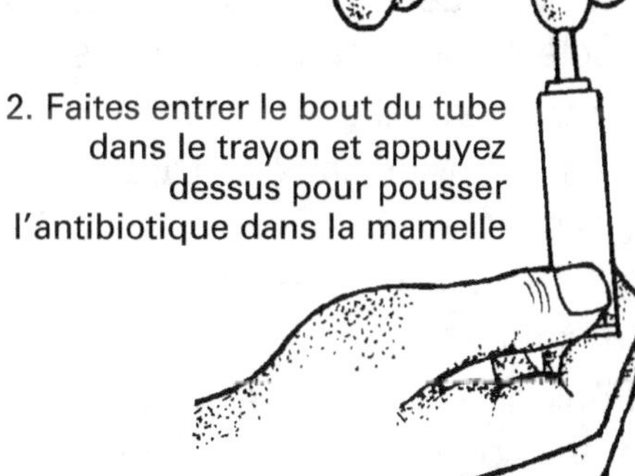

2. Faites entrer le bout du tube dans le trayon et appuyez dessus pour pousser l'antibiotique dans la mamelle

Comment utiliser un antibiotique contre la mammite.

Parvaquone

Nom commercial : Clexon®.

Utile contre : la fièvre de la côte Est (p. 294).

Dose habituelle : donnez-la en une seule injection dans un muscle à 20 mg/kg. Sinon, faites deux injections à 10 mg/kg espacées de deux jours.

Pénicillines

Il existe plusieurs sortes de pénicilline. Quelques-unes peuvent combattre une grande variété d'infections, ce sont les pénicillines à large spectre. D'autres ne sont efficaces que contre certaines infections, ce sont les pénicillines à spectre étroit. Vous pouvez soigner efficacement les animaux avec de la pénicilline destinée aux êtres humains.

En général, le traitement dure de 5 à 7 jours.

Pénicillines à large spectre

✦ Ampicilline

Noms commerciaux : Ampifac®, Ampiject®, Septicoli®, Sodibio®, etc.

Dose habituelle : injection à 2-7 mg/kg de poids vif.

L'ampicilline est un antibiotique huileux. Vous pouvez l'utiliser pour les chevaux, mais faites attention (p. 358).

✦ Amoxicilline

Noms commerciaux : Amoxival®, Clamoxyl®, Duphamox®, Longamox®, Suramox®, Vétrimoxin®, etc.

Dose habituelle : injection à 2-7 mg/kg.

Pénicillines à spectre étroit

Elles ne combattent que quelques infections, par exemple le charbon bactéridien (p. 153) ou la leptospirose (p. 303).

✦ Benzylpénicilline ou pénicilline G

Noms commerciaux : Belcopéni®, Bipénistrepto®, Bipéni®, Bistreptine®.

✦ Benzylpénicilline procaïnée

Noms commerciaux : Cortexiline®, Dépocilline®, Histacline®, Penijectyl®, etc.

Dose habituelle : 10-15 mg/kg. Faites une ou deux injections dans un muscle par jour pendant 4 jours.

✦ Benzylpénicilline associée à la procaïne et à la benzathine

Noms commerciaux : Duphapen LA®, Duplocilline®, Extencilline®, Shotapen®.

Dose habituelle : c'est une pénicilline à action prolongée, une seule injection suffit souvent.

✦ Pénicilline associée à la streptomycine

Noms commerciaux : Duphapen Strep®, Bipénistrepto®, Bipéni-Strepto®, Péni DHS®, Pénijectyl®, Péni-Strepto®, Streptapen®.

Utile pour : beaucoup d'infections, le piétin (p. 271), la mammite (p. 262).

Phénamidine et pentamidine

Noms commerciaux : Oxopirvédine®, Lomidine®.

Utile contre : la piroplasmose ou la babésiose (p. 265) des chiens.

Attention

Calculez et donnez exactement la dose qu'il faut car ces médicaments peuvent devenir toxiques, si vous en donnez trop.

Streptomycine (dihydrostreptomycine)

Il est généralement préférable d'utiliser celle qui est associée à la pénicilline.

Sulfamides

Utiles contre : beaucoup d'infections (surtout de l'estomac et des intestins), la diarrhée, la coccidiose (p. 242). Il existe beaucoup de sulfamides différents.

✦ Sulfadimidine

Noms commerciaux : Cofamix Sulfadimidine®, Concentrat VO Sulfadimidine®, Sulfa 33 Virbac®, Sulfozine®, Veto-Sulfa®, etc.

Présentation : ce médicament est vendu sous forme injectable (pour donner en injection) mais aussi sous d'autres formes, à faire avaler directement ou encore à mélanger avec l'eau ou la nourriture.

Utile contre : la coccidiose (p. 242). Aussi pour les jeunes animaux atteints de diarrhée. Commencez par utiliser ce médicament quand de jeunes animaux ont la diarrhée sans pour autant avoir une forte fièvre ni être très malades, dans le cas contraire, donnez de l'oxytétracycline.

Dose habituelle (par injection) : 1 g/10 kg à donner par injection sous la peau ou dans une veine. Une injection par jour pendant 4 jours.

Dose habituelle (par voie orale) : 200 mg/kg pendant 3-5 jours jusqu'à ce que l'animal aille mieux. **Ne donnez pas ce médicament pendant plus de 5 jours.**

Pour **traiter** des jeunes animaux atteints de coccidiose, donnez-leur 140 mg/kg par la bouche tous les jours pendant 3 jours.

Pour **protéger** les jeunes animaux de la coccidiose, donnez 30 mg/kg dans leur nourriture pendant 10 jours.

Pour les **volailles** qui souffrent de coccidiose, donnez la sulfadimidine en la mélangeant à leur eau de boisson pendant 3 jours, puis recommencez à nouveau deux jours plus tard, pendant encore 3 jours.

✦ Sulfamide associé au triméthoprime

Noms commerciaux : Adjusol TMP Sulfa®, Amphimix®, Amphoprim®, Avémix®, Concentrat VO 50®, Tribrissen®, etc.

Utile contre : beaucoup d'infections.

Sulfate de quinuronium

Noms commerciaux : Acaprine, Babesan.
Utile contre : la babésiose (p. 265).

Attention

Calculez et donnez exactement la dose qu'il faut car ce médicament peut devenir toxique, surtout pour les chevaux, si vous en donnez trop.

Tétracycline

Il existe deux sortes de tétracyclines qui sont assez semblables : la chlortétracycline et l'oxytétracycline. **Ce sont parmi les meilleurs antibiotiques à utiliser sous les climats chauds.** Elles s'abîment moins vite à la chaleur que beaucoup d'autres antibiotiques. Elles sont faciles à utiliser et combattent de nombreuses infections. Elles sont vendues sous forme injectable, en dragées, en poudre à diluer dans de l'eau ou à mélanger à la nourriture et aussi sous forme de traitement local pour les plaies.

◆ Chlortétracycline

Noms commerciaux : Aurofac®, Concentrat VO 43®, Centrauréo®, Gynauréo®, Gynobiotic®, Santamix Chlortétracycline®, Ucamix V Chlortétracycline®.

Utile contre beaucoup d'infections. Aussi pour les volailles qui ont du mal à respirer.

Dose habituelle : donnez 1 g de poudre par kg de nourriture pendant 5-7 jours.

◆ Oxytétracycline

Noms commerciaux : Centrocycline®, Engemycine®, Oxytetrin®, Ténaline®, Terramycine®, etc.

En injection

Utile contre : la fièvre et la plupart des maladies et infections, chez tous les animaux, y compris les volailles.

Dose habituelle : injectez à 50 mg/10 kg de poids vif, profondément dans le muscle, une fois par jour pendant 3-4 jours. En cas de maladie très grave, faites une injection dans une veine à la même dose.

Pour l'anaplasmose (p. 289) : faites une injection dans une veine à 10 mg/kg.

Pour une volaille de valeur qui souffre d'une infection sévère : faites une injection dans un muscle d'oxytétracycline à 25 mg/kg.

Par la bouche

Utile contre : les diarrhées sévères accompagnées de fièvre et pour les volailles souffrant de fortes diarrhées.

Dose habituelle : pour les animaux, donnez 25 mg/kg de poids vif, une fois par jour, tous les jours pendant 4 jours, sous la forme de comprimés, dragées, pâte ou à diluer dans de l'eau. **Ne donnez pas cet antibiotique par la bouche aux animaux adultes qui se nourrissent de plantes (p. 358).**

◆ Oxytétracycline retard

Ce médicament est spécialement conçu pour qu'une seule injection agisse pendant à peu près 3 jours. Bien souvent, une seule injection suffit pour soigner un animal. Ce médicament est facile à utiliser mais **il coûte cher.** Si l'animal ne va pas mieux après 3 jours, donnez-lui une seconde dose. Ce médicament convient bien aux animaux de tous les âges. Le produit injectable est très puissant : injectez la moitié de la dose à un endroit et le reste ailleurs.

Noms commerciaux : Cyclival LA®, Oxyter LA®, Ténaline LA®, Cyclosol LA®, Duphacycline LA®, Pulmozan LA®, Terralon LA®, Terramycine LA®.

Utile contre : la plupart des infections et des maladies, pour tous les animaux.

Dose habituelle : injectez 20 mg/kg profondément dans un muscle (voir le tableau).

Dose d'oxytétracycline retard (Terramycine LA, à 200 mg/ml) à injecter.

	Doses (ml)
Grands animaux	30-40
Petits animaux	5
Très petits animaux	1

Thiabendazole contre la teigne

Le thiabendazole est un médicament contre les vers (p. 373) mais il peut aussi servir à soigner la teigne (p. 195). Faites une crème grasse à 4 % et mettez-en tous les 3 jours, 4 fois de suite.

Tylosine

Noms commerciaux : Compomix®, Pneumotec®, Tylan®.
Utile contre : les maladies avec des problèmes de respiration (p. 139).

Les médicaments contre les trypanosomoses

Luttez contre les mouches tsé-tsé, si possible avec des pièges (p. 110) : c'est le meilleur moyen de se protéger contre la trypanosomose transmise par ces insectes (p. 316). En effet, il n'est n'est pas toujours efficace de donner régulièrement des médicaments pour prévenir cette maladie : cette méthode peut revenir cher, mais, dans la mesure où les trypanocides (médicaments contre les trypanosomes) sont disponibles, vous pouvez les utiliser. Les trypanosomoses sont causées par différentes espèces de trypanosomes (p. 316) : chaque trypanocide est recommandé contre une certaine espèce de trypanosome. **Essayez de vous faire aider par un technicien expérimenté** pour trouver quels sont les trypanosomes qui posent des problèmes dans votre région et pour choisir le médicament qu'il faut utiliser.

La résistance aux trypanocides

Les trypanosomes deviennent facilement résistants aux médicaments. Les médicaments n'ont alors plus d'effet contre eux. Des trypanocides ont été utilisés, et souvent mal utilisés, contre ces parasites pendant plus de 40 ans et, dans beaucoup d'endroits, les trypanosomes sont devenus résistants à certains médicaments.

Donnez la bonne dose de médicament contre les trypanosomes. Suivez toujours les instructions du fabricant.

Si vous ne donnez pas la dose correcte de médicament, vous ne détruirez que quelques-uns des trypanosomes. Les autres vont survivre et devenir résistants à ce médicament. Ils vont se multiplier et ils seront vite nombreux.

Dans certains pays, seuls les services vétérinaires ont le droit de donner des trypanocides. De cette façon, ces pays espèrent que ces médica-

Quel trypanocide utiliser pour traiter votre animal.

	Acéturate de diminazène, Berenil®, Veriben®, Diminasan®, etc.	Mélarsomine, Cymelarsan®	Suramine sodique, Naganol® (non commercialisé)	Quinapyramine* (sulfate et chlorure), Trypacide Prosalt® (non commercialisé)	Chlorure et bromure d'homidium, Novidium®, Ethidium®	Chlorure d'isométamidium, Trypamidium, Samorin®, Veridium®, etc.
Bœufs, moutons, chèvres (zone à tsé-tsé)	Traitement			Contre-indiqué	Traitement	(Traitement) et prévention
Buffles (zone sans tsé-tsé)	Traitement		(Traitement)**	(Traitement)		(Traitement) et prévention
Chameaux, dromadaires (zone à tsé-tsé)	Danger		Traitement	(Traitement)		Traitement
Chameaux, dromadaires (zone sans tsé-tsé)	Danger	Traitement	(Traitement)	(Traitement)		(Traitement)
Chevaux (zone à tsé-tsé)	Danger		(Traitement)	(Traitement)	Traitement	Traitement et prévention
Chevaux (zone sans tsé-tsé)	Danger	Traitement		(Traitement)	Non indiqué	Traitement et prévention
Chevaux (dourine)	Danger	Non indiqué	Traitement (mais voir p.335)			
Chiens (zone à tsé-tsé)	Danger		(Traitement)		Non indiqué	(Traitement)
Chiens (zone sans tsé-tsé)	Danger		(Traitement)			

* La quinapyramine (sulfate d'antrycide®), est utile pour soigner le surra, mais elle est difficile à trouver de nos jours et il vaut mieux utiliser la mélarsomine, la suramine n'est plus fabriquée.

** Quand le mot « traitement » est entre parenthèses (traitement), il vaut mieux utiliser un autre médicament pour le traitement.

ments seront utilisés correctement et que les résistances ne pourront pas se développer. Mais dans d'autres pays, n'importe qui peut acheter des trypanocides et les utiliser. Les trypanocides sont des médicaments à bien utiliser : **il est important de vous faire aider par un technicien expérimenté si vous le pouvez,** pour éviter l'apparition de trypanosomes résistants.

Guide des médicaments contre les trypanosomes

Acétate de diminazène

Noms commerciaux : Berenil®, Veriben®, Diminasan®, Trypazen®, Trypamyl®, Sangavet®, Ganaseg®, etc.

Pour : les **bœufs.**

Pour traiter les animaux qui ont des signes de la maladie.

Dose habituelle : diluez un petit sachet de poudre (de 2,36 g) dans 12,5 ml d'eau propre bouillie, c'est la dose qu'il faut pour un bœuf adulte. Protégez le liquide du soleil et utilisez-le dans la même journée. Injectez-le profondément dans un muscle à la dose de 3,5 mg/kg de poids vif. Pour certaines espèces de trypanosomes, il faut une dose de 7 à 8 mg/kg. Demandez l'aide d'un technicien compétent pour savoir de quelle trypanosomose souffrent vos animaux et faites bien attention aux dosages. Il existe une solution de Veriben® prête à l'emploi (flacon de 100 ml) garantissant une bonne conservation et un bon dosage.

Attention

L'acétate de diminazène est toxique si vous en donnez trop. **Evitez de donner ce produit aux chiens, aux chameaux ou aux dromadaires.** Ce médicament peut les tuer.

Si les trypanosomes sont résistants au diminazène, utilisez l'isométamidium ou le chlorure d'homidium.

Mélarsomine (ou mélarsamine)

Nom commercial : Cymelarsan®.

Présentation : poudre blanche (100 mg) dans une petite bouteille.

Pour : les **chameaux** et les **dromadaires** qui sont atteints du surra (p. 320). L'utilisation est possible pour les chevaux.

Pour traiter les animaux qui ont des signes de la maladie.

La mélarsomine est en général le meilleur traitement pour soigner les chameaux ou les dromadaires, que la maladie soit aiguë ou qu'elle traîne longtemps.

Dose habituelle : diluez 100 g de poudre dans 20 ml d'eau bouillie ou propre et utilisez le liquide tout de suite. Injectez-le profondément dans un muscle du cou, à la dose de 0,25 mg/kg de poids vif. Une bouteille de 100 mg correspond à la dose qu'il faut pour un chameau ou un dromadaire adulte de 400 kg.

Ne donnez pas le médicament aux chameaux et aux dromadaires juste après qu'ils ont bu beaucoup d'eau. Attendez alors quelques jours avant de les traiter.

Suramine

Noms commerciaux : Naganol®, Naganine®, Suramine®.

(Ce produit n'est plus sur le marché actuellement mais certaines personnes en ont peut-être encore en stock.)

Pour : les **chameaux** et les **dromadaires** (si vous n'avez rien d'autre, vous pouvez aussi l'utiliser pour soigner les **bœufs**, les **chevaux** et les **chiens**).

Pour **traiter** les animaux qui ont des signes de la maladie.

Dose habituelle : diluez un sachet de 5 g de poudre dans 50 ml d'eau stérile ou propre.

• Pour les **bœufs** : injectez à 12 mg/kg lentement dans une veine (à pratiquer par une personne expérimentée).

• Pour les **chevaux** : injectez à 8 mg/kg lentement dans une veine. Faites une deuxième injection une semaine plus tard, puis une troisième deux semaines plus tard.

• Pour les **chameaux** et les **dromadaires** : injectez 10 mg/kg lentement dans une veine. Un sachet (5 g) dans 50 ml d'eau correspond à la dose qu'il faut pour un chameau ou dromadaire adulte. Certains trypanosomes qui rendent ces animaux malades sont devenus résistants à la suramine. Dans ce cas, essayez d'utiliser la mélarsomine ou l'isométamidium.

Pour **prévenir** la maladie.

La suramine (introuvable maintenant) protège les animaux de la trypanosomose pendant 10 jours seulement.

• Pour les **porcs** : faites-vous aider par un technicien compétent pour préparer un médicament qui contient de la suramine.

Bromure d'homidium ou chlorure d'homidium

Noms commerciaux : Ethidium® et Novidium®.

Présentation : comprimés de couleur rouge ou bleu foncé (250 mg de principe actif dans chaque comprimé).

Pour **traiter** les animaux qui ont des signes de la maladie.

• Pour les **bœufs** : diluez un comprimé dans 10 ml d'eau stérile ou propre. Utilisez le liquide tout de suite. Injectez-le profondément dans un muscle du cou à 1 mg/kg. Un comprimé traite un animal de 250 kg.

Pour **prévenir** la maladie.

Ce traitement peut protéger les animaux contre l'infection pendant 4 à 6 semaines. Si les trypanosomes sont résistants à ce produit, utilisez le diminazène.

Chlorure d'isométamidium

Noms commerciaux : Samorin®, Trypamidium®, Veridium®, etc.
Présentation : poudre brun-rouge.

Pour : les **bœufs**, les **buffles**, les **chevaux** et les **chiens** (ainsi que les **chameaux** et les **dromadaires** si vous n'avez pas d'autre choix).

Dose habituelle : diluez un sachet de 125 mg de poudre (sachet « une vache ») dans 12,5 ml d'eau. Vous obtenez un liquide sombre. Vérifiez bien que toute la poudre s'est dissoute dans l'eau. Utilisez alors le liquide dans les 2 jours qui suivent. Injectez-le profondément dans un muscle du cou. Vous pouvez aussi donner ce produit par injection dans une veine, mais il faut alors bien faire attention à faire passer tout le produit dans la veine et non pas sous la peau. Des réactions générales fortes sont possibles chez les chameaux et dromadaires.

Pour **traiter** les animaux qui ont des signes de la maladie.

• Injectez la dose de 0,25 à 1 mg/kg de poids vif.

• Pour les **chevaux** : injectez à 0,5 mg/kg, lentement dans une veine pour éviter les réactions qui peuvent survenir si on injecte dans un muscle.

• Pour les **chameaux** et les **dromadaires** : ce produit peut provoquer des réactions locales d'induration si vous l'injectez dans un muscle. Diluez 1 g de poudre dans 50 ml d'eau propre et injectez ce liquide dans une veine à la dose de 0,5 mg/kg. Cette quantité de liquide permet de traiter 5 chameaux ou dromadaires adultes, mais attention, ces animaux sont sensibles à ce produit.

Pour **prévenir** la maladie.

Il est possible d'utiliser l'isométamidium pour protéger les animaux contre la trypanosomose, avec le risque de rendre les trypanosomes résistants si l'on ne fait pas attention. La mélarsomine est le meilleur produit.

• Injectez la dose de 0,5-1 mg/kg de poids vif d'isométamidium. Ce traitement peut protéger les animaux pendant 3 à 4 mois.

• Si vous utilisez l'isométamidium pour protéger vos animaux, traitez-les tous les 3 mois. Traitez-les aussi au moins une fois par an avec un autre médicament, comme la mélarsomine ou éventuellement le diminazène, pour éviter qu'une résistance ne se développe. Donnez alors le diminazène 15 jours avant ou après un des traitements à l'isométamidium.

Si les trypanosomes sont résistants à l'isométamidium, essayez la mélarsomine.

Ne mangez pas la viande prise à proximité de l'endroit où vous avez fait l'injection.

Les médicaments contre les vers

Les médicaments contre les vers sont aussi appelés des anthelminthiques ou des vermifuges.

Utiliser les médicaments contre les vers

Voyez aussi le chapitre « Les parasites internes » (p. 97).

Pour traiter un troupeau avec un médicament contre les vers, calculez la dose à donnez (p. 339) en vous basant sur le poids des animaux les plus lourds du troupeau, et non sur le poids moyen des animaux.

Certains anthelminthiques pour les êtres humains sont aussi efficaces chez les animaux et peuvent être utiles, surtout pour traiter les jeunes moutons et les jeunes chèvres.

La plupart des médicaments contre les vers sont vendus sous plusieurs formes, à avaler (voie orale) ou à injecter. **Certains de ces médicaments sont spécialement fabriqués pour certains animaux et peuvent être dangereux pour les autres.** La dose varie en fonction de l'animal et du parasite que vous voulez détruire. Par exemple, la dose contre les douves du foie (p. 103) peut être plus forte que la dose contre les vers ronds (p. 97). Vous trouverez sur la notice du médicament quels sont les animaux que vous pouvez traiter et les doses que vous devez leur donner. La notice ne précise pas toujours quel traitement donner aux **chameaux** et aux **dromadaires**, bien que la plupart des médicaments contre les vers soient efficaces chez ces animaux : vous pouvez généralement leur donner la même dose qu'aux bœufs. Le lévamisole (p. 371) serait, d'après certaines personnes, toxique pour les chameaux et les dromadaires.

Attention

Certains médicaments contre les vers peuvent vous irriter : si vous en mettez sur votre peau ou dans vos yeux, lavez-vous tout de suite avec beaucoup d'eau.

Il est dangereux de traiter des femelles pleines contre les vers, surtout dans les semaines qui suivent l'accouplement ou qui précèdent la mise bas. **Suivez toujours les conseils du fabricant.**

Guide des médicaments contre les vers

Vous trouverez ici les doses habituelles qu'il faut donner aux animaux pour traiter les problèmes de vers les plus courants.

Acacia

Au Kenya, on écrase des morceaux d'écorce d'acacia *(Albizia anthelmintica)* avec un bâton et on les fait tremper dans de l'eau froide. On filtre ensuite le liquide, que l'on fait boire aux animaux pour lutter contre certains vers. Les médicaments modernes sont cependant plus efficaces.

Albendazole

Noms commerciaux : Albendoral®, Bilutac®, Disthelm®, Proftril®, Rumifuge®, Valbazen®.

Contre les vers ronds (p. 236), les ténias (p. 106), les douves du foie (p. 304).

Dose habituelle : traitez à la fin de la saison sèche ou de la saison froide.

• Contre les vers ronds : 5-7,5 mg/kg, par la bouche, pour les **bœufs**, les **buffles**, les **moutons** et les **chèvres**.

• Contre les douves : 10 m/kg pour les **bœufs** ; 7,5 mg/kg pour les **chameaux** et les **dromadaires** ; 4,75 mg/kg pour les **moutons** et les **chèvres**.

Closantel

Noms commerciaux : Flukiver®, Seponver®, Supaverm®.

Contre la distomatose hépatique aiguë et chronique (p. 304), certains vers ronds. Seulement pour les **moutons** et les **chèvres.**

Dose habituelle : 10 mg/kg contre les douves (pour traiter la maladie aiguë ou chronique).

Fenbendazole

Nom commercial : Mediamix®, Panacur®.

Contre les strongles pulmonaires (p. 216), les vers ronds (p. 236), les ténias (p. 106).

Dose habituelle : traitez à la fin de la saison sèche ou de la saison froide. Pour les **bœufs**, les **buffles**, les **moutons** et les **chèvres** : 5-7,5 mg/kg, par voie orale. Vous pouvez aussi utiliser ce médicament pour traiter les **chevaux**, les **mulets**, les **ânes**, les **chiens** et les **volailles.**

Haloxon

Contre les vers ronds (p. 236), les gastrophiles (p. 173).

Dose habituelle : 50-70 mg/kg, par la bouche, pour les **chevaux**, les **mulets** et les **ânes.**

Ivermectine

Noms commerciaux : Cardomec®, Eqvalan®, Furexel®, Ivomec®, Oramec®.

Présentation : à donner par la bouche, par injection ou par déversement sur la peau.

Contre les strongles pulmonaires (p. 216), les vers ronds (p. 236), les gastrophiles (p. 173), le ver du cœur (chez les chiens) (p. 214). Efficace contre les parasites de la peau (p. 167).

Dose habituelle : traitez à la fin de la saison sèche ou de la saison froide. Pour les **bœufs**, les **buffles**, les **moutons** et les **chèvres** : 0,2-0,5 mg/kg. Vous pouvez aussi l'utiliser pour traiter les **chevaux**, les **mulets**, les **ânes**, les **chiens** et les **porcs.**

Attention

L'ivermectine est toxique pour certaines races de chiens, comme les colleys à poils longs.

Lévamisole

Noms commerciaux : Aquaverm®, Biaminthic®, Lévisole®, Némisol®, Niratil®, Polystrongle®, Ripercol®, Stromiten®, etc.

Contre les strongles pulmonaires (p. 216), les vers ronds (p. 236).

Dose habituelle : ce médicament **n'est pas** le meilleur à utiliser en fin de saison sèche ou de saison froide (pour traiter à ce moment-là, utilisez plutôt l'albendazole, le fenbendazole, l'ivermectine, l'oxfendazole ou le thiophanate). Pour les **bœufs**, les **buffles**, les **moutons** et les **chèvres** : 7,5 mg/kg de poids vif. On peut aussi utiliser ce médicament pour traiter les **porcs** et les **volailles.** Cependant, **ne traitez pas les chameaux ni les dromadaires au lévamisole.**

Lévamisole associé à l'oxyclozanide

Noms commerciaux : Iména®, Spectril®.

Contre les douves du foie (p. 304), les vers ronds (p. 236).

Dose habituelle : 0,25 mg/kg de poids vif pour les **bœufs**, les **buffles**, les **moutons** et les **chèvres**.

Mébendazole

Noms commerciaux : Multispec®, Supaverm®, Telkan®, Telmin®.

Contre les strongles pulmonaires (p. 216), les vers ronds (p. 236), les ténias (p. 106).

Dose habituelle : 15 mg/kg de poids vif, par la bouche, pour les **bœufs**, les **buffles**, les **moutons** et les **chèvres**. On peut aussi utiliser ce médicament pour traiter les **chevaux**, les **mulets**, les **ânes**, les **chiens** et les **volailles**.

Morantel

Nom commercial : Paratect Flex®.

Contre les vers ronds gastro-intestinaux (p. 236) et respiratoires.

Dose habituelle : 1,5 mg/kg pour les **bœufs** ; 5,9 mg/kg pour les **moutons** et les **chèvres**.

Nitroxinil

Nom commercial : Dovénix®.

Contre la distomatose hépatique aiguë et chronique (p. 304), certains vers ronds (p. 236).

Dose habituelle : à donner en injection sous la peau. Pour les **bœufs**, les **buffles**, les **moutons** et les **chèvres**, en cas de maladie chronique : 10 mg/kg en injection sous la peau. En cas de maladie aiguë : 15 mg/kg en injection sous la peau. Pour les **chameaux** et les **dromadaires**, pour les vers ronds, les douves et les œstres : 10 mg/kg en injection sous la peau.

Oxfendazole

Noms commerciaux : Dolthene®, Oxfenil®, Repidose Farmintic®, Synanthic®.

Contre les strongles pulmonaires (p. 216), les vers ronds (p. 236), les ténias (p. 106).

Dose habituelle : traitez à la fin de la saison sèche ou de la saison froide. Pour les **bœufs**, les **buffles**, les **moutons** et les **chèvres** : 4,5-5 mg/kg, par voie orale. On peut aussi utiliser ce médicament pour traiter les **chevaux**, les **mulets**, les **ânes** et les **chiens**.

Oxyclozanide

Nom commercial : Imena®, Spectril®, Zanil®.

Contre la distomatose hépatique chronique (p. 304).

Dose habituelle : 15 mg/kg pour les **bœufs** et les **buffles** ; 10 mg/kg pour les **moutons** et les **chèvres**.

Il est aussi possible de trouver des médicaments qui associent l'**oxyclozanide et le lévamisole**.

Nom commercial : Imena®, Spectril®.

Contre les douves du foie (p. 304), les vers ronds (p. 236), les ténias (p. 106).

Pipérazine

Noms commerciaux : Ascapipérazine®, Citrate de pipérazine®, Océverm®, Opovermifuge®, Pipérazine 35 Coophavet®, Soluverm®, Vétopérazine®, Vermi-piper®, Vermyl®.

Contre les vers ronds (p. 236), les ascaris (p. 238).

Dose habituelle : donnez par la bouche, en faisant avaler directement ou bien en mélangeant avec l'eau ou la nourriture. Pour les **chevaux**, les **mulets**, les **ânes** et les **porcs** : 160 mg/kg. Pour les **chiens** : 80 mg/kg contre les ascarides ; 120 mg/kg contre les ankylostomes. Pour les **volailles** : traitez un poulet contre les ascarides avec 200 mg de pipérazine.

Pramnia maxima

Les fruits de cette plante sont parfois utilisés pour traiter les animaux contre les vers. Ils sont écrasés et dilués dans de l'eau, puis le liquide est donné à boire aux animaux. Les médicaments modernes sont cependant plus efficaces.

Praziquantel

Nom commercial : Cestocur®, Droncit®, Drontal®, Plativers®.

Pour traiter les chiens parasités par des ténias (p. 106) et pour les protéger contre la maladie hydatique (p. 108).

Dose habituelle : 10 mg/kg de poids vif par la bouche pour les **chevaux** ; 5 mg/kg par la bouche ou 3,5-7,5 mg/kg en injection dans un muscle ou sous la peau pour les **chiens**.

Thiabendazole

Nom commercial : Dexoryl®, Némapan®.

Contre les vers ronds (p. 236), ainsi que les strongles pulmonaires (p. 216) chez les moutons et les chèvres.

Dose habituelle : 66-110 mg/kg pour les **bœufs** et les **buffles** ; 44-66 mg/kg pour les **moutons** et les **chèvres** ; 90 mg/kg pour les **chameaux** et les **dromadaires**.

Thiophanate

Nom commercial : Nemafax®.

Contre les strongles pulmonaires (p. 216), les vers ronds (p. 236).

Dose habituelle : traitez en fin de saison sèche ou de saison froide. Vous pouvez l'utiliser pour traiter les **bœufs**, les **buffles**, les **chameaux**, les **dromadaires**, les **moutons**, les **chèvres** et les **porcs**. Faites avaler le médicament directement ou mélangez-le avec la nourriture.

Triclabendazole

Noms commerciaux : Fascinex®, Parsifal®.

Pour protéger ou traiter les animaux contre la distomatose hépatique aiguë et chronique (p. 304).

Dose habituelle : 12 mg/kg pour les **bœufs** et les **buffles** ; 10 mg/kg pour les **moutons** et les **chèvres**. Vous pouvez aussi utiliser ce médicament pour traiter les **chevaux**, les **mulets** et les **ânes**.

Les médicaments contre les parasites externes, les insecticides

Les produits chimiques fabriqués pour détruire les parasites qui vivent sur la surface du corps (les parasites externes) sont en général appelés insecticides. Les produits qui tuent les acariens, y compris les tiques, sont aussi appelés acaricides ou tiquicides.

Utiliser des insecticides

- **Faites très attention quand vous utilisez des insecticides.**
- Ne laissez pas d'insecticides à la portée des enfants ou des animaux .
- Ne mangez pas et ne fumez pas pendant que vous utilisez des insecticides.
- Ne vous frottez pas les yeux quand vous avez peut-être des insecticides sur les mains.
- Lavez-vous bien les mains et nettoyez votre matériel après avoir utilisé un insecticide.
- Ne jetez pas d'insecticide dans les cours d'eau ou les lacs. Débarrassez-vous des restes sur un terrain éloigné des endroits fréquentés par des animaux ou des gens, et loin de l'eau. Les insecticides, et surtout les produits organophosphorés (p. 327), peuvent empoisonner les hommes, les animaux, et même les poissons s'ils arrivent dans l'eau.

Les fabricants peuvent aussi vous conseiller de :
– porter des vêtements protecteurs quand vous utilisez des insecticides ;
– ne pas boire pas le lait des animaux traités aux insecticides pendant les 2 jours qui suivent le traitement.

- **Suivez toujours les instructions du fabricant** quand vous devez manipuler des insecticides, les utiliser et vous en débarrasser.

Traiter par déversement avec un insecticide

Certains insecticides doivent être déversés sur la peau de l'animal (technique du « pour-on »). Ces produits sont spécialement fabriqués pour agir à travers la peau (action transcutanée) et ils sont les seuls à pouvoir le faire. Ils sont faciles à utiliser, ils n'ont pas besoin d'être dilués dans de l'eau et vous n'avez pas besoin de tenir l'animal très fermement pour le traiter. Mais ce sont des produits puissants et vous devez faire attention à la dose que vous donnez. **Prenez garde** aux insecticides transcutanés parce qu'ils peuvent traverser votre peau et même vous empoisonner.

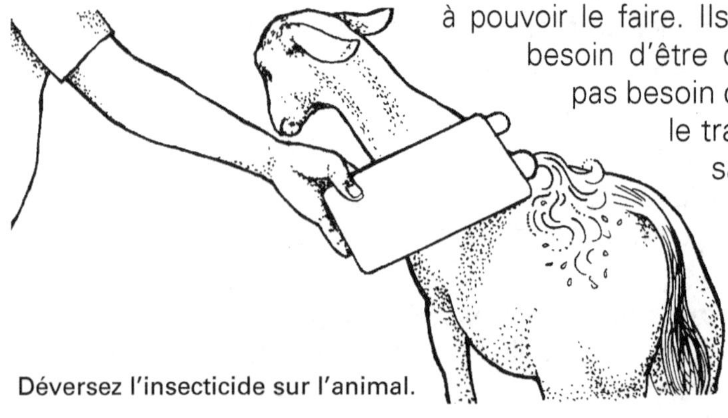
Déversez l'insecticide sur l'animal.

Les insecticides transcutanés comme la deltaméthrine peuvent passer d'un animal à un autre dans le troupeau quand les animaux se frottent les uns contre les autres. Beaucoup d'éleveurs ne traitent donc que quelques animaux du troupeau en espérant que le produit passera sur les autres et les protégera eux aussi contre les mouches. Mais, avec cette méthode, certains animaux ne reçoivent pas assez d'insecticide, et cela peut rendre les insectes résistants au produit.

Pulvériser les animaux avec un insecticide

Si vous n'avez qu'un petit nombre d'animaux à traiter, la pulvérisation est un bon moyen de les passer à l'insecticide. Certains produits peuvent être pulvérisés sur les femelles pleines, qui ne doivent pas être passées au bain insecticide. Mais si vous devez traiter beaucoup d'animaux à la fois, surtout si vous devez recommencer souvent, il vaut mieux utiliser un bain insecticide.

• Attachez bien l'animal.

• Pulvérisez bien tout le corps de l'animal : sur les pieds, sous la queue, entre les pattes arrières, sous l'abdomen, sur les flancs, le long du dos, sur les pattes avant, sur le cou et la tête, dans les oreilles.

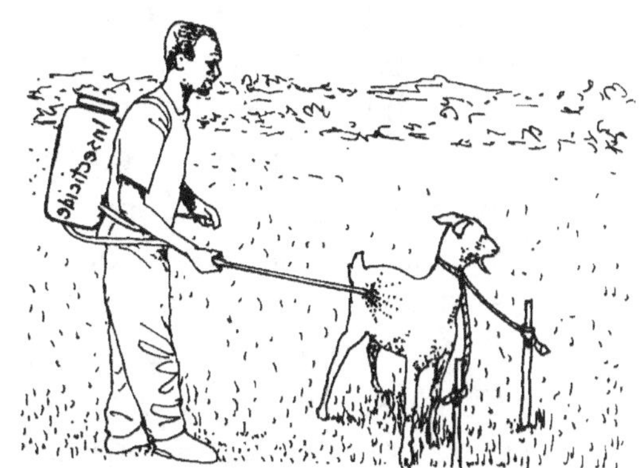

Pulvérisez tout le corps de l'animal.

Baigner les animaux dans un bain insecticide

Le bain est un bon moyen d'être sûr que les animaux sont bien recouverts d'insecticide. Mais il faut beaucoup d'eau pour faire un bain et il est assez compliqué de calculer la bonne quantité d'insecticide qu'il faut y diluer et de garder toujours le bain à la bonne concentration. Si vous avez beaucoup de grands d'animaux à traiter, le bassin doit pouvoir contenir au moins 15 000 litres (c'est-à-dire le volume de 75 fûts de 200 litres) d'eau et d'insecticide. Même un bassin plus réduit destiné à un petit nombre d'animaux doit pouvoir contenir 10 000 litres. La construction d'un véritable bassin pour les bains insecticides est un projet lourd : faites-vous conseiller par des techniciens expérimentés avant d'entreprendre les travaux et, ensuite, pour vous en servir. Cependant, si vous n'avez que quelques moutons ou quelques chèvres à traiter, vous pouvez très bien utiliser un fût d'essence scié en deux.

Souvenez-vous bien des points suivants si vous utilisez des bains insecticides :

• Gardez les insecticides non dilués hors de portée des animaux : **ces produits sont dangereux.**

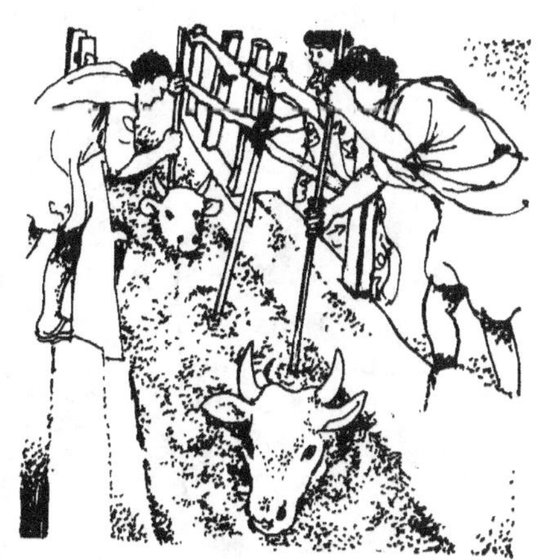

Baignez les animaux
dans l'eau contenant l'insecticide.

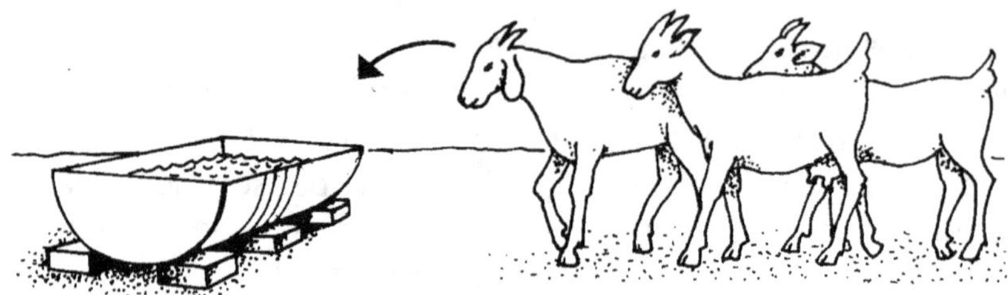

Utilisez un fût d'essence scié en deux pour baigner quelques animaux.

• Videz et nettoyez au moins une fois par an le bassin de trempage. Gardez propres le bassin lui-même et les enclos d'entrée et de sortie : enlevez les excréments, la terre et les herbes.

• Vérifiez le niveau du bassin avant de l'utiliser. Rattrapez le niveau en ajoutant assez d'eau, avec la bonne quantité de produit insecticide. Demandez à un technicien expérimenté de vérifier la concentration du bain.

• Il vaut mieux tremper les animaux quand le temps est chaud et sec.

• Avant de passer vos animaux dans le bain insecticide, gardez-les dans un enclos et donnez-leur de l'eau à boire pour qu'ils ne soient pas tentés de boire le liquide du bain.

• Faites passer ensemble des animaux qui ont à peu près la même taille.

• Conduisez les animaux dans le bain sans qu'ils puissent faire demi-tour. Ne trempez qu'un seul animal à la fois.

• **Ne passez pas au bain insecticide les femelles qui doivent mettre bas très bientôt.**

• Après le bain, gardez un peu les animaux dans un enclos, jusqu'à ce que le produit ne coule plus par terre. Renvoyez alors les animaux au pâturage.

• Notez quels animaux vous avez traités, à quelle date et avec quel produit insecticide.

Passer un insecticide par contact

• Trempez un vieux morceau de tissu ou un vieux sac dans un mélange d'huile (une huile de vidange peut faire l'affaire) et d'insecticide (voir plus loin) et étendez-le dans un endroit où les animaux passeront contre lui.

• Faites pendre le morceau de tissu d'une perche pour que les animaux passent dessous, ou bien enroulez-le autour d'un piquet planté dans le sol.

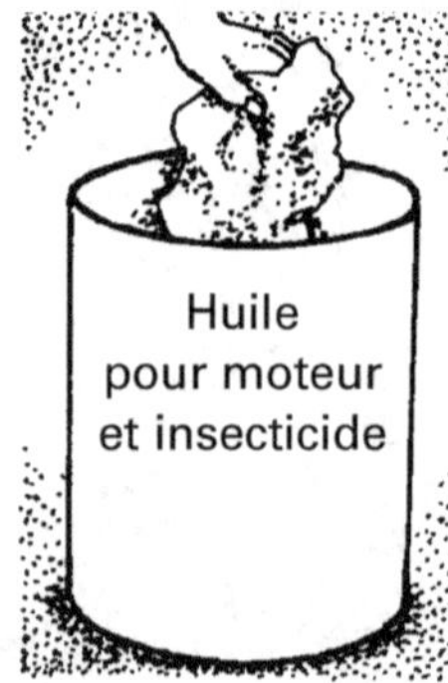

Trempez un bout
de tissu dans un
mélange d'huile
et d'insecticide

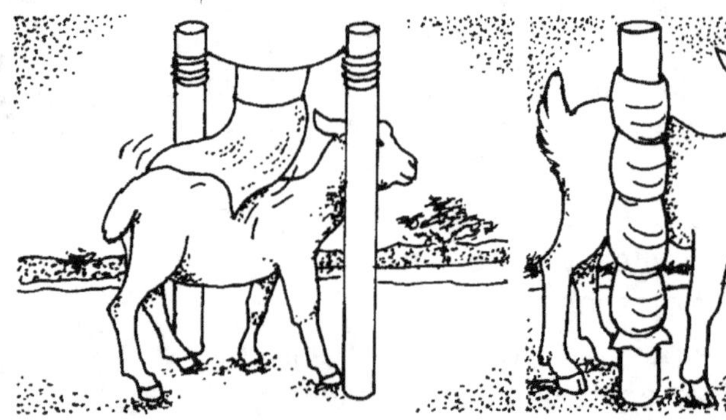

Faites pendre le tissu
entre deux perches pour
que les animaux s'y frottent
en passant dessous

Enroulez le tissu autour
d'un piquet pour que
les animaux viennent
s'y frotter

376

Guide des insecticides

Voici une liste d'insecticides courants et utiles. N'oubliez pas qu'ils peuvent rendre les insectes résistants (p. 116) et que **beaucoup de ces produits sont toxiques.** Bon nombre de pays réglementent l'utilisation d'insecticides et certains vont jusqu'à interdire ceux qui sont dangereux pour les animaux ou les êtres humains.

Attention

Les chevaux, les mulets et les ânes s'empoisonnent facilement avec les insecticides et peuvent même en mourir. L'amitraz, par exemple, leur donne des coliques graves.

Amitraz

Noms commerciaux : Apivar®, Biocani-tique®, Ectodex®, Préventic®, Taktic®.

Contre les acariens, y compris les poux et les tiques (p. 112).

Ce produit peut être utilisé en trempage, en déversement sur la peau ou encore en pulvérisation.

Attention

N'utilisez pas l'amitraz sur des **chevaux** parce que ce produit leur donne des coliques graves.

Benzoate de benzyle ou benzylbenzoate

Présentation : en général, ce produit est vendu sous la forme d'un liquide huileux.

Contre la gale (p. 165), surtout celle qui s'installe dans les oreilles, chez tous les animaux.

Cendre

Avant l'arrivée des poudres insecticides, on utilisait en Afrique de l'Ouest de la cendre pour combattre les puces et les poux dont souffraient les **poules**. On écrasait finement de la cendre de paille de millet avec un peu de sable et on couvrait entièrement les volailles avec cette poudre. Les insecticides modernes sont beaucoup plus efficaces. Vous pouvez faire une poudre traitante en mélangeant de la cendre ou du sable fin avec un insecticide.

Charbon de bois

On fait une pâte avec du charbon de bois écrasé en poudre fine (quelquefois, on utilise la poudre noire que l'on trouve à l'intérieur des vieilles batteries) et on la frotte sur les endroits où il y a de la gale (p. 165) pour tuer les acariens.

Contact (traitement insecticide par)

• Trempez un morceau de tissu dans un insecticide quelconque pour traiter les animaux par simple contact et par frottements, ou bien pour tuer les tiques à la main (p. 115). Diluez l'insecticide dans de l'eau ou de l'huile. Le produit doit être environ dix fois plus concentré que le liquide des bains.

Coumaphos (insecticide organophosphoré)

Nom commercial : Asuntol®.
Contre les myiases (p. 174), les plaies du garrot (p. 188) et beaucoup d'autres parasites externes.

• Préparez une poudre traitante en mélangeant 10 g d'Asuntol en poudre avec 1 kg de sable fin. Brossez ce mélange sur l'animal. Vous pouvez aussi mélanger l'Asuntol avec de l'huile pour traiter les animaux par contact (p. 376).

Cyperméthrine (pyréthrinoïde)

Noms commerciaux : Cypertic®, Ectotrine®, Emouchine®, Flectron®.
Contre les mouches (p. 172), les myiases (p. 174), les poux (p. 170) et certaines tiques (p. 112).

Cyromazine

Nom commercial : Concentrat VO 76®, Neporex®.
Présentation : liquide à déverser sur la peau de l'animal.
Contre les myiases (p. 174).

Deltaméthrine (pyréthrinoïde)

Noms commerciaux : Butox®, Scalibor collier®, Socatrine®, Versatrine®.
Présentation : en général, un liquide à déverser sur la peau.
Contre beaucoup d'insectes et de tiques (p. 112). Eloigne aussi certaines mouches. Aide à repousser les mouches tsé-tsé et à protéger les animaux contre la trypanosomose (p. 316).

Attention

Ne pas manger ni boire pendant l'utilisation. Ne pas verser dans les cours d'eau et fossés. Le produit est dangereux pour les poissons.

Derris

Les racines de la légumineuse d'Asie *Derris elliptica* contiennent un insecticide. On réduit en poudre des racines séchées, puis on en mélange environ 500 g dans 5 litres d'eau, avec 100 g de savon. On peut aussi écraser 1 kg de racines fraîches dans 10 litres d'eau, avec 250 g de savon. Le liquide est filtré puis pulvérisé ou passé directement sur les animaux pour détruire les acariens, y compris les tiques et les poux (p. 112).

Dichlorvos, ou DDVP

Noms commerciaux : Clément Insecticide Spray®, Fly Toxol®, Meri-Muls®, Suigard®, Tiquanis®.

• Utilisez ce produit comme un médicament liquide : donnez-le par la bouche (à avaler) pour lutter contre les gastérophiles. Cet insecticide est aussi vendu sous la forme de rubans en plastique à suspendre dans les bâtiments pour limiter les mouches.

Dimpylate ou diazinon (insecticide organophosphoré)

Noms commerciaux : Diazadip®, Dimpygal®.

Contre les mouches sur les animaux et autour des bâtiments, les myiases (p. 174), la gale (p. 167).

Ditrifon (insecticide organophosphoré)

Contre les acariens, y compris les poux et les tiques (p. 112).

Présentation : poudre blanche.

• Mélangez-en 15 g dans 10 litres d'eau et mouillez tout l'animal avec ce liquide, en utilisant la pulvérisation, le trempage ou bien le déversement. Traitez à nouveau deux semaines après.

Eucalyptus (*Eucalyptus* sp.)

Les feuilles d'eucalyptus peuvent repousser les insectes, mais il existe beaucoup d'espèces d'eucalyptus et certaines sont plus efficaces que d'autres.

Fenthion (insecticide organophosphoré)

Noms commerciaux : Tiguvon®.

Présentation : liquide à déverser sur la peau.

Contre les puces, les poux (p. 170), la gale (p. 167), les myiases (p. 174).

Fluméthrine (pyréthrinoïde)

Nom commercial : Bayticol®, Kiltix®.

Présentation : produit liquide à diluer dans de l'eau, à utiliser en pulvérisation ou en bain (trempage).

Contre certaines mouches, les poux (p. 170), la gale (p. 167) et certaines tiques (p. 112).

Goudron de Norvège

Il est utilisé pour repousser certaines mouches et aussi pour traiter les infections et les blessures des pieds.

Graisse acaricide

La graisse acaricide est pratique pour tuer les tiques (p. 112) sur de petites surfaces. C'est un produit bon marché qui est en général de bonne qualité parce que les vendeurs ne peuvent pas tricher sur la marchandise simplement en y ajoutant de l'eau.

Huile pour moteur

Si vous n'avez pas d'insecticide, vous pouvez utiliser de l'huile pour moteur pour traiter les animaux contre la gale (p. 167). Frottez l'huile sur les endroits atteints pour tuer les acariens. Ne mouillez pas entièrement un animal avec de l'huile pour moteur : si la gale recouvre une grande partie du corps, commencez par traiter la moitié de la surface atteinte, puis occupez-vous du reste le lendemain.

Huile pour moteur et soufre

On peut ajouter 30 g de soufre à 100 ml d'huile de vidange et frotter ce liquide sur les parties atteintes par la gale pour tuer les acariens.

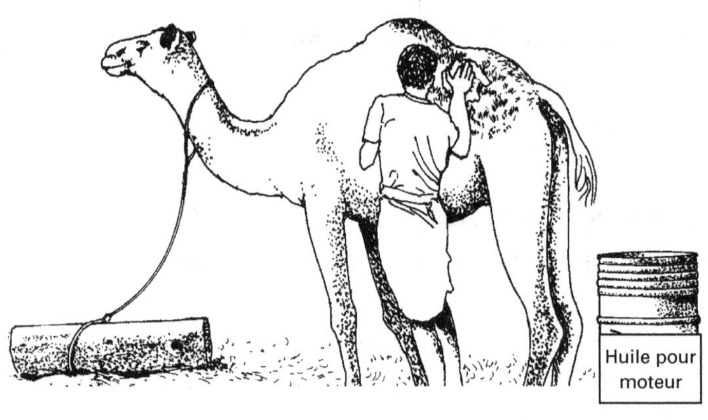

Traitez les animaux
atteints de la gale
avec de l'huile
pour moteur.

Huile pour moteur et nicotine

Au Kenya, on mélange 100 ml de nicotine (7 %) dans environ 1 litre d'huile de vidange pour faire un traitement huileux contre les tiques (p. 115).

Ivermectine

Noms commerciaux : voir p. 371.

Présentation : on peut acheter ce médicament sous différentes formes, pour être avalé (voie orale), pour être injecté, ou pour être déversé sur la peau. **C'est un produit cher**, qui est parfois difficile à trouver.

Contre certains poux (p. 170), la gale (p. 167), les myiases (p. 174). L'ivermectine permet de lutter contre certaines tiques, mais ce n'est pas le meilleur produit contre ces parasites (p. 112). On l'utilise surtout contre les vers. Si on utilise trop souvent ce produit contre les parasites externes, on risque de rendre les vers résistants.

Attention

L'ivermectine est toxique pour certaines races de chiens, comme les colleys à poils longs.

Lindane, hexachlorure de benzène ou gamma-HCH

Noms commerciaux : Acarexane®, Aurikan®, Cortyl®, Vetacar®, Véticide®, etc.

Contre les poux (p. 170), la gale (p. 167) et aussi pour repousser les acariens et certaines mouches.

Pour traiter les **chevaux** et aussi les **volailles** parasitées sur la peau, les plumes ou les pattes.

Ce produit est utilisé au Népal pour faire une poudre traitante pour les volailles parasitées par des poux. Environ 100 g de poudre de lindane sont mélangés avec 1 kg de cendre fine. Les volailles sont poudrées chaque semaine avec ce mélange jusqu'à ce que les acariens aient disparu.

• Contre la gale : mélangez du lindane avec une huile quelconque pour traiter la gale. Pour les **chevaux**, les **mulets** et les **ânes**. Passez le produit sur la peau et recommencez 10 jours plus tard.

• Contre la gale des oreilles : mélangez du lindane avec de l'huile végétale. Commencez par nettoyer doucement les croûtes avec de l'huile végétale seule, en enlevant les acariens. Puis passez l'huile mélangée à l'insecticide. Répétez tous les jours pendant quelques jours, jusqu'à ce que l'animal arrête de se frotter et de secouer la tête.

Attention

Le lindane est un produit dangereux. Il vaut souvent mieux utiliser un insecticide plus moderne.

Métrifonate (ou trichlorfon)
Noms commerciaux : Nécrovar®, Rintal®, Telmin®, Tugon®.
Contre la gale (p. 167) et les tiques. Le Néguvon aussi sert à faire un médicament liquide utilisé par la bouche contre les vers.

Neem, margousier à feuilles de frêne *(Azadirachta indica, Melia azadirachta)*
Voir « Les antiseptiques, les désinfectants et les traitements des plaies » (p. 350).

Néguvon (insecticide organophosphoré)
Voir métrifonate.

Organophosphorés
Contre tous les insectes qui se trouvent sur la peau et contre les larves de mouche dans les plaies.
• Traitez les animaux 2 fois, en espaçant de 2 ou 3 semaines.
Les insecticides organophosphorés sont très toxiques pour l'homme et pour les animaux, surtout avant d'être dilués (p. 327). Ils peuvent passer à travers la peau des personnes et des animaux. **Faites attention quand vous les utilisez.**
Les insecticides organophosphorés les plus courants sont le coumaphos, le diazinon, le phosmet, le propétamphos et le métrifonate (ou trichlorfon).

Perméthrine (pyréthrinoïde)
Noms commerciaux : Defendog®, Dognet®, Duowin®, Eco-logis®, Puce-stop®, Pulvex Spot®, Parastop®, Stomoxine®, Tiquanis®, etc.
Contre les poux (p. 170), les mouches, les puces et pour éloigner les mouches (p. 109).

Phosmet (insecticide organophosphoré)
Noms commerciaux : Porect®.
Présentation : solution à déverser sur la peau.
Contre les myiases (p. 174), les poux (p. 170) et la gale (p. 167).

Propétamphos (insecticide organophosphoré)
Nom commercial : Blotic®, Foug®.

Pyréthrinoïdes
Ces insecticides sont proches d'un produit naturel qui se trouve dans la fleur du pyrèthre. Ils repoussent les mouches et luttent efficacement

contre elles. Les pyréthrinoïdes les plus courants sont la cyperméthrine, la deltaméthrine, la fluméthrine et la perméthrine.

Ricin

En Ethiopie, on utilise les feuilles et les tiges de ricin comme insecticide. On fait bouillir une grosse poignée de feuilles coupées en morceaux dans 10 litres d'eau, puis on laisse la préparation refroidir. On presse alors les feuilles bouillies et on utilise le liquide pour laver et frotter les animaux qui ont la gale (p. 167) ou d'autres parasites, surtout les chèvres atteintes d'une gale dont les acariens creusent la peau.

Attention

Les animaux et les personnes peuvent s'empoisonner s'ils consomment une grande quantité de ricin ou des extraits qu'on en tire.

Sel de cuisine

Le sel de cuisine est souvent utilisé pour lutter contre les parasites de la peau. Les animaux sont lavés dans l'eau de certains puits d'eau très salée ou emmenés dans des endroits salés.

Solanum incanum

Les graines de cette plante sont utilisées contre les myiases (p. 174). On les fait bouillir dans de l'urine de chameau ou de dromadaire, puis on y ajoute la sève noire de l'arbre *Acacia tortilis* pour faire une pâte épaisse. Ce mélange est étalé sur la peau quand il est encore chaud. On utilise aussi cette pâte contre la gale (p. 167).

Soufre

On trouve le soufre sous la forme d'une poudre jaune. Il est aussi possible d'acheter des médicaments qui en contiennent. Il existe des insecticides fabriqués à partir de soufre et de chaux. Certains produits contenant du soufre peuvent être dilués dans de l'eau et utilisés comme lotion ou bain insecticide. On utilise souvent le soufre contre la gale (p. 167) : on fait une pâte avec du soufre et de l'huile que l'on étale sur la peau une fois par semaine pendant environ 1 mois pour détruire les acariens (p. 167).

Sulfate de nicotine

• Passez les perchoirs au sulfate de nicotine pour traiter les volailles contre les parasites des plumes et de la peau. Utilisez environ 75 g de solution à 40 % pour 10 m de perchoir. Gardez le poulailler bien aéré.

On peut aussi diluer environ 25 ml de sulfate de nicotine à 40 % dans 1 litre d'huile de vidange et utiliser ce produit comme traitement insecticide par contact. Le sulfate de nicotine est efficace, mais moins que les insecticides modernes. **C'est aussi un produit très toxique** (p. 334).

Tabac

Le tabac est un insecticide utile parce qu'il contient de la nicotine. On peut aussi utiliser le sulfate de nicotine.

Au Népal, on mélange environ 2,5 kg de tabac et 1,5 kg de savon dans 15 litres d'eau, puis on fait bouillir le tout jusqu'à ce qu'il ne reste plus que 5 litres de liquide. On laisse le mélange refroidir puis on le filtre à travers un tissu. Le liquide sert de lotion insecticide pour lutter contre beaucoup de parasites. On peut aussi faire tremper 500 g de feuilles de tabac dans 1 litre d'eau avec 20 g de sel pendant 2 à 3 heures. Les feuilles de tabac mouillées sont alors frottées sur la peau des animaux pour lutter contre les tiques (p. 112).

Tephrosia vogelii

En Afrique de l'Est, on utilise les feuilles de cette plante comme insecticide. On pile environ quatre grosses poignées de feuilles, on les met dans un litre d'eau et on les y laisse pendant quelques heures. On brosse ce liquide sur les animaux pour tuer les tiques et certains insectes. On frotte aussi quelquefois les feuilles écrasées autour des plaies pour éloigner les mouches.

Toxaphène

Noms commerciaux : Coopertox®, Strobane®.

Pour les bains insecticides (trempage).

Les médicaments contre les problèmes d'alimentation et de digestion

Les médicaments contre la diarrhée

• Donnez un antibiotique (p. 356) aux animaux qui ont à la fois la diarrhée et de la fièvre.

• Donnez un des médicaments ci-dessous aux animaux qui ont la diarrhée, **qu'ils aient de la fièvre ou non.**

Acacia

Au Kenya, l'écorce d'*Acacia seyal* sert à soigner les animaux qui ont la diarrhée. On la fait tremper dans de l'eau froide ou chaude (on laisse alors la macération refroidir). L'eau devient rouge foncé, presque comme du sang. On donne ce liquide à boire aux animaux qui souffrent de diarrhée pour les aider à guérir.

L'écorce d'autres acacias *(Acacia nilotica, A. nubica)* est aussi utilisée de la même façon, ainsi que les racines d'*Acacia brevispica*.

Charbon de bois

Ecrasez finement du charbon de bois et mélangez-le avec de l'eau : environ 200 g (quatre poignées) dans 1 litre d'eau.

Craie

En général, on trouve la craie sous la forme d'une poudre blanche. Si vous y voyez des morceaux ou des grumeaux, réduisez-les en poudre. Diluez cette poudre dans de l'eau pour obtenir un liquide blanc, comme du lait, et donnez-le boire.

Dose habituelle : 120 g de craie dans de l'eau pour les grands animaux ; 50 g de craie dans de l'eau pour les petits animaux.

Goyaviers

En Asie, on fait bouillir 500 g de feuilles de goyavier (*Psidium* sp.) dans 1 litre d'eau, puis on laisse refroidir le liquide. On en donne à boire aux animaux 2 à 3 fois par jour contre la diarrhée.

Kaolin

Le kaolin est une argile blanche en poudre. Diluez-le dans de l'eau pour obtenir un liquide blanchâtre. Donnez à boire ce liquide pendant quelques jours, jusqu'à ce que la diarrhée se calme.

Dose habituelle : 100-250 g 2 fois par jour pour les grands animaux. 20-100 g 2 fois par jour pour les petits animaux.

Solutions de réhydratation

Vous pouvez réhydrater les animaux avec de l'eau pure mais **il vaut mieux préparer une solution spéciale en ajoutant du sel dans l'eau (et du sucre pour obtenir une solution nutritive).** Utilisez de l'eau propre : si l'eau n'est pas propre, elle peut contenir des microbes qui rendront l'animal encore plus malade. Si vous n'êtes pas sûr de la qualité de l'eau, faites-la bouillir et laissez-la refroidir ensuite.

• Donnez autant de solution de réhydratation que l'animal pourra en boire facilement. Si l'animal est très déshydraté, essayez de lui en faire boire chaque jour environ un dixième de son poids (à peu près un litre de solution par 10 kg de poids vif), pendant 2 ou 3 jours.

• Donnez-lui à boire par petites quantités et souvent. Sinon, donnez-lui la moitié le matin et le reste le soir.

• Donnez-lui la même quantité à boire chaque jour, pendant 4 jours si nécessaire.

• Si l'animal ne veut ni boire ni avaler la solution, utilisez une sonde œsophagienne (p. 343).

• Quand les animaux sont très malades, il est important de commencer par leur faire boire une solution de réhydratation **avant** de leur donner des médicaments.

Préparation de solutions de réhydratation

• Diluez 10 g de sel de cuisine et 20-50 g de sucre dans 1 litre d'eau propre. Ajoutez si possible une demi-cuillérée à café de bicarbonate de soude (levure chimique de pâtisserie).

Dose habituelle : 2-3 litres, 2 ou 3 fois par jour, pour les grands animaux ; 0,5-1 litre, 2 ou 3 fois par jour, pour les petits animaux.

• Diluez 5 g de sel de cuisine dans 1 litre d'eau qui a servi à cuire des céréales.

Dose habituelle : 1-3 litres, 2 ou trois fois par jour, pour les grands animaux ; 0,5-1 litre, 2 ou 3 fois par jour, pour les petits animaux.

Injection dans une veine d'une solution de réhydratation

Si l'animal est très déshydraté ou s'il a perdu beaucoup de sang, les techniciens expérimentés choisissent souvent d'injecter directement la solution de réhydratation dans une veine, lentement. Ils utilisent alors des solutions stériles.

Médicaments pour la réhydratation

Noms commerciaux : Actidral®, Quickydral®, Ionergyl®, Réhydral®, Résorb 2®, Tonisol®, Volhydra®.

En général, ces médicaments sont vendus sous la forme de sachets de poudre. Suivez les instructions du fabricant pour diluer la poudre dans le bon volume d'eau propre.

Thé

On fait bouillir une poignée de feuilles de thé dans 1 litre d'eau, puis on filtre le liquide et on le laisse refroidir, avant de le donner à boire aux animaux contre la diarrhée.

Les remèdes contre la constipation, ou laxatifs

Vous pouvez utiliser l'un des médicaments ou remèdes ci-dessous pour aider vos animaux constipés (p. 229) à faire à nouveau leurs excréments normalement. Donnez les doses indiquées tous les jours pendant 2 à 3 jours (sauf si les indications sont différentes), jusqu'à ce que l'animal recommence à faire des excréments.

Nourriture gorgée d'eau, encore bien verte

Faites manger aux animaux constipés une nourriture riche en eau comme de l'herbe fraîche. Ne leur donnez pas de nourriture sèche ni coriace.

Paraffine liquide, huile de vaseline ou vaseline liquide

Présentation : liquide gras et translucide.

La paraffine liquide est un laxatif puissant : essayez de ne pas en donner pendant plus de 2 ou 3 jours, surtout aux petits animaux.

Dose habituelle : 1-2 litres à boire, 1 fois par jour, pour les grands animaux ; 50 ml à boire, 1 fois par jour, pour les petits animaux.

Sulfate de magnésium (sel d'Epsom)

Présentation : poudre blanche qui ressemble à du sel de cuisine.

• Diluez-en 100 g dans 1 litre, mélangez jusqu'à ce que le liquide soit limpide. Donnez-le à boire. **Ne donnez pas ce médicament aux nouveau-nés ni aux tout petits animaux.**

Dose habituelle : 300-500 g pour les grands animaux ; 50-100 g pour les petits animaux.

Pour les **chevaux**, les **mulets** et les **ânes** : 30-50 g pour les adultes ; 5-10 g pour les jeunes.

Huile de ricin

Dose habituelle : 100-200 ml pour les grands animaux ; 20-50 ml pour les petits animaux.

Autres huiles végétales

N'importe quelle huile végétale comestible, comme l'huile d'arachide, peut être utilisée. Donnez la dose à boire 2 fois par jour pendant 2 ou 3 jours.

Dose habituelle : 250-500 ml pour les grands animaux ; 100 ml pour les petits animaux.

Aloès séché

En Inde, on donne 50-100 g de pulpe séchée de feuilles d'aloès (*Aloe* sp.) aux animaux pour qu'ils recommencent à produire des excréments.

Barbotage de son

Pour les **chevaux** constipés et pour refaire manger normalement un cheval malade.

• Mélangez 1 kg de son dans 2 litres d'eau chaude. Si vous le pouvez, ajoutez 30 g de sel et à peu près 300 ml de mélasse pour que ce soit plus appétissant. Laissez le barbotage refroidir un peu, mais donnez-le à manger avant qu'il ne soit froid.

Lait

Les Maliens ont souvent l'habitude de donner 4-5 litres de lait à boire à un bœuf constipé pour qu'il se remette à faire des excréments.

Les médicaments contre le météorisme spumeux

• Faites boire ou avaler un des médicaments ou remèdes ci-dessous si vous avez un animal atteint de météorisme spumeux (p. 232). Les plus utiles sont les remèdes gras.

Huile végétale

Donnez n'importe quelle matière grasse ou huile comestible, comme de l'huile végétale, de l'huile de beurre, du *ghee* (beurre fondu liquide ou clarifié) ou même du lait.

Dose habituelle : environ 500 ml pour les grands animaux ; environ 100 ml pour les petits animaux.

Produit à vaisselle

Diluez environ 50 ml de produit à vaisselle dans 1 litre d'eau.

Poivre et gingembre

On utilise des remèdes qui contiennent du poivre ou du gingembre mais ils ne sont en général pas aussi efficaces que les remèdes gras.

Médicaments contre le météorisme (météorifuges)

• Donnez un médicament manufacturé contre le météorisme.

Nom commercial : Neométéoryl®.

Ces médicaments sont généralement efficaces à petite dose. Suivez les instructions qui sont sur la notice.

Les remèdes pour redonner de l'appétit aux animaux malades

Jus de pulpe de tamarinier

On donne du jus de pulpe de tamarinier *(Tamarindus indica)* à boire aux animaux malades pour les encourager à manger normalement.

Dose habituelle : 500 ml pour les grands animaux ; 200 ml pour les petits animaux.

Les remèdes pour les animaux qui ont mangé trop de grain

Quand un animal a mangé trop de grain, par exemple s'il a pu entrer dans un grenier à grain, le grain qu'il a consommé se transforme en acide dans son rumen. Cet acide rend l'animal malade et l'empêche de digérer sa nourriture correctement. Les remèdes alcalins ci-dessous permettent de combattre l'acidité.

Commencez à donnez ces remèdes le plus tôt possible. Continuez jusqu'à ce que l'animal se remette mais n'en donnez pas pendant plus de 4 jours.

Bicarbonate de soude

Présentation : poudre blanche.

• Diluez la dose qu'il faut dans assez d'eau pour bien dissoudre la poudre (le liquide devient limpide). Attendez un peu que le liquide ne fasse plus de bulles, puis faites-le avaler à l'animal.

Dose habituelle : 400 g dans de l'eau pour les grands animaux (recommencez si nécessaire après quelques heures) ; 50 g dans de l'eau pour les petits animaux (recommencez si nécessaire après quelques heures).

Hydroxyde d'aluminium (en poudre)

• Donnez à avaler 2 à 3 fois par jour.

Dose habituelle : 20 g pour les grands animaux ; 2 g pour les petits animaux.

Les autres médicaments

Les anesthésiques

Les anesthésiques sont des médicaments qui rendent l'animal insensible à la douleur. Les **anesthésiques généraux** rendent l'animal inconscient. Les techniciens expérimentés les utilisent quand ils doivent faire des opérations compliquées. En revanche, les **anesthésiques locaux**, n'ont un effet que sur la partie du corps qui se trouve à l'endroit où ils ont été appliqués ou injectés.

Anesthésiques locaux

Noms commerciaux : Laocaïne®, Lurocaïne®, Xylovet®.

En général, ces médicaments sont vendus sous la forme d'un liquide limpide injectable. La concentration du principe actif est indiquée, par exemple : solution injectable à 2 %. Suivez les instructions du fabricant. Le plus souvent, on injecte sous la peau à l'endroit où l'on en a besoin.

• Utilisez-les pour les castrations et les écornages de jeunes animaux et aussi pour d'autres petites opérations comme les sutures.

• Pour faire un lavage des yeux contre le ver de l'œil (p. 163), diluez 10 ml d'un anesthésique local à 2 % dans 40-50 ml d'eau propre.

Attention

Après avoir mis un anesthésique dans l'œil d'un animal, faites bien attention aux poussières : protégez-le du vent en le gardant dans un endroit abrité pendant 10 à 20 minutes. Les animaux ne peuvent plus cligner des paupières contre les saletés quand on leur a mis un anesthésique local dans les yeux.

Les médicaments pour les yeux

Ne mettez dans les yeux que des médicaments spéciaux pour les yeux.

Eau

Si vous n'avez rien d'autre, vous pouvez laver les yeux avec de l'eau douce bien propre. Si vous n'êtes pas sûr de la propreté de l'eau, faites-la bouillir puis laissez-la refroidir. Sinon, vous pouvez préparer l'une des 2 solutions pour les yeux qui sont proposées ci-dessous.

Eau salée

Mettez une pincée de sel de cuisine (1 à 2 g) dans 1 litre d'eau propre.

Acide borique dilué

Mettez 10 g d'acide borique dans 1 litre d'eau propre.

Eau de coco

Vous pouvez utiliser l'eau d'une noix de coco tout juste ouverte. Ce liquide est stérile et convient bien pour le lavage des yeux.

Lait

On peut utiliser du lait pour faciliter la guérison des yeux blessés ou malades. Lavez l'œil chaque jour avec quelques gouttes de lait.

Antibiotiques contre les infections des yeux

Ces médicaments sont vendus sous la forme de crèmes, de gouttes ou de poudres, appelées collyres. Mettez-en plusieurs fois par jour car les larmes les diluent et les font assez vite sortir de l'œil. Certains antibiotiques sont spécialement fabriqués pour agir plus longtemps et vous pouvez n'en mettre que tous les 2 ou 3 jours. Le traitement doit être donné pendant 4 jours au moins, jusqu'à ce que l'animal aille mieux, et parfois plus longtemps.

• Pour mettre de la crème dans un œil, tirez un peu la paupière inférieure vers le bas et appuyez sur le tube pour faire sortir le produit. Faites bien attention à ne pas toucher l'œil avec le bout du tube.

• Vous pouvez aussi mettre une poudre antibiotique soluble (par exemple de la tétracycline en poudre) dans l'œil, mais la poudre peut irriter les yeux, plus qu'une crème ou des gouttes. La méthode la plus simple est d'utiliser les petits flacons en plastique souple avec lesquels on peut souffler l'antibiotique en poudre qu'ils contiennent dans l'œil.

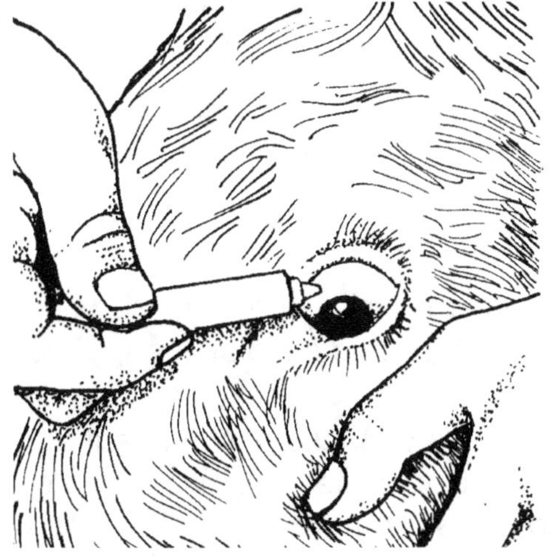

Maintenez la paupière du bas et appuyez sur le tube pour mettre du produit dans l'œil. **Ne laissez pas** le bout du tube toucher l'œil lui-même

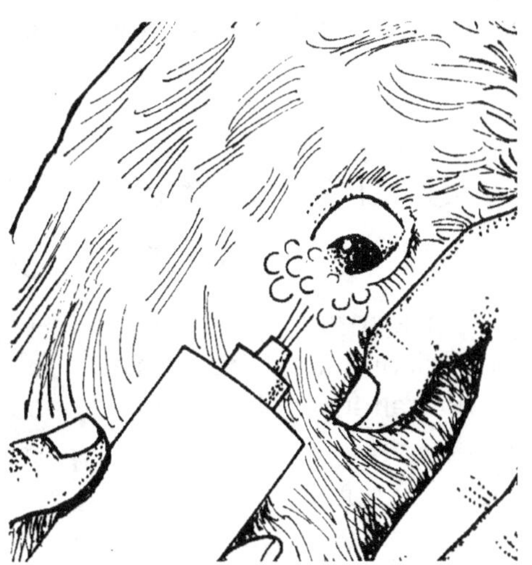

Appuyez sur le flacon en plastique souple pour projeter de la poudre antibiotique dans l'œil

Les médicaments pour les oreilles

L'**eau chaude** avec du **savon** ou de l'**huile végétale** sert à nettoyer les oreilles infectées ou atteintes de gale (p. 165), qui produisent beaucoup de cire (cérumen).

• Mélangez de l'huile végétale ou bien de la vaseline liquide avec un insecticide (par exemple du Gammexane) et mettez-en quelques gouttes dans l'oreille contre la gale des oreilles (p. 165).

Il existe aussi des **antibactériens** pour les oreilles sous forme de gouttes ou de pommades et des **antiparasitaires** pour les oreilles tout prêts.

Les médicaments pour les problèmes de respiration

Les animaux qui ont une infection, c'est-à-dire qui ont du mal à respirer et qui, en plus, ont de la fièvre ou bien du pus autour des narines, ont besoin d'antibiotiques (p. 356). Il existe aussi d'autres moyens d'aider les animaux à respirer plus facilement.

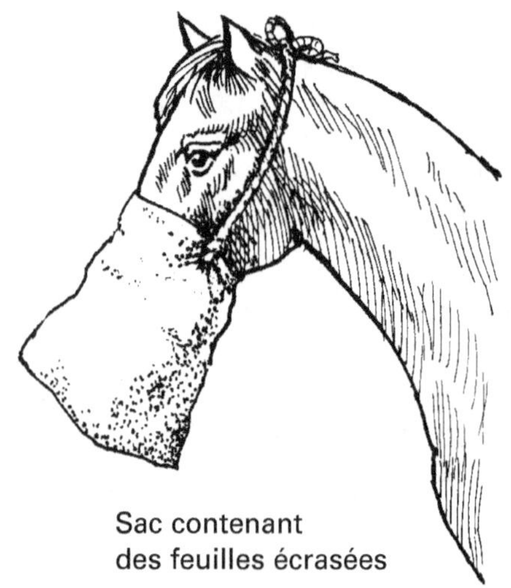

Sac contenant
des feuilles écrasées

- Si l'animal est à l'intérieur d'un bâtiment, prenez soin de bien l'aérer. Si le bâtiment est poussiéreux, mettez l'animal dehors.

- On utilise souvent des feuilles et d'autres substances qui dégagent une odeur particulière que l'animal peut inspirer contre les problèmes de respiration. Au Sénégal, on utilise les feuilles écrasées de l'arbre *Boscia senegalensis*. On met environ 2 poignées de feuilles et de fruits écrasés dans un sac, qu'on accroche autour du nez de l'animal pour l'aider à respirer. Mais attention, **les vapeurs dégagées sont très toxiques**, et il ne faut pas laisser l'animal les respirer plus de cinq minutes.

Les médicaments pour la rétention du placenta

Si le placenta met longtemps à sortir, si une mauvaise odeur sort du vagin ou si l'animal est très malade, faites une injection d'antibiotique (p. 356) et un traitement local (voir ci-dessous).

Il existe des remèdes faits à partir de plantes que les gens donnent aux animaux qui ont une rétention du placenta. Les racines et d'autres parties de la plante *Cotyledon barbeyi* sont coupées en morceaux et laissées à macérer dans de l'eau. D'après certaines personnes, on peut aider à faire sortir le placenta en donnant environ 1 litre de ce liquide à boire à l'animal. Les gens utilisent aussi une autre plante, *Salvadora persica*. Cependant, si l'animal est vraiment malade, il vaut mieux donner un antibiotique.

Les médicaments pour l'utérus et le vagin

Il est souvent pratique de mettre un antibiotique dans le vagin ou l'utérus pour soigner ou pour empêcher une infection, surtout après une mise bas difficile ou pour traiter une métrite (p. 259). Certains antibiotiques sont préparés spécialement pour être donnés de cette façon et se présentent sous la forme de gros comprimés ou d'ovules gynécologiques.

- **Lavez-vous la main et le bras** (voir p. 55) et déposez avec précaution les gros comprimés aussi loin que vous le pouvez dans le vagin ou l'utérus (1 et 2).

Vous pouvez aussi utiliser une poudre antibiotique ou bien un antibiotique injectable.

- Mettez la poudre dans le vagin ou dans l'utérus directement à la main, ou bien diluez-la dans de l'eau propre pour donner le médicament sous forme liquide. Dans ce cas, vous pouvez vous servir d'une seringue sans aiguille fixée sur un tuyau fin en caoutchouc (3), ou bien d'une seringue sans aiguille tenue dans le creux de votre main.

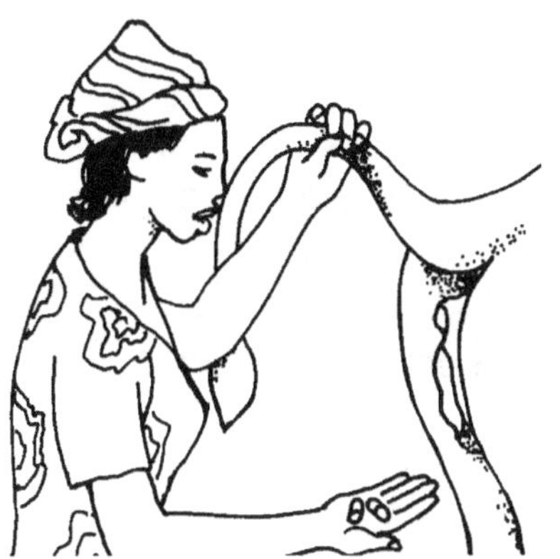

1. Mettez 1 ou 2 gros comprimés (ou de la poudre) dans le vagin.

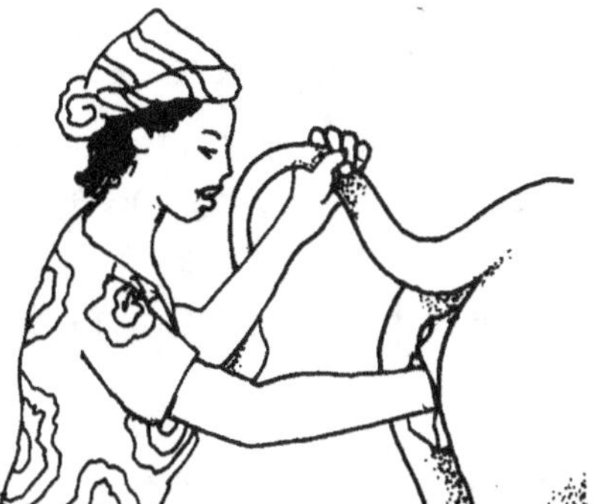

2. Poussez les gros comprimés aussi loin que possible dans le vagin.

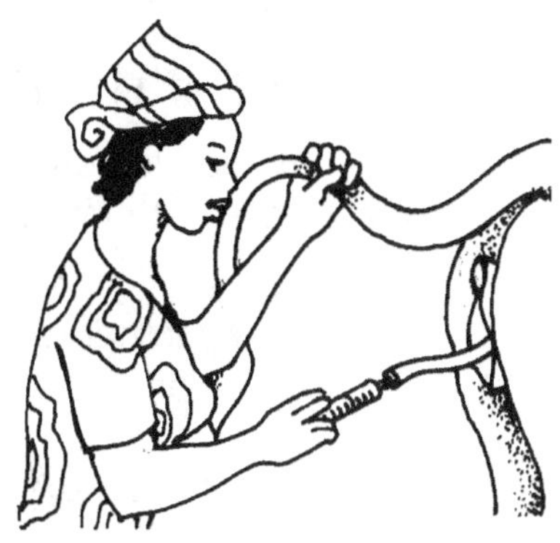

3. Utilisez une seringue, sans aiguille, prolongée d'un tuyau fin pour mettre un antibiotique liquide dans le vagin.

Les produits pour cautériser

Les produits de cautérisation servent à « brûler » les chairs. Ils sont utiles pour traiter les excroissances molles que produisent certaines infections, par exemple les plaies qui apparaissent entre les onglons des animaux qui souffrent du piétin (p. 271). Ces produits permettent aussi d'arrêter le saignement des petites blessures.

• Mettez un peu de poudre de sulfate de cuivre, par exemple avec le bout d'une plume mouillée.

• On se sert parfois du jus de certaines espèces d'euphorbe, comme *Euphorbia kibwezi*, pour cautériser les abcès (p. 201).

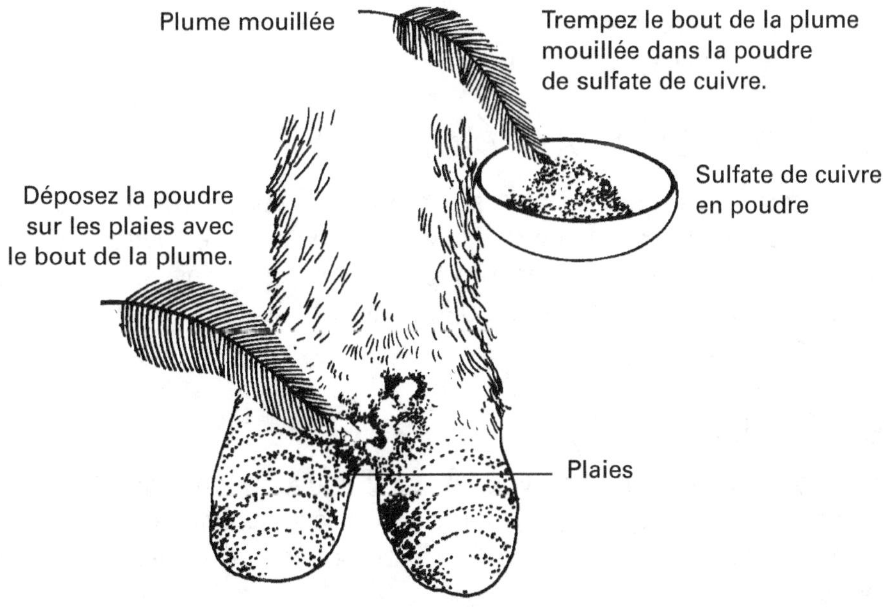

Attention

Faites très attention quand vous utilisez ces produits : ne les laissez **jamais** entrer dans les yeux.

Les bains de pied, ou pédiluves

Le bain de pied est un bon moyen pour traiter ensemble un grand nombre d'animaux atteints de piétin (p. 271) ou d'une autre infection du pied.

• Remplissez le bassin avec du sulfate de cuivre à 5-10 %.

• Faites marcher les animaux dans le bassin une fois par semaine jusqu'à leur guérison.

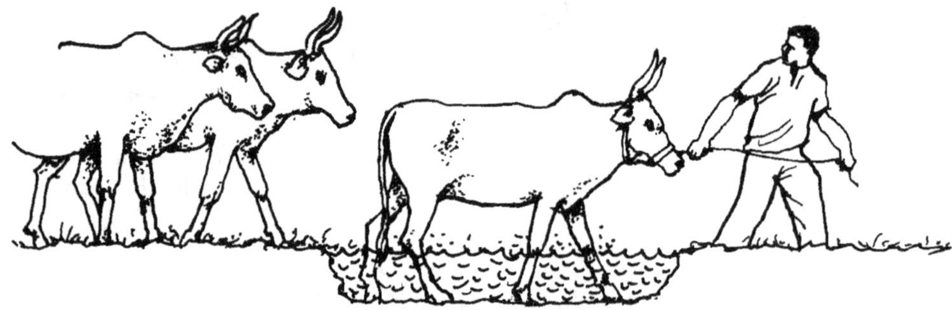

Faites passer les animaux dans le pédiluve.

Attention

Le sulfate de cuivre est très toxique pour les **moutons** s'ils en boivent.

• En cas de piétin aigu ou d'infection grave du pied, faites une injection d'antibiotique. L'association de pénicilline et de streptomycine (p. 362), par exemple, est efficace.

• Mettez un antibiotique directement sur les plaies, en vaporisation ou en poudre (vous pouvez même écraser des comprimés ou des dragées d'antibiotique et utiliser cette poudre).

Les produits pour éloigner les oiseaux

Les oiseaux qui vivent sur les animaux peuvent propager des maladies et leur abîmer la peau en chassant des insectes. Vous pouvez éviter qu'ils ne viennent en appliquant certains produits sur le dos des animaux, par exemple du goudron de Norvège, du jus d'aloès (*Aloe* sp.) ou des feuilles de *Tephrosia vogelii.*

Les fumigations

Les bâtiments qui abritent des volailles sont souvent contaminés par des infections : la maladie se propage alors aux volailles saines qui y entrent. Les fumigations servent à détruire les microbes qui se trouvent dans les bâtiments.

• Videz le bâtiment.

• Mettez 85 g de permanganate de potassium dans un plat creux posé par terre et ajoutez-y 130 g de formol (1). Le mélange produit des gaz qui désinfectent le bâtiment (ces doses suffisent pour désinfecter environ 3 mètres cube). Le gaz se forme très vite et il est dangereux pour les hommes.

392

• Dès que vous avez versé le formol, sortez du bâtiment et fermez la porte derrière vous (2).

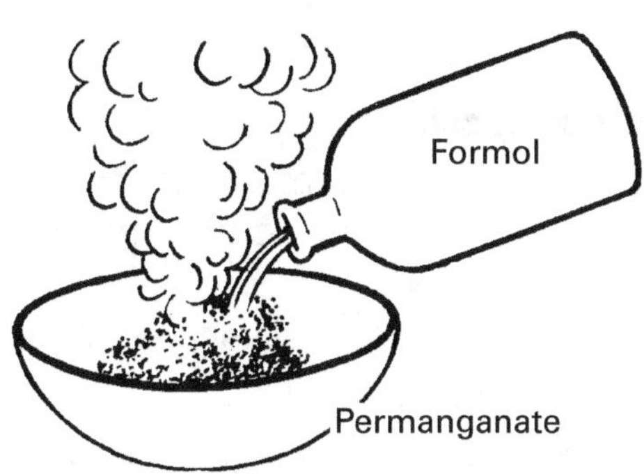

1. Versez le formol
sur le permanganate
de potassium

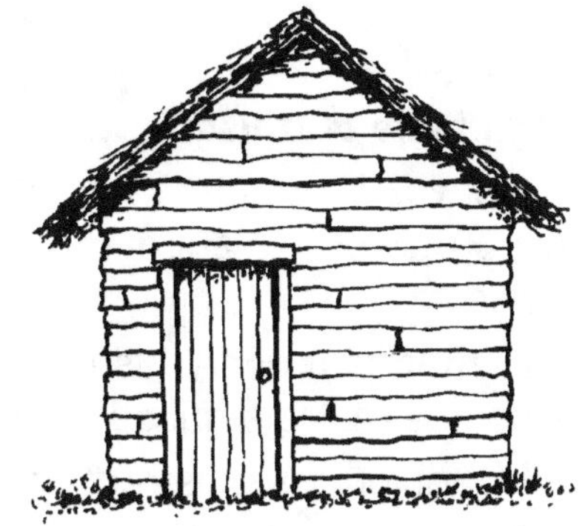

2. Videz le poulailler, posez
le plat de désinfectant
à l'intérieur et fermez tout

Attention

Versez toujours le formol sur le permanganate de potassium et **non l'inverse**.

30

Les vaccins

Il est difficile d'utiliser correctement des vaccins.

• Vous devez demander l'aide d'un technicien expérimenté pour choisir le vaccin à utiliser, les animaux à vacciner et le meilleur moment pour les vacciner.

• Il est important que vous utilisiez un vaccin qui a été spécialement préparé pour la maladie qui se trouve dans votre région.

• Suivez toujours les instructions du fabricant, qui figurent sur la notice du vaccin.

Vous trouverez dans la partie « Les maladies et les problèmes : les mesures à prendre », pour chaque maladie, des indications sur la vaccination : s'il existe ou non un vaccin efficace pour la prévenir et, s'il est possible de vacciner, des informations sur la marche à suivre.

Qu'est-ce qu'un vaccin et comment l'utiliser

Les vaccins peuvent protéger un animal contre des maladies : **c'est une mesure de prévention, ce n'est pas un traitement.** Les vaccins ne sont pas comme les médicaments contre les infections : ils protègent seulement contre la maladie pour laquelle ils ont été fabriqués (les médicaments contre les infections, comme les antibiotiques, sont efficaces chacun contre plusieurs maladies).

Les vaccins sont préparés à partir de microbes morts ou affaiblis. Les microbes qui se trouvent dans un vaccin sont exactement les mêmes que ceux qui causent la maladie mais ils ont subi un traitement spécial qui les tue ou qui les rend inoffensifs. Quand un animal est vacciné, il n'attrape pas la maladie mais il réagit contre les microbes affaiblis du vaccin : il produit des anticorps (p. 91) qui vont circuler dans son sang et combattre ces microbes. Si l'animal est ensuite infecté par les vrais microbes de cette maladie, il aura déjà les anticorps tout prêts pour les combattre.

Les vaccins vivants

Ces vaccins sont aussi appelés vaccins vivants atténués ou vaccins atténués.

Les vaccins vivants sont faits avec des microbes vivants qui ont été affaiblis. Ils peuvent donner une meilleure protection contre les maladies que les vaccins inactivés (faits avec des microbes morts) parce qu'ils provoquent une réaction plus énergique de l'animal. Ces vaccins n'ont pas besoin de contenir autant de microbes parce que les microbes affaiblis vont se multiplier à l'intérieur de l'animal, après la vaccination. Bien souvent, ils protègent pendant longtemps et il n'est pas nécessaire de refaire une autre injection aussi rapidement : le vaccin moderne contre la peste bovine (p. 309), par exemple, reste efficace pendant toute la vie de l'animal. En revanche, exceptionnellement, il peut arriver qu'un vaccin vivant déclenche une maladie.

Comme ils contiennent des microbes vivants, **les vaccins vivants doivent être conservés avec beaucoup de soins.** Il faut les garder **au frais** dans un réfrigérateur ou une glacière (p. 396) jusqu'à ce qu'ils soient utilisés.

Certains vaccins vivants sont déjà mélangés dans un liquide. D'autres sont faits de microbes séchés : ils ressemblent à une poudre ou à un comprimé au fond du flacon, il faut leur ajouter un liquide spécial avant de pouvoir s'en servir. Ces microbes séchés et « endormis » seront alors « réveillés » par ce liquide (en général, il s'agit d'un mélange d'eau et de sel que l'on appelle sérum physiologique). Vous pouvez préparer vous-même ce sérum avec des comprimés spéciaux. **Utilisez alors toujours de l'eau bien propre :** d'où que vienne l'eau, même si elle vient du robinet, faites-la bouillir puis laissez-la refroidir. De nos jours, l'eau du robinet est souvent traitée contre les microbes et, si vous ne la faites pas bouillir, elle pourra tuer les microbes du vaccin.

Attention

Ne donnez pas de vaccins vivants à des femelles pleines.

Les vaccins inactivés ou vaccins tués

Les vaccins inactivés contiennent des microbes qui ont été tués. Parce qu'ils sont morts, les microbes ne peuvent plus se multiplier. Il en faut donc beaucoup pour que l'animal vacciné produise des anticorps. Les vaccins inactivés sont en général associés à des produits chimiques spéciaux qui les rendent plus puissants. Il faut souvent donner 2 injections espacées de quelques semaines. Des gonflements apparaissent parfois à l'endroit de l'injection avec certains de ces vaccins. Le plus souvent, les vaccins inactivés ne protègent pas les animaux aussi bien ni aussi long-temps que les vaccins vivants. Il faut souvent refaire la vaccination chaque année, ou même plus fréquemment. En général, les vaccins inactivés sont vendus prêts à l'emploi, déjà mélangés à un liquide. Gardez-les au frais et protégez-les du soleil (il n'est pas toujours nécessaire de les conserver au réfrigérateur ou dans une glacière, comme c'est le cas pour les vaccins vivants). Bien souvent, les vaccins inactivés reviennent plus cher que les vaccins vivants.

La vaccination traditionnelle

Certaines personnes vaccinent leurs animaux sans avoir recours à la médecine moderne. Elles prélèvent un morceau de tissu infecté sur un animal malade (par exemple sur une croûte ou sur une plaie) et s'en servent pour vacciner des animaux en bonne santé. Elles affaiblissent parfois l'infection en laissant le morceau infecté tremper dans de l'eau pendant quelque temps. L'animal vacciné ne tombe alors pas malade. Les personnes qui connaissent ces techniques peuvent vacciner leurs animaux contre une ou 2 des maladies de leur région mais il est difficile d'apprendre à le faire de façon fiable. De plus, cette technique n'est pas efficace avec toutes les maladies, elle peut même rendre les animaux malades et ainsi propager l'infection.

Conserver les vaccins

- Avant d'acheter des vaccins, vous devez être sûr de pouvoir les conserver comme il faut.
- Les vaccins doivent être bien emballés pour qu'ils ne se cassent pas. Chaque flacon doit avoir son étiquette, clairement lisible et bien collée.
- Les vaccins doivent être accompagnés d'une notice d'information sur la façon de les conserver et sur leur durée de conservation.
- Conservez les vaccins dans un endroit sombre.
- Il vaut mieux garder tous les vaccins au frais, entre 2 °C et 8 °C. Les vaccins vivants doivent être conservés au réfrigérateur ou dans une glacière. Même les vaccins inactivés doivent être gardés au frais. **Ne congelez pas les vaccins :** le gel et la congélation abîment certains vaccins.

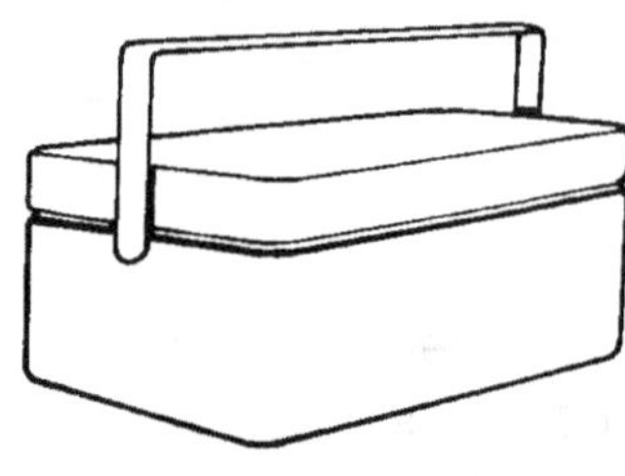

Glacière isolée pour maintenir les vaccins au frais.

- Certains vaccins spéciaux sont dits « thermostables » (stables à la chaleur). Ils peuvent rester un certain nombre de jours hors du réfrigérateur, mais seulement **avant** que l'on y ajoute le liquide. Par exemple, il existe des vaccins contre la peste bovine (Thermovax et Pestobov T), qui peuvent se garder un mois dans un endroit frais, hors du réfrigérateur. Protégez-les de la lumière directe du soleil. Gardez toujours les vaccins à l'ombre et au frais.

Une « chaîne du froid » pour les vaccins

Les vaccins sont souvent utilisés loin du pays où ils ont été fabriqués. Ils doivent **tout le temps** être gardés au froid, pendant leur transport jusqu'à leur destination, **et aussi** après leur arrivée. Préparez un endroit froid où stocker vos vaccins **avant** qu'ils ne vous parviennent. Faites en sorte d'avoir une glacière pour transporter les vaccins depuis votre village jusqu'aux animaux que vous voulez vacciner. Sur place, **pendant** que vous vaccinez vos animaux, conservez au frais dans cette glacière les vaccins que vous n'avez pas encore utilisés.

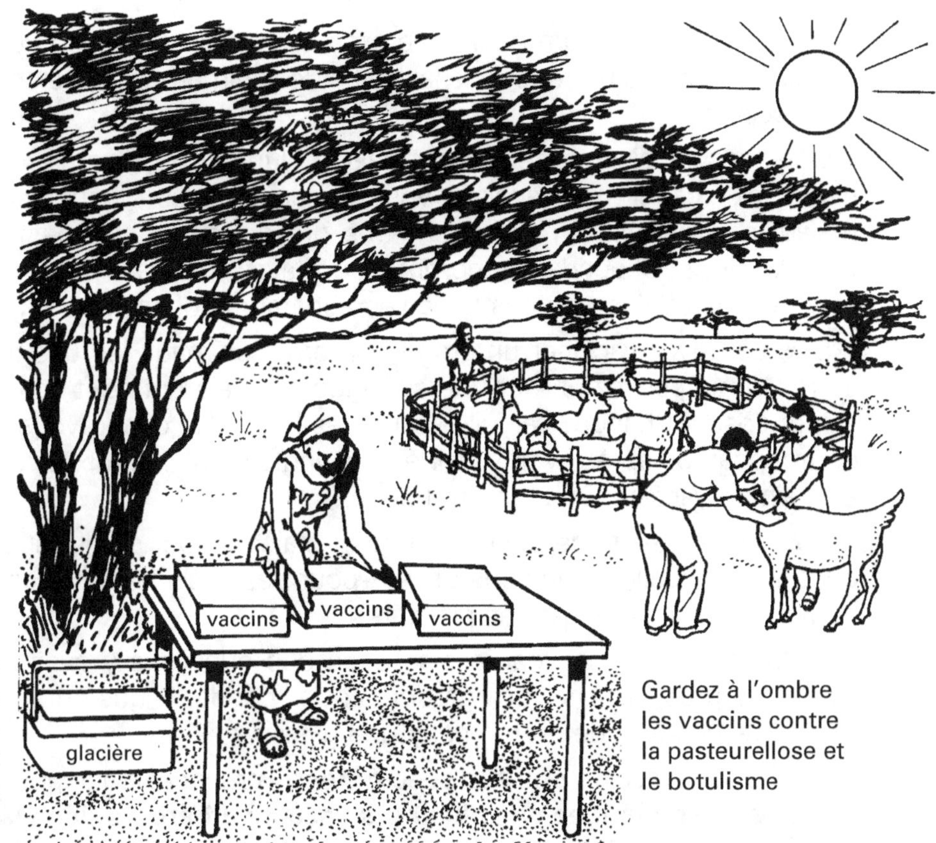

Cette éleveuse fait vacciner ses animaux contre la pasteurellose (p. 219), la peste bovine (p. 309), la pleuropneumonie contagieuse bovine (p. 211) et le botulisme (p. 273). Les vaccins contre la pasteurellose et le botulisme n'ont pas besoin de rester dans une glacière parce que ce sont des vaccins inactivés mais il faut tout de même les garder à l'ombre. En revanche, les vaccins contre la peste bovine et la pleuropneumonie contagieuse bovine sont des vaccins vivants et ils sont gardés dans la glacière.

Utiliser les vaccins

• Les vaccins sont plus efficaces quand les animaux sont en bonne santé et bien nourris et qu'ils ne souffrent ni de vers (p. 218) ni d'autres maladies. **Evitez de vacciner des animaux faibles ou affamés.**

• Pour la plupart des vaccins, il suffit de donner un tout petit volume (souvent 1 à 2 ml). Ce petit volume peut contenir des millions de microbes, soit morts, soit affaiblis, trop petits pour qu'on puisse les voir.

• Il vaut mieux attendre qu'un animal ait 2 ou 3 mois pour lui donner des vaccins vivants. Les jeunes animaux reçoivent des anticorps de leur mère en buvant son colostrum (p. 62). Ces anticorps qui viennent de la mère aident le petit à combattre les infections mais certains combattent aussi les microbes des vaccins vivants. Ils perdent cependant leur efficacité après quelques semaines et c'est à partir de ce moment-là que vous pouvez vacciner le petit. Si vous vaccinez trop tôt, vous devrez recommencer après quelques semaines pour être sûr de bien protéger l'animal contre la maladie.

• Il est important que les personnes qui font les vaccinations soient bien formées et qu'elles fassent leur travail correctement. Dans certains cas, des personnes mal formées, ou qui ne sont pas soigneuses dans leur travail, peuvent ne protéger que la moitié des animaux qu'elles ont essayé de vacciner.

• Quelques vaccins coûtent cher, mais la plupart sont bon marché. Vous n'avez pas besoin de vacciner vos animaux régulièrement contre des maladies rares, sauf si elles sont très graves, comme la peste bovine (p. 309). Il est cependant recommandé d'avoir ces vaccins à portée de main au cas où l'une de ces maladies apparaîtrait dans votre région.

• Si vous devez vacciner un grand nombre d'animaux les uns après les autres, vous pouvez utiliser une seringue spéciale qui peut contenir plusieurs doses. Changez l'aiguille, ou faites-la bouillir, quand vous changez de troupeau ou après avoir vacciné une vingtaine d'animaux (si vous êtes en train de vacciner un grand troupeau).

• Ne vous servez ni de désinfectants ni d'alcool pour stériliser les seringues et les aiguilles que vous utilisez pour des vaccinations : les vaccins peuvent être abîmés par ces produits.

• Soyez prêt à utiliser les vaccins secs dès que vous y avez ajouté le liquide. Après, ils ne se gardent que pendant quelques heures. Conservez-les tout de même dans une glacière.

• Sauf si les vaccins ont été spécialement préparés pour pouvoir être associés, **ne mélangez pas plusieurs vaccins différents dans la même seringue.** Ils se détruisent alors bien souvent mutuellement et perdent leur efficacité.

• N'oubliez pas de noter par écrit les informations concernant chaque vaccination sur les documents que vous gardez pour le suivi sanitaire de vos animaux (p. 47).

Pour en savoir plus

Quelques livres

Les livres et cédéroms proposés donnent des informations plus complètes sur l'élevage.

Les maladies humaines

Pour plus d'information sur la manière de traiter les personnes atteintes de maladies transmises par les animaux :

Werner D., 1987. Là où il n'y a pas de docteur (traduit et adapté par Y. et L. Germosen-Robineau, réédition adaptée par M.L. Mbow). Enda.

Les médicaments et les maladies

Sewell M.M.H., Brocklesby D.W., 1990. Handbook on animal diseases in the tropics (4th edition). Londres, Royaume-Uni, Baillière Tindall, 365 p.

Hunter A., 1994 et 1996. Animal health. 1. General principles. 2. Specific diseases. Londres, Royaume-Uni, Macmillan, Wageningen, Pays-Bas, CTA (Coll. Tropical Agriculturalist), 167 p., 214 p.

Chartier C., Itard J., Troncy P.M., Morel P.C., 2000. Précis de parasitologie vétérinaire tropicale. Paris, France, Editions médicales internationales (Coll. Universités francophones), 773 p.

Brunhes J., Cuisance D., Geoffroy B., Hervy J.P., 1998. Les glossines ou mouches tsé-tsé. Logiciel d'identification et d'enseignement (2e édition). Paris, France, IRD, CIRAD.

Richard D., Akokpo J., 1996. Ovins-doc : système multimédia sur la production et la pathologie ovines en Afrique tropicale. Paris, France, AUPELF-UREF, Montpellier, France, CIRAD.

Faye B., Meyer C., Marti A., 1999. Le dromadaire : références bibliographiques, guide de l'élevage et médicaments. *The dromedary: synopsis of information on the dromedary, rearing and remedies.* Montpellier, France, CIRAD, SANOFI (Cédérom).

Les plantes

von Maydell H.J., 1983. Arbres et arbustes du Sahel : leurs caractéristiques et leurs utilisations. Eschborn, Allemagne, GTZ, 531 p.

Arbonnier M., 2002. Arbres, arbustes et lianes des zones sèches d'Afrique de l'Ouest. Montpellier, France, CIRAD, MNHN, UICN, 574 p.

Les organismes

Les services vétérinaires

Certains pays possèdent un service vétérinaire efficace, où vous pourrez trouver des renseignements, suivre des formations et obtenir de l'aide pour résoudre les problèmes liés aux maladies des animaux. Si vous avez besoin d'aide, commencez par vous adresser au service vétérinaire de votre pays.

Les organisations non gouvernementales locales

Les organisations non gouvernementales, ou Ong, sont souvent utiles. Essayez d'en trouver une dans votre région avant de chercher assistance plus loin.

Les organismes étrangers

De nombreux pays possèdent des services qui s'occupent du développement international, comme le DFID, agence britannique pour le développement international, ou la GTZ, coopération technique allemande. Essayez de trouver des personnes originaires de ces pays pour qu'elles vous aident à prendre contact avec les ambassades ou les consulats établis dans votre pays.

Les universités et les écoles vétérinaires

Les universités et les écoles vétérinaires, dans votre pays ou à l'étranger, peuvent aussi vous être utiles. Elles peuvent vous fournir des renseignements et vous proposer des formations.

Centre de médecine vétérinaire tropicale (CTVM), université d'Edimbourg, Easter Bush, Roslin, Midlothian EH25 9RG, Royaume-Uni.

Centre d'étude pour le développement (IDS), université du Sussex, Brighton BN19RE, Royaume-Uni.

Tufts University, 200 Westboro Road, North Grafton, Massachusetts MA 01536, Etats-Unis.

Ecole nationale vétérinaire d'Alfort, ENVA, 7 avenue du Général de Gaulle, 94704 Maisons-Alfort Cedex, France.

Ecole nationale vétérinaire de Lyon, ENVL, 1 avenue Bourgelat, BP 83, 69280 Marcy l'Etoile, France.

Ecole nationale vétérinaire de Toulouse, ENVT, 23 Chemin des Capelles, 31076 Toulouse Cedex, France.

Ecole nationale vétérinaire de Nantes, ENVN, Route de Gachet, Case postale 3013, 44087 Nantes Cedex 03, France.

Les autres organisations

L'Oxfam, comité de secours contre la famine d'Oxford, est un organisme britannique, qui peut vous aider et travaille souvent avec des Ong locales. Elle possède des bureaux dans de nombreux pays. Vous pouvez vous adresser à celui de votre pays ou, directement, au service international : International Division, Oxfam, 274 Banbury Road, Oxford OX2 7DZ, Royaume-Uni.

La FAO, OAA, Organisation pour l'alimentation et l'agriculture des Nations-Unies, Via delle Terme di Caracalla, 00100 Rome, Italie.

Le CTA, Centre technique de coopération agricole et rurale ACP-UE, fournit gratuitement, aux abonnés de son service de distribution des publications, des livres et autres produits d'information sur l'agriculture et le développement rural. Seules peuvent s'abonner à ce service les organisations et les personnes établies dans les pays ACP (Afrique subsaharienne, Caraïbe et Pacifique) et engagées dans l'agriculture et le développement rural : CTA, Postbus 380, 6700 AJ Wageningen, Pays-Bas.

Farm-Africa est un organisme britannique qui aide les petits agriculteurs et les éleveurs africains, en particulier les projets incluant des élevages de chèvres : Farm-Africa, 10 Southampton Place, Londres WC1A 2DA, Royaume-Uni.

L'ALIN, Arid Land Information Network, est un réseau où sont échangées des informations entre les éleveurs à travers toute l'Afrique. Il publie le magazine *Baobab* : ALIN, Caisse postale 3, Dakar, Sénégal.

L'HPI, Heifer project international, est une organisation américaine qui coopère à certains projets et fait paraître un bulletin d'information en anglais appelé *Heifer Project Exchange* : HPI, PO Box 808, Little Rock, Arkansas 72203, Etats-Unis.

L'IIED, Institut international pour l'environnement et le développement, peut fournir des informations et publie beaucoup de livres, ainsi qu'un bulletin d'information pour les éleveurs, en français ou en anglais, appelé *Haramata* : IIED, 3 Endsleigh Street, Londres WC1H 0DD, Royaume-Uni.

L'ITDG, Groupe d'étude des technologies intermédiaires, Myson House, Railway Terrace, Rugby CV21 3HT, Royaume-Uni.

L'ILRI, Institut international de recherche zootechnique, PO Box 5689, Addis-Abeba, Ethiopie, ou PO Box 30709, Nairobi, Kenya.

Le CIRAD-EMVT, Centre de coopération internationale en recherche agronomique pour le développement, département d'élevage et de médecine vétérinaire, Campus de Baillarguet, TA 30/G, 34398 Montpellier Cedex 5, France.

Le SCF, Save the Children Fund, Mary Datchelor House, 17 Grove Lane, Londres SE5, Royaume-Uni.

Les SVS, Strengthening Veterinary Services, Central Post Office, Box 1015, Ulan Bator 13, Mongolie.

VETAID peut aider certains projets : VETAID, CTVM, University of Edinburgh, Easter Bush, Roslin, Midlothian EH25 9RG, Royaume-Uni.

VSF, Vétérinaires sans frontières, Espace Rhône-Alpes coopération, 14 avenue Berthelot, 69361 Lyon Cedex 07, France.

ACF, Action contre la faim, 4 rue Niepce, 75014 Paris, France.

Action Nord-Sud, 14 avenue Berthelot, 69361 Lyon Cedex 07, France.

Lexique

Abcès Poche remplie de pus, qui peut se développer dans n'importe quelle partie de l'organisme, mais se trouve le plus souvent immédiatement sous la peau.

Abdomen Région du corps située après le diaphragme. Il contient l'estomac, les intestins, les reins et l'utérus.

Acaricide Produit chimique utilisé pour détruire les acariens telles les tiques.

Ampoule, **aphte** Boursouflure de la peau contenant un liquide, généralement incolore ou jaune, ou parfois du pus.

Anémie Chez les animaux atteints d'anémie, les muqueuses sont pâles, les globules rouges sont en quantité inférieure à la normale ou leur charge en pigment est anormale. De nombreuses maladies sont responsables d'anémie.

Anesthésique Substance servant à rendre les animaux inconscients (voir également anesthésique local).

Anesthésique local Médicament qui insensibilise une région de l'organisme.

Anthelminthique Médicament qui détruit les vers ou helminthes (p. 369).

Antibiotique Médicament qui détruit les microbes ou les empêche de se développer.

Anticorps Substance chimique spécifique (type de protéine) qui se forme dans le sang ou la lymphe lorsque des microbes ou d'autres substances chimiques étrangères à l'organisme (antigènes) attaquent un animal.

Antigène Microbe ou substance chimique habituellement étrangère à l'organisme et entraînant la formation d'anticorps dans l'organisme d'un animal s'il y est introduit.

Antiseptique Produit chimique qui détruit les microbes ou les empêche de se développer.

Antisérum Sorte de vaccin.

Anus Orifice extérieur du système digestif, situé sous la queue des animaux.

Artère Vaisseau sanguin qui véhicule le sang provenant du cœur. Le sang des artères est rouge vif parce qu'il est chargé d'oxygène. Les artères sont souvent proches des veines mais circulent généralement plus profondément à l'intérieur de l'organisme. Le sang circule dans les artères sous une pression que lui impose le travail du cœur. Les artères sont résistantes et élastiques.

Arthrite Inflammation des articulations.

Articulation Jointure entre deux os.

Avortement Gestation interrompue avant le terme normal.

Bactéries Microbes qui se développent dans une cellule vivante et qui peuvent provoquer des maladies. Ils sont de trop petite taille pour être visibles à l'œil nu. Les antibiotiques détruisent la plupart des bactéries.

Ballonnement, météorisme Maladie provoquée par l'accumulation de gaz ou de mousse dans le rumen.

Bile Liquide jaune sécrété par le foie.

Boiteux Qui ne marche pas normalement.

Bronche La trachée se divise en deux bronches par lesquelles l'air pénètre dans les poumons et en est expulsé (p. 37).

Cæcum Partie des intestins en cul-de-sac (p. 36).

Caillette Quatrième poche de l'estomac des ruminants. Semblable à l'estomac des autres animaux.

Caillot Petit amas de sang.

Canal cholédoque Canal qui conduit la bile, du foie dans l'intestin.

Cataplasme Pâte molle que l'on étale sur une plaie ou un abcès.

Cautériser Coaguler les tissus à l'aide d'un corps brûlant ou d'un agent chimique puissant.

Chaleurs Chez les animaux, période pendant laquelle une femelle accepte de s'accoupler avec un mâle et peut être fécondée (parfois appelées œstrus) (p. 48).

Champignon Certains sont des microbes responsables de maladies. Ils sont plus grands que les bactéries.

Col de l'utérus Partie terminale de l'utérus qui s'ouvre dans le vagin.

Colique Douleur aiguë de l'abdomen provoquant chez l'animal un comportement inhabituel (p. 234).

Colostrum Premier lait sécrété par une femelle après la mise bas (p. 62).

Compenser Contrebalancer un effet par un autre, des pertes par une indemnisation par exemple.

Complément Aliment ajouté à la ration de base, tel que des minéraux.

Conjonctive Fine membrane recouvrant la face postérieure des paupières et l'œil lui-même (p. 42).

Contaminer Les agents contaminés sont porteurs d'infections, par exemple de bactéries, de virus ou de parasites.

Convulsion Contraction involontaire ou tremblement provoqué par un dysfonctionnement cérébral.

Cordon ombilical Ensemble des éléments qui relient le fœtus à la mère. Le fœtus est nourri par la mère grâce aux nutriments véhiculés par le sang circulant dans le cordon.

Cordon spermatique Ensemble des nerfs et vaisseaux qui innervent et irriguent le testicule, contenus à l'intérieur du scrotum (p. 40).

Cornée Membrane transparente recouvrant la face antérieure de l'œil (p. 42).

Croûte Plaque de sang séché ou de peaux mortes se formant généralement à la surface d'une plaie pendant la cicatrisation.

Déshydratation Perte d'eau des tissus organiques (p. 284).

Désinfectant Produit chimique qui détruit les microbes.

Diarrhée Expulsion abondante d'excréments très liquides (p. 228).

Digestion Dégradation des aliments en nutriments qui peuvent transiter facilement de l'intestin dans l'organisme.

Douve Ver plat de petite taille, douve du foie notamment (p. 103).

Ecoulement Tout liquide inhabituel, le pus par exemple, produit par une cavité de l'organisme tel que les yeux, les oreilles, la bouche, le nez, l'anus, la vulve, le pénis ou les mamelons.

Engrais Minéraux ou végétaux que l'on peut ajouter au sol pour améliorer les rendements des cultures. Ils peuvent être **naturels** ou de **synthèse**.

Entérite Inflammation des intestins.

Enzootique Une maladie est enzootique lorsqu'elle n'atteint que les animaux d'une seule localité. La **stabilité enzootique** est un équilibre entre une maladie, sa cause et la résistance des animaux à cette maladie.

Epizootique Une maladie est épizootique lorsqu'elle atteint rapidement tous les animaux d'une même région.

Eradiquer Faire disparaître totalement une maladie.

Estomac Partie de l'appareil digestif, compris entre l'œsophage et les intestins, dans lequel sont digérés la plupart des aliments.

Excrément Matière intestinale, expulsée hors de l'organisme par l'anus.

Feuillet Chez les ruminants, la 3e poche de l'estomac.

Fièvre Température du corps supérieure à la normale (p. 283).

Fœtus Dernier stade de développement d'un animal à l'intérieur de l'utérus.

Fosse d'aisance Fosse ou trou aménagé discrètement à l'extérieur pour servir de lieu d'aisances.

Fourbure Inflammation du pied.

Frottis sanguin Mince couche de sang étalée sur une lame de verre pour un examen microscopique (p. 128).

Gale Maladie de la peau due à des acariens (p. 167).

Ganglion lymphatique Renflements solides des vaisseaux lymphatiques. Ils filtrent la lymphe qui les traverse, et retiennent les microbes. Ils permettent à l'organisme de lutter contre les maladies. Ils grossissent souvent en cas d'infection microbienne et de maladie (p. 41).

Gastro-entérite Inflammation de l'estomac et des intestins.

Gastro-entérite vermineuse Maladie des intestins et de l'estomac, due à des vers (p. 236).

Gésier Chez les oiseaux, segment du tube digestif dont les parois sont composées de muscles épais (p. 35).

Glande Partie de l'organisme qui secrète un liquide contenant des substances chimiques : le lait, la salive ou les hormones, par exemple.

Glande thyroïde Glande située près de la trachée. Elle sécrète une hormone qui agit sur le fonctionnement de l'organisme (métabolisme).

Globule sanguin Cellules minuscules dont est constitué le sang (invisibles à l'œil nu, un millier de globules correspond à la largeur de l'ongle de l'auriculaire). **Les globules rouges** (hématies) véhiculent l'oxygène, et donnent sa couleur au sang. **Les globules blancs** (leucocytes) interviennent dans la défense contre les microbes. Certains produisent des anticorps qui permettent de lutter contre les infections, d'autres détruisent les microbes. Ils peuvent également produire des substances chimiques qui aident l'organisme à guérir les lésions.

Helminthe Ver rond ou plat (p. 97). Un grand nombre d'entre eux sont des parasites vivant dans l'organisme des animaux.

Hémorragie Saignement qui peut se produire à l'intérieur (hémorragie interne) ou à l'extérieur (hémorragie externe) de l'organisme.

Hormone Substance chimique sécrétée par une glande et passant dans le sang pour provoquer le fonctionnement d'un organe (la lactation par exemple).

Hôte Animal ou personne dans lequel vit un parasite, les vers plats par exemple.

Immunité Capacité d'un animal à résister à une infection dont il a été atteint préalablement (p. 91).

Incoordonné Perte de contrôle des mouvements.

Incubation (des œufs) Période qui s'écoule entre la ponte et l'éclosion des œufs.

Incubation (d'une maladie) Période qui s'écoule entre la contamination d'un animal et l'apparition des symptômes de la maladie.

Infection Contamination d'un animal par des microbes dont il n'est habituellement pas porteur. Elle est souvent à l'origine d'une maladie.

Infertilité Stérilité temporaire.

Inflammation Réaction d'une partie de l'organisme à l'attaque par des microbes ou à une blessure. Les parties de l'organisme qui sont le siège d'une inflammation sont rouges, chaudes et douloureuses.

Insecticide Produit chimique servant à détruire les insectes.

Intestin Partie de l'appareil digestif (p. 36).

Isolement Mise à l'écart.

Jabot Poche dans laquelle s'accumulent les aliments chez la plupart des oiseaux.

Jugulaire Grosse veine latérale de l'encolure (p. 40).

Kyste Poche pathologique remplie de liquide. Les kystes des ténias contiennent un liquide dans lequel baignent les larves de vers plats (p. 106).

Kyste hydatique Poche de liquide contenant des larves de ténias, entourée par une réaction de l'hôte (p. 7).

Larve Premier stade de développement des insectes et des vers. Les larves, issues des œufs, se métamorphosent généralement en nymphes avant d'atteindre le stade adulte. Les adultes diffèrent souvent des larves dont ils proviennent.

Laxatif Médicament facilitant l'émission des excréments.

Légumineuse Plante fourragère riche en protéine. C'est grâce à leur système radiculaire particulier que les légumineuses fixent l'azote de l'air et produisent des protéines (p. 45).

Luxation Déplacement du point de contact des extrémités articulaires des os.

Luzerne Légumineuse fourragère, riche en protéines.

Lymphe Liquide incolore issu du sang. Elle achemine les globules blancs dans les tissus de l'organisme et circule dans les vaisseaux lymphatiques (p. 41).

Maladie Toute modification du comportement normal d'un animal ou d'un organisme. (Une maladie est dite **infectieuse** lorsqu'elle est provoquée par des microbes qui peuvent la transmettre à d'autres individus).

Maladie aiguë Chez les animaux atteints d'une maladie aiguë, l'infection se manifeste très rapidement, mais ne dure généralement pas longtemps avant leur guérison ou leur mort. Exemple : le charbon (p. 153).

Maladie chronique Infection qui se déclare lentement. Souvent, les animaux ainsi atteints ne sont pas très malades et restent longtemps dans cet état avant de guérir ou de mourir.

Maladie infectieuse Maladie causée par des microbes pouvant être inoculée et se transmettre à d'autres animaux. Exemple : la peste bovine (p. 309).

Mammite Inflammation de la mamelle (p. 262).

Mélanome Type de tumeur de la peau.

Météorisme Voir **Balonnement**.

Microbe Organisme microscopique. De nombreux types de microbes sont responsables de maladies : protozoaires, bactéries, rickettsies, virus (p. 90).

Microscope Instrument permettant d'agrandir l'image d'objets de très petite taille. Utilisé pour examiner des éléments tels que les microbes, invisibles à l'œil nu. Les agrandissements peuvent atteindre 1 000 fois la grandeur réelle. Pour les observations microscopiques, de frottis sanguins par exemple, il faut placer le produit sur une plaque en verre appelée lame microscopique.

Minéral Toute substance chimique, non vivante, tel que le calcium ou le phosphore, naturellement présente dans le sol. Certains minéraux, dont on peut compléter les aliments, sont nécessaires à la bonne santé des animaux (p. 247).

Mouche de la viande Mouche de couleur verte ou bleu vif. Elle dépose ses œufs sur les plaies ou la viande.

Mucus Liquide incolore qui humidifie les muqueuses.

Muqueuse Fine membrane humide qui tapisse l'intérieur des cavités de l'organisme, telle que la membrane à l'intérieur des paupières (p. 121).

Muscle Organe qui, en se contractant, assure le mouvement chez les animaux (p. 32). Les muscles constituent les tissus rouges du corps.

Mycoplasme Très petit microbe semblable une bactérie (p. 90).

Myiase Infestation provoquée par les larves de mouches lors de l'éclosion d'œufs déposés sur des plaies (p. 174).

Nématode Ver rond (p. 97).

Nerf Cordon blanchâtre composé de fibres, qui conduit les messages du cerveau au corps et du corps au cerveau.

Nymphe Chez les insectes, stade de développement entre la larve et l'adulte.

Ocytocine Hormone qui favorise la production de lait et les contractions de l'utérus.

Œsophage Partie du tube digestif qui s'étend de la bouche jusqu'à l'estomac (p. 33).

Œstrus Synonyme de chaleurs. Période pendant laquelle une femelle ayant atteint la maturité sexuelle accepte de s'accoupler avec un mâle et peut être fécondée.

Ombilic Endroit où les vaisseaux sanguins du placenta pénètrent dans l'abdomen du fœtus.

Organisme Tout être vivant organisé susceptible de se reproduire. Un chameau de même qu'un virus sont des organismes.

Ovaire Organe femelle où se forment les ovules qu'il rejette dans l'utérus.

Oxygène Gaz incolore nécessaire à la vie de tous les animaux. Il représente presque le quart de l'air.

Paralysie Un animal paralysé ne peut pas bouger. La paralysie peut être **flasque** (l'animal est calme et vous pouvez plier ses pattes sans difficulté), ou **rigide** (vous ne pouvez pas lui plier les pattes, et tout son corps est raide).

Parasite Organisme qui vit sur les animaux et à leurs dépens, la douve du foie par exemple (p. 103).

Pénis Organe mâle assurant le dépôt du sperme dans le vagin de la femelle au moment de la saillie.

Pince Instrument servant à sectionner ou à tenir des objets.

Pince à castrer, pince de Burdizzo Instrument utilisé pour castrer les animaux (p. 11).

Placenta Vaisseaux sanguins et membranes qui relient le fœtus à l'utérus (p. 39).

Pneumonie Inflammation des poumons.

Prélèvement sanguin Petite quantité de sang prélevée d'une veine. Elle permet de procéder à une analyse pour déterminer la présence d'une maladie particulière chez un animal.

Protéine Substance chimique complexe à base d'acides aminés constituant la principale composante des végétaux et des animaux. La présence de protéines dans les aliments est nécessaire à la croissance et à la santé des animaux. Les muscles sont riches en protéines.

Protozoaire Microbe pouvant être responsable de maladies. Bien que de taille supérieure à celle des bactéries, les protozoaires sont invisibles à l'œil nu. Certains antibiotiques, ainsi que d'autres médicaments, permettent de les détruire. Ce sont souvent des insectes qui les transmettent d'un animal à l'autre.

Pus Exsudat épais, gris, blanc, vert ou jaune des abcès et des plaies infectées. Il est principalement constitué de globules blancs et de microbes détruits par les globules blancs.

Rate Organe rouge foncé situé près de l'estomac. Elle permet aux animaux de lutter contre les infections (p. 36).

Rectum Portion terminale des intestins entre le gros intestin et l'anus. C'est la partie où s'accumulent les excréments avant d'être expulsés par l'anus (p. 36).

Repousser Faire partir. Utiliser des produits chimiques pour éloigner les mouches, par exemple.

Réseau Chez les ruminants, la 2ᵉ poche composant l'estomac.

Résistant Non affecté par quelque chose, par exemple les vers devenus résistants aux médicaments destinés à les détruire, ou les animaux devenus résistants à certaines maladies.

Rétine Partie postérieure de l'œil, sensible à la lumière.

Rickettsie Microbe semblable à une bactérie de très petite taille.

Rumen Chez les ruminants, la première des quatre poches composant l'estomac (p. 35).

Ruminant Tout animal possédant un rumen et qui rumine : bœufs, zébus, moutons, chèvres. Les chameaux et dromadaires sont distingués des ruminants vrais.

Ruminer Remâcher les aliments ramenés du rumen dans la bouche pour en digérer la cellulose (p. 35).

Salive Liquide clair sécrété à l'intérieur de la bouche (p. 33).

Sarcoïde Type de tumeur de la peau.

Scrotum Enveloppe des testicules.

Septicémie Présence de microbes ou de poisons (toxémie) dans le sang.

Sevrer Cesser l'allaitement d'un jeune animal par sa mère, et commencer à lui faire consommer des aliments solides.

Son Enveloppe des grains de céréales.

Spermatozoïde Les spermatozoïdes sécrétés par le mâle fécondent l'ovule produit par la femelle au moment de l'accouplement (p. 40).

Sperme Liquide sécrété dans les testicules, qui s'écoule du pénis du mâle lors de la saillie. Il contient des spermatozoïdes (p. 40)

Spore Forme de microbe entourée d'une paroi épaisse, et qui peut survivre longtemps en conditions défavorables.

Stérile Qui ne comporte pas de microbes. (Qualifie également un animal qui ne peut pas reproduire).

Stériliser Détruire les microbes. Les instruments stérilisés sont débarrassés des microbes et ne peuvent donc transmettre d'infections. La façon la plus simple de stériliser des objets consiste à les faire bouillir (p. 70).

Stérilité Inaptitude à la reproduction.

Stress Réponse d'un animal (ou d'une personne) à toute condition extérieure le perturbant, telle que malnutrition, mise bas, infection ou frayeur. Un animal stressé n'est pas en mesure de lutter correctement contre la maladie. Le stress provoque, en effet, la sécrétion d'hormones qui agissent contre les **inflammations** (p. 94).

Suturer Coudre pour rassembler des parties.

Tendon Extrémité fibreuse d'un muscle servant à le relier à un os.

Ténia Ver parasite du tube digestif des vertébrés, généralement de grande taille et aplati. Il possède une tête et son corps est composé d'anneaux (p. 106).

Tension artérielle Pression du sang à l'intérieur des artères due au travail du cœur pour irriguer l'organisme.

Testicule Glande produisant le sperme.

Tord-nez Instrument servant à maîtriser les chevaux (p. 19).

Trachée Canal faisant communiquer la bouche avec les poumons (p. 37).

Trèfle Plante légumineuse fourragère, riche en protéine (p. 45).

Trocart Instrument en forme de poinçon cylindrique, monté sur un manche et contenu dans une canule. Il permet de faire une ponction dans le rumen pour traiter un météorisme (p. 13).

Troisième paupière Partie membraneuse ou cartilagineuse qui peut s'étendre partiellement sur l'œil (p. 42).

Tumeur Grosseur anormale qui peut se développer dans n'importe quelle partie de l'organisme (également appelée cancer). Les tumeurs se présentent souvent sous la forme de petites boules dures visibles à l'œil nu lorsqu'elles sont externes (p. 197). Elles peuvent également se développer à l'intérieur de l'organisme et sont alors invisibles. Elles peuvent être bénignes, et dans ce cas ne se propagent pas, ou malignes, s'étendant alors aux tissus voisins.

Ulcère Sorte de plaie s'accompagnant d'une perte de substance cutanée.

Uriner Evacuer l'urine par les voies naturelles.

Utérus Organe creux destiné à contenir l'embryon puis le fœtus pendant son évolution. Les ovaires se trouvent à l'une de ses extrémités et il débouche dans le vagin à l'autre (p. 38).

Vaccin Substance médicale permettant aux animaux de lutter contre une maladie spécifique (p. 394) (voir également **antisérum**).

Vagin Organe de l'appareil génital de la femelle qui s'ouvre dans la vulve. Il est séparé de l'utérus par le col de l'utérus (p. 38).

Vaisseau Canaux, tels que les artères et les veines, dans lesquels circulent le sang, la lymphe ou d'autres liquides pour irriguer l'organisme.

Vaisseau lymphatique Fins vaisseaux (comme des veines ou des artères microscopiques) dans lesquels circule la lymphe (p. 41).

Vecteur Animal porteur d'une maladie qu'il peut transmettre à d'autres animaux, mais qui ne déclare pas cette maladie.

Veine Vaisseau qui ramène le sang des organes vers le cœur. Les veines se trouvent souvent à proximité des artères, mais sont généralement plus proches que ces dernières de la surface du corps. Le sang qui circule dans les veines est de couleur très sombre.

Ver rond Ver généralement de petite taille, fin et blanc. De nombreux vers ronds vivent à l'intérieur des animaux et sont des parasites (p. 97).

Vésicule biliaire A l'intérieur du foie, petit réservoir contenant la bile, sécrétion vert foncé (p. 36).

Vessie Poche contenant l'urine sécrétée par le rein. Elle se vide lorsque le sujet urine.

Virus Microbe qui ne peut croître que dans une cellule vivante, souvent responsable de maladie, de taille très inférieure à celle des bactéries. Les virus ne sont pas visibles, même avec un microscope ordinaire. Les antibiotiques ne détruisent pas les virus.

Vitamine Substance chimique naturellement présente dans la plupart des aliments que consomment les animaux. La bonne santé des animaux exige de très petites quantités de vitamines.

Vulve Ouverture externe du vagin (p. 38).

Index

Listes A et B de l'OIE

(Source : http//www.oie.int consulté le 21 novembre 2001)

Liste A

Maladies transmissibles qui ont un grand pouvoir de diffusion et une gravité particulière, susceptibles de s'étendre au-delà des frontières nationales, dont les conséquences socio-économiques ou sanitaires sont graves et dont l'incidence sur le commerce international des animaux et des produits d'origine animale est très importante.

- Fièvre aphteuse
- Stomatite vésiculeuse
- Dermatose nodulaire contagieuse
- Peste équine
- Peste bovine
- Péripneumonie contagieuse bovine
- Fièvre de la vallée du Rift
- Peste des petits ruminants
- Fièvre catarrhale du mouton
- Clavelée et variole caprine
- Maladie vésiculeuse du porc
- Peste porcine classique
- Peste porcine africaine
- Maladie de Newcastle
- Influenza aviaire hautement pathogène

Liste B

Maladies transmissibles qui sont considérées comme importantes sur le plan socio-économique et/ou sanitaire sur le plan national et dont les effets sur le commerce international des animaux et des produits d'origine animale ne sont pas négligeables.

a. Maladies communes à plusieurs espèces

- Cowdriose
- Echinococcose/hydatidose

- Fièvre charbonneuse
- Fièvre Q
- Leptospirose
- Maladie d'Aujeszky
- Myiase à *Chrysomya bezziana*
- Myiase à *Cochliomyia hominivorax*
- Paratuberculose
- Rage
- Trichinellose

b. Maladies des bœufs

- Anaplasmose bovine
- Babésiose bovine
- Brucellose bovine
- Campylobactériose génitale bovine
- Coryza gangréneux
- Cysticercose bovine
- Dermatophilose
- Encéphalopathie spongiforme bovine
- Leucose bovine enzootique
- Rhinotrachéite infectieuse bovine/vulvovaginite pustuleuse infectieuse
- Septicémie hémorragique
- Theilériose
- Trichomonose
- Trypanosomose (transmise par tsé-tsé)
- Tuberculose bovine

c. Maladies des moutons et des chèvres

- Adénomatose pulmonaire ovine
- Agalaxie contagieuse
- Arthrite/encéphalite caprine
- Avortement enzootique des brebis (chlamydiose ovine)
- Brucellose caprine et ovine (non due à *B. ovis*)
- Epididymite ovine *(Brucella ovis)*
- Maedi-visna
- Maladie de Nairobi
- Pleuropneumonie contagieuse caprine

- Salmonellose *(S. abortusovis)*
- Tremblante

d. Maladies des chevaux et des ânes

- Anémie infectieuse des équidés
- Artérite virale équine
- Dourine
- Encéphalite japonaise
- Encéphalomyélite équine de l'est ou de l'ouest
- Encéphalomyélite équine vénézuélienne
- Gale des équidés
- Grippe équine
- Lymphangite épizootique
- Métrite contagieuse équine
- Morve
- Piroplasmose équine
- Rhinopneumonie équine
- Surra *(Trypanosoma evansi)*
- Variole équine

e. Maladies des porcs

- Brucellose porcine
- Cysticercose porcine
- Encéphalomyélite à entérovirus
- Gastro-entérite transmissible
- Rhinite atrophique du porc
- Syndrome dysgénésique et respiratoire du porc

f. Maladies des volailles

- Bronchite infectieuse aviaire
- Bursite infectieuse (Maladie de Gumboro)
- Chlamydiose aviaire
- Choléra aviaire
- Entérite virale du canard
- Hépatite virale du canard
- Laryngotrachéite infectieuse aviaire
- Maladie de Marek
- Mycoplasmose aviaire *(M. gallisepticum)*
- Pullorose

- Tuberculose aviaire
- Typhose aviaire
- Variole aviaire

g. Maladies des lapins

- Maladie hémorragique du lapin
- Myxomatose
- Tularémie

h. Maladies des abeilles

- Acariose des abeilles
- Loque américaine
- Loque européenne
- Nosémose des abeilles
- Varroase

i. Maladies des poissons

- Herpès virose du saumon masou
- Nécrose hématopoïétique épizootique
- Nécrose hématopoïétique infectieuse
- Septicémie hémorragique virale
- Virémie printanière de la carpe

j. Maladies des mollusques

- Bonamiose (*Bonamia ostreae, Bonamia* sp.)
- Haplosporidiose *(Haplosporidium costale, H. nelsoni)*
- Marteiliose *(Marteilia refringens, M. sydneyi)*
- Mikrocytose *(Mikrocytos mackini, M. roughleyi)*
- Perkinsose *(Perkinsus marinus, P. olseni)*

k. Maladies des crustacés

- Maladie de la tête jaune
- Maladie des points blancs
- Syndrome de Taura

l. Autres maladies de la liste B

- Leishmaniose

Edition et mise en pages
Service des éditions du CIRAD

Dépôt légal : 4e trimestre 2002

Achevé d'imprimeur

Abréviations

(c'est une manière plus rapide d'écrire un mot : une lettre ou un signe représentent un ou plusieurs mots)

p	veut dire « page ».
+	veut dire « et » ou « plus ».
x	veut dire « multiplié par ».
=	veut dire « est égal à ».
%	veut dire « pour cent ».

Mesures de poids, de volume et de longueur.

1 kilogramme	(kg)	= 1 000 grammes	= 2,2 livres
1 gramme	(g)	= 1 000 milligrammes (mg)	
1 litre	(l)	= 1 000 millilitres (ml)	= 1,8 pinte = 5 tasses
1 kilomètre	(km)	= 1 000 mètres	= 0,602 mile
1 mètre	(m)	= 100 centimètres	= 39,4 inches = 1,09 yard
1 centimètre	(cm)	= 10 millimètres	
1 livre	(lb)	= 16 onces	= 454 grammes
1 once	(oz)	= 28,4 grammes	
1 gallon	(gal)	= 8 pintes	= 4,55 litres
1 pinte	(pt)	= 20 onces liquides	= 568 millilitres = 3 tasses
1 once liquide	(fl.oz)		= 30 millilitres (environ)

Poids estimé des animaux.

Nombre de cm pour faire le tour de l'animal	Poids approximatif en kg		
	Bœufs et buffles	Moutons et chèvres	Chevaux, mulets et ânes
60		20	
65		24	
70	40	30	
75	45	36	
80	50	42	44
90	70	55	62
100	98	75	87
120	150		147
140	232		222
160	330		313
180	485		426
190	558		490